名医の経方応用

傷寒金匱方の解説と症例

【著者】姜春華/戴克敏
【監訳】藤原了信
【 訳 】藤原道明/劉桂平

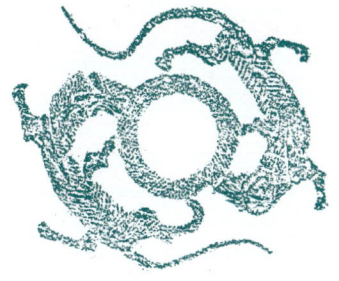

原書名：『経方応用与研究』（中国中医薬出版社，1994）
著　者：姜春華・戴克敏
監訳者：藤原了信
訳　者：藤原道明・劉桂平
編集協力者：渡邊賢一
装　幀：川上　庄司

はじめに

　私が漢方を始めた1970年頃は，漢方製剤はまだ健康保険の適用になっていなかった。
　したがって，一般に病院では漢方薬は使用されていなかった。その後1976年になって漢方エキス製剤に健康保険が適用され，西洋医学の病名によって処方単位で漢方薬を使用する傾向が強くなった。しかし，西洋医学の病名による漢方薬の使用は，漢方本来の使い方ではなく，それは西洋薬的な使い方である。漢方薬は漢方的診断にもとづいて使用するものであり，処方を構成する複数の生薬の薬効を考慮し，処方の意味を考えて使用するものである。
　経方すなわち，『傷寒論』『金匱要略』の処方は，現在わが国で健康保険が適用される漢方処方の過半に及んでいる。したがって経方をよく知ることは大切であり，われわれはこの『経方の応用と研究』を翻訳紹介することに大きな意義を見出した。
　しかし翻訳はしたものの，いろいろな事情で出版までにかなりの年月を要した。その間，東洋学術出版社の山本社長には大変お世話をおかけした。ここに心から感謝の意を表する。

2003年10月
藤原　了信

序

　経方とは，古代の経験の処方である。人類は単味薬の治療から始め，その後，数味薬を配合した複方を作り，長期にわたり無数の人に反復して使用した。これらの中から有効なものを証明して書物にまとめたものを，尊重して経方という。『漢書』芸文誌（皇家図書館目録）は，劉氏父子の増補『七録』にもとづいてできたもので，その内容は当時あった医経10家216巻，経方11家274巻（内『湯液経法』32巻を含む），そのほか房中，神仙若干巻からなる。

　世間で経方といえば，たいていは張仲景の処方のことをいい，その処方は『湯液経法』に由来する。『湯液』は，経方の1つで，張仲景は『湯液経』を取り入れており，世の人はここから経方と名づけた。

　晋の皇甫士安は『針灸甲乙経』の序で「（張仲景は）『伊尹湯経』数十巻を広く論じた」と述べている。梁の陶弘景は『輔行訣』で「漢晋以前に，張机・衛汎・華佗・呉普・皇甫玄宴・支法存・葛稚川・范将軍など，当代の名医は皆『湯液経法』を師としている」と述べている。また「外感天行の病は経方で治療し，それには二旦（陰旦・陽旦，すなわち桂枝湯・小柴胡湯），六神大小（すなわち，大・小青竜湯，大・小白虎湯など）がある。昔南陽の張机はこれら諸処方を選んで『傷寒論』の一部とした」ともいっている。ゆえに後世の人が張仲景の処方を経方としたのには根拠がある。漢晋以前に諸名医の採用した経方は，書物の多くが散逸し，一部が『千金方』『外台秘要』の書中にみられる。

　昔の人は，張仲景の処方を「効如桴鼓（効果は打てば響くようだ）」といった。また方と証が合っていれば，飲むとすぐ効果がある。さらに数千年に及ぶ何万人もの使用経験の蓄積を経ている。後世の人の中には，張仲景の処方を臨床応用から手をつけないで，文字の注釈から意味を追求し，原意を推論する人がいる。今の注解者の中には，経方ではなく古人の注釈を議論し，相互非難するものもある。

　宋の朱肱の著した『傷寒類証』と，清の徐霊胎の著した『傷寒類方』は，

方と証が符合しており，治療効果に主次がつけられ，古典を用いて古典の内容を証明し，自分で意味を付け加えず，『傷寒論』を理解しやすい書物にしている。私について学ぶ者には，この2冊を参考書として紹介している。

1970年に戴克敏君が薬学系から中医学教室に来て，私について中医学を学んだ。私は教室の同人に経方の用法を講義し，中西薬理に共通なものはそのまま応用し，適応を現代病の患者に広げた。

私が張仲景の経方の講義を1年あまり行って，それを戴君が筆記した原稿が集まった。また各家の注釈とその真髄，現代科学の研究成果を参考にした。これらは傍証として，学ぶ者には有用である。

数年を経て，私の臨床の方薬や活用事例，用薬の経験をまとめてこの本を作った。私は経方の意味を追求して，その処方をそのまま使うのではなく，病の変化に合わせて，張仲景の意味に従って加減する。学習する者も，張仲景の意味を理解し，現代の認識に従ってこれを参考にすべきであり，按圖索驥*は現実的ではない（理論と実際の違いの問題を解決すべきである）。そうすれば，1つの処方だけで病の変化に対応することを避けられる（病気の変化に合わせて，処方を変えられる）。

*絵によって名馬を探し求めること，転じてこだわって融通が利かないこと。

1990年1月上海にて

姜　春華

凡　例

〈原書凡例〉

1．本書に収載した方剤は，張仲景の常用処方約160方で，処方中の薬味は約120味である。
2．方剤の配列は，『王旭高医書六種』の類方の形式にもとづいて配列してある。（桂枝湯類・麻黄湯類など）薬物の加減変化は，たとえば桂枝湯去桂加苓朮湯の場合，道理からいえば桂枝湯類に入らないが，配列の習慣上，桂枝湯類に含めている。
3．本書の方剤は方薬組成・単味薬薬理研究・適応証・方解・応用と研究の順に，統一した形式で記載してある。
4．1つの種類の方剤を記載するとき，最初に1つの表を示した。たとえば桂枝湯では，まず桂枝湯の薬物組成，および適応証があげられている。そしてこれを基礎とする加減方，たとえば桂枝去芍湯・桂枝加芍薬湯・桂枝加大黄湯などの薬味加減と用量の変化・適応証の違いを，学習者が自己比較でき，張仲景の加減活用を理解できるようにした。編者は学習者に対して，その視点や思想を固定せず，一を聞いて十を知ることができるようにした。1種類に1つの処方しかない場合は，表を省略した。
5．単味薬薬理研究で先に主薬を記載した。たとえば桂枝湯の桂枝・白芍など，白虎湯の石膏・知母，承気湯の大黄・芒硝などである。後で同じ薬物が出てきたときは，初出の頁を記した。
6．薬物の基原はまず先にそれの所属する科および学名と薬用部分を記載した。
7．薬物の主な作用は『神農本草経』の記載にもとづいた。さらに中医の重要方薬についての著作や現代薬理の研究成果に関して，『神農本草経』の記載の後にポイントを述べた。
8．張仲景の薬物応用の考証では，鄒潤安の『本経疏証』を主な根拠として，吉益東洞の『薬徴』を適宜参考にして，張仲景の薬物応用を詳述した。どこが『神農本草経』の記載と同じで，どこがその後の発展かを，わかるようにした。
9．後世の医家の応用では，後世の本草の応用を含み，『神農本草経』の記載の不足を補って，必要なときは適当に小括を設けた。最後に最も重要な部分には，編著者の用薬の臨床経験を述べた。
10．方薬組成の中で薬物の用量は，グラムに統一した。古今の度量衡は同じ

でなく，考証も各々異なり，用薬習慣も各地で異なる。ゆえに本書では，薬物用量を張仲景の原書に従い，新しい用量に変えなかった。各地での用量は，その地区の習慣や病状により決定する。また方剤中の薬用量は，だいたい漢代の1両が現代の1銭に相当し，約3gである。
11．煎服法は，張仲景の原著に各湯剤の本来の煎服法が述べてあり，本書では省略した。
12．方剤の適応証は主に『傷寒論』『金匱要略』『王旭高医書六種』の記載を根拠とした。
13．方解は，多くを『名医方論』，柯韻伯・尤在涇などの諸家から引用した。具体名のないものは編著者の意見である。
14．応用は，主に編著者の臨床経験および体験を記載した。ただし，これにこだわらず，読者が一を聞いて十を知ることを望む。
15．医案はその処方の適応例にすぎず，読者の弁証論治のヒントであり，この適応に限られない。
16．研究では，主な復方の薬理作用を詳述し，出典を明らかにした。読者の参考に供する。また，前人の述べた内容に対する著者の個人的見解も述べてある。百花斉放・百家争鳴（多くの学派の自由な論争を促進する）の精神にもとづいて，読者の参考に供する。
17．本書の最後に薬物および方剤の索引を設けて，読者の便宜をはかった。

1990年1月　　姜　春華・戴　克敏

〈訳者凡例〉
1．原本のなかで大棗の用量は枚（個数）で記載されているが，日本の読者の便宜をはかるために，1個2gで換算したグラム数で記載した。
2．翻訳にあたっては，国内外の文献や辞典類を調べたり，専門家にご意見を伺うなどして，正確な翻訳に努めたが，細菌や臨床検査の名称などで，現在あまり用いられていない西洋医学用語の一部に不適切なものがあるかもしれない。
3．本書における「甘草」は，現在中国で一般に用いられているように，炙甘草をすべて「甘草」と記載し，生甘草の場合だけ「生甘草」と記載した。
4．文中の＊印以下の説明文は原注である。

2004年7月　　藤原　道明

目　次

はじめに ……………………………………… i
序 …………………………………………… ii
凡例 ………………………………………… iv

1. 桂枝湯類 …………………………………… 3

桂枝湯…………………………… 6
芍薬甘草湯……………………… 27
芍薬甘草附子湯………………… 31
桂枝加桂湯……………………… 32
桂枝加芍薬湯…………………… 33
桂枝加芍薬大黄湯……………… 34
桂枝加附子湯…………………… 36
桂枝加黄耆湯…………………… 37
黄耆桂枝五物湯………………… 41
桂枝加黄芩湯（陽旦湯）……… 43
栝楼桂枝湯……………………… 44
桂枝加葛根湯…………………… 46
桂枝去芍薬湯…………………… 48
桂枝去芍薬加附子湯…………… 49
桂枝去桂加茯苓白朮湯………… 50
桂枝加芍薬生姜人参新加湯…… 52
桂枝加厚朴杏子湯……………… 53
小建中湯………………………… 58
黄耆建中湯……………………… 61
桂枝甘草湯……………………… 63
桂枝去芍薬加蜀漆竜骨牡蛎
救逆湯…………………………… 64
桂枝甘草竜骨牡蛎湯…………… 70
桂枝加竜骨牡蛎湯……………… 72
桂枝芍薬知母湯………………… 73

2. 麻黄湯類 …………………………………… 77

麻黄湯…………………………… 79
麻黄加朮湯……………………… 86
麻黄杏仁薏苡甘草湯…………… 90
麻黄杏仁甘草石膏湯…………… 93
大青竜湯………………………… 96
越婢湯…………………………… 98
甘草麻黄湯……………………… 100
麻黄附子細辛湯………………… 102

vii

小青竜湯‥‥‥‥‥‥‥‥ 104　　　麻黄連翹赤小豆湯‥‥‥‥‥ 120
厚朴麻黄湯‥‥‥‥‥‥‥ 113　　　麻黄升麻湯‥‥‥‥‥‥‥‥ 126
射干麻黄湯‥‥‥‥‥‥‥ 114

3．葛根湯類 ‥‥‥‥‥‥‥‥‥‥‥‥‥‥‥‥‥‥‥‥‥‥‥‥‥‥ 133

葛根湯‥‥‥‥‥‥‥‥‥ 134　　　葛根芩連湯‥‥‥‥‥‥‥‥ 139
葛根加半夏湯‥‥‥‥‥‥ 138

4．梔子湯類 ‥‥‥‥‥‥‥‥‥‥‥‥‥‥‥‥‥‥‥‥‥‥‥‥‥‥ 141

梔子豉湯‥‥‥‥‥‥‥‥ 142　　　梔子乾姜湯‥‥‥‥‥‥‥‥ 149
梔子厚朴枳実湯‥‥‥‥‥ 148　　　梔子柏皮湯‥‥‥‥‥‥‥‥ 150

5．白虎湯類 ‥‥‥‥‥‥‥‥‥‥‥‥‥‥‥‥‥‥‥‥‥‥‥‥‥‥ 152

白虎湯‥‥‥‥‥‥‥‥‥ 155　　　白虎加桂枝湯‥‥‥‥‥‥‥ 167
白虎加人参湯‥‥‥‥‥‥ 164　　　竹葉石膏湯‥‥‥‥‥‥‥‥ 168

6．承気湯類 ‥‥‥‥‥‥‥‥‥‥‥‥‥‥‥‥‥‥‥‥‥‥‥‥‥‥ 169

大承気湯‥‥‥‥‥‥‥‥ 173　　　大黄甘草湯‥‥‥‥‥‥‥‥ 199
小承気湯‥‥‥‥‥‥‥‥ 193　　　桃核承気湯‥‥‥‥‥‥‥‥ 200
調胃承気湯‥‥‥‥‥‥‥ 195　　　麻子仁丸‥‥‥‥‥‥‥‥‥ 203
厚朴三物湯‥‥‥‥‥‥‥ 197　　　大黄牡丹皮湯‥‥‥‥‥‥‥ 206
厚朴七物湯‥‥‥‥‥‥‥ 198

7．下瘀血湯類 ‥‥‥‥‥‥‥‥‥‥‥‥‥‥‥‥‥‥‥‥‥‥‥‥‥ 212

下瘀血湯‥‥‥‥‥‥‥‥ 213　　　抵当湯‥‥‥‥‥‥‥‥‥‥ 225
大黄䗪虫丸‥‥‥‥‥‥‥ 222　　　［附］抵当丸‥‥‥‥‥‥‥ 229

8．大黄附子湯類 ‥‥‥‥‥‥‥‥‥‥‥‥‥‥‥‥‥‥‥‥‥‥‥‥ 231

大黄附子湯‥‥‥‥‥‥‥ 231

9. 黄芩湯類 ……………………………………… 234

　黄芩湯 ……………… 235　　黄芩加半夏生姜湯 ……… 239

10. 柴胡湯類 ……………………………………… 240

　小柴胡湯 …………… 242　　柴胡桂枝乾姜湯 ………… 258
　柴胡加芒硝湯 ……… 251　　大柴胡湯 ………………… 260
　柴胡加竜骨牡蛎湯 … 252　　四逆散 …………………… 263
　柴胡桂枝湯 ………… 255

11. 瀉心湯類 ……………………………………… 267

　半夏瀉心湯 ………… 269　　大黄黄連瀉心湯 ………… 280
　生姜瀉心湯 ………… 274　　附子瀉心湯 ……………… 284
　甘草瀉心湯 ………… 275　　小陥胸湯 ………………… 285
　乾姜黄連黄芩人参湯 … 277　　白頭翁湯 ………………… 287
　黄連湯 ……………… 278

12. 五苓散類 ……………………………………… 293

　五苓散 ……………… 294　　茯苓甘草湯 ……………… 308
　茵蔯五苓散 ………… 299　　茯苓桂枝甘草大棗湯 …… 309
　猪苓湯 ……………… 300　　茯苓桂枝白朮甘草湯 …… 310

13. 桂枝茯苓丸類 ………………………………… 315

　桂枝茯苓丸 ………… 315

14. 理中湯類 ……………………………………… 318

　理中湯 ……………… 319　　大建中湯 ………………… 337
　桂枝人参湯 ………… 332　　甘草乾姜湯 ……………… 340
　呉茱萸湯 …………… 334

15. 甘姜苓朮湯類 342

甘姜苓朮湯 342

16. 桂枝附子湯類 343

桂枝附子湯 .... 344　　甘草附子湯 347
白朮附子湯 346

17. 四逆湯類 349

四逆湯 .... 351　　白通加人尿猪胆汁湯 385
通脈四逆湯 .... 376　　乾姜附子湯 387
通脈四逆加猪胆汁湯 .... 377　　真武湯 389
四逆加人参湯 .... 378　　附子湯 391
茯苓四逆湯 .... 380　　当帰四逆湯 393
白通湯 .... 382　　当帰四逆加呉茱萸生姜湯 ... 400

18. 烏頭湯類 402

烏頭湯 .... 403　　烏頭赤石脂丸 409
大烏頭煎 407

19. 栝楼薤白湯類 412

栝楼薤白白酒湯 .... 413　　枳実薤白桂枝湯 420
栝楼薤白半夏湯 419

20. 防已湯類 423

防已黄耆湯 .... 424　　木防已湯 431
防已茯苓湯 .... 429　　防已椒目葶藶大黄丸 432

21. 桔梗湯類 435

桔梗湯 435

22. 百合湯類 …… 440

　百合地黄湯…………… 441
　百合知母湯…………… 445
　百合滑石代赭湯………… 446
　百合鶏子黄湯…………… 447
　栝楼牡蛎散……………… 448

23. 半夏湯類 …… 449

　小半夏湯……………… 450
　小半夏加茯苓湯………… 453
　大半夏湯……………… 455
　半夏散及湯……………… 456
　半夏乾姜散……………… 458

24. 旋覆代赭湯類 …… 460

　旋覆代赭湯…………… 460

25. 橘皮竹茹湯類 …… 468

　橘皮竹茹湯…………… 468
　橘皮湯…………………… 473

26. 麦門冬湯類 …… 474

　麦門冬湯……………… 474

27. 甘麦大棗湯類 …… 480

　甘麦大棗湯…………… 480

28. 桃花湯類 …… 483

　桃花湯………………… 483

29. 芎帰膠艾湯類 …… 485

　芎帰膠艾湯…………… 485

30. 当帰芍薬散類 ··· 492
当帰芍薬散············ 492

31. 腎気丸類 ··· 495
腎気丸············ 495

32. 沢瀉湯類 ··· 505
沢瀉湯············ 505

33. 黄土湯類 ··· 510
黄土湯············ 510

34. 薏苡附子敗醬散類 ····································· 513
薏苡附子敗醬散············ 513

35. 烏梅丸類 ··· 516
烏梅丸············ 516

36. 葶藶大棗瀉肺湯類 ··································· 520
葶藶大棗瀉肺湯············ 520

37. 厚朴生姜半夏甘草人参湯類 ························· 524
厚朴生姜半夏甘草人参湯··· 524

38. 茵蔯蒿湯類 ·· 526
茵蔯蒿湯············ 526

39. 炙甘草湯類 ……………………………… 536
炙甘草湯………………… 536

40. 黄連阿膠湯類 ……………………………… 538
黄連阿膠湯………………… 538

41. 酸棗仁湯類 ……………………………… 540
酸棗仁湯………………… 540

42. 枳実白朮湯類 ……………………………… 543
枳実白朮湯………………… 543

43. 鼈甲煎丸類 ……………………………… 545
鼈甲煎丸………………… 545

44. 大黄甘遂湯類 ……………………………… 556
大黄甘遂湯………………… 556

あとがき ………………………………………… 559
索引 ……………………………………………… 561
著者略歴 ………………………………………… 573

名医の経方応用

傷寒金匱方の解説と症例

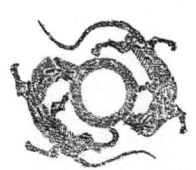

1. 桂枝湯類

方剤	薬物組成	加	減	適応証
桂枝湯	桂枝9g 芍薬9g 甘草6g 生姜3片 大棗8g			太陽病・頭痛・発熱・自汗・悪風寒・鼻鳴・乾嘔・脈浮。
芍薬甘草湯	本方	甘草3g	桂枝9g 生姜3片 大棗8g	脚の痙攣あるいは腹痛。
芍薬甘草附子湯	芍薬甘草湯	附子9g		脚の痙攣あるいは腹痛・悪寒の場合。
桂枝加桂湯	本方	桂枝6g		奔豚・気が少腹から心に上衝する。
桂枝加芍薬湯	本方	芍薬9g		太陰の腹満でときに痛む，あるいは桂枝湯証に腹痛・下痢を兼ねる。
桂枝加大黄湯	本方	大黄6g 芍薬9g		太陽病に陽明腹中大実痛を兼ねる。
桂枝加附子湯	本方	附子9g		太陽病・発汗が止まらない・悪風・小便困難・四肢やや強ばり屈伸困難。
桂枝加黄耆湯	本方	黄耆6g		桂枝湯証で悪寒・自汗あるいは盗汗の場合。

方名	基本	加薬1	加薬2	効能
黄耆桂枝五物湯	本方	黄耆9g	甘草6g	血痺
桂枝加黄芩湯	本方	黄芩6g		太陽病に熱を挟み、水様下痢のある初期。
栝楼桂枝湯	本方	栝楼根6g		桂枝湯証で項背強ばり脈沈、口渇あるいはやや燥熱の場合。
桂枝加葛根湯	本方	葛根12g		項背几几として強ばり、発汗悪風のある場合。
桂枝去芍薬湯	本方		芍薬9g	太陽病を下した後、脈促・胸満のある場合。
桂枝去芍薬加附子湯	本方	附子9g	芍薬9g	桂枝去芍薬湯証で悪寒。
桂枝去芍薬加茯苓白朮湯	本方	茯苓6g 白朮6g	芍薬9g	太陽病が解さず、心下満して少し痛み、小便不利。
桂枝加芍薬生姜人参新加湯	本方	芍薬3g 生姜2片 人参9g		素体気虚で自汗あるいは感邪の後発汗の力のない場合。
桂枝加厚朴杏子湯	本方	厚朴6g 杏仁6g		桂枝湯証で、喘咳・胸悶・腹脹のある場合。
小建中湯	本方	芍薬9g 飴糖30g		腹中が急に痛む、あるいは心中の動悸と煩がある。
黄耆建中湯	小建中湯	黄耆4.5g		虚労裏急・諸不足。
桂枝甘草湯	本方	桂枝3g	芍薬9g 生姜3片 大棗8g	心下の動悸があり、手で按じたがる。

桂枝去芍薬加蜀漆竜骨牡蛎湯	本方	蜀漆9g 竜骨12g 牡蛎15g	芍薬9g		傷寒で脈浮に対し誤って医師が火法を用いて無理に汗を出させたため，亡陽して驚狂になった場合。
桂枝甘草竜骨牡蛎湯	本方	竜骨15g 牡蛎30g	桂枝6g 芍薬9g 生姜3片 大棗8g		衝逆・動悸・驚狂・煩躁。
桂枝加竜骨牡蛎湯	本方	竜骨15g 牡蛎30g			遺精・体質虚寒で白色帯下が多い・あるいは慢性の下痢。
桂枝芍薬知母湯	本方	桂枝3g 麻黄6g 知母12g 防風12g 附子15g 白朮15g	大棗8g		諸関節痛・身体瘦弱・脚が腫れて抜けそう・眩暈・息切れ・悪心。

桂枝湯『傷寒論』

> 方薬組成　　桂枝9g　芍薬9g　炙甘草6g　生姜3片　大棗8g

単味の薬理研究

❖桂枝❖

　本品は，クスノキ科の植物であるケイ *Cinnamomum cassia* Blume の若枝である。

✣『神農本草経』の記載

　「辛温無毒，主上気咳逆，結気喉痺。吐吸，利関節，補中益気」
・上気咳逆：実際には哮喘と咳嗽の2つの疾病を指し，いずれも肺気の上逆に属す。
・結気喉痺：結気は気滞を指し，喉痺は喉の閉塞感と同じ。
・利関節：桂枝は辛温で，温経通脈の働きがあり，ゆえに関節を利する。

✣張仲景の応用の考証

　鄒潤安の『本経疏証』では，張仲景の桂枝の用法を以下の6つに概括している。すなわち，和営・通陽・利水・行瘀・下気・補中である。
①和営作用*：桂枝湯の主薬は桂枝と白芍である。桂枝は陽薬で，衛分にあって解肌発汗させる。芍薬は陰薬で，営分を走り陰血を滋養する。桂枝と白芍の配合によって営衛を調和し，表虚有汗の風寒表証に適用される。
②通陽作用：桂枝は陽気を通じさせ，解表に働く。例えば『金匱要略』の枳実薤白桂枝湯の中で，桂枝は心陽不振による胸痺心痛を治療するために用いられている。
③利水作用：水が寒邪によって凝結している場合，桂枝を用いてこれを

治すことができる。例えば『傷寒論』の五苓散の中で，桂枝は腎と膀胱の気化を促進し，茯苓・猪苓・沢瀉など利水薬を配合することで，十分な利水作用を発揮する。

④行瘀作用：寒熱を問わず，およそ血が固まる場合，いずれも桂枝を用いることができる。例えば『金匱要略』の桂枝茯苓丸の中で，活血化瘀と腹部のしこりを緩やかに消す作用がある。

⑤下気作用：例えば『傷寒論』の桂枝加桂湯は，気が上逆して心を衝き上げる，奔豚の証の治療に用いるが，これは桂枝が上気咳逆を治療する，すなわち下気作用があるためである。

⑥補中作用：『傷寒論』の小建中湯で，桂枝が中陽を温補し，裏虚を補益する作用を用いている。

　＊調和営衛は，古代の医家の桂枝湯に対する解釈である。われわれは，桂枝と白芍の配合によって自律神経機能の調節ができるので，無汗を発汗させ，自汗を止めることができると認識している。

✤後世の医家の応用

『名医別録』：「心痛・脇痛・脇部の風邪を治し，温経通脈，煩躁や自汗を止める働きがある」

甄権説：「冷風による頭痛を去る」

張元素説：「傷風による頭痛を去り，腠理を開き，解表発汗し，皮膚の風湿を去る」

成無己説：「奔豚を降下し，肌表を和し，下焦の蓄血を散ずる」「肺気を利する」

朱丹渓説：「上肢を横行し，痛風を治す」

　後世の医家はみな桂枝の鎮痛作用を説くが，現代薬理でも桂枝の鎮痛作用は実証されている。

張元素説：「桂枝は腠理を開き，解表発汗する」は，桂枝の抗菌および解熱作用と符合する。

　桂枝の効用は温通の2字で概括される。その味は辛，気は温で，通陽・利水・下気・行瘀の働きは，桂枝の温通作用と関係がある。温通は温寒通陽と解釈でき，温経通脈と理解することもできる。張元素説の「皮膚の

風湿を去る」は，桂枝の温通血脈の働きを根拠とし，「風を治するときは，先に血を治する。血が巡れば風は自ずから滅する」の意味である。

❖桂枝の薬理作用
①解熱作用：桂枝の揮発油の中には主にシンナムアルデヒドが含まれており，温熱刺激で発熱したウサギに対し，解熱作用がある。

②抗菌作用：桂枝のアルコール抽出物は，試験管内で大腸菌・サブチリン菌・黄色ブドウ球菌・チフス菌・パラチフス菌・赤痢菌・アエロゲネス菌・プロテウス菌・肺炎球菌・サルモネラ菌・コレラ菌に対し抑制作用がある。

③抗ウイルス作用：ヒト胚腎初代単層上皮組織で培養すると，桂枝の煎剤（1：20）はA型インフルエンザウイルス（京科68～1株）と，$ECHO_{11}$ウイルスに対し，抑制作用がある。鶏胚で，インフルエンザウイルスの抑制作用があり，70％アルコールにつけたものより，比較的よい。

④消化促進作用：桂枝の揮発油は胃・腸に対し刺激緩和・消化促進・消化管内ガスの排除・胃腸の痙攣性疼痛の緩解の各作用がある。桂枝加桂湯の衝逆を降ろす作用は，桂枝の下気作用によるものかもしれない。

⑤利尿作用：体重1kgあたり五苓散0.25gを，麻酔したイヌに静脈注射すると，明らかにイヌの尿量が増加する。桂枝単味を体重1kgあたり0.029g用いた場合，ほかの4薬を単味で用いた場合より利尿作用が強いので，桂枝は五苓散の中で主な利尿成分の1つである。

⑥鎮痛作用：マウスの尾の圧迫法や，腹腔内酢酸注射法による実験で，桂枝に含まれるシンナムアルデヒドは，鎮痛作用を有することが証明されている。

⑦活血通経作用：桂皮油は子宮に対し特異的な充血作用があるので，昔から桂枝を過量に使用すると，妊婦に流産を引き起こすといわれている。本品は，各種の特異的充血作用と毛細血管拡張作用などの特徴があり，例えば桂枝茯苓丸のように，ほかの活血化瘀薬の効果を増強することができる。

⑧免疫機能に対する作用：桂枝を浸した軟膏を用いた腎炎の研究で，フォ

ルスマン抗体反応は，補体の活性を抑制する作用を示している。比較的強い抗アレルギー反応が認められることから，五苓散はアレルギー性腎炎に対し比較的よい治療効果を有している。柴胡桂枝湯は，アレルギー性皮膚炎や蕁麻疹に対し治療効果がある。これらのことから，桂枝がいくつかの方剤において，抗アレルギー作用を示す主な薬であると推察される。

❖芍薬❖

本品はボタン科の植物であるシャクヤク Paeonia lactiflora Pall. の根である。芍薬には白芍と赤芍の区別がある。赤芍の基原は上記のほか，ベニバナシャクヤク Paeonia obovata Maxim. および川赤芍 Paeonia veitchii Lynch の根もある。

✤『神農本草経』の記載

「味苦平，主邪気腹痛，除血痺，破堅積寒熱，疝瘕，止痛，利小便，益気」
- 止痛：芍薬に含まれるペオニフロリンは，平滑筋の痙攣を緩め，軽度の鎮痛作用を有する。
- 主邪気腹痛：臨床上，芍薬甘草湯は腹痛の治療効果が明らかで，芍薬の用量を増やすと止痛効果はさらによい。
- 除血痺：芍薬は血管壁の拡張作用を有するので，「血滞を巡らし」，血脈を通じさせることができる。これを除血痺という。
- 破堅積寒熱：堅積とは腹腔内の固い塊のことで，破堅積は赤芍が散瘀・消積の働きを有することを説明している。研究によると赤芍には血小板凝集を抑制する働きがあり，中医学の散瘀・消積の効能に科学的根拠を与えている。寒熱とは発熱のことである。
- 疝瘕：疝瘕とは，大腸の痙攣性の球状の塊で，触れたり消えたりする。腹腔内の急性炎症で，熱感がある。赤芍には抗菌消炎・涼血活血の作用があり，平滑筋の痙攣を緩める作用があるので，発熱・疝瘕を治療することができる。

❖ 張仲景の応用の考証

『薬徴』によると,「芍薬は,結実による拘攣を治療し,また腹痛・頭痛・身体麻痺・疼痛腹満・咳逆・下痢・膿瘍を治療する」

①桂枝加芍薬湯証：腹満しときに痛む。
②小建中湯証：腹の中が急に痛む。
③桂枝加芍薬大黄湯証：大実痛

　以上の3方剤は,いずれも芍薬の量を18gまで用い,甘草を併用していて,芍薬は解痙・鎮痛作用,甘草は解痙作用と説明されている。甘草の解痙作用は中医学で「緩急止痛」といわれている。古代の臨床では,すでにこの2薬の配合により,明らかな鎮痛作用を有することを実証していた。現代の薬理研究でも,甘草と芍薬の協同作用は実証されている。

④枳実芍薬散証：腹痛・イライラ・腹満
⑤芍薬甘草湯証：脚の痙攣
⑥桂枝加芍薬生姜人参新加湯証：全身の疼痛
⑦芎帰膠艾湯証：腹の中が痛む。
⑧芍薬甘草附子湯証：急に痙攣・悪寒

　以上の5方剤は,いずれも芍薬を12gまで用いる。

⑨小青竜湯証：咳逆
⑩大柴胡湯証：心下満痛・嘔吐して下痢
⑪附子湯証：身体の疼痛
⑫真武湯証：腹痛・重い痛み・下痢・咳
⑬桂枝湯証：頭痛・身体の疼痛
⑭烏頭湯証*：関節が屈伸できず痛む・痙攣
⑮黄耆桂枝五物湯証：身体の痺れ・疼痛

　以上の7方剤は,いずれも芍薬を9gまで用いる。

⑯黄芩湯証：下痢
⑰柴胡桂枝湯証：四肢関節の煩疼

　以上の諸方剤について,吉益東洞は,結実によるものと認識している。『薬徴』によると芍薬の使用目標は結実拘攣である。結実拘攣は,神経組織の緊張収縮で,芍薬は神経系統のある部位に対する抑制作用を有し,平滑筋の痙攣を緩める。中医の説,「芍薬は平肝作用を有する」において,

平肝は鎮静・解痙の意味を含み，言葉は違うが意味は同じである。

＊附子湯証・真武湯証・烏頭湯証で，その止痛作用は，附子や烏頭の鎮痛作用のほかに，芍薬の補助作用もある可能性を排除できない。吉益東洞氏は，附子・烏頭の主要な作用が，芍薬の中に含まれている（芍薬の働きが主体）と述べている。桂枝湯の主薬は桂枝と芍薬であるが，芍薬は桂枝と配合したとき初めて解表作用が起こり，表証が解した後，頭痛・身体の疼痛は自然に解除される。芍薬の鎮痛作用だけによるものではない。

❖ 後世の医家の応用

『名医別録』：「酸で微寒，小毒あり，血脈を通じさせ，腹痛を和らげ，瘀血を除き，水気を去り，膀胱・大小腸を利し，癰腫を消し，流感・食中毒・腰痛に用いる」

甄権説：「臓腑の気の滞りを治し，季節性疾患や骨蒸労熱を治し，婦人の生理不順に用いる」

張元素説：「瀉肝，脾胃を安んじ，胃気をおさめ，下痢を止める」

王好古説：「肝血不足に用いる」

繆希雍説：「『圖経』に２種の記載がある。金芍薬の色は白，木芍薬の色は赤，赤芍は利小便・散結，白芍は止痛・下気，赤は血を巡らし，白は血を補う」

『本草崇原』：「芍薬の気味は苦平だが，後世の人が神農本草経の記載を勝手に修正して微酸といい，元明の諸家が酸寒収斂の品としたため，裏虚による下痢に収斂薬として多く用いられる。その性質・効能には通じるところがあるが，気味は間違って伝わっている。試しに芍薬を噛み砕くと，酸味は感じられるだろうか？　また産後の婦人は，酸味の収斂を恐れて，芍薬を避けた方がよいといわれる。『神農本草経』に，『主に邪気による腹痛を治す。かつ血痺寒熱を除き，堅結疝瘕を破る』とあり，産後に悪露が出尽くさないとき，まさにこれを用いるとよい。もし裏虚の下痢のときは，逆に用いるべきではない」

このように芍薬の性味については，昔から議論がある。

芍薬の性味について，『神農本草経』説では苦平，張志聡らも苦平と認識し

ている。ただし,『名医別録』説では酸,繆希雍らの説でも酸である。芍薬の性味は苦平か酸寒のどちらであるか。張潞は自ら味をみて,味は苦で酸ではないといっている。鄒潤安は『本草疏証』で桂枝湯の止汗作用の説明として「芍薬と桂枝は,1つは破陰,1つは通陽し,生姜を用いてこれを助け,甘草・大棗は邪正の争いの勢いを緩め,少し汗が出ると諸症状は消失するが,これは営衛の調和作用であり,断じて酸収止汗のためではない」と述べている。

またある人は,張仲景の『傷寒論』の「太陽病で,これを下した後,脈促胸満する場合,桂枝去芍薬湯これを主る」を引用して,胸満は酸寒収斂である芍薬にとって不利であり,これが芍薬が酸収である有力な証拠であると述べている。重要なのは芍薬が主に満ではなく痛を治することであり,脈促胸満は,芍薬の主るところではないから去ったのである。

『本経疏証』には「太陽病を下した後,脈促胸満する場合,桂枝去芍薬湯これを主る。もともと太陽病であるのに,医者が反対にこれを下したため,腹満して時々痛む場合に桂枝加芍薬湯が主る。同じ満で芍薬があるのと去るのがあるのはなぜか？ 芍薬は痛に用いるもので,主な目的は満ではなく,腹中満痛の場合は芍薬を多用する」とある。

また芍薬は酸収ではないので,芍薬の「斂肝」「柔肝」の説には,まったく根拠がない。

では婦人の肝の病になぜ効果がよいのか？ 肝は血を蔵するほか,疏泄を主り,情志を調節する作用がある。われわれは芍薬の平肝作用は妥当だろうと考えている。婦人の肝の病は神経性疼痛が常に多く,芍薬に解鬱の働きがあるので,婦人の肝の病の治療に用いて有効である。「斂肝」「柔肝」の言葉は,肝が剛臓で,怒を主り,燥を主り,芍薬を用いて柔和になるためで,芍薬の酸斂の作用ではない。

芍薬の配合には以下の各種がある。

①芍薬と桂枝の配合は,営衛を調和する作用があり,発汗を止め,無汗を発汗させる。桂枝湯の主薬の配合である。

②芍薬と甘草の配合は,芍薬甘草湯である。われわれは芍薬に解痙・鎮痛作用があり,桂枝にも同じ作用があると考えており,2薬の協同作用で,急性の痙攣などの諸症の治療ができる。

③芍薬と香附子(理気薬)の配合は,生理痛に有効である。

④芍薬と当帰の配合は，肝血を滋養する。王好古の説には「芍薬は肝血不足を治す」とある。当帰には養血作用があり，芍薬を配合するとその作用が増強される。
⑤芍薬と地黄の配合は，肝腎を滋養する働きがある。地黄は腎陰を滋補し，芍薬は肝陰を養うので，2薬を配合すると肝腎陰虚に対し滋養できる。
⑥芍薬と柴胡の配合は，平肝解鬱し，あわせて脇痛を治す。
⑦芍薬と枳実の配合で，枳実は内臓平滑筋を収縮させ，芍薬は内臓平滑筋を弛緩させる。一収一弛で，バランスを取る作用がある。
⑧芍薬と附子の配合は，風湿による骨の痛みを治す。
⑨芍薬と白朮の配合は，平肝健脾作用があり，痛瀉要方のように，脾虚肝旺の下痢を治療できる。
⑩芍薬と牡丹皮・山梔子の配合は，丹梔逍遙散（加味逍遙散）のように，涼肝瀉火して陽を制する。

✣芍薬の薬理作用

芍薬根はペオニフロリンを3.3〜5.7％含んでおり，芍薬の薬理作用は，ペオニフロリンを代表として説明する。

①解痙作用：ペオニフロリンは，モルモットとラットから取り出した腸管と，体内の胃の運動，ラットの子宮平滑筋の運動を抑制し，下垂体後葉ホルモンによる子宮収縮反応に拮抗する働きがある。
②血管拡張作用：ペオニフロリンは，末梢血管と冠動脈を拡張する働きがあり，短時間の降圧作用を有する。
③中枢神経に対する作用：ペオニフロリンは，中枢神経系の抑制作用を有するので，マウスの腹腔内に体重1kgあたり1g注射すると，自発運動が減少し，ソムブレックス（バルビタールの一種）による睡眠時間が延長し，酢酸の腹腔内注射による体をねじる動作が抑制される。ラットの脳室に1mg注射すると，軽度の鎮静が起こり，5〜10mgでは睡眠状態になり，立ち直り反射が消失する。
④胃酸分泌抑制作用：ペオニフロリンは，ラットの胃液分泌を抑制し，ラットのストレス性潰瘍の発生を予防する。
⑤抗菌・解熱・消炎作用：白芍の煎剤は試験管内で赤痢菌に対し抗菌作

用を有するほか，ブドウ球菌に対しても抑制する働きがあり，アルコールル抽出した薬剤は，緑膿菌に対し抑制する働きがある。白芍を水で抽出した薬剤は，真菌に対して抑制作用がある。ペオニフロリンは，マウスの正常体温を下げる働きがあり，人工的に発熱させたマウスの体温も下げる働きがある。ラットの後ろ足の土踏まずに作った実験性浮腫に対し抗炎症作用がある。

❖甘草❖———

本品はマメ科の植物であるウラルカンゾウ *Glycyrrhiza uralensis* Fisch. あるいは光果甘草（ナンキンカンゾウ）*Glycyrrhiza glabra* Linn. の根である。

❖『神農本草経』の記載

「味甘平，主五臓六腑寒熱邪気，堅筋骨，長肌肉，倍力，金瘡腫，解毒」
・五臓六腑寒熱邪気：すなわち臓腑の内熱のことである。
・堅筋骨，長肌肉，倍力：体質を強める働きである。
・金瘡腫：外傷によって起こる炎症のことである。
・解毒：近代の実験研究で，甘草は薬物中毒・食物中毒・体内代謝産物による中毒および細菌毒素等多種の毒物に対し，一定の解毒作用を有することが証明されている（詳細は薬理作用を参照）。

❖張仲景の応用の考証

『本経疏証』：「『傷寒論』『金匱要略』の2書の250処方の中で，甘草は120処方に用いられている。その中で，甘草による治療が主である病気は多くはなく，多くの処方は甘草を入れることで，病状に柔軟に適応できるようになっている。およそ発散の処方は，外に使用し，内側ではない（麻黄湯・桂枝湯・大小青竜湯・小柴胡湯・葛根湯など）。攻の処方は下し，上昇ではない（調胃承気湯・桃仁承気湯・大黄甘草湯など）。温の処方は，燥であり濡ではない（四逆湯・呉茱萸湯など）。清の処方は，冽（激しい）であり和でない（白虎湯・竹葉石膏湯など）。雑の処方は薬味が多いが集中しない（瀉心湯類・烏梅丸など）。毒の

処方は，激しくて制約できない（烏梅丸・大黄䗪虫丸など）。これらの処方にもし甘草を入れずに調剤すると，一方向に強く働いたまま戻らなくなり，危険を冒して弾に当たる（運に任せる）ようなもので，実は勝利する道ではないのではないだろうか？」

『薬徴』：「主治急迫也，故治裏急，急痛，攣急。而旁治厥冷，煩躁，衝逆之等諸般迫急之毒也」

張仲景の芍薬甘草湯は脚の攣急を治療し，甘草乾姜湯は厥・煩躁を治療し，甘草瀉心湯は煩躁不安を治療し，甘麦大棗湯は臓躁を治療し，甘桔湯（桔梗湯）は咽痛を治療し，桂枝甘草湯・炙甘草湯は動悸を治療し，桂枝甘草竜骨牡蛎湯は煩躁を治療し，四逆湯は四肢拘急・厥逆を治療し，苓桂甘棗湯は心下悸を治療し，苓桂五味甘草湯は気が小腹から胸咽に上衝するのを治療し，小青竜湯は咳逆倚息を治療し，小建中湯・黄連湯は裏急腹痛を治療し，桂枝去芍薬加蜀漆竜骨牡蛎湯は驚狂して落ち着かないものを治療し，調胃承気湯は嘔吐しない便秘・心煩を治療し，桃核承気湯はその人狂の様で，少腹急結を治療する，などである。諸処方は，痛・厥・動悸・煩・咳逆・上衝・驚狂・急結といった急迫の証を治療する。甘草の性味は甘平で，急迫を緩める効果は著しい。甘草が急を緩めるという説は，張仲景が自ら作ったもので，歴代の本草諸家はいずれもこれについて詳しく述べているが，その始まりは張仲景の経験である。

甘草の用法は鄒潤安によると，「およそ邪気を除き，金創を治し，解毒には生で用い，緩中・補虚・止渇には炙して用いる」

✤後世の医家の応用

『名医別録』：「温中下気に働き，心煩・胸満・息切れ・内傷性の咳嗽・口渇に用い，経脈を通す，血気を利す，百薬の毒を解す」

王好古説：「肺膿瘍で膿血を吐く場合に用い，五臓の化膿性病巣を消す」

李東垣説：「脾胃を補い，肺を潤す」

『本草綱目』：「小児胎毒を解し，癲癇に用い，降火止痛に働く」

甘草は常用される薬物で，味は甘，性は平，補中健脾・潤肺・解毒・緩急・和薬の働きがある。以下に分けて記す。

①補中健脾：桂枝・白芍・生姜・大棗を配合すると小建中湯になり，脾胃虚寒・中気不足の証に用いられる。党参・白朮・茯苓を配合すると四君子湯になり，脾胃虚弱・中気不足・食欲不振・下痢の証に用いられる。

②潤肺：『千金方』の甘草湯は，一味で肺を潤し，喉を治す。甘草に貝母・杏仁を配合すると貝母丸になり，肺熱燥咳を治療できる。麻黄・杏仁を配合すると三拗湯になり，風寒犯肺による喘咳を治療できる。もしさらに石膏を加えると麻杏甘石湯になり，肺の鬱熱による喘咳に用いられる。以上の肺熱あるいは外感による喘咳の治療は，主に甘草の潤肺作用を利用している。

③解毒：『名医別録』の記載では，甘草は「百薬の毒」を解す働きがある。四逆湯の中で甘草は附子とともに煎じるが，薬理試験で，甘草と附子片の同煎は，附子片の毒性を減じ，強心作用は変わらないことが証明されている（四逆湯の復方薬理研究を参照）。生遠志を直接煎じ薬に入れると咽喉に刺激があるが，甘草水に漬けるとその毒性が低下する。また甘草は，馬銭子・昇汞（しょうこう）（塩化第二水銀）・硼水クロラールの毒性を除くほか，ふぐ毒や蛇毒の毒性も除く。本品の単味を煎じてもよいが，緑豆とともに煎じると効果が増強する。甘草の解毒作用の別の意味は，外科の瘡毒癰疽（化膿性疾患）にも用いることができることである。

④緩急：「急」は筋肉の強ばりや痙攣を指す。薬理研究によると，甘草は平滑筋の痙攣を緩める作用があり，芍薬と合わせた芍薬甘草湯は，筋肉の痙攣を緩めて疼痛を治す。

⑤和薬：甘草は諸薬を調和する働きがあるが，これはそのほかの薬物の作用を緩和して，治療効果をちょうどよいところにもっていく働きである。例えば白虎湯で，甘草は石膏・知母とともに用いることで薬性を緩和し，胃の障害を防ぐ。調胃承気湯の中で，甘草は大黄・芒硝の攻下作用を緩和し，激しすぎないように下す。単味の桔梗は粘膜刺激作用があるが，甘草を配合することでその刺激性を緩和するので，甘桔湯（桔梗湯）は咽喉の疼痛に用いることができる。麻黄湯の中で，甘草は麻黄・桂枝の薬性を緩和し，辛燥になりすぎないようにさせる。四逆湯の中で，甘草は乾姜・附子の辛熱を緩和するほか，附子の作用を延長させる（四逆湯の薬理研究を参照）。

❖甘草の薬理作用
①消化器系統への作用
- 実験性潰瘍に対する治療効果：ラットの幽門を結紮したり，ヒスタミンを注射して作った実験性潰瘍に対し，甘草エキスは明らかに抑制作用を有する。臨床上も甘草は消化性潰瘍の治療に有効である。
- 胃酸分泌に対する影響：甘草のある成分は胃酸分泌を抑制する作用があり，例えば光果甘草をメタノール抽出した成分のFM_{100}は，胃液分泌量と胃の蛋白分解酵素の活性をある程度抑制する作用がある。
- 解痙作用：甘草の煎剤とエキスは，摘出した腸管に対し，まず興奮，次に抑制し，体内の胃に対しては明らかな抑制作用を有する。もし腸管が痙攣状態にあると，解痙作用はさらに明瞭になる。甘草の煎剤はアセチルコリン・塩化バリウム・ヒスタミンによって引き起こされる腸管の痙攣に対し，明らかな解痙作用がある。甘草の解痙作用の有効成分はリキリチゲニンで，甘草配糖体とそのメタノール抽出物であるFM_{100}とは異なり，その作用機序は消化管平滑筋に対する直接の抑制である。

中医は甘草の働きを「緩急止痛」と認識しているが，これは甘草の胃酸・胃の蛋白分解酵素の分泌を抑制する作用と，平滑筋の解痙作用に関係があり，芍薬を配合（芍薬甘草湯）すると協同作用がある。同時に甘草のこれらの作用は，「およそ中焦に湿を阻んで，脘腹の脹満がある場合にこれを用いると，気滞による満悶を増強させる」という禁忌の機序を説明することができる。

②鎮痛作用：酢酸を腹腔内に注射して引き起こされるマウスの体をねじる反応を指標とした実験において，FM_{100}の明らかな鎮痛作用が証明され，かつペオニフロリンとの協同作用があり，このことは甘草の「緩急止痛」の認識に対する1つの重要な要素である。

③鎮咳作用：一般に甘草を内服すると，炎症を起こした咽頭粘膜を覆い，刺激を減少し，鎮咳作用を発揮する。18-βグリシレチン酸類似物質はモルモットに対し明らかな鎮咳作用を有しており，その強度はコデインに匹敵する。これらの製剤は，ネコの上喉頭神経に化学性刺激および電気刺激を行って起こした咳嗽に対し，いずれも著しい効果があ

るため，甘草の鎮咳作用は中枢性である。

④解毒作用：甘草エキスとグリチルリチンは，硝酸ストリキニーネ・硼水クロラール・ウレタン・サルバルサン・ヒスタミン・フグ毒・蛇毒・破傷風毒素・ジフテリア毒素などに対し，いずれも解毒作用がある。テトラクロロメタン・テトラクロロエチレン，およびアルコールで引き起こされる実験性肝障害に対し，甘草は保護作用を有する。甘草と附子を一緒に煎じると，附子の毒性が大きく減弱される。解毒作用の原理は完全には解明されていないが，ある人は，グリチルリチンの加水分解後に産生されるグルクロン酸が，毒物が体内で代謝されるときに産生される水酸基やカルボキシル基をもつ物質に対して，反応を起こし，解毒作用を発揮すると考えている。

⑤抗菌作用：甘草のアルコール抽出物とグリチルレチン酸ナトリウムは試験管内で，黄色ブドウ球菌・結核菌・大腸菌・アメーバ原虫およびトリコモナス原虫に対しいずれも抑制作用がある。ただし血漿の存在下では抗菌とアメーバ原虫を殺す作用は減弱する。ある報告では，グリチルレチン酸は試験管内において，ベルベリンによるブドウ球菌の抑制作用を2倍に増加させる。リキリチンのこの種の作用はさらに強い。このことからみて，甘草の抗菌作用はもともと比較的弱いが，ほかの清熱解毒薬の細菌抑制作用を増強する働きがある。臨床上，甘草は瘡癰腫毒の治療に常用され，金銀花・玄参・板藍根・蒲公英などと合わせて使うことで，抗菌消炎作用が増強される。

⑥副腎皮質ホルモン様作用：甘草はミネラルコルチコイド様作用をもつ。甘草エキスとグリチルリチンのカリウム塩あるいはアンモニウム塩・グリチルレチン酸は，いずれもデオキシコルチコステロン様作用をもち，多種の実験動物に水ナトリウム貯留を出現させて，カリウム排出量を増加させるが，健康人に対しても類似した状況を起こす。報告によると，25mgのグリチルレチン酸は，1mgのデオキシコルチコステロンと同様の水ナトリウム貯留作用をもっている。甘草は一定のグルココルチコイド様作用をもち,コルチゾンの効果を著しく延長させる。甘草の副腎皮質ホルモン様作用は，臨床上，慢性副腎皮質機能低下症（アジソン病）の患者に対し，一定の治療効果がある。

⑦抗炎症作用：甘草はフェニルブタゾンやヒドロコルチゾン様の抗炎症作用をもち，その抗炎症成分は，グリチルリチンとグリチルレチン酸である。グリチルレチン酸はラットの綿球法による肉芽腫，ホルマリンによる脚の浮腫，皮下の肉芽腫性炎症に対し抑制作用があり，その効果はフェニルブタゾンやヒドロコルチゾンの約1/10である。

⑧免疫機能に対する作用：ある報告によると甘草の粗抽出物-Lx（グリチルリチン以外の熱に安定な成分）は免疫作用を有しており，ラットに2mgを静脈注射すると，マクロファージによる免疫反応を抑制する。最近の報告では，Lxはグリチルレチン酸以外の一種のアグリコン糖蛋白で，その作用機序は，マクロファージの貪食に関係する酵素に働いて，免疫抑制作用を示している。

⑨耳の前庭機能に対する保護作用：甘草酸はストレプトマイシンの水酸基と結合して，その抗菌活性には影響を与えず，ストレプトマイシンによる前庭神経の障害を抑制する。

❖生姜❖────

本品は，ショウガ科の多年性栽培植物ショウガ *Zingiber officinalis* Roscoe の根茎で，掘り出した新鮮なものを生で用いる。

✣『神農本草経』の記載

「味辛温，久服去臭気」

これは生姜の悪臭をとる作用を説明しているが，病気の治療の作用は説明していない。

✣張仲景の応用の考証

『薬徴』：「嘔吐の治療を主り，乾嘔，噯気，呃逆も治療する」

✣後世の医家の応用

『名医別録』：「五臓に帰し，風邪寒熱を除き，傷寒による頭痛・鼻閉・咳逆上気を治療し，嘔吐を止める」

甄権説：「胸満を除き，咳嗽・感冒を治療する」
孟詵説：「嘔吐を止め，煩悶を散じ，胃気を開く。汁を作り，煎じて飲むと一切の結実を下し，胸膈の邪気を除く」
陳蔵器説：「汁は解毒薬で，破血調中し，冷えを去り，痰を除き，胃を開く」
張元素説：「脾胃を益し，風寒を散ず」
『本草綱目』：「生で用いると発散，熟で用いると和中。……」
王士雄説：「辛熱で風寒を散じ，温中で痰湿を去り，止嘔止痛に働く」

生姜の作用をまとめると以下のようになる。
①解表作用：感冒風寒証で咳嗽を兼ねるものに用いる。
②健胃・温胃止痛作用：嘔吐・呃逆・噯気などの症状を止める。

❖生姜の薬理作用

①内服すると口腔と胃の粘膜に刺激作用があり，消化液の分泌を促進し，食欲を増進させ，小腸を刺激して，乳び管の吸収力を増加させる。
②生姜汁エキスは，硫酸銅で引き起こされるイヌの嘔吐反射を抑制する。これは生姜汁10〜50% 30mlで有効だが，5% 30mlでは無効である。生姜から分離されるケトンとケテンの混合物は止嘔効果があり，生姜の臨床上の止嘔効果について薬理学的根拠を与えている。
③樹脂部分のアルコール抽出物は，麻酔したネコの血管運動中枢と呼吸中枢に対して興奮作用があり，あわせて心臓に対し直接興奮させる作用がある。
④生姜の新鮮な汁を用いた試験管稀釈法を行うと，1：4で紫色毛菌，シェンライン黄癬菌等に対し抑制作用があり，1：20で膣トリコモナスに対し殺滅作用がある。

[附]
- 生姜皮：味は辛で性は涼。中を和し，利水消腫の働きがあり，水腫，小便不利の治療に用いる。
- 生姜汁：辛散の力が比較的強く，痰を開き，吐き気を止める働きがあるので，悪心嘔吐が止まらない場合や痰迷昏厥の救急処置に用いる。

3〜10滴を頓服させる。
- ●煨姜：性味は辛温。辛散の力は生姜に及ばないが，温中止嘔の効果は生姜に勝り，胃寒による嘔吐や腹痛・下痢などの証に用いる。

❖大棗❖─────

　本品はクロウメモドキ科のナツメ *Ziziphus jujuba* Mill. var. *inermis* (Bunge) Rehd. の果実である。

✥『神農本草経』の記載
「味甘平。主心腹邪気，安中，養脾気，平胃気，通九竅，助十二経，補少気，少津液，身中不足，易驚，四肢重，和百薬」
・安中，養脾気：大棗には健脾作用があり，脾胃虚弱・中気不足に適用する。
・補少気：『景岳全書』に「少気とは，気少不足のことを言うなり」とあり，大棗は健脾により中気を補う。
・和百薬：大棗は多種の薬物との配合において，薬性緩和の作用がある。大棗と葶藶子を配合した葶藶大棗瀉肺湯は，瀉肺・平喘・利尿に働きながら肺気を損傷しない。大戟・芫花・甘遂を配合した十棗湯は，瀉水・逐痰に働きながら脾胃を損傷しないというように，いずれも緩和の働きがある。

✥張仲景の応用の考証
『本経疏証』：「『傷寒論』『金匱要略』の2書の中で，大棗は58処方に用いられており，その中で生姜とともに用いられていない処方は11処方にすぎない。ほかのほとんどの処方は営衛調和の主剤であり，生姜が衛，大棗が営を主っている。47処方の中で桂枝湯類が24，小柴胡湯加減が6，それ以外の柴胡剤が17である。この理由は2つあり，いずれも営衛と関係がある。1つは営衛の気が，外の邪により阻害されているのに対し，これを開いて発散したいとき，強く発散しすぎるのを恐れて，麻黄剤の中に加えて行き過ぎを防ぐ。もう1つは営衛の気が中の邪により阻

滞されているのに対し，これを補って巡らせたいとき，補いすぎて壅滞するのを恐れて，人参剤の中に加えてこれを助ける。外に対して用いる場合，その力が平均に働くように，桂枝湯類・柴胡剤のように生姜・大棗の量は同量にする。一方，内を助ける場合，裏を和する力が勝った後に外達の働きが強まるように，大棗を生姜より多くする。実はこれが生姜と大棗の使い方であり，大棗の働きはここでよく理解できる」

「『金匱要略』で「病に奔豚あり，吐膿あり，驚怖あり，火邪あり，これら4症状は皆，驚から発する」

「『神農本草経』に曰く，大棗は易驚を主り，ほとんどの場合に使えるが，必ず用いるわけではないのはなぜか？ その理由は『傷寒論』の以下の記述にある。少陽病で，吐法や下法を用いない場合，吐下させると動悸や驚を生じる。そのため，下法後の証には，柴胡加竜骨牡蛎湯を用い，発汗焼針後の証には桂枝加桂湯，発汗後の証には茯苓桂枝甘草大棗湯を用いるが，奔豚湯証のように誤治による傷気でない場合，大棗は必要ない。『千金』の風虚驚悸に対する23処方の中で，大棗は11処方に用いられており，処方の中で独活・細辛・羌活・白鮮皮・銀屑・大黄・石膏・蜀椒・菖蒲・防已・鉄精・麻黄が用いられているものには，大棗は必要ない。このことから，大棗は驚を治療するが，実中の虚と虚中の虚の治療に用いるのであり，虚中の実と実中の実には使えないことがわかる」

❖後世の医家の応用

『名医別録』：「補中益気に働き，気力・体力を強め，煩悶を除き，心下の痞え，慢性の下痢を治す」

孟詵説：「小児が秋に下痢をしたら，大棗を食べさせるとよい」

『大明本草』：「心肺を潤し，咳嗽を止め，五臓を補い，虚損を治し，胃腸の不和を整える」

李東垣説：「温めることによって胃経の不足を補い，甘味により陰血を調和させ，陰陽を和し，営衛を整え，津液を生む」

『薬品化義』：「養血補肝」

『現代実用中薬』：「強壮薬を緩和し，他薬と配合し味を調えるのに用い

る。また鎮咳薬で，咳嗽・嗄声・脇痛を治し，緩下・利尿作用を有する。さらに山椒の中毒を解し，諸薬の刺激を緩和するところは甘草と類似している」

　大棗の味は甘，性は温で，補中益気・養血安神の薬であり，脾胃虚弱・気血の欠損，あるいは血虚臟躁に用いる。あるいは峻烈薬と併用して，その薬力を緩和し，かつ脾胃を損傷しない。本品は例えば桂枝湯のように，よく生姜と配合して，桂枝・芍薬を助けて，営衛を調和させる。もし生姜・大棗と補益薬を併用すると，生姜は和胃調中，大棗は補脾益気に働き，合わせて黄耆建中湯のように脾胃を調節して補う。

❖ **大棗の薬理作用**

　マウスに毎日大棗の煎じ液を飲ませると，3週間で体重が対照群に比し，明らかに増加する。遊泳試験を行うと，遊泳時間が対照群より明らかに延長することで，筋力増強作用が証明される。テトラフルオロメタンによる肝障害を起こしたウサギに，毎日大棗の煎じ液を与えると，1週間で血清総蛋白とアルブミンが対照群より明らかに増加する。以上の実験で大棗の肝臓保護作用と，筋力増強と体重増加の効果が説明できる。

適応証

● 中風傷寒を治し，太陽病で頭項強痛・発熱悪風悪寒・鼻鳴乾嘔・脈浮弱・自汗が出る場合に用いる。
● 雑病（過労や病後，あるいは産後の体調不良による）・自汗・盗汗・虚証の瘈病・下痢に用いる。

柯韻伯説：「この処方は張仲景の諸々の方剤の中で最も重要で，滋陰和陽・解肌発汗・調和営衛の第一の処方である。およそ，中風・傷寒・雑症・脈浮弱・自汗があり表証が解しない場合，みなこの処方が主る。その場合，上記の症状があれば，必ずしも全部そろう必要はない」また「私はいつも自汗・盗汗・虚証・虚証の下痢をこの処方で治療し，よい反応を得ている」と述べている。

> 方解

　桂枝湯は外感風寒表虚証を治療する常用方剤であるが，外感に限らず，雑病で表虚証がある場合にも応用できる。昔いわれていた外感風寒は「風が衛を傷害し，寒が営を傷害する」という説では根拠が足りない。表虚は営衛の不和により起こり，衛陽が外を固められず，肌表が空虚になり，営陰が自らを守れず，肌膚が粗疎となり自汗が出るのである。営衛は人体の生理と病理のある表現を代表しており，営衛不和は，交感神経と副交感神経の調節の問題を含んでいる。桂枝は陽性薬で，衛分を走り，白芍は陰性薬で，営分を走る。桂枝と白芍による営衛の調和は，交感神経と副交感神経の調節を意味し，バランスをとる作用があり，無汗を発汗させ，発汗を止め，自汗・盗汗の両方に応用できる。
　ある人は桂枝湯の主薬は桂枝であるといい，祝味菊先生は芍薬であるという。われわれは，桂枝湯の主薬は桂枝と芍薬であると考えているが，前述の通り2薬で営衛を調和しているからである。また生姜は桂枝を助けて解表に働き，甘草は和中益気し，いずれも輔薬である。

> 応用

　桂枝湯は自汗，盗汗のみならず，虚証の瘧病・慢性の下痢・虚寒性の胃痛・腹痛・寒性の下痢にいずれも有効である。故夏仲方老中医は，桂枝湯を凍瘡の予防に用いた。桂枝湯は血脈を温通し，血液運行を促進する働きがあり，およそ生理不順・生理痛や身体痛で温通すべき場合にはみな用いることができる。
　桂枝湯は解肌発汗・調和営衛の作用があるので，外感風寒表虚証の常用方剤であるが，外感に限らず雑病で表虚証がある場合にも応用できる（例：症例1，2）。表虚は営衛の不和により起こり，衛陽が外を固められず，営陰が自らを守れず，調節機能を失って，諸症状が生まれる。これは張仲景の『傷寒論』に記載されている処方だが，外感病の治療ばかりでなく，雑病の治療も行えることを表している。

症例1

患者：凌〇〇，女性，26歳。
現症：患者は半年前から皮膚瘙痒症を患い，寒がり，蟻走感がある。舌苔は薄白，脈は浮緩である。証は風邪侵襲・営衛不和・血虚失調に属し，肌膚が濡養を失っている。
処方：桂枝湯加当帰を与える。
　　　桂枝9g，白芍9g，当帰9g，生姜3片，大棗10g，炙甘草3g，7剤。
考察：本案の弁証は，太陽表証に着眼し，調和営衛にならって，桂枝湯加当帰で駆風養血させた。
経過：服薬後，瘙痒および寒がりは軽減し，続いて7剤を服用後，完全に治癒した。

症例2

患者：蒋〇〇，女性，28歳。
現症：産後の虚弱な状態で，常に自汗・悪風・脱力感があり，脚が冷えると痺れる。脈は浮，苔は白。証は営衛不和・血虚失調に属する。
処方：桂枝湯と当帰補血湯を併用する。
　　　桂枝9g，白芍9g，黄耆9g，当帰9g，生姜3片，大棗8g，炙甘草3g，5剤。
考察：本案の弁証は産後の血虚・営衛不調で，桂枝湯で営衛を調和し，また桂枝と当帰で血脈を温通する。黄耆と当帰・白芍で，益気養血しながら扶正し，服薬後完治した。

研究

　桂枝湯は解肌発汗，営衛を調和する作用があり，発汗・悪風のある表虚証を治療できる。実験で桂枝湯は比較的強い解熱・鎮痛・抗炎症・鎮静などの作用を有することが証明されている。

- 桂枝湯は比較的強い解熱作用を有する

　75%桂枝湯（3 m*l*/kg）は，ウサギの直腸温を1.78%低下させ，これはアミノピリン（1 m*l*/kg）の53.27%の効果である。桂枝湯はなぜ解熱作用を有するのか。本実験によると，桂枝湯は汗腺の分泌を促すほか，鎮静作用や中枢性の降温作用を有している。これが表証発熱を解する薬理学的根拠を示している。

- 桂枝湯は，比較的強い鎮痛作用を有する

　桂枝湯はマウスの痛みに対する閾値を高め，酢酸刺激による忌避反応を抑制する。これは，比較的強い鎮痛作用を示す。臨床において桂枝加芍薬湯は太陰の腹痛の治療，小建中湯は虚寒の腹痛の治療に用いられるが，この結果は桂枝湯の鎮痛作用に対する薬理学的根拠を示している。

- 桂枝湯はホルマリンによる炎症に対し，比較的強い抗炎症作用を有する

　上述の鎮痛作用は，桂枝湯のもつ抗リウマチ性炎症作用の薬理学的根拠を示しており，臨床においても桂枝湯と桂枝附子湯は，リウマチ性関節炎の疼痛に用いられる。

　桂枝湯のもつ鎮静作用は，マウスの運動が抑制される実験で証明されており，あわせてバルビタールによる催眠作用も増強される。臨床においても桂枝加竜骨牡蛎湯で不眠を治療する薬理学的根拠を示している。〔『中成薬研究』1983, (3):25〕

　魏徳煜らが免疫の角度から桂枝湯の薬理作用を研究したところ，実験結果からその免疫機能に対する調節作用が証明された。臨床において感染（流感など）およびアレルギー性疾患（蕁麻疹など）を治療できる。感染は免疫機能低下を表し，アレルギーは免疫機能の過剰反応によるが，桂枝湯は免疫異常に対し双方向の調節作用を有するので，これらの疾患に対する治療効果が説明できる。桂枝湯は非特異性免疫マクロファージの貪食率と貪食指数を高め，特異性免疫抗体の調節作用を有する。

芍薬甘草湯『傷寒論』

| 方薬組成 | 芍薬9g　炙甘草9g |

単味の薬理研究
- ❖芍薬⇨9頁　　❖甘草⇨14頁

適応証
- 傷寒で脈浮・自汗・頻尿・心煩・微悪寒・脚の痙攣などの諸証。
- 腹部の違和感と腹痛。

方解
　『傷寒論』の芍薬甘草湯は、「傷寒脈浮・自汗・頻尿・心煩・微悪寒・脚の痙攣」の諸証を主治する。張仲景はまず甘草乾姜湯で煩躁吐逆を救い、陽を回復させ、さらに芍薬甘草湯で陰を回復させると、脚の痙攣が回復し、伸びるようになる。吉益東洞は、芍薬甘草湯の証を「拘攣急迫を治す」とまとめている。宋の『魏氏家蔵方』は湿熱の脚気で歩行不能の場合の治療に用いている。『朱氏集験方』は脚力が弱く、歩行困難な場合に効果がよいので、「去杖湯」と名づけている。『神農本草経』は芍薬を「邪気腹痛」を主ると説明し、『名医別録』は甘草を「経脈を通じ、血気を利する」と説明する。芍薬と甘草の配合は腹痛を治療でき、『医学心悟』は、「芍薬甘草湯は腹痛の治療に対し即効性がある」と説いている。

応用
　芍薬は解痙・鎮痛作用があり、甘草にも同じ作用があるが二者を併用することで効果が増強し、拘攣急迫の諸証を治療できる。芍薬甘草湯の臨床応用は幅広く、脚力低下による歩行困難だけでなく、消化管の疼痛や、腓腹筋の痙攣性疼痛（こむら返り）にも用いることができる。

血管拡張性の頭痛には無効で，血管収縮性の頭痛に有効である。臨床では望診で二者を鑑別するが，血管収縮性の頭痛の患者の多くは顔色晄白である。

『神農本草経』で，芍薬は「血痺を除く」と説明されているが，われわれの分析では，血管平滑筋の痙攣による疼痛を緩解させるのみならず，多種の平滑筋の痙攣性疾患，例えば横隔膜の痙攣による呃逆や，胃痙攣による嘔吐も治療できる。われわれはある神経性嘔吐の患者に対し，体質が虚弱なため誤って虚証として補中益気湯で治療したが効果がなく，小半夏湯に改めたが効果が不十分で，その後小半夏湯に芍薬甘草湯を併用して止嘔作用が明らかに増強した。これは芍薬が鎮静作用だけでなく，半夏と併用する際に止嘔効果を増強させたといえる。また上海のある医学院の幹部が，手術後十数日間，昼夜を問わず呃逆が止まらず，前医は旋覆花代赭石湯や丁香柿蒂湯を用いたが無効で，その後芍薬甘草湯に改めたら飲み終わるとすぐに治った。胸・腹・脇・大腿の筋肉および神経性の疼痛，あるいは内臓平滑筋の痙攣性疼痛に対しては，通常は芍薬甘草湯を基礎として加減応用した方がよく，とくに芍薬の量を増やすと鎮痛作用が顕著になる。

われわれは，芍薬は緩やかな鎮痛作用を有するのみならず，抗赤痢菌作用と消炎作用を有すると考えている。古来，張元素・李東垣は芍薬甘草湯を赤痢の治療に用いており，劉河間の芍薬湯という下痢を治療する有名な方剤は，芍薬甘草湯の加減である。これら臨床実践を通して，経方の応用範囲を拡大してきた。

症例3

患者：史〇〇，女性，32歳。
現症：仕事の後，全身の酸痛，両足のこむら返りがある。舌淡，苔白，脈弱。
処方：活血解痙のために加味芍薬甘草湯を用いる。
　　　芍薬30g，甘草9g，当帰9g，鶏血藤15g，3剤。
考察：本案では芍薬甘草湯を用いて，こむら返りを治療したが，芍薬を増量して鎮痛効果を増強している。
経過：芍薬に当帰・鶏血藤を配合して養血活血をはかり，服薬後患者の症

状は大いに軽減した。

症例4

患者：湯○○，男性，48歳。
現症：左側の偏頭痛の発作が頻回にあり，苔は薄白，脈は弦。証は血管性頭痛に属し，脈弦は肝旺を示す。
処方：芍薬甘草湯加減を用いる。
　　　芍薬30ｇ，川芎９ｇ，甘草９ｇ，７剤。
経過：患者の偏頭痛発作の回数は減少し，症状は改善し，続いて原方を７剤服用して治癒した。
考察：白芍で平肝し，佐薬として，川芎で散瘀止痛する。宋・元時代に川芎は偏頭痛を治療する主薬として多用された。例えば川芎散・川芎茶調散などで，われわれは川芎茶調散を偏頭痛の治療に多用しておりその効果は確実である。本案では川芎と芍薬甘草湯を用いており，これは前人の経験と自己の芍薬の使用経験から作った処方である。

症例5

患者：洪○，女性，24歳。
現症：生理痛があり，量が多いときは痛みも強い。舌に瘀点があり，脈は細弦である。証は気滞血瘀に属し，行気活血法を行う。
処方：生白芍24ｇ，生甘草６ｇ，香附子９ｇ，醋制延胡索15ｇ，益母草30ｇ，生理前に７剤服用。
考察：生理痛は子宮筋の収縮に属し，瘀血が巡らないことによる。本案は加味芍薬甘草湯で平滑筋の痙攣性疼痛を緩解させた。益母草と醋制延胡索を加えて活血化瘀鎮痛を行った。臨床で生理痛の治療には，香附子と芍薬を配合すると有効である。

症例6

患者：楊〇〇，女性，27歳。
現症：産後1カ月余りで，食中毒により，腹痛・裏急後重・赤色粘液状の下痢が1日十数回あった。舌淡，脈弱無力。検査で細菌性下痢とわかった。
処方：白芍18g，黄連6g，広木香3g，甘草4.5g，黄耆15g，当帰9g，鮮馬歯莧60g，3剤。
経過：3剤飲み終わると腹痛はなくなり，下痢は1日2回になったが，裏急後重はあり，舌は正常，脈は平となった。上方から当帰・黄耆を去り，川厚朴6gを加え続けて2剤服用させた。
考察：本案は産後の下痢で，逐邪と扶正をともに重視する。芍薬は緩急止痛と抗赤痢菌作用があり，黄連の配合で赤痢を治療できる。初診時芍薬に黄耆を配合して益気養血により扶正をはかり，2診では当帰・黄耆を去り，木香・厚朴を用いて理気し，「気が整えば後重は自ずから止む」の原則によって，病は治癒し再発していない。

症例7

患者：愈〇〇，女性，38歳。
現症：半月前から神経性嘔吐があり，多種の薬物を試みたが無効であった。顔色は㿠白，舌は淡，脈は弦。
処方：芍薬甘草湯と小半夏湯を与えた。
芍薬18g，甘草4.5g，半夏9g，生姜3片，3剤。
考察：嘔吐は横隔膜の痙攣による可能性がある。本案は芍薬甘草湯で緩急解痙し，芍薬と半夏を併用することにより，半夏の鎮静作用に芍薬が協同して働いたため，1剤で嘔吐が止まった。

研究

芍薬の根にはペオニフロリンがあり，甘草のアルコール抽出物にはFM_{100}があって，二者の併用では協同作用が表れるので，芍薬甘草湯の薬

理研究は，ペオニフロリンとFM$_{100}$の協同作用で説明できる。
- 解痙作用：ペオニフロリンとFM$_{100}$を併用すると，モルモットとラットの切除した腸管と，体内の胃の運動や，ラットの子宮平滑筋の収縮に対しともに抑制する働きがあり，合わせてオキシトシンによる収縮に対し，協同して拮抗する働きがある。
- 鎮痛・鎮静作用：マウスの尾を圧迫することによる痛覚閾値の試験で，ペオニフロリンとFM$_{100}$を別々に腹腔内に注射しても鎮痛作用ははっきりしないが，同時に注射すると鎮痛作用は明らかである。ただし内服しても無効である。ペオニフロリンとFM$_{100}$の併用は，ソムブレックスによるマウスの睡眠時間を延長させる。
- 抗炎症・抗潰瘍作用：ペオニフロリンは弱い抗炎症作用があり，ラットの実験で足底部の浮腫に対し抗炎症作用があって，FM$_{100}$の併用で協同作用がある。マウスの刺激による潰瘍を予防する作用もあり，幽門を結紮したマウスで，ペオニフロリンとFM$_{100}$を与えると胃液分泌を抑制する点で協同作用がある。

ペオニフロリンとFM$_{100}$の協同作用は中医が芍薬甘草湯を用いて臨床治療する場合と基本的に一致しており，科学的根拠を示している。

芍薬甘草附子湯 『傷寒論』

| 方薬組成 | 芍薬9g　炙甘草9g　附子9g |

単味の薬理研究

❖芍薬⇨9頁　　❖甘草⇨14頁　　❖附子⇨351頁

適応証

傷寒に対し，発汗法で解せず，かえって悪寒する虚証。

方解

　柯韻伯は「脚の強ばりに芍薬甘草湯を与えるのは本来陰虚の治療である。この場合は陰陽両虚なので，附子を加えて表ではなく裏を治療する意味である」と説明している。

応用

　本方は腹痛・脚の拘攣痛・骨関節痛・足冷・悪寒・脈沈微など少陰証の治療に応用できる。附子を温経回陽の目的で使用する場合，量は3～6gで，止痛が目的の場合9～12gと多く用いる。

症例8

患者：周〇〇，女性，71歳。
現症：両脚の拘攣痛，足冷があり冬に悪化する。舌淡，脈沈。
処方：芍薬18g，炙甘草6g，炮附子片9g，7剤。
考察：本案の弁証は少陰証で，陰陽両虚証になっており，芍薬甘草附子湯を与え，続けて14剤服用後，最終的に全治した。

桂枝加桂湯 『傷寒論』

| 方薬組成 | 桂枝15g　芍薬9g　炙甘草6g　生姜3片　大棗8g |

単味の薬理研究

❖桂枝⇨6頁　❖芍薬⇨9頁　❖甘草⇨14頁　❖生姜⇨19頁
❖大棗⇨21頁

適応証

傷寒に対し，焼針法で発汗させたとき，針の処に寒邪を受け，隆起・発赤すると，必ず奔豚を起こし，気が少腹から心へ上衝するので，隆起の上に１個の灸をして，この処方を与える。

方解

『金匱要略』の記載によれば，奔豚病の症状と原因は，「気は少腹から起こり，咽喉に上衝し，死にたいほどの発作があったり止まったりするのは，驚きや恐怖が原因である」胃腸神経症に属す可能性があり，桂枝には衝逆を降ろす作用があるので，桂枝の量を増やした。

応用

本方は，ときに頭痛発作がある場合，あるいは雨の日の頭痛・身体痛，あるいは体が冷えて腹痛・下痢を起こす場合，あるいは消化不良，あるいは腹脹を反復する場合に用いることができる。

桂枝加芍薬湯 『傷寒論』

方薬組成	桂枝９ｇ　芍薬18ｇ　炙甘草６ｇ　生姜３片　大棗８ｇ

単味の薬理研究

❖桂枝⇒６頁　　❖芍薬⇒９頁　　❖甘草⇒14頁　　❖生姜⇒19頁
❖大棗⇒21頁

適応証

太陽病を下した後，腹満して時々痛む場合，太陰に属すので，桂枝加芍

薬湯が主る。

> [方解]

　柯韻伯は「桂枝加芍薬湯は，小建中湯を少し試す場合に用いる」と説明している。本方は桂枝湯原方の芍薬を倍量にした組成である。芍薬と甘草の配合はすでに芍薬甘草湯の注解にあるように腹痛を治す。桂枝加芍薬湯は，桂枝湯の調和営衛の働きを用いて，表邪がまだ出尽くしていないものを解し，さらに芍薬を増やすことで，和脾・緩急・止痛に働くので，下した後の腹満して時々痛む証にもよい。

> [応用]

　本方は中毒による下痢・腹痛の治療および下痢の止まった後の腹痛にも使える。

桂枝加芍薬大黄湯『傷寒論』

> [方薬組成]　桂枝9g　大黄6g　芍薬18g　生姜3片　炙甘草6g　大棗8g

> [単味の薬理研究]
> ❖桂枝⇨6頁　❖大黄⇨173頁　❖芍薬⇨9頁　❖生姜⇨19頁
> ❖甘草⇨14頁　❖大棗⇨21頁

> [適応証]

　もともと太陽病で，医者が反対にこれを下し，大実痛を起こした場合。

> [方解]

　柯韻伯は「もし表邪がまだ解していないなら，陽邪は陽明に入り込んで

いるので，大黄を加えて胃を潤し大実痛を除くが，これは表裏双解の法である。やみくもに下すと胃気を傷害し胃液が涸れれば陽邪と胃の陽気が結合して陽明に転属する。陽明に属すと腹は大いに実して痛み，陽明腑実となる。大実して痛むと，便は乾燥する。桂枝加大黄湯は調胃承気湯の軽剤である」と説明している。

応用

本方は，中毒による下痢・腹痛や，消化不良による腹痛・母体内胎児死亡・月経時腹腔内拘攣痛・癥瘕(腫瘤)による閉経に用いることができる。なお腹痛弁証は拒按の実痛が主である。

症例9

患者：李〇〇，男性，13歳。
現症：下痢の初期で，腹痛があり按ずるのをいやがる，悪寒・発熱といった表証を伴う。
処方：解表と瀉下をともに考えて，桂枝加芍薬大黄湯加減を用いる。
　　　桂枝9ｇ，芍薬18ｇ，大黄9ｇ(後下)，檳榔子9ｇ，枳実9ｇ，生姜3片，大棗8ｇ，炙甘草6ｇ，3剤。
経過：薬を飲み終わらないうちに下痢は止み，病は治った。
考察：下痢に瀉下法を用いるのは，「通因通用」の意味である。処方の中で，大黄・檳榔子・枳実は腸管の積滞を洗い流すことにより大腸の湿熱を清す。あわせて桂枝湯の解表の働きで，邪を皮毛から出させる。表裏双解で病が治らないはずがない。

桂枝加附子湯『傷寒論』

方薬組成	桂枝9g　芍薬9g　炙甘草9g 生姜3片　大棗8g　熟附子9g

単味の薬理研究

❖桂枝⇨6頁　　❖芍薬⇨9頁　　❖甘草⇨14頁　　❖生姜⇨19頁
❖大棗⇨21頁　　❖附子⇨351頁

適応証

- 太陽病に，発汗させすぎて止まらず，悪風・小便困難・四肢の拘急・屈伸困難がある場合。
- 冷えによる腹部の疝痛・手足の冷え・身体疼痛・痺れがある場合。
- 浮腫があり，小便が少なく，悪寒し，四肢が冷える場合。

方解

およそ発汗しすぎると，傷津のみならず，陽気も損傷する。陽虚により悪寒肢冷・発汗が止まらず傷津し，四肢が拘急して屈伸できない。ただし表邪は出尽くしておらず，ゆえに桂枝湯で解表しながら，附子を加えて温経扶陽して，汗が外に漏れないようにすれば，津液は回復し，四肢の拘急や尿が少ないのは回復しやすい。本方の中心は表証に陽虚を兼ねる場合に設定されており，もし悪風・頭痛・発熱などの表証がなく，ただ亡陽に属する場合は本方は適さないので，急いで回陽救急の四逆湯を用いるべきである。

応用

本方は腹水や浮腫で尿量の少ない場合，冷えによる腹痛がひどい場合，あるいは虚証の下痢，瘧病で悪寒や四肢の冷えのある場合にも用いることができる。

症例10

患者：趙〇〇，女性，67歳。
現症：手足の浮腫・寒がり・起床後自汗が滴る・脱力・下肢の陥凹性浮腫・顔色萎黄・眩暈があり，脈は細弦，舌は少苔。
処方：桂枝加附子湯を用いる。

附子片6g，桂枝9g，白芍9g，生姜3片，甘草5g，大棗24g

経過：7剤服用して，寒がり・自汗・浮腫は改善したが，脱力は残った。上方に黄耆9gを加え，さらに7剤服用して治った。
考察：本案の弁証は陽虚自汗で，浮腫を伴っており，治法は調和営衛・温陽固表である。桂枝と白芍の併用で多汗を止め，無汗を発汗させる調和営衛の作用がある。附子は温陽固表で，陽虚自汗を治療でき，桂枝と併用することで血脈を温通し，四肢の冷え・微脈を治せる。心臓衰弱による血行障害で下肢の浮腫が起こりやすい場合，附子は心拍を強め，全身の循環機能を改善し，浮腫を消す働きがある。後に黄耆を加えることにより，黄耆と附子の併用で虚寒を治療できるばかりでなく，扶正の効果もある。

桂枝加黄耆湯『金匱要略』

方薬組成	桂枝9g　芍薬9g　甘草6g　生姜3片　大棗8g　黄耆6g

単味の薬理研究

❖桂枝⇨6頁　❖芍薬⇨9頁　❖甘草⇨14頁　❖生姜⇨19頁
❖大棗⇨21頁

❖黄耆❖―――

　本品はマメ科の植物キバナオウギ Astragalus membranaceus（Fisch.）Bunge，ナイモウオウギ Astragalus mongholicus Bunge の根である。

✥『神農本草経』の記載
　「味甘微温，主癰疽久敗瘡，排膿止痛，大風，癩疾，五痔，鼠瘻，補虚」
　・主癰疽久敗瘡，排膿止痛：慢性化膿性疾患を指し，扶正の効果がある。およそ炎症による化膿が長引き，難治性の場合にいずれも応用できる。また慢性病で難治性の場合，その虚も補える。
　・大風，癩疾：皮膚病を指し，らい病だけではないが，それも含まれる。
　・五痔，鼠瘻：いわゆる鼠瘻とは，結核性の痔漏のことである。

✥張仲景の応用の考証
　『薬徴』：「黄耆は肌表の水を主る。ゆえに黄汗・盗汗・皮水を治すほかに，身体の浮腫や感覚麻痺も治すことができる」

　黄耆の応用は，張仲景の『金匱要略』の中で，耆芍桂枝苦酒湯・防已茯苓湯・黄耆桂枝五物湯・桂枝加黄耆湯等にみられる。これによると黄耆は黄汗・盗汗・皮水を治すほかに，身体の浮腫も治療できる。これは皮水も浮腫も肌表の水だからである。現代の薬理研究によると，黄耆には利尿作用があり，張仲景が肌表の水や浮腫を治すとしたことの科学的根拠を示している。

　『本経疏証』：「張仲景は，傷寒論ではまったく黄耆を使っていないが，汗が出て陽が失われるときに，黄耆を用いて衛を強め表を固めればよいのに，そうしないのはなぜか？」

　鄒潤安の解釈では「もし傷寒で多汗のため陽が失われるときには，陰気が陽に迫って外に追い出しているので，附子を用いてその陽を奮い起こせば，陰気が散らされる」。鄒氏の指摘は，虚脱による発汗を指しており，強心（振陽）による治療には黄耆は向かないことをいっている。

❖後世の医家の応用

『名医別録』:「女子の内臓の冷え,男子の虚損を補い,過労による羸痩を治し,口渇を止め,腹痛下痢を治し,益気に働き,陰気を利する」

甄権説:「虚喘・腎衰・難聴を主る」

張元素説:「虚労自汗を治し,皮毛を実し,胃気を益し,肌熱を去り,諸経の痛みを去る」

王好古説:「黄耆は気虚・盗汗・自汗・皮膚の疼痛を治す皮表の薬であり,諸血を治し脾胃を壮す中焦の薬であり,腎の元気を補う裏の薬である。上中下三焦に及ぶ薬である」

『医学衷中参西録』:「性は温,味は甘。補気の働きがあり,升気を兼ね,胸の宗気不足(すなわち心不全)を治す。『神農本草経』には大風を主り,発表薬と併用すると,外風を去る働きがある。養陰清熱薬と併用すると,内風を熄する働きがある。癰疽・久敗瘡を主り,その補益の力により,肌肉(肉芽)を生じさせる働きがあり,自壊した膿は自然に排出される。表虚自汗の場合,これを用いて固表補虚できる。小便不利と腫脹がある場合,利小便させることができる。女性の気虚下陥で崩漏,帯下の多い場合,固崩帯できる。その補気の力は最もすぐれているので補薬の長であり,耆の名がつけられている」

黄耆は補気固表・托膿生肌の作用がある。黄耆を生で用いると,止汗の働きがあり,自汗・盗汗ともに有効である。体が虚弱で,感染して発熱しても発汗がない場合,発汗薬との併用で発汗させることができる。本品を癰疽瘡瘍に用いる場合,気血不足により膿が自壊しないときは,透膿散のように,当帰・穿山甲などを配合して,托膿生肌できる。黄耆には利尿作用もあり,防已黄耆湯のように気虚不運による小便不利に適用される。また黄耆は腎炎に対して一定の治療効果があり,薬理研究によると,蛋白尿を改善する一定の効果がある。黄耆の慢性腎炎・慢性肝炎の治療効果は,生体の免疫機能を高めることによる。黄耆には補気行滞の作用があり,例えば補陽還五湯は脳卒中後遺症の半身不随の治療に用いられる。黄耆には補気升陽の作用があり,例えば補中益気湯は中気下陥・内臓下垂の治療に用いられる。黄耆は補気摂血の働きがあり,例えば帰脾湯は気不摂血による血便や崩漏に用いられる。

❖黄耆の薬理作用
　①**強壮作用**：マウスに毎日黄耆の煎剤を与えると，3週間で対照群より明らかに遊泳時間が延長し，体重も増加する。9日間で肝保護作用が現れ，テトラクロロメタンによる肝グリコーゲンの減少を予防する。
　②**生体の免疫機能亢進作用**：黄耆の多糖類は，動物の脾臓を増大させ，脾内の形質細胞を増生させ，抗体の合成を促進し，プレドニゾロン等の免疫製剤の影響に対抗し，体液性免疫能を高める作用がある。黄耆はマウスの血漿中のcAMPの水準を高め，ヒトが黄耆を服用すると，血中のcAMP濃度が著しく増加する。臨床で単独あるいは他薬と配合して感冒の予防，小児喘息の予防と治療，慢性気管支炎の治療に比較的よい効果がある。
　③**動物実験による腎炎の抑制作用**：黄耆は動物実験で，腎炎に対し一定の治療効果があり，ある程度蛋白尿を減少させる働きがある。ラットに多量の黄耆末を内服させると，抗ラット腎血清の注射の刺激で起こった血清性腎炎に対し，発病を抑制する働きがあるので，対照群に比し尿蛋白量が著明に減少し，病理検査で腎臓病変の程度が軽減される。
　④**利尿作用**：黄耆の生薬あるいは抽出液は実験動物やヒトに対し明らかな利尿作用がある。
　⑤**動物実験による胃潰瘍の治療作用**：新疆薬品検査所の最近の実験で，黄耆はラットの実験性胃潰瘍の予防と治療に一定の効果が認められた。臨床上黄耆建中湯が潰瘍の治療効果がある点と一致している。
　⑥**心臓血管に対する作用**：麻酔したウサギに黄耆の煎剤を注射すると心臓の収縮力を増強させる作用がある。衰弱した心臓では，強心作用がより明らかになる。黄耆は冠血管と全身の末梢血管の拡張作用がある。煎剤を麻酔したイヌに体重1kgあたり0.5g静脈注射すると，降圧作用がみられるが，反復注射ではすみやかに耐性が現れる。
　⑦**抗菌作用**：体外で，赤痢菌・溶連菌・ジフテリア菌・肺炎球菌・黄色ブドウ球菌・レモン色ブドウ球菌・枯草菌に対し，抑制作用がある。
　⑧**動物実験による肝炎に対する保護作用**：マウスに黄耆を用いると，肝臓の病理組織検査で，グリコーゲンの増加が認められ，リソゾームと脱水素酵素の活性が強まる。マウスの急性中毒性肝炎の病理モデルで

は，グリコーゲンを指標にして，マウスに毎日黄耆の煎剤（100%）0.4m*l*を内服させ，8日後に，テトラクロロエチレンを与えると，黄耆の肝保護作用がみられ，肝グリコーゲンの減少が予防された。

適応証
- 桂枝湯証で黄汗・自汗あるいは盗汗がある場合。
- 身体疼痛・小便不利の場合。

方解
尤在涇説：「桂枝・黄耆で陽を巡らし邪を散ずる方法は，熱い粥を食べさせて発汗させる必要があり，これにより邪を発散させる」

　本方は桂枝湯で通陽解表させ，除邪・去煩し，営衛を調和して，黄耆で扶脾固表する。

応用
王旭高説：「本方は黄汗を治すが，黄汗とは歴節に似ているが，歴節が全身の発熱なのに対し，黄汗は発熱して，四肢は冷えるところが異なる。また風水に似ているが，風水は悪風があり，黄汗は悪風がないところが異なる。かつ歴節や風水は汗の色が黄色ではなく，弁別できる」

黄耆桂枝五物湯 『金匱要略』

方薬組成	黄耆9g　芍薬9g　桂枝9g　生姜5片　大棗8g

単味の薬理研究
❖黄耆⇨38頁　　❖芍薬⇨9頁　　❖桂枝⇨6頁　　❖生姜⇨19頁
❖大棗⇨21頁

[適応証]

血痺で陰陽脈ともに微，寸口と関上が微，尺は中小緊，身体は麻痺し，風痺のような状態。

[方解]

血痺は，血気の運行が不調で肌膚に阻滞している。血気の運行の不調は，正気が不足し，営衛が不和になり，長く風邪を受けると起こる。正気の不足に対し黄耆で益気固衛し，桂枝の併用で温経通陽し，気血の運行を順調にさせる。営陰内虚を補うために芍薬で養血和営し，輔薬として生姜で風邪を発散させる。生姜・大棗で営衛を調和し，処方全体で陽気を興奮させ，血痺を治す。

[応用]

本方は血痺の治療のほか，脳卒中後遺症の手足の脱力，四肢麻痺の場合にも応用できる。気虚の場合には，黄耆を倍にして党参を加えて気を補う。血虚の場合には，当帰・鶏血藤を加えて血を補う。また慢性腎炎で陽虚多汗の場合にも応用できる。

症例11

患者：金〇〇，男性，42歳。
現症：港湾労働者で，過労して汗をかき，寝起きに風邪を受けた。最初上肢から肩が重だるく痛み，気にしないでいたら，2日後に上肢の麻痺・寒がり・だるい痛みがあって，右上肢が挙上できなくなった。患者の顔色は䅨白，舌は淡白で潤，脈は沈。
処方：証は血痺に属し，黄耆桂枝五物湯加味を用いる。
黄耆24g，桂枝9g，白芍9g，生姜5片，製附子9g，大棗14g，5剤。
経過：服薬後，上肢の疼痛・麻痺は軽減し，5剤を服用し終わると患者は治ってしまい，2診に来なかった。

考察：『内経』に「寝起きに風に吹かれると，血が皮膚で凝った場合，痺になる」とある。本案では過労して発汗し，正気がすでに虚しているところに風邪に襲われたので，皮膚・筋肉の麻痺が起こった。もし風邪が比較的重いと痛みを生じ，『金匱要略』の記載にあるように「風痺の様」になる。本案では桂枝に附子を加えて血脈を温通させ，去寒止痛をはかって薬と証が合ったので著しい治療効果がみられた。

桂枝加黄芩湯（陽旦湯）『外台秘要』

方薬組成	桂枝9g　芍薬9g　炙甘草6g　生姜3片　大棗8g　黄芩6g

単味の薬理研究

- ❖桂枝⇒6頁　　❖芍薬⇒9頁　　❖甘草⇒14頁　　❖生姜⇒19頁
- ❖大棗⇒21頁　　❖黄芩⇒235頁

適応証

産後の中風が長く解せず，頭は少し痛み，悪寒ときに発熱，心下の悶・乾嘔・発汗。

方解

陽旦湯は桂枝湯証に心煩，口が苦いなど裏熱証を兼ねる場合に用いられ，黄芩1味を加えて裏熱を清する。

方解

本方は太陽病に熱を伴う場合や，水様下痢・膿血便の初期で熱証がある場合に用いる。太陽病に熱を兼ねる症状は，口乾・多飲・舌紅・小便の色が濃い・脈数有力などである。

症例12

患者：楊〇〇，男性，24歳。

現症：最近3日水様下痢が1日数回あり，腹痛・肛門の灼熱感もあって，小便の色は濃い。患者は1週間前の風邪がまだ治らず，午後に微熱があり，動くと自汗・悪風があって，苔は薄黄，脈は数である。弁証は太陽中風に熱痢を兼ねている。

処方：陽旦湯を与える。

桂枝9g，白芍18g，甘草4.5g，生姜3片，大棗10g，黄芩15g，5剤。

考察：本案では太陽中風に熱痢を兼ねている。解表は桂枝湯でよく，芍薬の量を増やして腹痛下痢を治す。黄芩を加えて大腸の湿熱を清した。

経過：服薬後，表証は除かれ，下痢も止まった。

栝楼桂枝湯 『金匱要略』

方薬組成	栝楼根6g　桂枝9g　芍薬9g 炙甘草6g　生姜3片　大棗8g

単味の薬理研究

❖桂枝⇨6頁　　❖芍薬⇨9頁　　❖甘草⇨14頁　　❖生姜⇨19頁
❖大棗⇨21頁

❖栝楼根（天花粉）❖─────

本品は別名を天花粉といい，ウリ科の植物シナカラスウリ *Trichosanthes kirilowii* Maxim. の根である。

✣ 『神農本草経』の記載

「味苦寒。主消渇，身熱，煩満，大熱，補虚安中，続絶傷」
- 消渇：口渇や多飲・多尿を指す。
- 身熱，煩満，大熱：熱病で津液が消耗されたことによる煩渇の症状を指す。

✣後世の医家の応用

『名医別録』：「腸胃の中に滞った熱や，すべての黄疸・口唇・口の乾燥・息切れを治す。月経を調節し，頻尿を止める」

『大明本草』：「小腸を通じさせ，排膿に働き，腫毒を消し，生肌長肉（肉芽，筋肉の増生）に働き，打撲による瘀血を取り除く。流行性熱病・乳腺炎・背中のおでき・痔瘻瘡癤を治す」

『本草求真』：「膈上の熱痰を降ろし，生津止渇の働きがある。ゆえに口燥唇乾・腫瘤・乳腺炎・痔瘻・流行性熱病で狂躁・便の回数が多いなどの症状に対して服用させればすぐによくなる」

本品は清熱生津の常用薬物で，熱病による津液損傷・口渇あるいは肺熱燥咳に用いる。外科では消腫排膿の働きがあるので瘡瘍腫毒に用いられる。

✣天花粉の薬理作用

①中絶作用：妊娠30日のイヌに天花粉の注射液（0.5ml/体重1kg）を注射すると，イヌの胎児は死亡し，娩出される。本品の原理は胎盤絨毛膜の栄養膜細胞を変性壊死させて流産を引き起こす。

臨床報告によると，天花粉注射液は中期中絶薬として良好であり，2千例の中期妊娠・死胎・過期流産に用いて観察すると，成功率は95％程度であり，死胎の誘発分娩が最もよい。また破壊奇胎・絨毛上皮癌などに一定の治療効果がある。

②抗癌作用：臨床で，天花粉蛋白は絨毛癌に対し一定の治療効果がある。マウスの肝癌モデルで腹水型のものの腹腔内に体重1kgあたり5ml注射すると，腹水量の減少と生存期間の延長がみられ，一定の治療効果が認められる。移植した肝癌腫瘤に対しても軽度の抑制作用がある。

ただし天花粉はそのほかの腫瘤に対しては，抗癌作用は明らかでない。

[適応証]

太陽病の症状が備わり，身体が几几と強ばり，脈はかえって沈遅の場合，痙である。

[方解]

太陽病で，汗が出て悪風があり，脈は浮緩のはずがかえって沈遅の場合，津液不足があることがわかるが，本証は風邪により乾燥し，痙になっている。栝楼根すなわち天花粉を用いて，津液を滋養し，桂枝湯を合わせて解肌去邪しながら筋脈を緩める。

[応用]

本方は桂枝湯証に口渇や燥熱を兼ねるものを治す。

桂枝加葛根湯『傷寒論』

| 方薬組成 | 桂枝6g　芍薬6g　炙甘草6g　葛根12g　生姜3片　大棗8g |

[単味の薬理研究]

❖桂枝⇒6頁　❖芍薬⇒9頁　❖甘草⇒14頁　❖葛根⇒134頁
❖生姜⇒19頁　❖大棗⇒21頁

[適応証]

太陽病で，項背が几几と強ばり，発汗・悪風がある場合。

1．桂枝湯類

> 方解

　原書の中で麻黄があるが，『金匱玉函経』では麻黄はなく，林億は「桂枝加葛根湯は，おそらく桂枝湯にただ葛根を加えた処方だろう」といい，麻黄を去っている。汗出悪風は太陽表虚証であり，桂枝湯を用いるが，葛根を加えて項背の強ばりを治す。

> 応用

　桂枝湯証で項背強ばり，口渇など少し熱証がある場合のほか，高血圧症に風寒感冒を兼ねる場合にも応用できる。

症例13

患者：楊○○，女性，65歳。
現症：高血圧の患者で，項背が強ばる。最近感冒にかかり，汗・鼻づまり・頭痛もある。舌は淡，苔は白，脈は浮弦である。
処方：桂枝6ｇ，芍薬6ｇ，葛根30ｇ，甘草6ｇ，生姜3片，大棗8ｇ，3剤。
考察：風寒感冒で表虚有汗なので，桂枝湯で解表すべきである。高血圧の項の強ばりに対し，葛根を用いて降圧に項の治療を兼ねる。
経過：桂枝加葛根湯で薬と証が合ったので服薬後，症状はみな除かれた。

症例14

患者：馬○○，女性，34歳。
現症：半年前から頭痛があり，項が強ばり，冷えると悪化する。発汗するとやや改善し，舌は淡，苔は白，脈は弦である。証は風寒の邪が入り込んで，脈絡を阻んだ状態。
処方：桂枝加葛根湯加味がよい。
　　　桂枝6ｇ，芍薬18ｇ，炙甘草4.5ｇ，葛根9ｇ，川芎6ｇ，細辛1.5ｇ，生姜3片，大棗8ｇ，3剤。

考察：本案の頭痛は，冷えると悪化，発汗で改善するので，弁証は風寒の邪が入り込んで脈絡を阻んだ状態である。
処方：桂枝加葛根湯を用いて風寒項強を去り，輔薬として川芎・細辛で風寒の頭痛を治す。
経過：1剤で痛みが減り，3剤で治癒し再発はしていない。

桂枝去芍薬湯『傷寒論』

| 方薬組成 | 桂枝9g　炙甘草6g　生姜3片　大棗8g |

単味の薬理研究

❖桂枝⇨6頁　　❖甘草⇨14頁　　❖生姜⇨19頁　　❖大棗⇨21頁

適応証

太陽病を下した後，促脈で胸満する場合。

方解

脈促は，表邪がまだ解していないことを表す。『傷寒論』には「太陽病，これを下した後，促脈であり，結胸でない場合，これを解すべきである」とあり，この意味は正気がまだ誤下により内陥しておらず，表証を解すべきだが，まだ解していないということである。桂枝湯で解表するべきだが，胸部の満悶があるので，芍薬を去る。

応用

本方は脾胃虚寒・食欲不振・腹部が張って不快な場合に用いることができる。ただし，桂枝湯証に比較して痙攣はなく，胸悶があるものによい。

桂枝去芍薬加附子湯『傷寒論』

| 方薬組成 | 桂枝9g　炙甘草6g　生姜3片　大棗8g　附子9g |

単味の薬理研究
- ❖桂枝⇨6頁　❖甘草⇨14頁　❖生姜⇨19頁　❖大棗⇨21頁
- ❖附子⇨351頁

適応証
- 太陽病を下した後，促脈で胸満して微悪寒がある場合，桂枝去芍薬加附子湯が主る。
- 陽虚体質の者が風寒の邪を感受した場合，あるいは自汗，背部の悪寒があり，四肢が冷える場合。

方解
　『傷寒論』第22条には「若微悪寒者*，桂枝去芍薬加附子湯主之」とあり，上方に附子を加えて，陽気を固護する。
　　＊微悪寒とは，脈微，悪寒則ち陽虚のことであるとの説もある。

応用
　本方は，浮腫・腹水で小便不利がある場合や，息切れ・下痢と四肢の冷え・瘧病で悪寒の多い場合・麻疹で透発しない場合・あらゆる陽虚で常に悪寒・背中に冷水を浴びたような感じ・四肢の凍るような症状を伴うものに用いることができる。

症例15

患者：高〇〇，男性，65歳。

現症：患者はもともと陽虚で，常に四肢が冷たく，背中に冷水を浴びたよう"な悪寒がある。最近感冒にかかり，頭痛・悪風・発汗・胸悶があり，元気がない。脈は浮弱で，舌は淡，苔は白で潤。
処方：桂枝去芍薬加附子湯を与える。
　　　桂枝9g，炙甘草5g，生姜5片，大棗8g，附子片6g
考察：本案の弁証は太陽表虚証で，汗があるので桂枝湯で営衛を調和し，胸悶があるので芍薬を去る。処方の中で生姜を倍にして大棗と配合して，桂枝の営衛を調和する作用を助ける。患者は元来陽虚なので，附子を加えて温陽固表し，汗を外泄しないようにする。もし脈が沈細で，かえって発熱する場合は，少陰証に属し麻黄附子細辛湯を用いるべきであり，区別しないといけない。

桂枝去桂加茯苓白朮湯* 『傷寒論』

方薬組成	桂枝9g　炙甘草6g　生姜3片　白朮6g　茯苓6g　大棗8g

　*『医宗金鑑』は「去桂枝は去芍薬とすべきである。この処方で桂枝を去ったらどうして頭項強痛・発熱無汗の表証を治療できるのか？」と述べている。日本の丹波元簡・山田正珍諸氏も去桂が不当であると考えている。これらの説に従って去桂を去芍薬に改めると，薬と証が符合する。

単味の薬理研究

- ❖桂枝⇨6頁　　❖甘草⇨14頁　　❖生姜⇨19頁　　❖白朮⇨328頁
- ❖茯苓⇨294頁　❖大棗⇨21頁

適応証

　太陽病に桂枝湯を用い，あるいは下した後，頭項部が強ばり痛み，翕翕と発熱し，汗はなく，心下は満して少し痛み，小便は不利の状態。

方解

　桂枝湯を服用させ，あるいは誤って下した後に，表証がまだ存在している。旧説によると，心下満痛・小便不利は，脾の運化障害で，水気が内部に阻まれている状態で，茯苓を加えて滲湿利水し，白朮で健脾除湿する。心下満則ち胸満があるので芍薬を去る。また「仲景心法」によると，発汗後は傷陰のため津液が減少するので小便不利となり，茯苓・白朮で利水すべきではない。この処方は，発汗・下法以外による小便不利の場合に，広く用いることができる。

応用

　本方は胃腸胸膈の間の積水や，呑酸・吐水・涎沫が多い・浮腫があり小便不利・心下満・食欲不振・消化不良・咳嗽が長引く・痰涎が多い・脚気で浮腫・妊娠による浮腫・曇天の日に体が重痛い・水様鼻汁が多い・倦怠感が強く多眠，などの状態を治すことができる。

症例16

患者：謝〇〇，女性，32歳。
現症：妊娠7カ月で，両足の浮腫・息切れ・脱力があり，脈は弱である。これは子腫（胎児による腹部の腫れ）である。
処方：桂枝去芍薬加茯苓白朮湯に附子を加える。
　　　桂枝9g，附子片6g，白朮6g，茯苓9g，炙甘草6g，生姜3片，大棗10g，5剤。
考察：本案は子腫であり，妊娠7カ月の胎児による圧迫で心臓の負担が増して循環が障害していたので，附子片と桂枝を用いて心機能を増強させ，茯苓・白朮を加えて利水をはかり，実際に有効だった。

桂枝加芍薬生姜人参新加湯 『傷寒論』

| 方薬組成 | 桂枝9g　芍薬12g　炙甘草6g　人参9g　大棗8g　生姜5片 |

単味の薬理研究

- ❖桂枝⇨6頁　❖芍薬⇨9頁　❖甘草⇨14頁　❖人参⇨319頁
- ❖大棗⇨21頁　❖生姜⇨19頁

適応証

- 発汗後,身体に疼痛あり,脈沈遅の場合。
- 陽虚の体質で自汗があり,あるいは感邪の後,発汗したいができない場合。

方解

　発汗後,諸症状がみな去るも,ただ身体疼痛のみ残っているとき,表邪はまだ出尽くしていない。その脈が沈遅の場合,発汗過多により津液と気を消耗している。この処方は桂枝湯で営衛を調和して,まだ出尽くしていない邪を解表し,人参を加えて益気生津をはかる。人参は扶正の作用があり,虚証の人の発汗する力がないのを助ける。芍薬を増量して,和血により営陰の汗液を養う。生姜を増量して,衰微している陽気を宣通させる。よって本方は調和営衛に益気養陰を兼ねる。

応用

　本方は脾胃虚弱・消化不良・脘悶腹脹の程度が変化する場合・麻疹で外透させる力がない場合・下痢で腹部が虚軟で倦怠がある場合・生理不順・自汗・盗汗が比較的重い場合・発汗後四肢の痙攣・心下痞塞・意欲減退のある場合・身体虚弱で発汗の力が足りない場合にも用いられる。

症例17

患者：汪〇〇，男性，53歳。
現症：最近風寒の邪を受けて，頭痛発熱・全身倦怠・息切れ・脱力・発汗・動悸があり，舌は淡，苔は膩，脈は弱。患者は元来気虚で，話し声は低く，食欲不振・息切れ・脱力があり，少し動くと汗が滴り，不眠がある。治療は調和営衛・益気養陰がよい。
処方：桂枝加芍薬生姜人参新加湯を与える。
　　　桂枝9ｇ，芍薬12ｇ，炙甘草6ｇ，党参30ｇ，生姜5片，大棗24ｇ，3剤。
考察：患者は禀賦不足・気血虚弱があり，表邪の侵襲を受けて，発汗する力がない。本案で桂枝加芍薬生姜人参新加湯を与えるのは，人参に替えた党参を増量して扶正をはかり，芍薬を多くすることで営陰を補って衛陽を益し，生姜を増量して営衛気血不足による身体痛を治療する。扶正逐邪の良い方剤であり，薬を飲み終わらないうちに諸症状はみな除かれた。

桂枝加厚朴杏子湯『傷寒論』

方薬組成	桂枝9ｇ　炙甘草6ｇ　生姜3片　芍薬9ｇ 大棗8ｇ　厚朴6ｇ　杏仁6ｇ

単味の薬理研究

❖桂枝⇨6頁　　❖甘草⇨14頁　　❖生姜⇨19頁　　❖芍薬⇨9頁
❖大棗⇨21頁

❖厚朴❖────

　本品はモクレン科の植物カラホウ *Magnolia officinalis* Rehd. et Wils. の樹

皮である。

❖『神農本草経』の記載
「味苦温，主中風，傷寒，頭痛，寒熱，驚悸，気血痺，死肌，去三虫」
- 中風，傷寒，頭痛，寒熱：鄒潤安は三陽表証と考え，あるいは外感証を意味するが，後世ではほとんど用いられない。
- 気血痺：気血虚弱による痺証である。寝ているときに風に当たり，あるいは労働して汗が出たときに風邪がその虚に乗じて侵入し，気血が通じなくなって起こる。
- 死肌：痛・痒・寒・熱がわからない（感覚障害）。

❖張仲景の応用の考証
『薬徴』：「胸腹満を主治し，合わせて腹痛を治す」

❖後世の医家の応用
『名医別録』：「温中益気，消痰下気に働き，霍乱および腹痛脹満，胸中の嘔気が止まらず，下痢が止まらないのを治し，驚を除き，留熱を去り，心の煩満を治し，胃腸を保護する」
甄権説：「積年の冷気・腹内雷鳴・虚喘・消化不良を治し，痰飲を除き，結水を去る。宿血を破り，水穀を消化し，痛みを止める。胃気を大いに温め，嘔吐酸水を止める」
王好古説：「肺気の脹満，肺が膨満して喘咳するのを主る」

厚朴の主な作用は2つある。
- 腹部の脹満，脘腹の気滞による腹痛を治し，大黄，枳実とともに用いて，『金匱』の厚朴三物湯のように，熱結便秘・腹部の脹痛を治す。大黄・枳実・芒硝を配合すると，大承気湯になる。急性胃腸炎による下痢には連朴飲等のように，黄連などと併用する。
- 痰飲阻肺などの場合に消痰下気する。張仲景は厚朴麻黄湯あるいは桂枝加厚朴杏子湯を用いている。

✣厚朴の薬理作用
　①平滑筋に対する作用：厚朴の煎剤は，マウスとモルモットの切除した腸管に対し，少量で興奮，大量で抑制に働き，張力の低下・振幅の減少がみられる。
　②筋弛緩作用：マグノクラリンは神経と筋肉の間の伝達を遮断して，全身の筋肉を弛緩させるので，クラーレ様の麻痺作用を有する。
　③血圧降下作用：マグノクラリンは，ウサギやネコに少量注射すると，血圧の低下と心拍数の増加を引き起こす。
　④抗菌作用：煎剤は，肺炎球菌・ジフテリア桿菌・溶血性連鎖球菌・赤痢菌・黄色ブドウ球菌・炭疽菌と若干の皮膚真菌に対し抑制作用がある。

❖苦杏仁❖────

　本品はバラ科の植物アンズ *Prunus armeniaca* Linn. あるいはヤマアンズ *Prunus armeniaca* Linn. var.ansu Maxim. 等の種子である。夏の果実が熟成したときに種子を採り，乾燥させて薬にする。また突き砕いたり，潰して脂分を去った滓を薬にする。

✣『神農本草経』の記載
　「味甘温，主咳逆上気，雷鳴，喉痺，下気，産乳，金瘡，寒心，奔豚」
　・主咳逆上気，雷鳴：杏仁の下気作用を示し，ゆえに咳逆上気を治す。
　・喉痺：急性咽喉頭炎を指す。
　・下気：肺気を降ろす作用があり，ゆえに咳逆を治す。
　・産乳：出産時の突然の失神。
　・金瘡：刃物による外傷。
　・寒心：体の芯が冷える感じ。
　・奔豚：気が上に突き上げること。

✣張仲景の応用の考証
　『**本経疏証**』：「麻黄湯・大青竜湯・麻黄杏仁甘草石膏湯・麻黄加朮湯・麻黄杏仁薏苡甘草湯・厚朴麻黄湯・文蛤湯は，みな麻黄・杏仁を併用

している。ここで麻黄は開散を主り，その力はすべて毛竅に集まっているが，杏仁の力を借りないとその血絡中の力を伸びやかにできない。だから麻黄と杏仁の関係は，桂枝と芍薬の関係のように，海老が水に依存して生活しているような関係である」

❖後世の医家の応用
『名医別録』：「ひきつけ・心下の煩熱・易感冒・流行性疾患による頭痛・解肌を主り，心下の急を消し，狂犬病の毒を殺す」
甄権説：「腹痛を治し，温病・脚気・咳逆上気・喘息を主る」
張元素説：「肺気を除き，上焦の風燥を治し，胸膈気逆を利し，大腸の気秘を潤す」
『本草綱目』：「殺虫，諸々の瘡疥を治す，消腫，頭や顔の諸々の風気による痤瘡を去る」

❖苦杏仁の薬理作用
①鎮咳平喘作用：苦杏仁はアミグダリンを約3〜4％含有し，酵素や酸で加水分解すると青酸（0.2％）等を産生する。微量の青酸は呼吸中枢を軽度抑制し，鎮咳・平喘に作用する。
②消化器系に対する作用：苦杏仁を加水分解するとベンズアルデヒドを産生し，健康人と消化性潰瘍の人の両方に対し，胃の蛋白分解酵素の働きを抑制する。
③抗腫瘍作用：体外の実験で，苦杏仁の熱水抽出物は，ヒトの子宮頸癌JTC〜26株に対し60〜70％の抑制率を有する。青酸・ベンズアルデヒド・アミグダリンは体外実験で微弱な抗癌作用を有し，青酸加ベンズアルデヒド・苦杏仁加β-ブドウ糖配糖体酵素は，いずれも抗癌効果を高める。ラットにW-265癌肉腫を接種して5日後に，アミグダリン等を用いて治療した結果，対照群が平均23日生存したのに対し，アミグダリン群は平均33日，アミグダリン加β-ブドウ糖群は平均41日生存した。マウスに苦杏仁を自由に摂食させると，エールリッヒ腹水癌の成長を抑制させることができ，生存期間が延長する。そのほか報告によると，癌細胞内のローダナーゼは正常細胞に比し少ないため，

青酸の解毒能力が正常細胞に比し減弱しているので，苦杏仁は腫瘍細胞に対し，一定の選択性を有している。

④**毒性**：苦杏仁を大量に内服すると中毒を起こす*。まず延髄の嘔吐・呼吸・迷走・血管運動などの中枢に対しいずれも興奮させ，続いて意識昏迷・痙攣を起こし，中枢神経系統を麻痺させ，呼吸中枢を麻痺させて死亡に至る。

日本人研究者の説：苦杏仁は少量では喘咳を治す作用がなく，中毒量に近づくとその作用が現れるので，時逸人先生は杏仁を喘咳に用いることには反対しており，われわれも治咳に苦杏仁はほとんど用いない。

> *苦杏仁中毒の救急処置には主に亜硝酸アミルとチオ硫酸ナトリウムが用いられる。まず亜硝酸アミルで，ヘモグロビンをメトヘモグロビンにして，青酸イオンと結合させてシアン化メトヘモグロビンを作り，チトクローム酸化酵素の活性を回復させる。その後，チオ硫酸ナトリウムを与えて青酸化合物と反応させ，無毒のチオシアン酸塩に変えて，迅速に尿から排出させる。

適応証

- 太陽病これを下した後，微喘がある場合，表が未解だからであり，これを主る。
- 桂枝湯証で喘咳し，胸悶・腹脹のある場合。

方解

桂枝湯で解肌発汗して表邪が去らない場合，杏仁を加えて止咳平喘し，厚朴で下気消痰する。本方は有汗の喘咳の証が適応で，無汗の身体疼痛を伴う喘の場合には適応ではない。もし無汗の喘証で，寒喘に痰飲を伴う場合は小青竜湯証となり，熱喘の場合には麻杏甘石湯証となる。

応用

本方は喘咳に加えて外邪を感受した場合，喘咳に胸満がある場合，あるいは便秘して腹脹がある場合にも用いることができる。

症例18

患者：唐○○，男性，42歳。
現症：気が胸中に塞がり，上衝し，咳嗽とヒューヒュー音を伴う息切れが3〜4年ある。最近風寒の邪を受け，喘咳の発作が起き，汗はあり，脈は浮緩，舌質は淡，苔は白である。
処方：桂枝9ｇ，白芍9ｇ，川厚朴9ｇ，杏仁6ｇ，枳実9ｇ，生姜3片，甘草3ｇ，大棗8ｇ，7剤。
経過：服薬後，咳喘，息切れは非常に軽減し，精神状態も改善した。桂枝9ｇ，白芍9ｇ，枳実9ｇ，川厚朴9ｇ，杏仁6ｇ，茯苓9ｇ，生姜3片，大棗8ｇ，5剤を服用し，病は治った。
考察：本案では元来喘咳があり，最近新しく邪を感受し，それによって喘咳が誘発された。弁証は太陽中風に喘咳を兼ねており，桂枝加厚朴杏子湯加減を与える。厚朴と杏子を枳実とともに用いており，服薬後患者の症状は大いに軽減した。2診では中満を防ぐため甘草を去って茯苓を加え，痰湿を取るのにさらに有利にした。

小建中湯『傷寒論』

| 方薬組成 | 芍薬18ｇ　桂枝9ｇ　炙甘草9ｇ　生姜3片　大棗8ｇ　飴糖30ｇ |

単味の薬理研究

❖芍薬⇨9頁　　❖桂枝⇨6頁　　❖甘草⇨14頁　　❖生姜⇨19頁
❖大棗⇨21頁

❖飴糖❖─────

　本品は，米・大麦・小麦・粟・玉蜀黍（トウモロコシ）などの食料を発

酵，糖化させたものである。飴糖は，硬・軟2種に分けられ薬用には軟飴糖がよい。

❖『名医別録』の記載

「飴糖の気味は甘・微温で，虚弱を補い，口渇を止める」
飴糖は補脾益気作用があり，虚弱を補い，口渇を止める。

❖後世の医家の応用

『千金要方』：「虚冷を補い，気力を益し，腸鳴・咽痛を止め，喀血を治し，痰を消し，肺を潤し，咳嗽を止める」
孟詵説：「虚を補い，口渇を止め，健脾益気に働き，留血を去り，中焦を補う」
『大明本草』：「気力を益し，消痰止嗽し，あわせて五臓を潤す」
『本経達原』：「激しい嗽を止め，虚冷を補う。温めた酒で飲むと，食積を消す働きがある」
『本草求真』：「補脾潤肺の働きがあり，化痰止嗽する。あわせて張仲景は建中湯を補中健脾に用いている」

飴糖は緩中補虚の薬で，小建中湯のように虚寒腹痛に用いるばかりでなく，咳嗽気喘に単味あるいは百部・貝母など止咳平喘薬とともに用いる。

適応証

- 虚労で裏急・動悸・鼻出血・腹痛・夢精・四肢酸痛・手足の煩熱・咽乾口燥などの証。
- 黄疸で小便自利，および傷寒で陽脈渋・陰脈弦・腹中急痛。
- 傷寒二三日，心中動悸して煩する場合。

方解

柯韻伯説：「桂枝湯は裏を治すために設けられており，自汗があるので芍薬を佐薬に用いている。自汗はもともと表証だが，なぜこの場合に自汗があるのか。それは煩があるからで，煩すなわち裏熱だからである。この処方では芍

薬の量を倍にして，膠飴を加えてあり，名を建中としているのは裏剤だからである。傷寒で内熱があり，外感がまだ除かれていないときには，桂枝・生姜を去ることができず，解表と同時に急いで建中すべきで，ゆえに小の名がついている。この方剤は寒にも熱にも偏らず，補益も瀉下も行わず，ただ甘をもって緩め，微酸をもって収斂させるため，建中と名づけられている。いわゆる中には2つの意味があり，1つは心中動悸して煩のことで，煩はすなわち熱，動悸はすなわち虚である。この処方は辛甘をもって太陽の熱を散じ，酸苦で少陰の虚を潤すことで宗気を整える。もう1つは腹中の急痛のことで，急すなわち熱，痛すなわち虚である。この処方は辛をもって厥陰の邪を散じ，甘をもって痙攣性疾患を緩め，苦をもって少陽の火を散じ，酸をもって太陰の液を潤すことで脾胃を整える。もしそれが中気不足・過労によるもので，風寒の外邪によらない場合は，『金匱』の黄耆を加えた処方（黄耆建中湯）で腠理を固め皮毛を保護すると，亡血失精の症状は自ずからおさまるが，これは陽気が皮毛で強められるからである」

応用

本方は消化性潰瘍の虚寒による腹痛，産後の痙攣性の腹痛，急性～慢性の下痢による腹痛・嘔吐，下痢後の痙攣，心脾虚で心中に動悸・煩のある場合に用いることもできる。

腹痛は実痛と虚痛に分けられるが，もし大実痛なら必ず按ずるのをいやがり，本方は適さない。もし腹痛を按じて軟で，強く長く按じたり温めると痛みが軽減し，脈が弦で渋の場合，本方が適する。

症例19

患者：陳○○，女性，24歳。
現症：出産の半月後で，顔色は青白く，腹痛が持続し，按じるのを喜ぶ。温めると痛みが軽減し，四肢は冷たい。脈は細で遅，舌質は淡，苔は白である。証は血虚に寒を兼ねて起こった腹痛に属し，養血散寒がよい。
処方：芍薬18g，桂枝9g，甘草9g，生姜3片，大棗14g，当帰9g，飴糖30g，7剤。

考察：本案は産後の腹痛で，当帰建中湯で養血去寒させる。芍薬と甘草の配合は腹痛の治療に有効で，特に芍薬の量が多いとき，鎮痛効果が著しい。王好古の説では「芍薬は肝血不足を治す」。当帰は養血し，芍薬との配合で養血作用が強まる。桂枝と飴糖を配合して，全体で温中補虚の効果があり，産後の腹痛を治療できた。

黄耆建中湯『金匱要略』

方薬組成	黄耆4.5g　桂枝9g　白芍18g　炙甘草6g 生姜3片　飴糖30g　大棗10g

単味の薬理研究

- ❖黄耆⇒38頁　　❖桂枝⇒6頁　　❖白芍⇒9頁　　❖甘草⇒14頁
- ❖生姜⇒19頁　　❖飴糖⇒58頁　　❖大棗⇒21頁

適応証

- 虚労で裏急・諸不足の証。
- 傷寒で発汗後身体疼痛・表虚悪寒・脈遅弱の場合。

方解

『金匱要略』に「虚労裏急，諸不足，黄耆建中湯主之」とある。この諸不足は，処方から証を推論すると気虚・陽虚および脈無力などの証であり，本方は小建中湯より補虚の力がさらに強い。

本方は，桂枝湯の白芍を2倍にして，さらに黄耆・飴糖を加えたものである。桂枝湯は和解剤であるばかりでなく，健胃・解痙・鎮痛作用もあり，内傷雑病にも応用でき，2倍の芍薬と甘草が含まれているので解痙鎮痛の効力がさらに強い。黄耆は生体の免疫力を増強させるほか，桂枝・生姜とともに

用いることで，呼吸中枢と血管運動中枢を興奮させて，血液循環を増強させ，新陳代謝を促進させるので扶正作用がある。甘草にはグリチルレチン酸が含まれており，飴糖と配合することで胃粘膜の保護作用を発揮し，あわせて潰瘍の癒合を促すので，本方は消化性潰瘍の疼痛に用いるのに適している。

応用

本方は，慢性病の虚寒不足の症状に多用され，多くは消化性潰瘍・慢性胃炎・慢性消化不良など消化器系の疾患に用いられる。

症例20

患者：李〇〇，男性，35歳。
現症：患者は7年前から消化性潰瘍を患い，入院治療，上部消化管造影を受け，十二指腸球部潰瘍と診断された。ここ数カ月は食事が不規則で，症状が悪化した。疼痛は空腹時に増悪し，食後緩解する。夜間の疼痛が強く，腰背部に放散する。生ものや冷たいものを食べると疼痛が悪化する。疼痛発作時は寒さを嫌がり，温めたり按じるのを好み，脱力や息切れがあり，食欲は不振で悪心があり，酸水を吐き，顔色は青白い。舌質は淡，苔は白，舌を伸ばすと震えがみられ，脈は細で無力である。
処方：黄耆建中湯を与える。
　　　黄耆9g，当帰9g，桂枝9g，炙甘草9g，芍薬18g，大棗14g，高良姜4.5g，膠飴30g（冲服），鍛瓦楞15g，7剤。
経過：服薬後，胃脘部の疼痛は著しく軽減し，酸水は出ず，食欲も増加した。上方を守り，続けて7剤服用させた。
考察：本案は十二指腸球部潰瘍で，弁証は脾胃虚寒に属すので，黄耆建中湯で補気温中し，養血止痛する。その中で，黄耆に飴糖・高良姜を合わせて温中補虚し，黄耆と当帰で補血湯となり補気養血する。また2倍の芍薬と甘草で緩急止痛する。甘草に含まれるグリチルレチン酸と飴糖の配合で潰瘍の癒合を促し，鍛瓦楞は制酸に働く。処方が証と合って胃脘の疼痛は軽減し，食欲も増加した。

> 研究

実験的研究で，黄耆建中湯加当帰は幽門を結紮して起こる胃潰瘍の発生を防止し，胃液の分泌を抑制し，遊離酸と総酸度を減少させ，胃液のpHを上昇させ，ハトの胃の正常な運動とウサギの腸の運動を抑制させることができ，アセチルコリンとピロカルピンによる腸の痙攣に対抗する働きが証明されている。〔『薬学学報』1965, 12(7)〕

> 備考

本方は一切の虚寒不足の証に適応できる。陰虚燥熱の場合にはこの処方を用いず，滋陰法を応用する。

桂枝甘草湯 『傷寒論』

方薬組成	桂枝12g　炙甘草6g

> 単味の薬理研究

❖桂枝⇨6頁　　❖甘草⇨14頁

> 適応証

発汗しすぎた人が，手を組んで胸部を按じたがり，心下に動悸を感じる場合。

> 方解

汗は心の液で，発汗しすぎると心の気が虚する。この2味は心気虚を主治するが，桂枝は心陽を助け，甘草は補営益気に働く。

応用

　本方は心下の動悸・腹中の気が上衝するのを治すほか、寒邪を受け胃中が冷えて不快の場合にも用いられる。陰虚の動悸は本方の主るところではない。

症例21

患者：黄〇〇，女性，30歳。
現症：患者はノイローゼでずっと不安感が強く，誰かに捕まえられそうな気がする。二便は正常で，ときに自汗があり，脈は緩で，苔は薄白である。
処方：甘麦大棗湯および桂枝甘草湯加減を与える。
　　　桂枝18ｇ，炙甘草9ｇ，小麦15ｇ，大棗8ｇ，14剤。
考察：本案の臓躁は多くは心気虚によるので，桂枝甘草湯で心下の動悸を治し，甘麦大棗湯を加えて，養心安神・和中緩急をはかる。服薬後，症状は完全に治癒した。

桂枝去芍薬加蜀漆竜骨牡蛎救逆湯 『傷寒論』

方薬組成	桂枝9ｇ　炙甘草6ｇ　生姜3片　大棗8ｇ 竜骨12ｇ　蜀漆9ｇ　牡蛎15ｇ

単味の薬理研究

　❖桂枝⇒6頁　　❖甘草⇒14頁　　❖生姜⇒19頁　　❖大棗⇒21頁
　❖蜀漆⇒69頁

❖竜骨❖

本品は古代の哺乳動物の象・サイ・三趾馬・羚羊などの骨格の化石である。

✣『神農本草経』の記載

「性甘平無毒，主心腹鬼疰，咳逆，泄痢，膿血，女子漏下，癥瘕堅結，小児熱気驚癇」

- 心腹鬼疰：心腹の刺痛を指し，あるいは地面に倒れて悶絶するが，治ると何ともなく，その人の死後，ほかの人に伝染する。
- 咳逆，泄痢，膿血：竜骨は鎮静作用があり，咳逆を軽減させる。また竜骨は収斂作用があり，膿血便・下痢を治療できる。
- 女子漏下：月経が絶え間なく続くのを漏下といい，竜骨の収斂作用は漏下を止める働きがある。
- 癥瘕堅結：癥は固定性，瘕はあったりなかったりする腹部の腫瘤。
- 小児熱気驚癇：竜骨には定驚鎮痛作用があり，ひきつけを治療できる。

✣張仲景の応用の考証

『薬徴』：「臍下の動悸を主治し，あわせて煩驚失精を治す」

✣後世の医家の応用

『名医別録』：「心腹の煩満・四肢の萎縮・発汗・臥床時の驚……腸癰内阻・陰部潰瘍・発汗・頻尿・血尿を治し，精神を養い，魂を定め，五臓を安定させる。白竜骨は，夢精・尿失禁を治す」

甄権説：「邪気を逐し，心神を安定させ，冷えによる下痢や膿血，女子の崩中帯下，夢精を止め，血尿を治す。虚で夢が多いときにこれを加える」

『大明本草』：「健脾・腸胃を収斂させ，下痢・膿血便・口渇・妊娠中の出血・下血・崩中帯下・鼻出血・吐血・発汗を止める」

『本草綱目』：「益腎鎮驚・陰瘧（冷えが主体の往来寒熱）を止め，湿気をおさめ，脱肛を治し，生肌斂瘡に働く」

章次公説：「古代において，竜は飛んだり変化する，漠然とした神秘的な動物とみられていたので，その骨の潜陽育陰の力を頼って，およそ人の気血滑脱・心神耗散・腸胃洞泄（食後すぐの下痢）をいずれも治すことができると考えた。実際本品を用いてその重の性質により怯えを鎮め，渋の性質により固脱できる」

よって竜骨の作用は，1つには鎮静，もう1つには収斂である。

❖ 牡蛎 ❖

本品は軟体動物であるベンサイ綱イタボガキ科の動物，マガキ *Ostrea gigas* Thunb.，イタボガキ *O. rivularis* Gould あるいはマガキ *O. talien-whanensis* Crosse 等の貝殻で，砕いて生で用いたり，火鍛して粉砕して用いる。

✤ 『神農本草経』の記載
「性鹹微寒無毒。傷寒寒熱，温瘧洒洒，驚恚怒気，除拘緩，鼠瘻，女子帯下赤白」
- 傷寒寒熱，温瘧洒洒：牡蛎の解熱作用をいうが，後世ではあまり用いない。
- 驚恚怒気：牡蛎の鎮静作用を指す。
- 除拘緩：痙攣を止める。
- 鼠瘻：2種類の解釈があり，1つは瘰癧，もう1つは肛門結核のこと。俗に偸糞老鼠ともいう。

✤ 張仲景の応用の考証
『薬徴』：「胸腹の動悸の治療を主り，あわせて驚狂煩躁を治す」

✤ 後世の医家の応用
『名医別録』：「関節営衛の留熱を除き，虚熱潮熱・煩満を治す。汗を止め，心痛気結を治し，口渇を止め，老血を除き，大小腸を渋し，大小便を止め，遺精・喉痺・咳嗽・心脇下の痞熱を治す」

陳蔵器説：「粉末は大人と小児の盗汗を止める」
孟説説：「女子の崩中止痛を治し，風熱風瘮を除く」
李珣説：「男子の虚労を治し，補腎安神し，煩熱を去り，小児のひきつけを治す」
王好古説：「脇下の堅満を去り，癥瘕，一切の瘡を治す」
『本草綱目』：「化痰軟堅，清熱除湿に働き，心脾の気痛，血便と尿の混濁を止め，疝瘕積塊・瘰疬結核（頸部・四肢・胸腹部などの表在性腫瘤）を消す」
『現代実用中薬』：「制酸剤であり，和胃鎮痛作用があり，胃酸過多・身体虚弱・盗汗・動悸・恐がり・筋肉の震えを治す。妊婦や小児のカルシウム不足と肺結核などに有効である」

❖ 牡蛎の臨床応用
①煩熱・留熱・風熱等の虚熱を消す。
②驚いて怒る・煩躁・ひきつけ・動悸・恐がりなどを鎮静させる。
③盗汗・帯下・遺精・白濁・下血・下痢などを収斂させる。
④脇下の堅満・癥瘕・瘰疬結核・疝瘕積塊などを軟堅消結する。
⑤煅牡蛎は制酸作用があり，胃酸過多を治す。
⑥平肝潜陽作用があり，高血圧症や甲状腺機能亢進症を治す。

❖常山❖ ［附］蜀漆─────

本品はユキノシタ科の多年生落葉潅木であるジョウザンアジサイ *Dichroa febrifuga* Lour. の根である。

❖ 『神農本草経』の記載
「苦寒有毒，主治傷寒寒熱，熱発温瘧，胸中痰結吐逆」
・傷寒寒熱，熱発温瘧：すなわち瘧疾の往来寒熱を指す。
・胸中痰結吐逆：痰結とは，老痰積飲（慢性の喀出しがたい痰飲）のことで，吐きたいができない場合に吐逆という。

✤ 張仲景の応用の考証
『本経疏証』：「およそ鱗のない薬物（魚介類以外のこと）に，生臭いものはない。しかし張仲景は蜀漆を用いるとき必ず洗って生臭さを取ると注に述べて，ほかの草木類とは異なり，その気の悪劣なのを知っていた。人体において悪劣の気による病気の症としては，肺では痰涎が最も多く，腸胃の間では膜原（横隔膜の上で，心肺の周囲の空間）の邪が最も多く，肝胆の間では積聚が最も多い。ゆえに痰涎で発症すれば咳逆寒熱，膜原なら瘧，積聚の凝滞なら腹中の癥堅と痞えがみられ，蜀漆はこれらを治す働きがある。上焦と中焦にある場合は吐かせて除き，下焦にある場合は下して解す」

✤ 後世の医家の応用
『名医別録』：「水脹・洒洒（冷水を浴びたような）悪寒・鼠瘻（肛門結核・瘰癧）を治す」
甄権説：「諸瘧を治し，痰涎を吐かせ，項頸部のしこりを治す」
『本草求真』：「常山は瘧疾老痰積飲を除く要薬である」
陳修園説：「一切の瘧疾に対し，急いで効果を得たいならば，3回発熱した後に小柴胡湯加常山3銭を服用させれば，自ずから治癒する」

常山はマラリア原虫を殺す作用があって，すでに中医は長く抗瘧薬として用いており，瘧疾の症状である発作を抑制するほか，解熱作用も比較的よい。常山は催吐の副作用があるが，檳榔子・草果などを配合すれば，これを軽減できる。

✤ 常山の薬理作用
① 抗マラリア作用：ジクロインにはα・β・γの抗マラリア作用をもつ有効成分があり，γ-ジクロインの抗マラリア作用が最強でキニーネの95〜152倍，β-ジクロインがその次でキニーネの約89倍，α-ジクロインはほぼキニーネの効力に相当する。
② 抗アメーバ原虫作用：β-ジクロインは抗アメーバ原虫の効果がエメチンより強く，幼いラットに感染させたアメーバ原虫の治療効果はエ

メチンより高く，治療指数はエメチンの2倍である。臨床でも，常山は速やかに血中のマラリア原虫を除くことが証明されているが，維持時間が短く再発しやすい。
③ 解熱作用：α-ジクロイン・β-ジクロインは人工的に発熱させたウサギに対し解熱作用があり，前者をパラフェブリフギン，後者をフェブリフギンと称する。
④ 催吐作用：その催吐作用は，薬物が腸管粘膜を刺激して引き起こされる反射性の嘔吐中枢興奮による。
⑤ 毒性：ジクロインの中毒症状は，悪心・嘔吐・下痢・血便・腎臓障害等である。ジクロインの治瘧効果は高くすみやかであるが，治療量と中毒量が近く，この制限を了解したうえで臨床で広く用いられる。

[附] 蜀漆

蜀漆は常山の苗の葉であり，その薬理作用と治瘧作用は常山と同じである。
『神農本草経』：「味苦平，主瘧及咳逆発熱，腹中癥堅痞結積聚」
腹中癥堅痞結積聚は，すなわち瘧母（しこり・脾腫など）。
『続薬徴』：「蜀漆は，胸腹および臍下の激しい動悸を主に治し，あわせて驚狂火逆瘧疾を治す」
鶏のマラリアの実験で，蜀漆の抗瘧効果は常山の6倍である。
研究によると常山に含まれるジクロインの含有量は葉に最も多く，茎はその次で，根は最も少ない。

[適応証]

傷寒で脈浮の治療において，誤って灸などの火療で炙り，亡陽驚狂になった場合。

[方解]

徐霊胎説：「これは少陰病で発汗して亡陽になった場合との鑑別である。もし少陰の亡陽の場合は，陰中の陽が失われているので，四逆湯類を用いてその陽を腎中に戻す。上記の場合は，火に迫られて発汗しているの

で，陽中の陽が失われており，安神薬を用いてその陽を心中に鎮める」

尤在涇説：「火邪を受けた場合，その心を損傷し，驚狂・起臥不安となるので，竜骨・牡蛎を用いる。芍薬を去り，蜀漆を加えるのは，甘辛で急いで心陽を回復させるためで，芍薬で営気を益する必要はない。蜀漆つまり常山の苗は，味が辛で，胸中の邪気・結気を取り去る。この症は，火気が内側で心包に迫っており，急いで邪を除いて安じるべきである」

| 応用 |

本方は瘧疾で腹上に衝動がある場合を通治するほか，長期不眠と狂躁のある場合，火傷して煩悶疼痛のある場合，自汗・盗汗・夢精・遺精・帯下・下痢で陽虚失禁と弁証される場合にも用いることができる。

桂枝甘草竜骨牡蛎湯『傷寒論』

| 方薬組成 | 桂枝3ｇ　炙甘草6ｇ　竜骨15ｇ　牡蛎30ｇ |

| 単味の薬理研究 |

❖桂枝⇒6頁　　❖甘草⇒14頁　　❖竜骨⇒65頁　　❖牡蛎⇒66頁

| 適応証 |

● 灸治療で壊病になったのを下法で下し，その後焼針を用いて煩躁になった場合。
● 亡陽による煩躁で，胸腹の激しい動悸がある場合。

| 方解 |

火逆に下法を用いた（誤治の）結果，焼針による心陽の損傷に加えて煩燥不安の症状がある状態である。桂枝・甘草を用いて心陽を温通させ，竜

骨・牡蛎で煩燥を止める。

応用

　桂枝甘草竜骨牡蛎湯は，不眠・夢精・遺精・水様の帯下・動悸などの証に常用される。およそ病人の症状が寒症で，身体が衰弱しているとき，この処方は一定の治療効果がある。竜骨・牡蛎は鎮静収斂作用があり，桂枝・甘草は興奮作用があって，陽薬と陰薬を併用することで，動の中に静を求め，静の中に動を求めて，実際には互いに協力し合う。このように不眠の治療には，鎮静の薬物を単独で用いるより治療効果がよい。

症例22

患者：高〇〇，女性，31歳。
現症：患者はノイローゼで1年以上不眠があり，多種の安神鎮静薬を飲んだが効果がなく，現在は頭昏・不眠・動悸・顔色蒼白でむくみ気味である。脈弱，舌は胖大で歯痕がある。
処方：桂枝6ｇ，炙甘草9ｇ，牡蛎30ｇ（先煎），竜骨15ｇ（先煎），黄耆9ｇ，7剤。
経過：上方服用後，不眠症状は改善したが，動悸は変化なし。前方に小麦30ｇ，大棗14ｇを加え，7剤継続する。
考察：本案は長期の不眠に対し鎮静薬が無効で，桂枝甘草竜骨牡蛎湯を用いて不眠に対し一定の治療効果があった。その理由を説明すると，陽薬と陰薬の併用により相反相成（相反するものが互いに協力する）となり，興奮薬と鎮静薬の併用が，鎮静薬のみ用いるより有効であったのである。

桂枝加竜骨牡蛎湯 『傷寒論』

方薬組成	桂枝3g　芍薬9g　甘草6g　生姜3片 大棗8g　竜骨15g　牡蛎30g

単味の薬理研究

- ❖桂枝⇨6頁　❖芍薬⇨9頁　❖甘草⇨14頁　❖生姜⇨19頁
- ❖大棗⇨21頁　❖竜骨⇨65頁　❖牡蛎⇨66頁

適応証

- 遺精・少腹弦急・陰茎の冷え・目眩・脱毛。
- 脈がきわめて虚・芤・遅で，下痢・出血・遺精がある場合。
- 脈が芤・動・微緊で，男子は遺精，女子は夢交がある場合。

方解

　桂枝湯は外感に対し解表去邪し，内傷に対し虚弱を補う働きがあり，竜骨・牡蛎を加えると，固渋によって遺精を止める。

応用

　この処方は遺精の治療に用いるほか，一切の羸痩・虚弱で胸腹に動悸のある病に用いることができる。動悸・多汗・盗汗・呑酸・吐水・慢性下痢・白色帯下・遺尿にも一定の治療効果がある。

症例23

患者：秦○○，男性，35歳。
現症：顔面蒼白無華・眩暈・不眠健忘・遺精・早漏が半年以上あり，脱力・食欲不振を伴う。舌質は淡紅，苔は薄白，脈は虚。

処方：桂枝6g，白芍6g，炙甘草6g，生姜6g，大棗14g，竜骨15g，牡蛎30g，7剤。

経過：上方の服用後，眩暈症状は好転したが，まだ不眠はあり，服薬中は夢遺精はなかった。上方に附子6g・五味子6gを加える。遺精・眩暈・不眠は顕著に好転した。続けて14剤服用後治癒し，半年後の追跡調査で再発はなかった。

考察：われわれの臨床経験では，桂枝加竜骨牡蛎湯に五味子・附子を加えると，眩暈・遺精・不眠に有効である。これは桂枝・附子の併用により，全身の臓腑の機能を調節し，あわせて陰陽の調節の働きがある。五味子は安神の働きがあり，竜骨・牡蛎を配合して，収斂・固渋・鎮静の働きがあるので，不眠・遺精・眩暈の治療に際し一挙数得の効果がある。附子・桂枝と竜骨・牡蛎・五味子の併用で，動中に静を求め，静中に動を求めて，その主な原因を抑え，これら3つの症状は同様に治る。

桂枝芍薬知母湯 『金匱要略』

方薬組成	桂枝12g 芍薬9g 甘草9g 麻黄9g 附子15g 防風12g 知母12g 白朮15g 生姜3片

単味の薬理研究

- ❖桂枝⇨6頁　❖芍薬⇨9頁　❖甘草⇨14頁　❖麻黄⇨79頁
- ❖附子⇨351頁　❖知母⇨158頁　❖白朮⇨328頁　❖生姜⇨19頁

❖防風❖──────

本品は，セリ科の植物ボウフウ *Saposhnikovia divaricata* (Turcz.) Schischk. の根である。

❖ 『神農本草経』の記載
　「味甘温，無毒，主大風，頭眩痛，悪風，風邪，目盲無所見，風行周身，骨節疼痺，煩満」
　・大風，頭眩痛：血管性頭痛のように，風寒により引き起こされる頭眩，頭痛。
　・悪風：皮膚病を指す。
　・風行周身，骨節疼痺：全身の関節の疼痛。

❖ 後世の医家の応用
　『名医別録』:「脇痛・脇風・頭風・面風の去来・四肢痙攣・催乳・外傷や内臓の痙攣に用いる」
　『大明本草』:「36種の風を治し，男子の一切の過労に対し，補中益神し，結膜紅赤・流涙や麻痺を止め，五臓の脈を通利させ，五労七傷・羸痩盗汗・心煩・体が重いものに用い，精神安定の働きがあり，気血を調整する」
　張元素説:「上焦の風邪を治し，肺実を瀉し，頭目中の滞った気を散ずる」
　王好古説:「肝気を整える」
　『本草求真』:「上焦の風邪を治し，頭痛目眩・背痛項強・全身の疼痛を治す」

　防風は『神農本草経』および後世の本草書の記載によれば，風寒性の頭痛・身体痛・関節痛に用いられ，去風解表作用を有する。また関節疼痺・四肢痙攣・体が重い・全身の痺痛にも用いられる。『名医別録』にいう金瘡内痙は，破傷風に似たものを指し，後世の処方では，防風に白附子，天南星などを配した玉真散等で破傷風を治療する。唐時代には防風を風疹や皮膚の丘疹にも用いており，これは防風の抗アレルギー作用と関係がある。金時代の劉河間が『宣明論』で創出した防風通聖散は，表裏双解法で，表裏共実・風火壅盛の実熱証に対して用いられ，臨床上は肝炎・感染を伴う面皰・蕁麻疹などに良い効果があり，そのほか若干の炎症・アレルギー性疾患にも有効である。また防風は止瀉作用があり，痛瀉要方は防風が主薬である。

❖防風の薬理作用
　①解熱作用：ワクチンで発熱させたウサギに，防風の煎剤とアルコール抽出液を体重1kgあたり2g与えると，解熱作用が150分持続し，煎剤が抽出液より効果が強い。
　②鎮痛作用：マウスに防風の50％アルコール抽出液（蒸してアルコールは去る）を与え，尾を刺激すると，明らかな痛覚閾値の上昇が認められ，皮下注射でも同様の効果がある。
　③抗菌作用：新鮮な防風の搾出液による体外の実験で，緑膿菌と黄色ブドウ球菌に対し，一定の抗菌作用が認められた。あわせて防風は，コロンビアSKウイルスと羊毛様小胞子癬菌に対し抑制作用が認められた。

適応証
- 諸関節の疼痛を治し，身体羸痩・足が腫れて抜けそう・頭眩・息切れ・悪心を治す。
- リウマチ様関節炎で，風毒による腫痛があり，悪寒高熱・口渇・脈数のものを治す。

方解
　桂枝芍薬知母湯は，桂枝附子湯・甘草附子湯・麻黄加朮湯および烏頭湯を総合した処方で，リウマチ様関節炎の治療効果が比較的よい方剤である。本方の効能は通陽行痺・去風逐湿である。本方の桂枝・麻黄・防風は，去風逐湿によりその表を解し，芍薬・知母・甘草は，養陰清熱によりその裏を和し，生姜・甘草は和胃調中で，白朮・附子の併用は通陽逐湿に働くので，痺証・筋肉痛・関節痛に対しいつも良い効果がある。本方は辛温で傷陰しないので，風・寒・湿の3邪による痺証を治療することができる。

応用
　桂枝芍薬知母湯は，リウマチ様関節炎の治療効果が顕著であるが，臨床症状と陽性所見が消失した後は，桂枝芍薬知母湯に生黄耆15gを加えて免疫力を増強させると，有効症例に対する治療効果を確実にできる。附子は毒性があるので30分先煎し，生甘草・生姜とともに煎じて一緒に用いると

その毒性はかなり軽減される。実践において，もし処方中から附子を去ると急に治療効果が減るので，附子がリウマチ性関節炎の治療にとって重要な薬物であることがわかる。

症例27

患者：夏〇〇，女性，29歳。
現症：3カ月前から全身の関節の遊走性疼痛があり，指関節も紡錘状に腫れ，屈伸がしにくい。西洋医の診断はリウマチ様関節炎。ASLOは750単位，血沈は30mm／hr。
処方：桂枝芍薬知母湯を用いる。
　　　桂枝12g，芍薬9g，甘草6g，麻黄6g，附子15g（先煎30分），知母9g，白朮9g，防風9g，生姜3片，14剤。
経過：14剤服用後，自覚症状は好転した。原方に生黄耆15gを加えて14剤継続した後，全身の関節痛は消失した。手指の関節の腫脹も消退し，検査でASLOは320単位，血沈は6mm／hrに改善した。

研究

　報告によると，リウマチ様関節炎の患者は発作の期間に血液流体力学の各種指標が正常人より高いが，桂枝芍薬知母湯服用後，全血粘度（比）・血漿粘度（比）・赤血球電気泳動時間が明らかに下降し，これらの指標が正常に回復する。治療後ASLOが下降すると，自覚症状と陽性所見が消失あるいは好転する。これらの血液流体力学の指標が正常になることは，桂枝芍薬知母湯が血液の流動性を改善させ，治療効果をもたらすことを説明している。〔『中医雑誌』1981, (1):38〕

2. 麻黄湯類

方剤	薬物組成	加	減	適応証
麻黄湯	麻黄9g 桂枝6g 炙甘草6g 杏仁9g			太陽表実証・脈浮緊・無汗・喘など。
麻黄加朮湯	本方	蒼朮12g		寒湿による身体疼煩・無汗・悪寒・発熱。
麻黄杏仁薏苡甘草湯	本方 (ただし減量)	薏苡仁1.5g	桂枝6g	湿邪が強い全身の激痛，発熱し，夕方に悪化。
麻杏甘石湯	本方	石膏24g	桂枝6g	肺熱による喘咳。
越婢湯	本方	麻黄3g 石膏24g 生姜3片 大棗8g	桂枝6g 杏仁9g	風水による水腫・裏熱あり無汗。
越婢加朮湯	越婢湯	白朮12g		風水による水腫・腫脹が強い場合。
越婢加半夏湯	越婢湯	半夏15g		肺脹・咳喘・脈浮大の場合。
大青竜湯	本方	麻黄3g 生姜3片 大棗8g 石膏24g		太陽表実証・裏熱無汗・煩躁。
甘草麻黄湯	本方	炙甘草3g	桂枝6g 杏仁6g	哮喘咳逆・裏水。

麻黄附子細辛湯	本方	細辛3g 附子9g	桂枝6g 杏仁9g	感冒・痰飲喘咳・手足冷え・表証あり脈微弱の場合。
麻黄附子甘草湯	本方	附子9g 甘草3g	桂枝6g 杏仁9g	麻黄附子細辛湯証の軽症・表微熱。
小青竜湯	本方	芍薬9g 五味子9g 半夏9g 甘草6g 桂枝3g 乾姜3g 細辛3g	杏仁9g	寒飲による喘咳・表証を兼ねる・あるいは兼ねない。
小青竜加石膏湯	本方	石膏15g		寒飲に煩躁を兼ねる場合。
厚朴麻黄湯	本方	厚朴15g 石膏24g 半夏15g 五味子15g 小麦30g 細辛3g 乾姜6g	桂枝6g 甘草3g	胸満・気逆・痰飲・やや裏熱証。
射干麻黄湯	本方	射干9g 細辛3g 紫菀9g 款冬花9g 生姜3片 五味子15g 半夏15g 大棗14g	桂枝6g 杏仁9g 甘草3g	咳嗽・寒飲あり，喉がゴロゴロ鳴る。
麻黄連翹赤小豆湯	本方	連翹6g 赤小豆30g 生梓白皮30g 大棗8g 生姜3片	桂枝6g	黄疸・小便不利，あるいは瘡瘍内攻・浮腫・喘満の証。

麻黄湯『傷寒論』

| 方薬組成 | 麻黄9g　桂枝6g　杏仁9g　炙甘草3g |

単味の薬理研究
❖桂枝⇨6頁　　❖杏仁⇨55頁　　❖甘草⇨14頁

❖麻黄*❖――――

　本品はマオウ科の植物草シナマオウ *Ephedra sinica* Stapf, トクサマオウ *E. equisetina* Bunge, および中麻黄 *E. intermedia* Schenket C. A. Mey および同属の植物が含まれる。麻黄の乾燥した草質茎を薬に入れる。

✣『神農本草経』の記載

　　麻黄は別名を竜沙といい、「味苦温, 主中風傷寒頭痛, 温瘧。発表出汗, 去邪熱気, 止咳逆上気, 除寒熱, 破癥堅積聚」

・主中風傷寒頭痛, 発表出汗, 去邪熱気：風寒性表実証を治療できることを指す。

・止咳逆上気, 除寒熱：外感により引き起こされる咳喘を治療できることを指す。

・破癥堅積聚：徐霊胎の説では「積痰凝血の中へ深く入って, およそ薬の力が及ばないところはなく, 細かいところまで届く」。例えば陽和湯は麻黄・熟地黄・鹿角膠・炮姜などを配合して, 陰疽（深部の冷膿瘍）が難治性の場合に一定の効果がある。徐氏は, 麻黄が積痰凝血の中に深く入って癥堅積衆を破るのは間違いないといっている。

・温瘧：『素問』瘧論によると「まず風に傷害され, その後寒邪に傷害されるので, 先熱後寒で, ときに発作を繰り返すので温瘧という」

　　＊現代の人はよく麻黄湯は傷寒を治し, 桂枝湯は中風を治すというが, 実は中風, 傷寒には必ずしもこだわる必要はない。張仲景の書の中で,「太陽

中風, 脈浮緊, 不汗出而煩躁」「陽明中風, 脈弦浮大, 不得汗」とあり, また「太陽病, 或未発熱, 或已発熱, 必悪寒体痛嘔逆, 陰陽俱緊者, 名曰傷寒」とあって, 無汗とはいっていない。一方「太陽病, 頭痛発熱, 身疼腰痛, 骨節疼痛, 悪風, 無汗而喘者, 麻黄湯主之」と, 麻黄湯を用いるのに傷寒と称していない。もし傷寒・中風の説にこだわるなら, 麻黄・桂枝の用い方が混乱し, 有汗のとき麻黄を用いられなくなる。病名にこだわらず, 証を中心にすべきである。

❖張仲景と後世の医家の応用

①斑疹を消す:『名医別録』では「赤黒斑毒を消す」。いわゆる斑疹には蕁麻疹・麻疹・丹毒などが含まれる。「肺は皮毛を主る」ので, 例えば防風通聖散の中の麻黄のように, 麻黄の宣肺の働きを用いて, 麻疹を透発させる。

②肌膚の麻痺を治す:甄権の説では「皮肉の不仁を治す」。皮膚の部分的な麻痺・知覚の消失を指す。張仲景の麻黄加朮湯は, 痺証を治すことができる。

③発作性の脇痛:『名医別録』では「五臓の邪気による緩急・風脇痛を主る」。いわゆる風脇痛とは, 風のように突然起こり, 突然消える脇痛を指す。

④瘧疾:『神農本草経』では「温瘧」, 甄権説では「山嵐瘴気 (湿熱の気によるマラリアなどの風土病)」を指す。

⑤結膜炎:『本草綱目』では「赤目腫痛を散ずる」。

⑥黄疸:『千金方』の麻黄醇酒湯は, 張仲景方からの引用で, 全身・顔・目の黄腫・小便不利の治療に用いる。

⑦水腫:張仲景方では, 裏水 (甘草麻黄湯)・悪風・全身浮腫 (越婢湯)・水腫・脈沈 (麻黄附子甘草湯) を治す。

⑧喘咳:張仲景方では, 発汗して喘 (麻杏甘石湯)・喘のようで目は脱のよう (越婢加半夏湯)・咳と微喘 (小青竜湯) を治す。

⑨心の満痛:『范旺方』で心胸の満 (悶) を治す通命丸は, 麻黄が君薬である。『本経疏証』説で麻黄は心陽を通じさせ, 満悶を散ずる働きがある。

現代の人，特に蘇派の医者は麻黄を使うことを恐れている。その理由を尋ねると，麻黄は発汗作用が強くて，うっかり使うと発汗しすぎて死を招いてしまうからということであった。私たちの経験では，麻黄の適応症に合うのなら夏でも麻黄を用いるべきである。発汗しすぎる心配はない。麻黄の作用は発汗散寒・宣肺平喘・利水消腫・散陰疽・消癥結・抗アレルギー作用などである。

- 発汗散寒：麻黄単独では発汗作用は強くはないが，桂枝とともに相須（互いに増強する）として用いると，発汗散寒の力は明らかになり，麻黄湯のように無汗発熱の証に用いられる。麻黄と葛根を配合すると表熱を解すことができる。麻黄と羌活を配合すると，発汗散寒のほかに，頭痛と全身の疼痛を治すことができる。朮と配合すると，風湿による腰痛を治すことができる。「肺は皮毛を主る」理論にもとづき，麻黄に西河柳あるいは芫荽を配合すると麻疹を透発でき，薄荷・蟬衣などを配合すると，風疹による瘙痒を治療できる。

- 宣肺平喘：麻黄と杏仁の配合は，三拗湯・麻黄湯のように，宣肺平喘のために相須として用いられる。麻黄と白果の配合では，麻黄が宣肺平喘，白果が斂肺平喘に働き，二者の配合は定喘湯のように一開一合である。また五味子は斂肺平喘作用があり，麻黄と五味子の配合で，小青竜湯・射干麻黄湯などのように，平喘止咳作用が強まる。麻黄と石膏の配合で，麻杏甘石湯のように，発表作用は減弱し，鬱熱を清し，煩渇を解す作用は強まる。もし咳喘に血が混じるものに麻黄を用いる場合，佐として出血を止める働きのある生地黄を配合して，麻黄の平喘の目的を達する。

- 利水消腫：麻黄はもともと利尿作用をもつほか，「肺は水の上源」により，麻黄は宣肺に働くと同時に，下焦を助けて水気を宣化し行水消腫の目的を達する。麻黄は，肺が通調を失うことにより引き起こされる水腫に用いられる。例えば越婢湯は，麻黄に生姜・石膏・甘草などを配合して，風水による水腫を治す。報告によると，越婢加朮湯は腎炎による水腫に有効である。また「肺と大腸は互いに表裏の関係にある」ことにより，麻黄に葶藶子・大棗を配合すると水湿痰飲を大便から排出させる。また麻黄に赤小豆・連翹を配合すると，黄疸を小便から排出できる（麻黄連翹赤小豆湯など）。麻黄と芦根を配合すると，利水消腫の作用がある。

- 散陰疽・消癥結：『神農本草経』によると，麻黄は癥堅積聚を破るとの記載があり，陽和湯のように麻黄と熟地黄の配合に鹿角・肉桂で腎陽を温補すると，陰疽・痰核・多発性嚢腫・腫瘤などを消散できる。
- 抗アレルギー作用：麻黄と防風の配合は抗アレルギー作用を有し，『宣明論』の防風通聖散は肝炎・面皰・蕁麻疹などの治療に有効である。

❖麻黄の薬理作用

①平滑筋に対する作用：エフェドリンは気管支平滑筋の弛緩作用があり，気管支が痙攣状態のとき，その作用がより顕著になるので，喘を止めるのに用いられる。また瞳孔括約筋を興奮させ収縮させて，散瞳作用をきたし，血管平滑筋を収縮させて昇圧作用を起こす。シュードエフェドリンの作用はこれと類似しているが，散瞳・昇圧の作用は比較的弱い。臨床経験で，喘の治療に用いられる小青竜湯・麻杏甘石湯・定喘湯などは，みな麻黄が平喘の主薬であり，麻黄に含まれるエフェドリンとシュードエフェドリンの気管支平滑筋に対する弛緩作用と関係がある。

②解熱発汗作用：麻黄の揮発油は人工的に発熱させたウサギに対して解熱作用があり，正常なマウスに対しても降温作用がある。エフェドリンは正常の人に対しては発汗作用がないが，高熱の条件下では汗の分泌量が対照群より増加する。

③循環器系に対する作用：エフェドリンは心拍数増加・末梢血管収縮・昇圧の作用をもち，これはアドレナリンに類似するが，比較的持久力が弱く，反復使用ですみやかに耐性を生じる。このため高血圧症や心臓病の患者に麻黄を用いるのは禁忌である。

④利尿作用：シュードエフェドリンは強い利尿作用をもち，中医の臨床経験と一致する。『傷寒論今釈』には「麻黄を冷やして飲むと，利尿の働きがあり，発汗はみられない」とある。

⑤中枢神経系に対する作用：エフェドリンは大脳皮質と皮質下中枢に対し興奮作用があり，多量に用いると不眠・不安・振戦を起こす。

⑥抗アレルギー作用：蕁麻疹やアレルギー性皮膚炎に対し一定の効果があり，点鼻で用いると鼻粘膜の血管を収縮させ，鼻炎を治療できる。

[附] 麻黄根

麻黄の根である麻黄根のエキスをネコ・ウサギの静脈に注射すると，降圧作用と呼吸の深さを増大する作用がある。この作用は麻黄エキスと完全に相反する。報告によると，麻黄根に含まれるシュードエフェドリンには止汗作用がある。

適応症

- 太陽病で，風寒の邪が表にあり，頭項部の強痛・身体疼痛・腰痛・関節痛・発熱悪寒・悪風無汗・胸満して喘・脈浮緊あるいは浮数の場合。
- 風・寒・湿の3邪気による痺があり，冷風に当たると哮喘・咳嗽がある場合に最も有効。

方解

尤在涇説：「寒邪が人の陽気を傷つけ，鬱して熱が起こり，皮膚が閉ざされて実となる。麻黄の軽さにより実を去り，辛味により陽気を発し，温性により寒気を去る。杏仁は麻黄を助けて肺気を通じさせ，腠理を開泄させ，王好古のいう表実を治す薬である」

呂樣村説：「傷寒で脈緊・無汗なので，営邪がなかなか汗から出ず，これに対し麻黄は衛を走って発汗させ，桂枝の力を借りて，衛分の寒を散じさせるのでよい。本方のポイントは，「無汗而喘」の4文字にあり，杏仁は下気定喘し，甘草は中を和し，液を保つ。これはもともと発汗の峻剤で，薄い粥をすすって薬力を助ける必要がない。生姜や大棗を用いないのは，生姜は昇性で，大棗は味が滞のため，杏仁の下気定喘の働きを妨げるからである」

応用

本方は感冒や流感で風寒表実証に属する場合に用いるほか，風寒湿痺証・冷風哮喘証・百日咳・気管支炎・麻疹不透や腎炎による浮腫などにも用いることができる。本方を応用する場合は，悪寒発熱・無汗で喘・脈浮緊が弁証の要点である。

本方から桂枝を去ったもの（麻黄は節を去らず，杏仁は皮先を去らず，

甘草は炙しない）を三拗湯という。われわれは三拗湯加減を哮喘・急性気管支炎・慢性気管支炎・咳嗽の治療に用いており、一定の効果がある。

　麻黄湯や辛温解表の峻剤は、誤って風熱表証や表虚証に用いてはいけない。『傷寒論』ではよく瘡瘍ができる人、排尿痛・鼻出血・出血傾向・多汗の人や、血虚で尺脈が遅の場合、後下して体が重く動悸がある場合、尺脈が微の場合などに本方は禁忌であると指摘している。以上の諸症の形成は、気・血・津液が虚に傾いていることにほかならず、もしまた麻黄湯を用いて解表すると、必ず虚をますます虚させてしまう。

症例28

患者：胡〇〇，女性，46歳。
現症：胸内苦悶して息がつまり、呼吸困難で横になれず、喉がゴロゴロと鳴って咳が出るが、痰はなく、苔は白で脈は軟である。
処方：麻黄6g，桂枝6g，川厚朴9g，枳実9g，杏仁9g，甘草6g，2剤。
経過：服薬後、咳喘は軽減した。
　　　麻黄9g，桂枝9g，枳実9g，杏仁6g，陳皮3g，炙甘草3g，3剤。
考察：患者は寒喘を患い、胸内苦悶して息がつまり、呼吸困難で横になれず、喉がゴロゴロと鳴る。これは主に痰飲が肺にあり、なかなか喀出できないのである。ゆえに麻黄湯で宣肺平喘し、厚朴で麻黄の平喘を助け、厚朴・枳実で下気除満する。
経過：2診では厚朴を去り、陳皮を加えて健脾和胃した。

症例29

患者：宋〇〇，女性，6歳。
現症：寒邪を受けた後、咳嗽が6日続き、痰は黄色いが多くなく、悪寒発熱があり、苔は薄白黄、脈は浮緊数。風寒の外襲で肺に痰熱があるので、解表清肺がよい。

処方：麻黄9g，桂枝9g，黄芩6g，大貝母3g，甘草3g，4剤。
考察：本案の弁証は，風寒の外襲で肺に痰熱があるので，寒包火に属し，解表清肺がよい。この処方は麻黄湯の杏仁を大貝母に換えてある。杏仁と貝母はともに，去邪化痰止咳の働きがあるが，杏仁は苦温で，貝母は苦寒である。本案では肺に痰熱があるので，大貝母を用いている。加えて黄芩を用いて，肺熱を清している。われわれは麻黄湯・三拗湯加減で咳喘を治療しており，適当に加減することで，明らかな効果を得ることができる。

研究

　麻黄湯は主に発汗解表・宣肺平喘に用いられる。実験的研究によると，麻黄湯は解熱と内分泌腺の分泌を促す作用がある。麻黄湯は正常のマウスの皮膚温度に対してすみやかに影響し，ウサギの直腸温を緩徐に低下させる。麻黄湯はマウスの唾液腺と気管支腺のフェノールレッド分泌作用が強く，これに対して桂枝湯のこの作用が弱いのは，麻黄湯が無汗表実証に用いられ，桂枝湯が有汗表虚証に用いられることの明らかな違いを説明している。

　一方，麻黄湯は喘と胸満に用いられるが，この実験で麻黄湯は鎮咳・気管支腺の分泌促進・粘膜上皮の繊毛運動抑制・気管支拡張作用を有することが示され，臨床で咳喘の治療に応用されるのと基本的に一致する。

　麻黄湯は鎮咳平喘作用を有するが，その理由はエフェドリンがアドレナリン作動薬に属し，$\alpha\beta$両受容体に対する作用を有し，同時にアドレナリンの神経末梢での伝達物質放出を促進し，間接的にアドレナリン様作用を発揮することにより，気管支平滑筋を弛緩させて，平喘作用を発揮する。杏仁は体内で分解されて青酸となり，呼吸中枢と咳嗽中枢を抑制して，鎮咳作用を発揮する。

　そのほか，病理検査で麻黄湯が静脈の瘀血と出血，眼窩内出血などを起こすことが認められる。このことは「排尿痛があれば発汗させてはならず，発汗させると必ず下血する」「鼻出血があれば発汗させてはならず，発汗させると必ず額の血管が怒張し，目が直視したまま動かなくなる……」の記載と一致する。これは麻黄湯の使用が不適当な場合に用いると，出血や脈絡の病変を引き起こすことを説明している。〔『中医雑誌』1984,(8):63〕

麻黄加朮湯 『金匱要略』

| 方薬組成 | 麻黄9g　桂枝6g　杏仁9g　炙甘草6g　朮*12g |

単味の薬理研究

❖麻黄⇨79頁　　❖桂枝⇨6頁　　❖杏仁⇨55頁　　❖甘草⇨14頁

❖朮❖────

　『神農本草経』と，張仲景の『傷寒論』『金匱要略』で用いられている朮は，蒼朮と白朮の区別がない。蒼朮と白朮の区別は『名医別録』にみられる。両者はいずれもキク科の植物である。白朮の基原は *Atractylodes macrocephala* Koidz. の根茎である。蒼朮の基原は3つあり，ホソバオケラ・シナオケラ・オケラに分けられる。南蒼朮の基原は *Atractylodes lancea*（Thunb.）DC.で，北蒼朮の基原は *Atractylodes chinensis*（DC.）Koidz. で，関蒼朮の基原は *Atractylodes japonica* Koidz. ex Kitam. である。

❖ 『神農本草経』の記載

　「味苦温，主風寒湿痺死肌，痙疸，止汗，除熱，消食……」
- 風寒湿痺死肌：リウマチ性関節炎，筋肉の麻痺と理解できる。
- 痙疸：痙は関節強直を指し，疸は黄疸を指す。朮は利水の働きがあるので，黄疸を退かせる。
- 止汗，除熱：鄒潤安の説によると，「桂枝湯のように止汗除熱の働きにより太陽中風を治すのでなく，風湿相搏証で，発熱・発汗・身体痛・体が重い場合に朮を用いると，すべての症状が除かれる！」とあり，朮が湿熱を治すことを説明している。金・元時代の人が一般に解表薬として使うのは誤りである。

2．麻黄湯類

✣ 張仲景の応用考証

『本経疏証』：「張仲景は治療の諸方で朮を用いる場合，必ず煩もしくは重を兼ねている。例えば麻黄加朮湯では『身煩疼』，防已黄耆湯では『身重』，桂枝附子湯去桂加白朮湯では『身体疼煩』，甘草附子湯では『骨節疼煩』『激痛で屈伸できない・あるいは身体が少し腫れる』，苓姜朮甘湯では『腰重如五千銭』，桂枝芍薬知母湯では『肢節疼痛・脚腫如脱』，附『近効方』の朮附湯で『頭重』の記載がある」

　鄒潤安は，およそ湿が強い場合朮を用いるのは最良で，寒が強い場合はその次であると認識している。朮は烏頭や附子のような鎮痛の働きはないが，利水の働きが強く，痙病で湿が強い場合に適する。また，張仲景は朮を頭重感に用いているが，鄒氏が「眩を治すならば，痰と水を治すべきである」と説くのには理由がある。苓桂朮甘湯証のように，「心下に痰飲があって，頭眩もみられる」場合，沢瀉湯証のように「その人冒眩に苦しむ」場合，痰飲が本であり頭重感がその症状で，朮で痰と水を治療すれば，頭重感は自ずから解す。

✣ 後世の医家の応用

　ここでは蒼朮について述べる（白朮については328頁を参照）。

『名医別録』：「頭痛を主り，痰水を消し，皮間の風水結腫を逐し，心下の急な張満とコレラのように嘔吐下痢が止まらないのを治し，胃を温めて消化促進と食欲増進に働く」

甄権説：「風湿痺・心腹脹痛・水腫脹満を主り，寒熱を除き，嘔逆を止め，下痢を止める」

『大明本草』：「筋無力・腹部腫瘤・婦人の冷えによる腹部腫瘤・山嵐瘴気のような温性疾患を治す」

『珍珠嚢』：「健胃安脾の働きがあり，諸々の湿による腫脹で，除けないものはない」

『薬品化義』：「味は辛で散を主り，性は温で燥・燥により湿を除き，もっぱら脾胃に入る。風寒湿痺・山嵐瘴気・皮膚水腫を主治し，皆辛烈逐邪の効果である」

蒼朮は去風湿の要薬で、風湿や寒湿により引き起こされる関節・身体の疼痛に、麻黄加朮湯のように用いられる。蒼朮と黄柏を配合すると二妙丸で、熱痹あるいは湿熱下注により引き起こされる汚い帯下に用いられ、もし牛膝を加えると三妙丸で、腰膝関節の疼痛に用いられる。蒼朮は燥湿健脾の働きがあり、厚朴・陳皮を配合した平胃散は、湿が脾胃を阻むことによる胃脘部の満悶・悪心嘔吐・下痢・食欲不振に用いられる。蒼朮は散寒解表の働きがあり、藁本・白芷と配合した神朮散は、外感風寒・頭痛無汗などに用いられる。

❖蒼朮の薬理作用

①血糖降下作用：本品の煎剤はアロキサンによる実験性糖尿病のウサギの胃に灌流すると、血糖降下作用がある。10日間与えると血糖値は持続的に下降し、停薬後も上昇しない。

②排泄作用：本品の煎剤を体重1kgあたり10〜40gラットの胃に灌流すると、Na、Kの排泄作用がみられるが、利尿作用はみられない。

③抗夜盲症：本品の有効成分であるビタミンAは、ビタミンA欠乏により引き起こされる夜盲症と角膜軟化症を治す。

④催眠作用：蒼朮の催眠作用は、蒼朮の中のアトラクチロールとβ-オイデスモールの協同作用による。

⑤鎮静作用：少量の蒼朮油はトノサマガエルに対し鎮静作用があるが、大量に用いると中枢神経が麻痺し、最後は呼吸麻痺で死亡する。

⑥煙による消毒作用：蒼朮と艾葉で作られる消毒香あるいは薫煙剤は、多種のウイルス（流感のウイルスなど）・B群連鎖球菌・黄色ブドウ球菌・アフラトキシンやそれらに合併する真菌に対し殺滅作用を有する。細菌は蒼朮と艾葉で薫煙された後に変形し、退行性変化をきたす。

＊日本人の丹波元簡は、湿による身体疼煩に麻黄加朮湯を用いる場合、白朮の使用に異議を唱えている。この説では、「加朮は表湿を除くためであり、本方の場合、裏湿ではないので蒼朮がよい」と述べている。

適応症

寒湿で身体疼煩・無汗・悪寒・発熱のある場合。

> 方解

王旭高説:「本方は表の寒湿を除く本来の治療であり,麻黄は朮を得ると発汗過多にならず,朮は麻黄を得ると表に行って表湿を除く」

> 応用

本方は全身の浮腫・痰飲を通治する。最近の報告では,小児の急性腎炎を治療できる。

症例30

患者:項〇〇,男性,51歳。
現症:1年前風寒と雨に当たり,痺証を起こし,下肢の関節痛があって曇天・雨天時に疼痛が増悪し,重く腫脹している。舌質は淡,苔は薄白で,脈は濡弦である。西洋医の診断はリウマチ性関節炎。証は風湿が経絡を阻遏している。
処方:麻黄加朮湯と当帰を用いる。
　　　麻黄9g,桂枝9g,杏仁9g,甘草3g,蒼朮12g,当帰12g,7剤。
経過:服薬後疼痛は減り,続いて14剤服用後に治癒した。
考察:本案の痺証は,風湿が経絡を阻遏する証に属し,治療は解表去湿・温経通絡がよい。麻黄加朮湯を用いて表の風湿を駆出する。また麻黄・桂枝と当帰を併用すると温経通絡ができるが,これは「血が巡ると風は自ずから滅する」の意味である。

麻黄杏仁薏苡甘草湯 『金匱要略』

| 方薬組成 | 麻黄1.5g（湯泡）　炙甘草3g　薏苡仁1.5g　杏仁1.5g |

単味の薬理研究

❖麻黄⇒79頁　　❖甘草⇒14頁　　❖杏仁⇒55頁

❖薏苡仁❖―――

　本品はイネ科の植物ハトムギ *Coix lacryma-jobi* Linn. の成熟種子およびその変種の植物であるジュズダマ *Coix lacryma-jobi* Linn.var. ma-yuer (Roman.) Staf. の種子である。

❖『神農本草経』の記載

　「味甘微寒，主筋急，拘攣不可屈伸，風湿痹，下気」
- 筋急，拘攣不可屈伸：およそ風湿病の人は，常に風湿による関節変形があり，指の腱が少し湾曲していることをいう。
- 風湿痹：上記の病気を指す。

❖張仲景の応用の考証

　『本経疏証』：「益気・除湿・和中の働きにおいて，薏苡仁と朮は類似しているが，わずかな差を知らないと大きな誤りとなる。それは朮が温性で，薏苡仁は微寒，朮の気味は厚く性は急で，薏苡仁の気味は薄く性は緩ということで，張仲景は往々にして朮を使うとき薏苡仁を使わない」
　張仲景が薏苡仁を用いる場合は三処方あり，薏苡附子散・薏苡附子敗醬散・麻杏薏苡甘草湯である。薏苡附子散は胸痹緩急を治す。鄒潤安は『本経疏証』の中で『内経』の論を引用して言葉を使っているが，意味不明である。「緩急」の2字は実は「急」のことで，「緩急の需」はすなわち「急需」のことである。あるいは「ときに緩み，ときに痛む」でも

通じる。薏苡附子敗醬散は腫瘤状を呈する腸癰を治すが，腸癰の患者は右足を縮め屈伸できないので，古代の人はこれを筋急といった。麻杏薏苡甘草湯は麻黄杏仁甘草石膏湯加薏苡仁で，喘咳・浮腫に用いる。以上の3処方からみて，張仲景の薏苡仁の使い方はおおむね『神農本草経』と一致している。

❖後世の医家の応用

『名医別録』：「筋骨中の邪気不仁を除き，腸胃を利し，水腫を消し，食事を摂取できるようにする」
　薏苡仁は水腫を消す働きのある利湿薬で，後世の医家が湿温による傷寒を治療するのに三仁湯を用いるのは，ここから来ている。

甄権説：「肺痿・肺気腫による喀血・咳嗽・鼻汁・唾液・息苦しいのを治し，発赤・腫脹を破る」

張師正『倦游録』：「南宋時代の大詩人の辛稼軒が，過労の後に疝痛発作を起こし，陰嚢が茶碗大に腫れたので，薏苡仁を黄色く炒して水煎して服用すると，服薬後疝痛はすぐに治癒した。辛稼軒は友人の程沙が疝痛を患ったとき，服薬させると再び有効だった」。この証は陰嚢水腫を指す。

『本草綱目』：「健脾益胃・補肺清熱・去風勝湿……煎じて飲むと熱淋に対し利小便する」

後世の医家は本品を利水滲湿・和中健脾に用いる。また葉橘泉は「日本人は，薏苡仁を皮膚の疣に用いて有効であるが，中国産のものは明らかな治療効果がない」と述べた。われわれもまた，薏苡仁を皮膚の疣に用いて有効であり，大腸ポリープにも広く用いている。報告によると，薏苡仁は癌細胞の抑制効果があり，毎回30〜60gを水煎して服用すると大腸癌の治療ができる。

❖薏苡仁の薬理作用

①薏苡仁油の作用
●薏苡仁油は少量で呼吸中枢を興奮させ，大量では麻痺させてすぐに

呼吸を停止させる。
- 薏苡仁油は肺血管を著しく拡張させ，低濃度では切除したカエルの心臓に対して興奮作用，高濃度では抑制作用を有する。
- エーテルで抽出した薏苡仁油は，カエルの横紋筋と運動神経末梢に作用して，低濃度で興奮させ，高濃度で麻痺させる。
- ウサギの切除した腸の平滑筋に対して，低濃度で興奮作用，高濃度で抑制作用があり，ウサギとモルモットの子宮に対しては，緊張度を増加させ，収縮の程度も増加させる。

②コイキソールの作用
- 解熱鎮痛：ラットの尾を圧迫する実験で，コイキソールには鎮痛作用が認められ，その強さはアミノピリンに匹敵する。TTGによる発熱に対し，解熱作用がある。
- 筋抑制：カエルの横紋筋に対し収縮抑制作用がある。
- 抗腫瘍：コイキソールおよび薏苡仁の煎剤は，エールリッヒ腹水癌細胞に対し抑制作用がある。

適応症

湿邪が強く全身が激しく痛み，発熱あり，夕方に悪化する場合。

方解

麻杏薏苡甘草湯は，麻黄湯から桂枝を去り，薏苡仁を加えてできており，麻黄湯原方より薬量が少ない。ゆえに発汗去湿作用が麻黄加朮湯より弱く，外感風湿証で，全身がひどく痛み，夕方悪化する場合を治療できる。

本方は薏苡仁の量を多くすれば利水作用があり，湿邪が強い場合に適する。

応用

本方は浮腫・身体疼痛・喘咳，肺膿瘍の初期で悪臭ある痰を喀出する場合や，湿疹・多発性の疣の治療にも用いることができる。

麻黄杏仁甘草石膏湯『傷寒論』

| 方薬組成 | 麻黄9g　杏仁9g　炙甘草6g　石膏24g |

単味の薬理研究

- ❖麻黄⇨79頁　　❖杏仁⇨55頁　　❖甘草⇨14頁　　❖石膏⇨155頁

適応症

- 発汗あるいは無汗で，喘咳・煩渇のある場合。
- 太陽温病で，無汗で喘・発熱・口渇のある場合。
- 肺気が熱により閉じられ，喘逆・息切れがあり，ひどいと鼻翼呼吸で，口渇・黄苔・脈数の場合。

方解

柯韻伯説：「石膏は清火の重要な薬剤である。此の処方はただ熱があり寒がない場合，麻黄湯から桂枝の辛熱を去り，麻黄の開く作用と杏仁の降ろす作用，甘草の調和作用，2倍の石膏による内蓄の実熱を冷やす作用により，しばらくだらだらと発汗し，内外の煩熱と喘鳴は全て除かれる」

尤在涇説：「発汗し，喘があり，大熱がない場合，その邪は経絡や腠理にはなく肺の中にあるので，桂枝湯で発散させるべき病証ではなく，麻黄・杏仁の辛甘で肺に入り邪気を散じ，肺が邪鬱を受けると熱を生じるので，石膏の辛甘が肺に入って熱気を除き，甘草の甘温で中気を安んじ，散邪清熱を助ける。よって肺の邪気により喘を起こした場合の薬剤である」

応用

本方の弁証は，発熱・喘・息切れ・苔黄・脈数が弁証の要点であり，有汗・無汗を問わず使用できる。もし発汗・喘があり，熱が肺を（中で）塞いでいる場合，石膏は麻黄の5倍まで用いる。もし無汗で喘があり，熱が

肺を（外から）閉じている場合，石膏は麻黄の3倍まで用いる。

本方は肺炎・百日咳・気管支炎・気管支喘息・小児喘息・副鼻腔炎・ジフテリア・上気道感染などの疾患に用いることができる。肺熱熾盛と弁証される場合，本方を加減して治療できる。

症例31

患者：郭〇〇，男性，22歳。

現症：気管支喘息をすでに9年患っており，現在は咳喘・息切れ・胸悶があり，痰は黄色粘稠である。口唇・咽頭・舌とも紅，舌に点刺があり，脈は滑数である。

処方：麻黄9g，生石膏30g，杏仁9g，甘草6g，開金鎖15g，五味子6g，全栝楼24g，5剤。牛黄解毒片を併用する。

経過：服薬後，胸悶はすでになく，咳喘・息切れは明らかに軽減した。上方から全栝楼を除き，さらに5剤継続した。

考察：本案は熱喘・痰熱壅肺であり，麻杏甘石湯で宣肺清熱平喘し，開金鎖（野蕎麦根）の清熱解毒・活血散瘀の働きで肺熱咳嗽を専治し，全栝楼で痰熱を清泄し胸悶をあわせて治療する。五味子は鎮咳平喘の常用薬で，内傷外感を問わず咳嗽に用いられる。現代の薬理研究によると，五味子には良好な抗ストレス作用があり，生体の非特異的刺激に対する防御能力を増強させ，副腎皮質機能を増強させ，糖代謝に影響して肝グリコーゲンの分解を促進させ，血糖と乳酸のレベルを高め，強壮薬の意味をもつ。同時に良好な鎮咳去痰作用があり，長年喘息・咳嗽を患っている患者には扶正と止咳の一挙両得がある。

症例32

患者：江〇〇，男性，12歳。

現症：高熱（39.5℃）・鼻翼呼吸・息切れ，発汗後解熱せず，咳喘があり，痰の色は黄色粘稠で，舌紅・苔黄・脈洪大である。西洋医の診断は，

小児気管支肺炎である。治療は宣肺化痰・清熱解毒がよい。
処方：麻黄9g，生石膏30g，杏仁9g，甘草6g，黄芩15g，金銀花15g，鮮鴨跖草30g，5剤。
考察：本案は小児気管支肺炎で弁証は痰熱壅肺，麻杏甘石湯加味を与え，清熱解毒の働きが足りないのを恐れて，金銀花と黄芩で肺熱を解し，あわせて逐邪し，鮮鴨跖草で高熱を退かせて，服薬後完全に治癒した。

研究

複数の実験的研究で麻杏甘石湯は，連鎖球菌・溶血性連鎖球菌・肺炎双球菌・黄色ブドウ球菌など多種のよくみられる病原菌に対していずれも抗菌作用がなく，ただ麻黄は抗ウイルス作用がみられた。この結果から，本方は呼吸器感染に用いる場合，清熱解毒薬を加えるか，抗生物質を併用すると高い治療効果が得られる。〔『上海中医薬雑誌』1957,(3):15〕

動物実験の結果，麻杏甘石湯エキスは塩酸ヒスタミンにより引き起こされる気管支と腸管の平滑筋の収縮に対し，いずれも軽度の抑制作用がある。麻杏甘石湯は気管支病変により引き起こされる咳嗽に対し有効であるが，正常の気管支に対しては作用がない。

麻杏甘石湯には著しい治療効果があり，最近天津第三中薬工場で「麻杏甘石湯」から科学的に有効成分を取り出して加工した「止咳定喘片」は，肺炎・気管支炎・気管支喘息などの疾患に用いられる。

大青竜湯『傷寒論』

方薬組成	麻黄12ｇ　桂枝６ｇ　炙甘草６ｇ　杏仁６ｇ 石膏24ｇ　生姜３片　大棗８ｇ

単味の薬理研究

- ❖麻黄⇨79頁　❖桂枝⇨６頁　❖甘草⇨14頁　❖杏仁⇨55頁
- ❖石膏⇨155頁　❖生姜⇨19頁　❖大棗⇨21頁

適応症

- 太陽中風で，脈浮緊・発熱・悪寒・身体疼痛があり，発汗なく，煩躁がある場合。
- 傷寒で脈浮緩，身体疼痛なく，ただ重く，ときに軽くなり，少陰証がない場合。

方解

柯韻伯説：「麻黄湯証の激しいものは，麻黄湯加味で治療できる。諸症は全て麻黄湯証に当てはまるが，喘と煩躁の区別があり，喘の場合寒邪の気が鬱していて昇降が自然に行えないので，杏仁を多用して苦味により気を泄している。煩躁の場合は熱邪が気を傷害しており，傷津のため汗を作れないので，特に石膏を加えて甘味により生津させるが，その性が沈で，大寒のため，内熱がすぐに除かれると，表邪が残って寒中に変じて協熱下痢となる恐れがある。そこで必ず麻黄の量を２倍にして発表させ，２倍量の甘草で和中させ，さらに生姜・大棗で営衛を調和させると，一度の発汗で表裏ともに解し，風熱ともに除かれる。これらの内邪を清し外邪を除く働きは，麻黄湯や桂枝湯の及ばないものである」

禁忌

柯韻伯説：「少陰病の発熱悪寒・無汗煩躁の症状は大青竜湯の証と同じ部分があるが，ただし脈は浮でなく頭痛がない部分が異なり，少陰病の法はまさに温補である。また脈浮弱で自汗のある場合桂枝湯証であり，かえって麻黄・石膏を用いると真陽を亡くすことになる。胃気が四肢に及ばないので四肢は厥冷し，太陽が全身を巡らないので筋肉が震えてしまい，これらは張仲景が深く戒めるところである。必ず詳しく検討し，使うべきでない場合を理解したうえで，使うべき機会を失わないようにすべきである」。柯韻伯はまた「張仲景は脈によって弁証し，虚実を明らかにしているが，中風傷寒や脈の緩緊を論じてはいない。脈が有力なら実，脈弱無力なら虚，無汗で煩躁なら実，発汗して煩躁なら虚，証が太陽にあって煩躁するなら実，証が少陰にあって煩躁するなら虚とした。実の場合大青竜湯を与え，虚の場合は与えてはいけない」と説いている。

応用

大青竜湯は傷寒表実の重症，裏に熱証がある場合のほか，水気を発散する働きがあるので，『金匱要略』では溢飲に裏熱を兼ねる症候の治療にも用いている。このほか麻疹で無汗，熱鬱が不透の場合，四肢の浮腫に熱を挟む場合，肺気腫で喘息・息切れの場合にも用いられる。

症例33

患者：陳〇〇，男性，26歳。
現症：西洋医の診断は上気道感染で，発熱が38.9℃まで2日間出て，主訴は悪寒・頭痛・全身がだるく痛む，発汗なく，閉塞感・煩躁がある。脈は浮緊有力・舌紅苔白。
処方：麻黄12ｇ，桂枝6ｇ，杏仁6ｇ，甘草6ｇ，生姜3片，大棗14ｇ，生石膏30ｇ。患者には服用後，汗が出たら，その後は服用しなくてよいと指示した。
考察：この医案は表寒裏熱の証で，大青竜湯証を備えている。表寒の症候

は悪寒・頭痛・発熱・無汗・脈浮緊である。裏熱の症候は閉塞感・煩躁・舌紅・高熱である。
経過：大青竜湯を服用すると表裏双解・風熱両除の働きにより1剤で発汗し解した。

越婢湯『金匱要略』

| 方薬組成 | 麻黄12g　石膏24g　生姜3片　大棗8g　甘草6g |

単味の薬理研究
❖麻黄⇨79頁　　❖石膏⇨155頁　　❖生姜⇨19頁　　❖大棗⇨21頁
❖甘草⇨14頁

適応症
- 風水により全身が腫れ，脈浮で口渇（原文では不渇）・喘咳・発熱のある場合。
- 裏水により全身・顔・目の黄疸・浮腫があり，もしその脈が沈で小便不利がある場合，水病になっていることである。小便自利の場合，津液が亡くなっており口渇もあるはずで，越婢加朮湯がこれを主る。

方解
喩嘉言説：「越婢湯証は表証が少しあって発散できない場合で，普通営衛を通調させる方法を使う。麻黄・石膏の2味は，1つは甘熱，1つは甘寒で，2薬の合用は，脾が陰に属すので甘熱で調和させ，胃は陽に属すので甘寒で調和させる。風熱の陽・水寒の陰が脾胃を犯した場合，いずれにも使えるのはなぜか？　脾胃の不和すなわち水穀を消化吸収できない状態では，水穀精微が精製できないので，営衛も充実できない。営衛

が虚すれば発熱や悪寒があり，経絡が塞がっていて，表裏が通じない。ゆえに表の風水にこれを用い，裏の水に口渇を兼ね，小便自利の場合にもこれを用いると脾胃を傷害しない。脾胃を保護すると，自然に病が消えるのである」

費伯雄説：「風と水が皮膚の間にあり，脹ではなく腫となっていて，小青竜湯証から変化しており，風水ともに毛竅から出させるため越婢と名付けられた。越婢とは脾を快適にすることである」

[応用]

本方は妊婦の癲癇・できものを治療し，弁証が表実裏熱の場合に用いることができ，虚寒の場合には用いるべきでない。

[附]
- **越婢加朮湯**：本方に朮（白朮12g）を加えた越婢加朮湯は，癘風（ハンセン病）・脚気で脛が腫れ，弱くなった場合に用いることができる。
- **越婢加半夏湯**：本方に半夏15gを加えると越婢加半夏湯になり，肺気腫による咳喘・眼球突出・脈浮大の場合に用いられる。
- **喩嘉言説**：「越婢湯の中には石膏があって半夏がなく，小青竜湯の中には半夏があって石膏がない。越婢湯加半夏と小青竜湯加石膏にはどちらも半夏・石膏の2薬を含み，協力して働く。石膏は清熱に働き，辛熱薬の豁痰の働きを助け，半夏は豁痰に働き，辛涼薬が清熱できるようにする。越婢加半夏湯が気を降ろし，喘を静める働きがあるのは，清熱薬中に半夏を入れているからである。張仲景は処方を加減し，後学者に示しているのである」

症例34

患者：丁〇〇，女性，13歳。
現症：眼瞼は蚕のように腫れ，腫れは顔面に始まり現在は両足，腹部に及ぶ。悪風・発熱，ときに咳があり，舌苔は薄白，脈は浮である。西洋医の検査では，急性腎炎。弁証は風水。

処方：越婢湯加減を用いる。

　　麻黄9g，生石膏24g（先煎），白朮9g，生姜3片，大棗8g，甘草6g，4剤。

考察：『金匱要略』には「患者を診ると眼瞼が蚕や寝起きのように腫れ，頸部の動脈の拍動がみられ，ときに咳があり，手足を按ずるとくぼんで戻らない場合，風水である」とある。本案の弁証は風水であり，越婢湯加白朮で，発表除湿し，内服後浮腫は完全に退き，諸症状はみな治った。

甘草麻黄湯 『金匱要略』

| 方薬組成 | 炙甘草6g　麻黄9g |

単味の薬理研究

❖甘草⇨14頁　　❖麻黄⇨79頁

適応症

●裏水あり，脈沈・顔目の黄疸・浮腫・小便不利のある場合。
●風湿水の病で，身体・顔目が腫れて重い場合。

方解

　肺は水の上源であり，もし肺気が閉塞すると，水穀精微が散布できず，腫脹ができる。麻黄は肺気を宣通し，肺気が通じれば小便は利し，いわゆる「提壺掲蓋法（壺を持ち，蓋を開けて注ぐ）」により浮腫を消すことができる。甘草は和中に働き，麻黄の温燥を緩和する。

　古代の人は甘草と麻黄を併用すると，傷陰せず，邪を表から散ずると認識していた。

応用

本方は哮喘咳逆・傷風による頭痛を治療でき，あわせて一切の腫毒・手足の疼痛・風痹による麻痺を治療できる。

症例35

患者：顧○○，女性，62歳。
現症：哮喘を発症して15年，冬に悪化し夏は軽い。発作時は横になれない。現在は喉の狭い感じがあり，哮喘の呼吸音がしている。脈細，舌は正常。証は風寒束肺に属し，治療は宣肺平喘がよい。
処方：麻黄9ｇ，枳実9ｇ，玄参9ｇ，甘草6ｇ，3剤。別に砒礬丸を毎回5丸，1日2回，合計30粒服用させる。
考察：本案は甘草麻黄湯加味で咳喘を治療している。麻黄は宣肺平喘し，枳実は寛胸，玄参は利咽，別に服用する砒礬丸は寒喘に対し奇効がある。砒礬丸は許叔微の『本事方』に記載のある紫金丹のことで，組成は砒石1・明礬3・豆豉10の割合で，粉末を糊で緑豆くらいの大きさの丸剤にして毎回5～7丸服用させると寒性の哮喘に対して効果がよい。ただし熱性の哮喘に対しては無効なばかりか，服用後かえって悪化する。薬量が適当であることが重要で，少ないと無効，多すぎると中毒になる。2週間連服して無効なら中止し，有効なら断続的に与えて，1カ月以上連続して服用しない。肝腎病・出血性疾患の場合は用いない。

症例36

患者：李○○，男性，36歳。
現症：咳嗽を12年，哮喘を3年患っている。喉にゴロゴロと音がして，痰が多い。舌淡・苔白，脈は弦滑。証は肺気上逆・痰熱壅肺に属し，治療は止咳去痰がよい。
処方：麻黄9ｇ，百部9ｇ，射干9ｇ，甘草3ｇ，3剤。別に砒礬丸を毎

回5丸，1日2回，合計30粒服用させる。
考察：本案もまた，甘草麻黄湯加味で咳喘を治療した。百部は止咳の良薬で，温潤で不燥，開泄降気の作用があり，新鮮な百部は効果が最もよい。薬理研究によると，百部はインフルエンザウイルスと多種の呼吸器感染を起こす細菌に対し抑制効果があり，咳嗽反射も抑える。麻黄は射干を配合して宣肺豁痰し，射干は喉のゴロゴロするのを治す。

麻黄附子細辛湯 『傷寒論』附：麻黄附子甘草湯

方薬組成	麻黄6g　附子9g　細辛3g

単味の薬理研究

- ❖麻黄⇒79頁　　❖附子⇒351頁　　❖細辛⇒105頁

適応症

- 少陰病で始まり，無汗で，悪寒あり，頭痛なく，ただ眠りたく，かえって発熱・脈沈のみられる場合。
- 手足が冷え，発熱と脈沈があるか，脈微細で悪寒のみられる場合。

方解

柯韻伯説：「およそ発熱無汗は，太陽の表が開けず，沈は裏にあり，少陰の枢が固められないので，麻黄を与えて腠理を開き，細辛で浮熱を散ずる。附子がないと元陽を固められず，少陰の津液が溢れ出て，太陽のわずかな陽気も外へ失われ，生命の危険が生ずる。附子と麻黄を併用することで寒邪は散じ，陽も亡くならず，精が自然に蔵して陰も損傷されない」

程郊倩説：「沈は少陰に属し，発汗してはいけない。ただし初め発熱があり，太陽に属すので，やむを得ず発汗させないといけない。附子は温経

助陽し，その裏を固めるが，真陽が汗とともに出ていかないようにする働きは，麻黄に細辛を併用してはじめて発揮される」

張仲景は病を治療するとき，病人の循環器系統の変化に非常に注意を払っており，脈微や脈沈のとき附子の強心作用を用いて，心原性ショックを防いでいる。

応用

痰飲喘咳・頭痛があり奥まで痛む，冷えによる関節痛・悪寒・老人の感冒で横になりたいときなどに用いることができる。とにかく本方は虚衰の場合に用いられ，実熱興奮証には用いない。

[附] 麻黄附子甘草湯

本方から細辛を去り炙甘草6gを加えたものは，麻黄附子甘草湯と名づけられている。『傷寒論』によると，「少陰病，二三日過ぎて」「裏証がない」「少し発汗がある場合」，あるいは水気病で，浮腫・息切れ・小便不利・脈沈小がみられる場合を主治する。

柯韻伯説：「裏証がないという言葉から，すなわち表証があることがわかる」。また，「もし表に微熱があるなら，受けた寒邪は軽く，細辛を甘草に替えて少し発汗させればよい。甘により緩めるのと，辛により散ずるのは少しの違いである」

麻黄附子甘草湯は，浮腫・喘咳・冷えによる関節痛などの症状に用いられる。

症例37

患者：薛○○，男性，53歳。
現症：寒がりで，哮喘をすでに二十数年患っている。現在は暑い日にも発病し，咳嗽があり，痰は多くない。舌は淡，苔は白膩でやや青く，脈は沈である。
処方：麻黄9g，附子片6g，細辛2.4g，桂枝9g，款冬花9g，紫菀9g，5剤。

考察：本案は哮喘が二十数年あり，頑固な病で何度も反復し，正気が消耗され，精気も内傷し，錯綜した症状がみられる。ただし結局のところ寒痰飲凝が内にあるので，附子・麻黄・細辛を用いて陽を興奮させ，陰邪を消散させると，喘はおさまり痰は減る。本案では，桂枝で解表を助け，紫菀と款冬花で長引く咳と気の上逆を治療した。

症例38

患者：兪〇〇，女性，19歳。
現症：哮喘を3年患い，寒くなるとすぐに再発する。咳はひどく痰は多く，胸悶・息がつまり・身心が疲労しているが，眠りやすい。舌は淡で歯痕があり，苔は白で，脈が弦滑である。
処方：麻黄9g，附子片6g，枳実9g，川厚朴9g，前胡9g，款冬花9g，甘草6g，4剤。
考察：本案の弁証は少陰の寒喘で，麻黄附子甘草湯加味を用い，麻黄に前胡を配合して宣肺豁痰し，輔薬として枳実・厚朴で下気し，佐薬として款冬花で止咳をはかった。
経過：内服後，諸症状は軽減し，3剤続けたら緩解した。

小青竜湯『傷寒論』

| 方薬組成 | 麻黄9g　桂枝9g　芍薬9g　細辛3g　乾姜3〜6g
炙甘草9g　五味子9g　半夏9g |

単味の薬理研究

❖麻黄⇨79頁　　❖桂枝⇨6頁　　❖芍薬⇨9頁　　❖乾姜⇨371頁
❖甘草⇨14頁　　❖半夏⇨450頁

❖ 細辛 ❖

本品はウマノスズクサ科の植物ケイリンサイシン *Asarum heteropoides* Fr. Schmidt var. dahuricum（Aaxim）Kitagawa およびウスバサイシン *Asarum sieboldi* Miq. の乾燥した根を含む全草。

❖『神農本草経』の記載

「味辛温，主咳逆，頭痛，脳動，百節拘攣，風湿，痺痛，死肌」
- 主咳逆：息切れ・咳嗽を指す。急・慢性気管支炎や気管支喘息に対して有効である。
- 頭痛，脳動：風寒邪の外感による頭痛。
- 百節拘攣：風寒性の関節拘攣と重い感冒時の全身酸痛・痙攣。
- 風湿，痺痛，死肌：関節炎に用いる。死肌とは，感覚・運動麻痺のこと。

❖ 後世の医家の応用

『名医別録』：「中を温め，気を降ろし，痰を破り，水道を利し，胸中の痰結を開く。喉痺を除き，蓄膿症で臭いのわからないのを治し，癲癇や乳房のしこりに用いる。汗を出させ，血を巡らせ，五臓を安んじ，肝胆を益し，精気を通じさせる」

甄権説：「嗽を治し，皮風湿痒を去り，結膜炎による流涙を治し，歯痛を除き，閉経・婦人の血尿・腰痛を主る」

『本草綱目』：「辛温で散ずる働きがあり，風寒風湿による頭痛・痰飲……に用いるとよい」

細辛は辛温で，風寒の邪を温散する働きがあり，風寒による感冒・咳逆上気・風寒による頭痛・全身の酸痛・関節痙攣などを治療できる。ただし細辛の解表作用は弱く，麻黄・桂枝あるいは羌活・防風などの辛温解表薬と常に配合して用いる。細辛を風熱の証に用いることは少なく，辛涼薬と配合することは稀である。われわれが農村部で診療に当たったとき，風寒感冒の証が多く，農村の医師はよく羌活・独活・葛根に細辛を配合して，風寒による頭痛に卓効をあげていたが，市中では風熱感冒が多く，細辛

はあまり使われない。細辛に麻黄・前胡・百部を配合すると宣肺止咳に働き，当帰を配合すると，活血去瘀鎮痛に働き，風湿痺痛を治療する際には細辛に羌活・川烏などを併用する。細辛の用量に関しては，「細辛は五分を超えてはいけない」という説があり，1.5ｇを超えないという意味である。われわれの経験では細辛は３ｇまで用いることができるが，それ以上多くならない方がよい。薬理報告によると，細辛の揮発油は動物実験で毒性があり，最初興奮現象がみられ，続いて麻痺状態に陥り，最後は呼吸麻痺で死亡する。細辛は心筋・平滑筋に対し直接抑制作用を有する。

❖細辛の薬理作用

①局部麻酔作用：細辛を水あるいはアルコール（20～100％）に浸した薬剤は，カエルの坐骨神経の伝導を遮断し，モルモットのパッチテストで，浸潤麻酔の効果がある。ただし煎じ薬では無効である。細辛の揮発油は表面麻酔の作用があるが，刺激性が強く，表面麻酔剤としては不適である。

②解熱と鎮痛の作用：細辛の揮発油は動物実験で解熱作用があり，その強さはアンチピリンに相当する。

③抗菌作用：細辛のアルコール抽出液は黄色ブドウ球菌・枯草菌・赤痢菌・腸チフス菌に対し抑制作用がある。

④血圧に対する作用：細辛の揮発油は，麻酔した動物の血圧を低下させるが，煎剤を用いると血圧は上昇する。

⑤中枢神経抑制作用：細辛油は中枢神経系に対し明らかな抑制作用を有する。少量の細辛油は動物を安静にさせ，おとなしくさせて，自発的な運動を減少させ，大量に用いると動物を睡眠・麻酔状態にさせる。細辛油とペントバルビタールナトリウム・抱水クロラールを併用すると，意識が清明な動物を深い睡眠状態にでき，その増強作用は用量に正比例する。

⑥呼吸器系に対する影響：華細辛の抽出液をウサギに静脈注射すると，モルヒネによる呼吸抑制に対抗する。その油の主要成分はメチルオイゲノールで，モルモットの切除した気管に対して著しい弛緩作用を有する。北細辛のアルコール抽出液は，切除した肺の潅流量をまず徐々に低下させ，その後持続的に増加させ，15～30分維持させる。上述

の作用は，中医が細辛を「痰飲喘咳」の治療に応用することに対する薬理学的基礎をはっきり示している。
⑦毒性：細辛の揮発油は黄樟エーテルを含有し，これは毒性が比較的強く，発癌物質であり，飼料中にこれを混入させると，2年後に28％のラットに肝癌を発生する。細辛の抽出液の毒性は，水煎剤で強く，華細辛の煎剤をマウスに内服と静脈注射で与える場合のLD_{50}は，各々体重1kgあたり12.375gと0.778gである。

❖五味子❖

本品はマツブサ科のチョウセンゴミシ Schisandra chinensis (Turcz.) Baill. の果実である。

✤『神農本草経』の記載
「味酸温，主益気，咳逆上気，労傷羸痩，補不足，強陰，益男子精」
・益気，補不足：益気は息切れを治すことを指し，強壮作用があるので不足を補う。
・咳逆上気：咳嗽・気が上に昇ることを指し，喘息を包括する。
・労傷羸痩：労傷は五労七傷を指し，『巣氏病源』から出た言葉である。羸痩は虚労病に属する。
・強陰，益男子精：五味子は補腎作用を有する。腎は精を蔵するので，精が盛んなら陰が強まる。

✤張仲景の応用の考証
『本経疏証』：「五味子が治する証は，『傷寒論』では咳逆といい，『金匱要略』ではさらに上気という。例えば射干麻黄湯は，咳があり気が昇り，喉がゴロゴロ鳴るのに用い，小青竜加石膏湯は，肺気腫で，咳逆・気の上昇があり，煩躁・喘がある場合に用いる」

✤後世の医家の応用
『名医別録』：「五臓を養い，熱を除き，陰を生じさせ，肌を養う」

甄権説：「気を降ろし，嘔逆を止め，虚労を補い，皮膚の艶を良くする」
李東垣説：「生津止渇し，下痢を治し，元気の不足を補い，耗散した気と瞳孔散大をおさめる」

　五味子は『名医別録』および『千金方』の中ですでに多用されており，その効能は強壮作用と咳逆上気を治す作用の2点にまとめられる。五味子の強壮作用により，動悸・不眠・眩暈・多夢を治すことができ，『千金方』で人参・麦門冬を配合した「生脈散」は，気陰両虚を治すことができる。人参・蛤蚧を配合した「参蛤散」は，腎を補い気をおさめ，虚喘に用いられる。五味子が咳逆上気の治療に用いられる場合，張仲景の処方の中で，麻黄・乾姜を配合しているが，およそ麻黄・乾姜は開散作用があり，五味子には収斂作用があるので，一開一合により喘咳に対して用いられるが，実は五味子には乾姜などを配合しなくてもよく，慢性の咳嗽で虚証の病人に五味子を用いると，扶正止咳するので一挙両得である。耳性の眩暈に対しては，弁証が肝腎両虚である場合に五味子を主薬として9g用いると，常に顕著な治療効果が認められる。

❖五味子の薬理作用

①強壮作用：五味子と人参は類似しており，同じ適応原様作用（有害刺激に対する防衛能力を高め，適応性を増強する作用）を有するが，人参に比べ作用が弱い。ただし，非特異性刺激に対する防御能力を高め，副腎皮質機能を高めるので，これ1味で強壮薬となる。

②中枢神経系に対する作用：健康な人の中枢神経系の各部分に対し反射を速めることにより，知的活動を改善して作業効率を高める。

③呼吸に対する作用：シザンドリンは呼吸に対し興奮作用があり，煎剤（濃度100％，pH2.6～3.2）を覚醒しているウサギおよび麻酔したウサギに体重1kgあたり0.1～0.5ml静脈注射すると，呼吸の興奮作用（頻度増加・振幅増大）を有する。麻酔したイヌ・ネコなどに対しても，モルヒネによる呼吸抑制に拮抗して呼吸興奮作用がある。

④鎮咳去痰作用：本品のエーテル抽出物は，内服・腹腔内注射を問わず，アンモニア水で引き起こされるマウスの咳を止める作用がある。マウ

スのフェノールレッド試験で去痰作用がみられる。エーテル抽出物からは，2種類の結晶が分離されるが，そのいずれにも明らかな鎮咳作用がある。このほか，揮発油には一定の鎮咳作用があり，酸性の部分には去痰作用がある。

⑤ **代謝に対する作用**：糖代謝に影響して，肝グリコーゲンの分解を速め，脳・肝・筋肉中の果糖およびブドウ糖のリン酸化過程を強め，血糖と乳酸のレベルを高めるが，血糖に影響しないとの報告もある。アルコール抽出物0.25gをマウスの胃に毎日注入すると，6日でマウスの胸腺が萎縮することから，副腎皮質の機能を増強することが説明できる。

⑥ **子宮に対する作用**：切除したウサギ，あるいはしていないウサギの子宮の平滑筋に対し，いずれも興奮作用を有し，それによって規律性収縮を強め，張力に対する影響は少なく，攣縮は起こさず，血圧も高めない。五味子チンキは微弱陣痛や過期妊娠に対し，分娩活動を強める働きがあり，すでに自然に分娩活動が始まっている場合に効果はよりよい。

⑦ **肝臓に対する作用**：五味子は中毒性肝障害の動物の肝細胞に対し，肝グリコーゲンの含量を軽度増加させ，肝細胞の脂肪変性を軽減させ，中毒性発病因子によるミトコンドリアおよびリソソームの破壊を軽減させる。肝臓の保護と肝細胞の再生促進の働きをもち，肝臓の解毒作用を増強する。五味子は血清のGPTを低下させる初歩的な研究が明らかになったが，肝障害により肝細胞と酵素の合成が抑制された場合にみられることで，正常の肝臓に対しては明らかな作用はない。すでに損害を受けた肝臓に対しては，さらに酵素の活性を抑制する。

⑧ **抗菌作用**：五味子のアルコールに浸した液は，試験管内で炭疽菌・黄色ブドウ球菌・白色ブドウ球菌・パラチフスA菌B菌・肺炎球菌・腸チフス菌・赤痢菌・異型赤痢菌・コレラ菌・サルモネラ菌・ガス産生菌・変形菌などに対しいずれも抑制作用があり，緑膿菌に対しては特に強い抗菌作用がある。生体内および試験管内で，抗ウイルス作用を有する。

適応症

● 傷寒で表邪が解さず，心下に水気があり，咳と少しの喘，乾嘔，発熱し

て口渇せず，または口渇，または下痢，または小便不利，少腹が張る場合。
- 溢飲・体が重く痛む・肌膚の浮腫を治す。
- 咳逆・息切れがあり横になれない場合。
- 婦人が涎沫を吐く場合，医者が反対にこれを下すと，心下が痞える。先に涎沫を治療するべきで，小青竜湯がこれを主る。涎沫が止んだら瀉心湯で痞を治療する。

方解

柯韻伯説：「悪寒発熱が解せず，咳が出ていると，水気犯肺があることがわかる。乾嘔があるので，水気がまだ胃に入っておらず心下にあることがわかる。水気の変幻にこだわらず，下にあって上に行かないとき，口渇あるいは下痢する。上にあって下に降りないとき，噎あるいは喘がある。腸胃にとどまると小便不利になり，少腹が脹る。発熱と咳嗽の決まった症状があるので，桂枝湯から停滞の性質の大棗を除き，麻黄を加えて腠理を開き，細辛で水気を追い出し，半夏で嘔気を除き，五味子・乾姜で咳を止める。生姜に替えて乾姜を用いるのは，生姜の気味は乾姜の猛烈に及ばず，その強い温性で心下の水を追い出し，苦辛によって五味子の酸味を解し，麻黄・細辛で直接解表するので，生姜で散ずる必要はない」

小青竜湯証は，風寒の邪の外感と水飲の内停が結びついており，単純な解表薬で水飲を化することができず，単純な化飲薬で外邪が解せないので，解表散寒と温肺化飲を併用して外邪を宣解し，停飲を除く。本方はわずか8味であるが配合が厳密であり，この配合により，散寒解表・化飲平喘の方剤となる。

応用

本方は慢性気管支炎・気管支喘息・老人性肺気腫で喘咳・白色で薄い痰・舌淡・苔白滑の場合を治療できる。

[附]

小青竜加石膏湯：小青竜湯に石膏15gを加えたもので，小青竜湯証に裏熱・煩躁を兼ねる場合に用いる（『金匱要略』）。

王旭高説：「肺気腫の咳喘は，多くは水飲により煩躁に熱邪を挟んでおり，小青竜加石膏で寒温をあわせて治療し，水飲とともに除く」

本方は慢性気管支炎の急性発作・喘息性気管支炎・気管支喘息・肺気腫などで，弁証が風寒の外感で，内に寒飲があり，邪熱煩躁を兼ねる場合を治療できる。

症例39

患者：管〇〇，男性，56歳。

現症：十余年の咳嗽の既往があり，毎年1～2回の発作がある。今回の発作は昨年の小雪の時期に始まり，喘鳴・息切れ・胸悶を伴い，痰は泡沫が多く薄い。咳のときに動悸があり，寒がりで四肢が冷え，舌は淡で苔は白，脈は沈弱である。寒飲伏肺・腎不納気の証に属し，治療は温肺納腎がよい。

処方：麻黄9ｇ，桂枝6ｇ，附子片6ｇ，細辛2.4ｇ，姜半夏6ｇ，五味子6ｇ，乾姜3ｇ，甘草6ｇ，栝楼仁9ｇ，枳実9ｇ，7剤。別に黒錫丹と，臍帯各1.5ｇ毎日2回服用する。

経過：服薬後，喘はおさまり，諸症状は軽減した。続いて7剤服用させ，予後をしっかりさせた。

考察：『景岳全書』に「肺は気の主となり，腎は気の本となる」とある。この患者には，慢性の咳嗽・寒がり・四肢の冷え・喘鳴・息切れがあり，これらは腎不納気の症状で，黒錫丹・臍帯・附子片を用いて温腎納気する。痰が多く泡沫状で薄いので，肺寒伏飲が明らかで，小青竜湯加減で温肺化飲した。

症例40

患者：屠〇〇，男性，44歳。

現症：1967年から気管支炎があり，毎年冬に発症し，翌年春の終わりまで続き，徐々に好転する。最近発作が頻回になり，時間も延長してきた。病歴は毎年7カ月。顔色は暗色，寒がりで息切れがあり，痰は

薄く色は白い。咳のとき胸脇痛がある。舌は胖大・湿潤で，苔は薄白，脈は弦滑である。西洋医の診断は喘息性気管支炎で，ずっとアミノフィリンなどで治療しているが効果がない。

処方：弁証は肺寒伏飲で，小青竜湯で温肺化飲する。

麻黄9ｇ，桂枝6ｇ，白芍9ｇ，細辛2.4ｇ，五味子6ｇ，乾姜6ｇ，半夏9ｇ，炙甘草6ｇ，5剤。

経過：3剤服用後，すぐに痰が減ったと感じ，喘は落ち着いた。左・右帰丸各120ｇを毎回各6ｇ，1日2回服用させて発作を防いだ。

考察：本案は寒喘に裏の水飲を兼ねており，小青竜湯証を備えている。小青竜湯を3剤与えた後，患者はすぐに顕著に好転した。これは急ならばその標を治療するということである。

「喘息発作時には肺を治療し，平時には腎を治療する」といわれる。本案は左・右帰丸を用いて温腎固本し，喘息発作を防いでいる。もし左・右帰丸がなければ，七味都気丸でもよい。

> 討論

大・小青竜湯はいずれも表裏双解の方剤であるが，なぜ本案では大青竜湯でなく小青竜湯を用いるのか？　なぜなら本案は表裏共寒で，痰飲を兼ねているので，麻黄・桂枝で表寒を解し，乾姜・細辛・半夏で寒飲を温化し，五味子で斂肺して喘咳を治療するとともに，芍薬・甘草の配合で気管支平滑筋の痙攣を緩解する。また別の症例で陳○○さんは，表寒裏熱の証だったので大青竜湯を与え，麻黄・桂枝で表寒を解しながら多量の石膏で裏熱を清し煩躁を解した。大・小青竜湯の立法用薬は発表薬は同じで，いずれも麻黄・桂枝を用いているが，治裏薬は異なっており，比較して分析すれば張仲景の立法用薬の妙を悟ることができる。『金匱要略』の中で，小青竜加石膏湯と越婢加半夏湯は，肺気腫で咳があり気が上昇するのに用いているが，それぞれの用いる意味はどこにあるのか？　小青竜加石膏湯は喘と煩躁を治し，多量の石膏を加えて煩熱を除くことで，寒飲に熱を挟む哮喘を治療する。越婢加半夏湯は，越婢湯で辛涼宣肺泄熱し，多量の半夏で辛温豁痰し，降気平喘する。1つは石膏，1つは半夏で，これらは用薬のヒントを与えてくれる。およそ病人を診るときは，よく考え，柔軟に弁証し，

不変の中に変わっている部分を見つけ，変化している中に変わっていない部分を見つけて，1つのことから3つをわかるようにならねばいけない。

研究

臨床報告によると，小青竜湯の合剤の1mlが原方生薬2gに相当するものを，成人で毎回5〜8ml，1日4回お湯で服用させた。8千余人の臨床観察で，本方は発熱悪寒・咳嗽喘息・喀痰などの呼吸器症状を除き，顕著な治療効果が認められた。〔『江西中医薬』1955,(5):28〕

厚朴麻黄湯 『金匱要略』

方薬組成	厚朴15g　麻黄12g　石膏24g　杏仁9g　乾姜6g 細辛3g　小麦30g　五味子15g　半夏15g

単味の薬理研究

- ❖厚朴⇨53頁　❖麻黄⇨79頁　❖石膏⇨155頁　❖杏仁⇨55頁
- ❖乾姜⇨371頁　❖細辛⇨105頁　❖小麦⇨480頁　❖五味子⇨107頁
- ❖半夏⇨450頁

適応症

- 咳があり，脈浮のある場合。
- 哮喘・咳嗽があり気が上昇し，表証の有無に関わらず裏熱がある場合。

方解

尤在涇説：「厚朴麻黄湯は小青竜加石膏湯と大体同じであるが，邪を散じ飲を除く力が強く，厚朴は辛温で助表の働きがあり，小麦は甘平で五味子とあわせて正気を収斂する。張仲景の意図は，およそ咳があれば皆肺

の邪であるから，脈浮の場合，生気が多く表に向かっているので，容易に外へ出すことができるということであろう」

|応用|

本方の弁証は胸満気逆が主体であり，表証が明らかでないが裏熱がある場合である。また感冒で頭痛がある場合，心下が冷えて嘔気がある場合，痰飲停滞による咳と涎の場合にも用いることができる。

|研究|

南京中医学院の報告によると，気管支喘息の常用中医処方11種類を集めて，ネオスチグミンにより麻酔したネコの実験的気管支痙攣モデルを用いて，治療効果を比較検討したところ，3号処方（厚朴12ｇ，麻黄9ｇ，石膏30ｇ，杏仁12ｇ，五味子9ｇ，半夏12ｇ，乾姜4.5ｇ，細辛4.5ｇ）の10％煎剤を，体重1kgあたり1mℓ静脈注射すると，気管支痙攣を解除する顕著な作用が認められた。

射干麻黄湯『金匱要略』

方薬組成	射干9ｇ　麻黄12ｇ　生姜3片　細辛3ｇ　紫菀9ｇ 款冬花9ｇ　五味子15ｇ　半夏15ｇ　大棗14ｇ

単味の薬理研究

❖麻黄⇨79頁　　❖生姜⇨19頁　　❖細辛⇨105頁　　❖五味子⇨107頁
❖半夏⇨450頁　　❖大棗⇨21頁

❖射干❖─────

本品はアヤメ科の多年生物ヒオウギ *Belamcanda chinensis* （Linn.) Leman

の根茎である。

❖『神農本草経』の記載
「味苦平，主咳逆上気，喉痺咽痛不得消息，散結気，腹中邪逆，食飲大熱」
- 咳逆上気：射干はよく気を降ろし，『金匱要略』の射干麻黄湯のように，咳と気の上昇を治療できる。
- 喉痺咽痛不得消息：射干は解毒利咽するので，喉痺腫痛の証を治療できる。痰が多く，気が喉中に結してゴロゴロ音がするので，言葉をはっきりいえない状態である。

❖張仲景の応用の考証
『金匱要略』には「咳と気の上昇，喉中にゴロゴロと音がする場合，射干麻黄湯がこれを主る」とある。射干は降気散結し，鄒潤安によると，「射干は降気開結の力が強いので，その名前を処方の最初につけているのである」。『神農本草経』の記載も同じである。

❖後世の医家の応用
『名医別録』：「老血が心脾の間にあるのを治し，咳唾・口臭を取り，胸中の熱気を散ずる」
『本草綱目』：「射干は降火の働きがあるので，古方では喉痺咽痛を治す要薬である」

射干は清熱・解毒し，消腫利咽降気し，痰の多い喘咳の証に適用される。『金匱要略』の射干麻黄湯のように，喉にゴロゴロ音がする痰飲咳嗽に用いる。

❖射干の薬理作用
① ウイルス抑制作用：射干は外感および咽喉疾患を起こすいくつかのウイルス（3型アデノウイルス，$ECHO_{11}$ウイルス）の抑制作用がある。
② 抗菌作用：射干の煎剤を用いて試験管稀釈法で実験すると，シェンライン黄癬菌と紫色毛菌など8種類の皮膚真菌に対し抑制作用がある。

③血圧降下作用：射干をアルコールに浸した液は，ウサギの血圧を下降させる。

④唾液分泌促進作用：射干のアルコール抽出物を体重1kgあたり20〜100m*l*ウサギの胃に注入すると，唾液分泌の増加を引き起こし，注射で与えると作用はより迅速である。

❖紫苑❖────

本品はキク科の多年生草本植物シオン *Aster tataricus* Linn. の根茎と根である。

✤『神農本草経』の記載

「味苦温，主咳逆上気，胸中寒熱結気，去蛊毒萎蹶，安五臓」

・咳逆上気：本品には潤肺下気の作用があるので，咳喘と肺気の上逆を治す。

・胸中寒熱結気：外感により肺気が塞がれて咳喘があり，痰が多い状態。

✤後世の医家の応用

『名医別録』：「咳で膿血を吐くのを治し，喘鳴・動悸を止め，過労・虚弱に対し不足を補い，小児の癲癇を治す」

紫苑は，慢性の咳嗽を治療し，潤肺下気・消痰止咳の作用がある。『医学心悟』の止嗽散のように，本品に百部・桔梗・荊芥・甘草を配合して，外感による咳嗽・咳痰が出てすっきりしないものに用いられる。われわれも紫苑に百部・板藍根・金銭草・前胡を用いて，咳嗽・気管支炎を治療して一定の効果が認められた。

✤紫苑の薬理作用

①去痰・鎮咳作用：本品の煎剤を体重1kgあたり1g胃に注入すると，麻酔したウサギの気管支粘膜の分泌が増加する。そのアルコール抽出物から分離される一種の白色針状結晶は，マウスの実験性咳嗽に対し

鎮咳作用を有する。
②抗菌作用：本品は結核菌・黄色ブドウ球菌・変形菌・腸チフス菌・パラチフス菌・ソンネ赤痢菌・大腸菌・緑膿菌に対し抑制作用があり，流感のウイルスにも抑制作用がある。
③心血管に対する作用：款冬花のアルコール抽出物と煎剤をネコに静脈注射すると，血圧がまず少し下がった後，急激に上昇し，それを比較的長時間維持する。エーテル抽出物をネコ・ウサギ・イヌ・ラットに与えると，一般に先に降圧する現象はなく，昇圧作用は明らかである。出血性ショック状態のネコにエーテル抽出物を体重1kgあたり0.2g（生薬）与えると昇圧作用はきわめて顕著で，昇圧の幅は平均120mmHgである。その昇圧作用の特徴は，用量が少なく，作用が大きく，持続時間が長く，反復して与えても耐性がすみやかには生じないことである。

❖款冬花❖――――

本品はキク科の多年草であるフキタンポポ *Tussilago farfara* Linn. の花蕾である。

✣『神農本草経』の記載
　「味辛温，主咳逆上気，善喘，喉痺，諸驚癇，寒熱邪気」
・咳逆上気：咳喘による肺気の上逆を指す。
・善喘：本品は平喘作用がある。
・喉痺：喉痺腫痛をきたす病証の総称。

✣後世の医家の応用
　『名医別録』：「消渇・喘息呼吸に用いる」
　甄權説：「頻呼吸と動悸・疲労・咳嗽が絶え間なく続き，鼻汁と唾液が粘稠であり，肺線維症や肺膿瘍で膿血を吐くのを治療する」
　『本経疏証』：「『千金』『外台』でおよそ咳逆，慢性の咳を治療する場合，十方中九は，紫菀と款冬花を併用している。……『千金』『外台』に

おいてこれらの使い分けもだいたいみられる。膿血を吐き，声が出ない場合，また風寒で水気が盛んな場合には，多くは款冬花を用いず，紫苑を用いる。款冬花は温剤・補剤を使用している場合に使うことが多い」

　款冬花は辛酸・潤・温・不燥であり，潤肺化痰止嗽の良薬で，激しい咳・長期の咳・咳嗽・気喘の証にいずれも応用できるが，寒飲喘咳に最も適している。張仲景の射干麻黄湯の中に，款冬花があり，定喘湯にも款冬花が用いられている。消痰止咳の作用を強めるため，常に紫苑と配合して用いられる。

❖款冬花の薬理作用

①呼吸器系に対する作用：款冬花は鎮咳去痰・止喘・呼吸中枢を興奮させる作用がある。煎剤を体重1kgあたり1.6g，ネコの胃に注入すると，胸腔内にヨウ素液を注入して起こした咳嗽に対し鎮咳作用がある。体重1kgあたり1gを胃に注入すると，ネコの気管支分泌を促進し，軽度の去痰作用がある。切除したウサギ・モルモット・ネコの気管に灌流する実験で，款冬花のアルコール抽出物は，少量で分泌滴数が増加し，大量では減少する。ヒスタモンで引き起こしたモルモットの気管支痙攣に対し，解痙の効果はアミノフィリンに及ばない。アルコール抽出物を麻酔したネコに注射すると，呼吸中枢の興奮作用があり，大量では一部のネコに対してまず呼吸を抑制し，後に興奮させる。

②循環器系に対する作用：款冬花の煎剤とアルコール抽出物は，麻酔したネコ・ウサギなどの動物に静脈注射後，血圧をまず少し下げ，その後急速に上昇させる。研究により，アルコールとエーテルに溶ける成分に昇圧作用があり，アルコールに溶けエーテルに溶けない成分に降圧作用があり，アルコール抽出物は動物の血管に灌流すると血管収縮作用があることが証明された。

③胃腸と子宮平滑筋に対する作用：款冬花のエーテル抽出物は，胃腸平滑筋に対し抑制作用があり，塩化バリウムにより引き起こされる腸管収縮に対し拮抗作用がある。切除していない，もしくは切除した子宮

に対し，少量で興奮，大量で抑制，あるいは最初に興奮し後に抑制的に作用する。

④毒性：款冬花の煎剤をマウスに服用させた場合のLD$_{50}$（半数致死量）は体重1kgあたり124gで，アルコール抽出物をマウスに服用させた場合のLD$_{50}$は体重1kgあたり112g，エーテル抽出物をマウスの腹腔内に注射した場合のLD$_{50}$は体重1kgあたり43gである。

適応症

咳があり，気が上昇し，喉がゴロゴロ鳴る場合。

方解

尤在涇説：「咳が出て気が昇るのは，肺に邪が鬱しており，気が降りずに上逆するからである。肺に寒飲があり，昇って喉に入り，呼吸の刺激によってゴロゴロ音がする。射干・紫菀・款冬花は逆気を降ろし，麻黄・細辛・生姜で邪気を発散し，半夏で水飲を消し，大棗で安中・五味子で斂肺する。発散しすぎないようにして，正気の損傷を防いでいるのである」

応用

本方は喘息・肺気腫・慢性の咳嗽・小児の百日咳に用いられる。咳嗽を主症状とし，寒性のタイプに用いられるが，発熱証でもかまわない。乾性の咳嗽や粘稠な痰の場合には用いない。

症例41

患者：陳○○，女性，37歳。
現症：喘息を5年間患っており，冷えると発症する。咳喘・白色泡沫状の薄い痰があり，夜間に喉がゴロゴロ鳴る。舌は淡，苔は白，脈は滑である。肺に寒飲がある証に属する。
処方：射干麻黄湯加減を用いる。
　　　射干9g，麻黄9g，前胡9g，紫菀9g，乾姜3g，細辛3g，五味子6g，半夏9g，5剤。

考察：本案は肺に伏飲があり，冷えると喘息が発症する。処方中の射干は利咽降気に働き，喉のゴロゴロ鳴るのを治す主薬である。麻黄は平喘に働き，前胡・紫菀と配合することで宣肺降逆する。細辛・乾姜・半夏はあわせて用いると水飲を温散する作用がある。処方中の五味子は強壮薬で，かつ比較的よい鎮咳去痰作用を有するので，長年喘息を患っている患者に対しては，扶正と止咳の一挙両得である。

麻黄連翹赤小豆湯『傷寒論』

方薬組成	麻黄6g 連翹6g 杏仁6g 赤小豆30g 大棗8g 生梓白皮30g 生姜3片 炙甘草6g

単味の薬理研究

- ❖麻黄⇨79頁　　❖杏仁⇨55頁　　❖大棗⇨21頁　　❖生姜⇨19頁
- ❖甘草⇨14頁

❖連翹❖――――

本品は，モクセイ科の植物レンギョウ *Forsythia suspensa* (Thunb.) Vahl. の果実である。

✣ 『神農本草経』の記載

「味苦平，主寒熱，鼠瘻，瘰癧，癰腫，悪瘡，瘿瘤，結熱，蠱毒」

- ・寒熱：外感による悪寒発熱と理解できるほか，火毒瘡瘍による悪寒発熱とも理解できる。
- ・鼠瘻：頸部リンパ節結核のこと。
- ・瘰癧：小さいものを瘰，大きいものを癧という。またの名を癧子頸という。
- ・癰腫，悪瘡：瘡瘍のこと。

・瘰癧：甲状腺腫大のこと。

❖後世の医家の応用
『名医別録』：「白虫（蟯虫）を去る」
甄権説：「五淋・小便不通を通利し，心の客熱を除く」
『大明本草』：「小腸を通じ，排膿させる。瘡癤を治し，痛みを止め，月経を通じさせる」
張元素説：「連翹は3つの用い方がある。1つは心経の客熱を瀉す。2つ目は上焦の諸熱を去る。3つ目は瘡家の聖薬である」
『本草求真』：「連翹は味苦・微寒で，質は軽く浮の性質で，六経の鬱火を瀉すとの記載があるが，質が軽清で実は瀉心の要剤である。心は火を主り，心火が清すれば諸臓の火も皆清する。……『内経』の言葉によると，諸痛瘡瘍皆心火に属する，連翹は実は瘡家の聖薬である」

連翹は清熱解毒・散結消腫の効能があり，金銀花・荊芥・薄荷など解表薬と配合すると風熱性の感冒および熱病の初期に用いることができる。牡丹皮などと配合すると血熱を清すことができるので，慢性肝疾患でZTTを低下させる。夏枯草・玄参・貝母と配合すると瘰癧結核を治療でき，赤芍・桃仁・山梔子・黄芩など清熱解毒薬と併用すると，癰腫瘡毒に用いられる。

❖連翹の薬理作用
①抗菌作用：本品の煎剤を試験管稀釈法で用いると，志賀赤痢菌・フレキシナー赤痢菌・ペスト菌・人型結核菌・黄色ブドウ球菌・腸チフス菌・パラチフス菌・コレラ菌・肺炎双球菌・大腸菌・ジフテリア菌・溶連菌に対し，いずれも抑制作用がある。本品のアルコール抽出物7.8mg/mlはレプトスピラに対して殺滅作用がある。連翹フェノールはその有効成分で，黄色ブドウ球菌・赤痢菌・パラチフス菌・ジフテリア菌に対し，比較的強い抑制作用がある。
②抗炎症作用：人工的に作った白ラットの無菌性肉芽のモデルに対し，連翹液を腹腔内に注射すると，抗滲出作用があり，抗増生作用はない。連翹液を白ラットに注射すると，血中のP^{32}で標識した赤血球が「炎

症性肉芽」に滲入する数が明らかに減少する。このことから，炎症による血管壁の脆弱化作用を低下させることがわかる。

臨床報告で，連翹単味は腸膿腫・肺結核・紫斑病・網膜出血に対して有効で，連翹の抗菌・抗炎症作用と関係がある。

③解熱作用：連翹の煎剤は人工的に発熱させた家ウサギに対し，解熱作用があることが実験で証明されている。

④抗肝損傷作用：四塩化炭素でモルモットに作った肝損傷を用いて対照群と比較した結果，連翹を用いた後の動物では肝臓の変性と壊死が明らかに軽減し，肝細胞内の肝グリコーゲンとRNAの含有量が大部分回復し，正常に近い程度になる。血清GPT値が顕著に下降し，連翹の抗肝損傷作用が示された。その有効成分はオレアノール酸で，オレアノール酸の働きは，四塩化炭素によりモルモットに引き起こされた肝損傷に対抗する働きがあり，急性肝炎に対し一定の治療効果がある。

⑤鎮吐作用：本品の煎剤は，ジギタリスの静脈注射による嘔吐に対し対抗する働きがあり，イヌに皮下注射したモルヒネによる嘔吐を抑制する働きもある。これらの鎮吐作用は，延髄の催吐化学受容体を抑制することによる。

❖赤小豆❖

本品はマメ科の植物ツルアズキ Phaseolus calcaratus Roxb. の成熟種子である。同属植物のアズキ Phaseolus angulars Wight の種子は，ツルアズキの代わりに用いられるが，質が劣る。

❖『神農本草経』の記載

「主下水，排癰腫膿血」

・下水：利小便のこと。

・排癰腫膿血：赤小豆は清熱解毒の働きがあるので癰腫に用いられる。

❖後世の医家の応用

『名医別録』：「悪寒・発熱・内熱による消渇を治療し，下痢を止め，脹

満を下し，嘔吐や慢性の下痢を終わらせる」
　甄権説：「熱毒を消し，瘀血を散じ，煩満を除き，気を通じさせ，脾胃を健やかにする……粉末にして卵白と混ぜ，熱毒による癰腫に塗る」
『日華子本草』：「赤豆粉は，煩を治し，熱毒を解し，排膿し，血脈を補う」
『本草綱目』：「瘟疫を改善し，難産を治し，胎盤を下し，母乳を通じさせる」

　赤小豆は消腫除水の作用が明らかで，脚の腫れ・腹水を治し，張仲景の麻黄連翹赤小豆湯のように湿熱を外泄させることにより黄疸を退かせる。

|適応症|
- 傷寒で瘀熱が裏にあり，頭から発汗し，小便不利・黄疸がある場合。
- 黄疸・発熱・腹満があり，喘咳・無汗あるいは小便不利がある場合。

|方解|
尤在涇説：「瘀熱が裏にある場合，発汗できず熱が裏に滞っている。ゆえに麻黄・杏仁・生姜の辛温で表を発越し，赤小豆・連翹・梓白皮の苦寒甘で裏の熱を清し，大棗・甘草の甘温で健脾し，散湿逐邪に用いられる。流水を用いて服用するが，その理由は味が薄く水気が滞らないからである。合わせていうと，麻黄連翹赤小豆湯は散熱の剤であり，茵蔯蒿湯は下熱の剤で，梔子柏皮湯は清熱（熱を中和する）の剤である」

|応用|
　本方は傷寒による発熱・身体痛・瘡瘍湿毒による浮腫・黄疸・小便不利・無汗・皮膚瘙痒に広く応用できる。
　本方は麻黄湯から桂枝を去り，連翹・梓白皮・赤小豆・生姜・大棗を加えたもので，連翹は瘡瘍を治し，消腫・利小便・止嘔し，梓白皮は清熱去毒，赤小豆は利小便に働く。ゆえに本方は解表・清熱利水を主としており，湿熱鬱表の実証に用いられる。

症例42

患者：張〇〇，男性，37歳。
現症：患者は足の白癬による湿疹で滲出液が多く，外用薬のみで治療したところ数日で治癒したが，突然全身の著しい浮腫が出て来院した。尿量減少・口乾があり，暑い日にもかかわらず汗がなく，食欲は少し低下していた。
処方：麻黄連翹赤小豆湯加減を用いる。
麻黄9ｇ，連翹9ｇ，杏仁9ｇ，赤小豆30ｇ，大棗8ｇ，桑白皮15ｇ，茯苓9ｇ，白朮9ｇ，生姜3片，甘草6ｇ，茅根15ｇ，7剤。
経過：服薬後，浮腫は徐々に退いたが，腹部はなお腫れていたので，別に五皮飲加減を与える。蘇梗9ｇ，陳皮9ｇ，桑白皮9ｇ，大腹皮9ｇ，茯苓皮9ｇ，冬瓜皮15ｇ，14剤を与えて，病は治癒した。
考察：本案の弁証は瘀熱が裏にあり，小便不利・身体腫満を呈している。麻黄連翹赤小豆湯加減で，開鬼門・浄府の法（汗腺を開き，利尿させる方法）を用いる。
経過：服薬後，身体の浮腫は徐々に消え，2診目では理気利湿を強めた法である五皮飲加減に変えて，最後には完全に治癒した。

症例43

患者：倪〇〇，男性，28歳，労働者。
現症：患者は通勤でかなり疲労し，暴飲暴食したところ，遂に発熱・微悪寒・黄疸が現れ，心下の痞え・嘔気があり，赤色尿が出て舌苔は白色である。
処方：麻黄連翹赤小豆湯加減を用いる。
麻黄9ｇ，連翹9ｇ，赤小豆15ｇ，桂枝9ｇ，桑白皮15ｇ，杏仁9ｇ，川黄連3ｇ，鮮茅根15ｇ，全栝楼15ｇ，7剤。
経過：服薬後，倦怠感があり，尿量は少し増加した。上方に黄耆15ｇ，太子参9ｇ，防已15ｇを加えて再び7剤与えた後，黄疸は退き，諸症状は消失した。1年後に追跡調査したが，再発はない。

考察：本案の黄疸は，湿熱鬱表の実証である。麻黄連翹赤小豆湯加減を用いるのは，解表清熱利水の意味である。2診で人参・黄耆・防已を加え，益気利水の作用を増強し，治療効果に満足できた。

症例44

患者：丘〇〇，女性，35歳。
現症：患者は全身の湿疹があり，両大腿外側にはなはだしい。夜間の瘙痒が著しく，局所の灼熱感があり，舌苔は黄色に転じ，脈は弦数である。湿熱鬱表の証。
処方：麻黄連翹赤小豆湯加減を用いる。
　　　麻黄6g，連翹9g，赤小豆24g，苦参12g，薏苡仁15g，当帰9g，生地黄12g，甘草6g，生姜3片，大棗8g，5剤。
経過：服薬後，湿疹は半減し，瘙痒はかなり減少し，続く5剤の服用で治癒した。追跡調査1年で再発なし。
考察：本例の湿疹は，弁証が湿熱鬱表で，治療法は解表清熱・去風養血がよい。麻黄連翹赤小豆湯は解表清熱を主としており，苦参・薏苡仁を加えて湿熱を清化し，当帰・生地黄で養血去風した結果，完全に治癒した。

症例45

患者：向〇〇，男性，27歳，農民。
現症：患者は全身に発疹を発症し，痒くてたまらない。毎回発作は1週間あまり持続し，某病院の皮膚科で「蕁麻疹」と診断され，服薬したが効果がなかった。今年もすでに4回発作があり，昨日もまた発作があった。皮疹は胸部に明瞭で，強い赤みと灼熱感があり，風に当たると悪化する。舌は紅，苔は白，脈は弦数である。風熱が肌表に内蘊した証。
処方：麻黄連翹赤小豆湯加減を用いる。
　　　麻黄6g，連翹9g，赤小豆30g，金銀花9g，赤芍9g，牡丹

皮9g，当帰9g，生甘草3g，3剤。
経過：服薬後，発疹は消失し続服2剤で完全に治癒した。
考察：本案は発疹で，風熱が肌表に内蘊しており，治療は去風解表・清熱養血がよい。処方の中で，麻黄と甘草の配合で去風解表し，金銀花・連翹で清熱解毒し，赤小豆で利湿し，赤芍・牡丹皮・当帰で活血涼血する。「風を治する場合，先に血を治する。血が巡れば風は自ずから滅する」の意味にもとづいている。

麻黄升麻湯*『傷寒論』

方薬組成	麻黄7.5g	升麻3.8g	当帰3.8g	知母2.4g	黄芩2.4g
	萎蕤2.4g	芍薬0.8g	天門冬0.8g	桂枝0.8g	茯苓0.8g
	甘草0.8g	石膏0.8g	白朮0.8g	乾姜0.8g	

＊麻黄升麻湯の方薬は複雑で，張仲景の処方ではない疑いがある。

単味の薬理研究

❖麻黄⇨79頁　❖当帰⇨393頁　❖知母⇨158頁　❖黄芩⇨235頁
❖芍薬⇨9頁　❖桂枝⇨6頁　❖茯苓⇨294頁　❖甘草⇨14頁
❖石膏⇨155頁　❖白朮⇨328頁　❖乾姜⇨371頁

❖升麻❖────

本品は，キンポウゲ科のオオミツバショウマ *Cimicifuga heracleifolia* Komar., 興安升麻 *Cimicifuga dahurica* (turcz.) Maxim., 升麻（西升麻）*Cimicifuga foetida* Linn. などの根茎である。

✤『神農本草経』の記載

「味甘辛，主解百毒，辟温疾障邪，毒蠱」

- 解百毒：升麻の解毒力は強く，多種の毒症に用いることができる。
- 辟温疾障邪：温疾は古代の急性伝染性疾患を指す。障邪は毒気による瘧・悪性マラリアなどを指す。

✤後世の医家の応用
　『名医別録』：「味苦・微寒。解百毒・急性伝染病・毒気による熱病の邪気を避け，悪心嘔吐・腹痛を治し，流行性の伝染病・風邪による発赤腫脹・喉痛・口内炎に用いる」
　甄権説：「小児の癲癇・熱壅不通に用い，癰腫・豆状瘡を治療する。水煎し，綿につけて瘡の上を拭く」
　張元素説：「皮膚の風邪を去り，肌間の風熱を解し，肺痿を治療する」
　王好古説：「歯槽膿漏による悪臭に用いる」
　『滇南本草』：「小児の水痘や風疹を透表し，瘡毒・咽喉の腫脹・喘咳で発声できないのを解し，肺熱・歯痛を止め，扁桃腺炎・耳下腺炎を治す」
　『本草綱目』：「斑疹を消し，瘀血を巡らせ，陽気虚による眩暈を治し，胸脇の虚痛を治し，慢性の下痢・後重を止め，遺精・帯下・不正性器出血・血尿・下血・陰萎・脚の冷えを治す」
　陸九芝説：「およそ三焦の大熱に属し，諸々の瘀血や陽毒で紫暗色の発疹がある場合，犀角がこれを主る。これに誤って升麻を与えると，血が溢れコントロールできず，皮疹が黒くなり，胃のびらんが起こって，かえって悪化してしまう。現代の人が升麻を用いるべき証に誤って犀角を用いる例として，水痘・麻疹の初期で喉の発疹から発症した場合，先に透達すべきで升麻が適任である。これに誤って犀角を与えると邪を裏に送ってしまい，深く内陥してなかなか出せず，悪化してしまう。ゆえに升麻は邪を表から出すのに用い，犀角を用いて邪を降ろした場合，中に入り込んでしまう」

　升麻は清熱解毒の薬で，流行性の温熱病を治すのに用いられる。また李東垣は升麻が清陽の気を升挙させるのに長じており，慢性の下痢・脱肛・子宮下垂などの証をよく治すと述べている。また泄熱・痘疹・解毒の働きがあり，痘毒の斑疹不透・瘡癰腫毒などの証を治すのに用いられる。葛根を配合すると升麻葛根湯で，麻疹の透発不暢に用いられる。黄連・生地黄・当帰

などを配合すると清胃散で，胃火による歯痛・口舌のびらんを治すことができる。金銀花・連翹・大青葉・赤芍などを配合すると，瘡瘍腫毒などを治すことができる。黄耆・党参・柴胡などを配合すると，補中益気湯となる。

❖升麻の薬理作用
①抗菌作用：本品を水に漬けた液は，結核菌の成長を抑制し，皮膚病の真菌に対しても抑制作用がある。

②平滑筋に対する作用：動物の切除した腸管と妊娠した子宮に対して抑制作用がある。膀胱や未妊娠の子宮には興奮作用がある。

③鎮静作用：北升麻チンキは鎮静作用があり，解熱・抗痙攣作用を合わせもっている。

④毒性：人に大量に用いると頭痛・振戦・四肢の強直性痙攣・陰茎の異常勃起が出現し，胃腸炎を引き起こす。重症の場合，呼吸困難・譫言など中毒症状がみられる。

⑤心血管系に対する作用：升麻は心臓を抑制して，心拍数・血圧を下げる作用がある。

⑥抗癲癇作用：北升麻のアルコール抽出物は，樟脳あるいはストリキニーネによるマウスの癲癇を抑制する。

⑦抗炎症作用：升麻の一成分であるイソフェルラ酸を北升麻から抽出してラットの胃に体重1kgあたり2g注入すると，カラギナンやデキストランによる脚の腫れに対し消炎作用を有し，乳酸や酢酸による肛門潰瘍に対し，その面積の縮小速度を速める。

❖玉竹❖

本品はユリ科の植物アマドコロ *Pologonatum odoratum* (mill) Druce の根茎である。『神農本草経』には萎蕤と記載され，『名医別録』の玉竹のことである。

❖『神農本草経』の記載
「気味甘平，主中風暴熱，不能動揺，跌筋結肉，諸不足。久服去面黯黒，

好顔色，潤沢」
- 中風暴熱，不能動揺：中風とは風邪の外感による病証のこと。
- 跌筋結肉：筋肉の間の硬結のことかもしれない。張隠庵は「跌筋とは，筋が柔和でないことである。結肉とは，肉に光沢がないことである」と述べている。
- 諸不足：虚損のこと。
- 久服去面黯黒，好顔色，潤沢：長期に服用すると津液が充満し，顔面の黒斑が去り，顔色が良く皮膚が潤沢になる。

✤後世の医家の応用

『名医別録』：「心腹の結気虚熱・湿毒による腰痛・陰茎の冷え・眼角のびらんと涙を主る」

甄権説：「流行性疾患による悪寒発熱に用い，内側では不足を補い，虚労客熱・頭痛不安を去る」

『大明本草』：「煩悶を除き，消渇を止め，心肺を潤し，五労七傷の虚損を補い，腰足の疼痛を治す」

『滇南本草』：「気血を補い，補中健脾する」

『本草綱目』：「風温による自汗灼熱・悪性マラリアによる悪寒発熱・脾胃の虚乏・男子の頻尿・遺精・一切の虚損を主る」

『本草求真』：「味は甘，性は平，質は潤。記載によると肺陰を補い，肝脾腎に入って風湿を去る」

玉竹は益陰・去風・除湿の作用があり，神経衰弱による咳嗽・頭痛・虚熱による咽乾・乾咳・消耗性発熱・足の痺れや痿弱に用いられる。

✤玉竹の薬理作用

①血圧に対する作用：青島勞山の玉竹の茎葉を浸けた液，煎剤などは量の多少を問わず，ウサギの血圧を緩やかに上昇させ，麻酔したイヌに対しては，少量では影響がないが，大量では徐々に血圧を下降させる。

②強心作用：勞山の玉竹の煎剤・チンキ剤は，少量で切除したカエルの心拍動を速やかに上昇させ，大量では減弱～停止させ，いわゆる根茎

を搾った汁には鈴蘭に相当する強心配糖体を含有しているので強心作用がある。

③血糖に対する作用：ウサギに玉竹を浸けた液を内服させると，血糖はまず上昇し後に低下して，副腎皮質によって起こる高血糖を顕著に抑制する作用がある。ブドウ糖・アロキサンによって起こる高血糖に対しても抑制作用がある。

④抗菌作用：煎剤を平板稀釈法で検査すると，1：320で黄色ブドウ球菌，1：160で変形菌，1：40で緑膿菌，1：20で大腸菌に対し，いずれも抑制作用がある。

⑤血液脂肪と実験的動脈粥状硬化斑の塊に対する作用：ウサギの高脂血症モデルに100％玉竹煎剤を毎回5ml，毎日3回，合計30日与える実験を行った。その結果対照組と比較して，薬を与えた後10日，20日，30日においてトリグリセリド・コレステロール・β-リポタンパクはいずれも下降した。玉竹の煎剤は，動物の動脈の粥状硬化斑の塊の形成（肉眼観察）を一定程度軽減する作用があると認識している人もいる。

⑥その他の作用：腹腔内に100％玉竹注射液を注入すると，マウスが無酸素に耐える時間を延長させられる。ただし30分を過ぎると死亡する。玉竹を服用すると，ブドウ糖とアロキサンによって引き起こされるラットの血糖上昇を抑制する作用がある。実験性結核病にしたマウスに2.5％玉竹を含む飼料を毎日50～75mg，体重1kgあたり2.5～3.75g与えると，死亡率が低下するが，病変の縮小は明らかでない。

❖天門冬❖────

本品はユリ科の植物クサスギカズラ *Asparagus cochinchinensis*（Lour.）Merr. の根である。

✣『神農本草経』の記載

「味苦平，主諸暴風湿偏痺，強骨髄，殺三虫，去伏屍」

・諸暴風湿偏痺：突発する風湿痺痛。

天門冬を風湿痺に用いることは現代では稀である。

・殺三虫，去伏屍：殺虫滅菌作用と解釈できる。『巣氏病源』には「伏屍の病は，人の五臓の中に伏在し，長年除かれない。未発症のときは何もないかのごとく体調が良いが，発症すると心腹の刺痛・脹満・息切れがみられる」とある。

✤後世の医家の応用
『名医別録』：「肺気を補い，悪寒発熱を去り，肌膚を養い，気力を益し，小便を利し，冷性で補う働きがある」

『名医別録』では天門冬は滋養薬とされており，肺胃の虚を補うのに用いられる。

『本草綱目』：「潤燥滋陰し，清肺降火する」

天門冬は滋養薬で，肺胃の陰を補うのに用いられる。王孟英の三才湯すなわち天門冬・生地黄・人参から組成された方剤のように，温病で気陰両傷の証に用いることができる。

温病による傷津あるいは高熱傷陰の病人は，胃陰が損傷され，飲食を欲しないので，王孟英の養陰法を用いる。天門冬・麦門冬・枇杷葉加石斛などを数剤服用させると，病人は往々にしてすぐ食欲が出てきて効果がよい。

✤天門冬の薬理作用
① 抗菌作用：煎剤は試験管内で，炭疽菌・αおよびβ溶連菌・ジフテリア菌・類ジフテリア菌・肺炎双球菌・黄色ブドウ球菌・レモン色ブドウ球菌・白色ブドウ球菌・枯草菌に，いずれも程度は異なるが抗菌作用を有する。

② 抗腫瘍作用：試験管内で，急性リンパ性白血病・慢性骨髄性白血病・急性単核細胞型白血病の患者の白血球のデアミナーゼを一定程度抑制する作用があり，あわせて急性リンパ性白血病の患者の白血球数を抑える働きがある。

適応症
厥陰病の寒熱錯雑の上熱下寒の証，吐血・咽痛・四肢厥逆・下痢が止まらないものに用いる。

方解

　この処方は寒・熱・温・清・収・緩・泄の薬物を備え，処方は複雑で，古方にはあまりみられず，1例をあげて1つの形式を示している。

　古い説によると陽熱が厥陰に内陥し，経脈が邪気により塞がれて，下部まで脈が及ばず，上部は咽喉不利があり，膿血を吐き，邪が経脈を阻滞している。ゆえに麻黄・桂枝で肌表を開いて発散し，外へ熱を排泄する。白虎・越婢で肺胃を清潤し，裏熱を化する。芍薬・甘草合黄芩湯は寒因寒用，甘草・乾姜合腎著湯は熱因熱用であり，病状が複雑なので逆順兼施の法を採用している。これらの症状は複雑で，処方もまた複雑である。

3. 葛根湯類

方剤	薬物組成	加	減	適応証
葛根湯	葛根12g 麻黄9g 桂枝6g 生姜3片 炙甘草6g 芍薬6g 大棗8g			風寒邪が表にあり，頭項強痛・背部の強ばり，几几として牽引され，脈浮・無汗・悪風して下痢する場合。
葛根加半夏湯	本方	半夏9g		太陽・陽明の合病で，嘔吐して下痢する場合。
葛根黄芩黄連湯	本方	葛根12g 黄芩9g 黄連9g	麻黄9g 桂枝6g 芍薬6g 生姜3片 大棗8g	急性腸炎・下痢・膿血便の初期，表証がまだ残り，裏熱を兼ねる場合。

葛根湯『傷寒論』

方薬組成	葛根12g　麻黄9g　桂枝6g　生姜3片 炙甘草6g　芍薬6g　大棗8g

単味の薬理研究

- ❖麻黄⇨79頁　　❖桂枝⇨6頁　　❖生姜⇨19頁　　❖甘草⇨14頁
- ❖芍薬⇨9頁　　❖大棗⇨21頁

❖葛根❖――――

本品はマメ科の植物クズ *Pueraria lobata* (Willd.) Chwi の根である。

✣『神農本草経』の記載

「味甘平，主消渇，身大熱，嘔吐，諸痺，起陰気，解諸毒」

- 消渇：口渇多飲を指し，多食するがかえって消痩になり糖尿病に類似する。葛根は生津止渇するので消渇を治療できる。
- 身大熱：葛根の解熱作用を指す。
- 嘔吐：葛根は止嘔作用を有する。
- 諸痺：痺とは閉じることで，その概念は広く，喉の腫れ・肢体の疼痛・関節の運動障害などを指す。

✣張仲景の応用の考証

『本経疏証』：「葛根の応用は，ただ栝楼のように陰津を増やすのみでなく，ただ升麻のように陽気を上昇させるのでもなく，二者の長所をあわせもっている。ゆえに太陽・陽明の合病自ら下痢する場合（葛根湯証）や，太陽病を誤下して下痢が止まらなくなり，脈促で喘・汗のある場合（葛根黄芩黄連湯証）にも用いる」

✤後世の医家の応用

『名医別録』:「傷寒中風による頭痛を治療し,解肌・発表・発汗させ,腠理を開き,外傷を治療し,痛みを止め,脇風痛を治す」「生の根汁は,消渇・傷寒による壮熱を治療できる」

甄権説:「流行性疾患による喘息・咳逆を治し,消化を促進し,酒毒を主に解し,煩渇を止める」

『大明本草』:「胸膈の熱・心の煩悶・熱による発狂を治し,血痢を止め,小腸を通じさせ,排膿破血し,蛇・虫に嚙まれたところに塗る」

『開宝本草』:「小児の熱による痞えに,葛根をすり下ろした汁を飲ませる」

張元素説:「表邪を発散させ,小児の瘡疹がなかなか出ないのを発散させる」

李東垣説:「干した葛はその気が軽浮で,胃気を鼓舞して上行させ,津液を生じ,肌熱を解し,脾胃虚弱による下痢を治す聖薬である」

葛根の応用は以下に帰納される。①発表解肌退熱,②痘疹の透発,③生津止渇,④升陽止瀉。

葛根は表熱を解す働きがあるが,その発汗の力量には限りがあり,もし風寒の邪を解すときは葛根湯のように麻黄・桂枝を配合する。葛根と麻黄・桂枝の違いは,清涼滋潤の効能があり,項背強急を治すのみでなく,剛痙も治す働きがある。葛根と升麻を配合すると升麻葛根湯で,麻疹の透発に用いられる。葛根と天花粉・麦門冬・芦根を配合すると,熱病による口渇や消渇証を治す。葛根と党参・白朮・藿香を配合すると,脾虚による下痢を治す。葛根と黄芩・黄連を配合すると葛根黄芩黄連湯のように下痢に表証を兼ねる場合に用いられる。このほか葛根を単独で用いると,高血圧による頭痛・項強・冠動脈疾患による心絞痛や突発性難聴にいずれも一定の治療効果がある。

✤葛根の薬理作用

①鎮痙作用:その有効成分はダイゼインで,平滑筋に対し解痙作用があり,ヒスタミンやアセチルコリンによる痙攣に対抗できる。

②解熱作用:葛根を水に浸した液やアルコール抽出液を,人工的に発熱させ

たウサギの胃に体重1kgあたり2g注入すると，解熱作用が認められる。

③血糖降下作用：本品の煎剤を胃に注入すると軽度の血糖降下作用があるが，副腎皮質性の高血糖には無効である。

④冠動脈循環に対する影響：麻酔したイヌの左冠動脈回旋枝にカテーテルを挿入し，その血流量を測定すると，フラボンを体重1kgあたり1～2mgの動脈注射で血流量が102～120％増加し，血管抵抗が50％低下する。静脈注射でも一定の作用がある。葛根が心絞痛を治療できることと関係があるかもしれない。

⑤心筋保護作用：葛根は下垂体後葉ホルモンによるラットの心筋虚血を保護する作用がある。

⑥女性ホルモン様作用：葛根は未成熟のマウスの子宮の重量を増し，女性ホルモン様作用がある。

⑦降圧作用：葛根の煎剤をイヌに毎日20g内服させると，14日で3匹の腎型高血圧のイヌのうち，2匹で軽度血圧が下降する。アルコール抽出液を12日内服させると，4匹の高血圧のイヌのうち，3匹で血圧が下降する。フラボンを静脈注射すると多数の正常血圧の麻酔したイヌの血圧がすぐに下降し，4～8分で回復する。麻酔していない高血圧のイヌに静脈注射すると，血圧はごく短時間上昇し，その後下降する。持続時間は15～18分。

⑧血小板凝集抑制作用：プエラリンの濃度が0.25mg，0.5mg，1.0mg/mlのとき，試験管内でADPで誘導されるラットの血小板濃度をさまざまな程度に抑制し，静脈注射でもプエラリンは抑制作用がある。プエラリンの濃度が0.5～3.0mg/mlのとき試験管内でADPと5-HTで誘導されるウサギと綿羊と正常人の血小板凝集を抑制する作用がある。プエラリンの体重1kgあたり0.5mgは，5-HTが血小板から流出するのを抑制する働きがあり，心絞痛と心筋梗塞の予防・治療に有利である。

適応証

- 風寒の邪が表にあり，頭項強痛・背部痛が強く，牽引されるようで，脈浮・無汗悪風で下痢する場合。
- 太陽病・無汗で小便が少なく，気が胸へ上衝し，口噤して会話できず，

剛痙になりそうな場合。
- 太陽と陽明の合病の場合，必ず自ら下痢する。

方解

　頭項強痛があり，背部に強く，小便が少なく，口噤し，剛痙になりそうなのは，陰気不和・肌肉攣急の症状である。葛根の味は甘で気は涼，陰気を動かし，津液を生じさせる働きがあり，筋脈を潤して牽引を緩めるので主薬である。芍薬・甘草・大棗は輔薬で緩急を緩める。表邪の実証であり，麻黄・桂枝・生姜で発汗解表する。

応用

　葛根湯は下痢・麻疹・天然痘の初期で，悪寒発熱・頭項強痛・脈浮数で無汗の証に用いられる。最近の報告によると，流感・気管支炎の治療にも有効である。そのほか以前から本方による治療は髄膜炎・小児の蕁麻疹・重症筋無力症にも有効との報告がある。

症例46

患者：姚〇〇，女性，47歳。
現症：患者は以前から首の両側から頭頂部にかけて痺れ・痛みがあり，肩・背中に酸痛があって，よく発作性に起こる。舌は淡，苔は白，脈は細弦。
処方：葛根9g，麻黄9g，桂枝9g，当帰9g，鶏血藤15g，7剤。
考察：『神農本草経』には葛根は「諸痺」を治するとの記載がある。首の両側から頭頂部にかけて痺れ・痛みがあり，肩・背中に酸痛があるので，葛根を主薬にした。桂枝・麻黄で温経去風寒し，当帰・鶏血藤で活血通絡し，全体で痺痛を治療する。「風を治する場合まず先に血を治する，血が巡れば風は自ずから消滅する」の意味で，この案は葛根湯加減を雑証に用いた1例である。

葛根加半夏湯『傷寒論』

| 方薬組成 | 葛根12g　麻黄9g　桂枝6g　生姜3片
炙甘草6g　半夏9g　芍薬6g　大棗8g |

単味の薬理研究

- ❖葛根⇨134頁　❖麻黄⇨79頁　❖桂枝⇨6頁　❖生姜⇨19頁
- ❖甘草⇨14頁　❖半夏⇨450頁　❖芍薬⇨9頁　❖大棗⇨21頁

適応証

太陽と陽明の合病で，下痢せず，ただ嘔吐がある場合。

方解

葛根湯で表の風寒の邪を解散させ，半夏を加えて降逆止嘔すると，昇降が正常化し，嘔逆は自ずから治癒する。

応用

すべての留飲を治療できる。

葛根芩連湯 『傷寒論』

| 方薬組成 | 葛根24ｇ　甘草６ｇ　黄芩９ｇ　黄連９ｇ |

単味の薬理研究

❖葛根⇨134頁　　❖甘草⇨14頁　　❖黄芩⇨235頁　　❖黄連⇨269頁

適応証

太陽病の桂枝湯証で，医者が反対にこれを下し，下痢が止まらなくなり，脈促の場合，表邪が未解であり，喘と発汗がある場合にこれを用いる。

方解

徐霊胎説：「本方は表邪が未解のため葛根を用い，喘・発汗・下痢があるので黄芩・黄連の苦味によってこれを泄し堅めるので，黄芩・黄連が下痢を治する主薬である。本方の解表は桂枝を用いず葛根を用いるのはなぜか？　それは脈促急なので，熱邪に疑いなく，辛熱薬の桂枝を用いることができず，甘涼薬の葛根で解表する。ここで甘草は胃気を保護し，苦寒の黄芩・黄連による傷胃を防ぐ」

本方は傷寒の表証が解せず，邪が陽明に内陥し，挟熱下痢となった場合の方剤である。

尤在涇説：「７割は邪が裏に内陥し，３割は邪が表にとどまる。表裏あわせて病を受けており，法は表裏双解がよい」

応用

急性腸炎・下痢・膿血便の初期で，表証がまだ去っていないのに裏熱を兼ねている場合，葛根芩連湯を用いるのが最も合っており，腸チフスや小児麻痺などの証も治療できる。

症例47

患者：方〇〇，女性，39歳。
現症：昨日39℃の発熱・頭痛・悪風・四肢の酸痛があり，腹痛を伴う。急性の下痢が1日5回あり，今日は下痢に裏急後重を伴い，膿血便がみられた。検査で細菌性下痢とわかった。舌質紅・苔黄膩・脈弦数。
処方：葛根24ｇ，黄芩9ｇ，黄連4.5ｇ，木香6ｇ，鉄莧菜30ｇ，芍薬15ｇ，甘草5ｇ，3剤。
考察：本例の弁証は太陽・陽明の合病で，下痢の初期は表証を兼ね，腹痛下痢・裏急後重があり，葛根黄芩黄連湯を与え，表裏双解させた。鉄莧菜を加えて止血清腸したのは一石二鳥であって，本方を2剤服用したらすぐに熱は退き，下痢も解した。

4. 梔子湯類

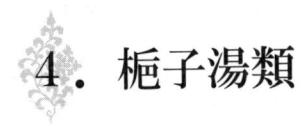

方剤	薬物組成	加	減	適応証
梔子豉湯	山梔子6g 香豉9g			清熱除煩に働き，虚煩不眠・起臥不安・心中懊憹のある場合に用いる。
梔子生姜豉湯	本方	生姜3片		上記の証があり，嘔吐する場合。
梔子甘草豉湯	本方	炙甘草6g		上記の証があり，息切れがある場合。
枳実梔子豉湯	本方	枳実9g		除煩消痞
梔子厚朴枳実湯	本方	厚朴12g 枳実9g	香豉9g	腹満
梔子大黄湯	本方	大黄9g 枳実9g		腹満・便秘
梔子乾姜湯	本方	乾姜6g	香豉9g	温中除煩
梔子柏皮湯	本方	黄柏6g 甘草3g	香豉9g	傷寒で，黄疸・発熱がある場合。

梔子豉湯『傷寒論』

| 方薬組成 | 梔子6g　香豉9g |

単味の薬理研究

❖梔子❖――――

　本品はアカネ科の植物クチナシ *Gardenia jasminoides* Ellis の成熟果実である。秋に成熟した果実を摘み，日に晒して干したものを薬に入れる。生用・炒用・炒焦用があり，生山梔子がよい。

❖『神農本草経』の記載
　「性味苦寒，主五内邪気，胃中熱気面赤，酒炮，皶鼻，白癩，赤癩，創瘍」
　・五内邪気：病邪が臓腑に侵入することを指す。
　・胃中熱気面赤：胃に裏熱があり，上を燻蒸して顔面が赤くなる。
　・酒炮，皶鼻：鼻の上に酒炮があり，俗にいう酒皶鼻のこと。
　・白癩，赤癩：皮膚病で，瘡瘍の初期に起こり，いずれも血熱によるものと認識できる。

❖張仲景の応用の考証
　『薬徴』：「心煩の治療を主り，あわせて黄疸を治療する」

❖後世の医家の応用
　『名医別録』：「目赤熱痛・胸心・大小腸の大熱・心中煩悶・胃中の熱気を治療する」
　甄権説：「蟲虫の毒を殺し，熱毒風を去り，五淋を利し，嘔吐を主り，小便を通じさせ，五種の黄疸病を解し，明目の働きがあり，流行性疾患の熱と消渇・口乾・目赤腫痛を除く」

孟詵説：「声がれ・紫癜風・黄疸・積熱・煩躁を主る」
張元素説：「心煩懊憹不眠と，臍下が血滞して小便不利なのを主る」
朱丹渓説：「三焦の火を瀉し，胃脘の血熱を清し，熱厥心痛を治し，熱鬱を解し，結気を巡らす」
『本草綱目』：「吐血・鼻出血・血性下痢・下血・血尿・外傷による瘀血・病後の過労による再発・熱厥頭痛・疝痛・火傷を治す」
『本草備要』：「生で用いると瀉火，炭にして用いると止血，生姜汁で炒めると煩嘔を治し，内熱には種を，表熱には皮を用いる」

以上，各本草書の梔子の応用を総合的に分析すると，梔子の作用は①止血（吐血・鼻出血・血性下痢・下血・血尿など），②退黄作用と利尿作用，③清熱瀉火（病後の過労による再発・熱鬱・三焦の火・流行性疾患の熱を除く・紫癜風など），④除煩（心中煩悶・心煩懊憹不眠），⑤消炎解毒（目赤熱痛・瘡瘍・火傷)，⑥消瘀血（臍下の血滞・外傷による瘀血など）である。
山梔子の配合の例を以下に説明する。

本品を単味で内服すると，鼻出血を治療できる。梔子と大黄・黄連・黄柏などを併用すると，実火により引き起こされる吐血・鼻出血などの血症を治療できる。本品に黄柏あるいは大黄・茵蔯などを配合すると，梔子柏皮湯・茵蔯蒿湯のように湿熱鬱結による黄疸証を治療できる。本品に黄連を配合すると，瀉火して邪熱を清することができる。もし豆豉を配合すると，気分の熱鬱・心煩不眠などの証を治すことができる。本品に黄連・黄芩・黄柏を配合すると黄連解毒湯となり，熱毒が三焦に壅盛した証や敗血症などを治療できる。生山梔子を末にして小麦粉・紹興酒と混ぜて外用すると，外傷による瘀血などの証に用いることができる。

❖梔子の薬理作用
①利胆作用：梔子の水煎剤あるいは冲服剤を人に内服させると，内服後20〜40分後の胆嚢造影で，胆嚢の明らかな収縮が認められる。その煎剤やアルコール抽出物を体重1kgあたり1gを用いて胃灌流を行うと，総胆管を結紮したウサギのビリルビン上昇を抑制する作用を有する。これに含まれるピクロクロシンとクロセチンのナトリウム塩は，

体重1kgあたり0.1gで同様の作用があり，胆汁の分泌を増加させる働きもある。梔子の利胆作用は，梔子柏皮湯や茵蔯蒿湯が黄疸を退かせることに対する，薬理学的根拠を提供している。

②鎮静作用：マウスに梔子の抽出液を皮下注射すると，自発的活動が減少し，目を閉じ，頭を下げ，筋肉が弛緩するとともに，ペンチレンテトラゾールによる痙攣に対抗する。梔子の鎮静作用は，臨床で除煩・心中懊憹不眠を治療できることの解釈ができる。

③降圧作用：梔子の煎剤とアルコール抽出液は，麻酔したネコ・麻酔していないネコ・白ラット・ウサギに，内服あるいは腹腔内注射を問わず，いずれも持続性の降圧作用を有する。静脈注射では降圧は迅速だが，持続時間は短い。

④降温作用：本品の水煎液とアルコール抽出液は，ラットの正常体温を明らかに低下させ，その有効成分はウルソル酸である。

⑤抗微生物作用：梔子の水煎液は，試験管内でシェーンライン黄癬菌・鼠径表皮癬菌・紅色表皮癬菌など多種の真菌に対し抑制作用があり，その水煎剤15mg/mlは，レプトスピラを死滅させる働きがある。体外において梔子の煎剤は，住血吸虫の活動を停止させる。

⑥止血作用：本品は止血作用を有し，生山梔子より焦山梔子でその作用が強い。

❖豆豉❖————

本品はマメ科の植物ダイズ *Glycine max* (Linn.) Merr. の成熟種子を加工したものである。

❖張仲景の応用の考証

「心中懊憹，心中結痛，心中満而煩」

・心中懊憹：虚煩の表現で，悪心があるが嘔吐できず，イライラして不快な状態。

・心中結痛：虚熱により引き起こされる疼痛。

・心中満而煩：胸部の鬱熱と煩のことで，豆豉は胸中の鬱熱を排泄する

ので，除煩作用がある。

❖ 後世の医家の応用

『名医別録』：「傷寒による頭痛・悪寒・発熱・瘴気（湿熱の気によるマラリアなどの風土病）・煩躁満悶・虚労喘息・両足の疼痛と冷えを治す」

甄権説：「流行性熱病による発汗を治し，炒って末にすると，盗汗を止め，煩を除く。生を砕いて丸剤にすると，風邪や胸中の熱感を治す」

『本草綱目』：「気を降ろし，中を調節し，傷寒温毒による発疹・嘔逆を治す」

われわれは豆豉の作用は3つあると認識している。①除煩作用，②腸胃の調整作用，③解熱作用があるが強くはない。

豆豉にはもともと発汗作用はなく，常に葱と配合して葱豉湯として外感風寒証に用いる＊。

　　＊本品は加工に用いる材料によりその性質が異なる。もし麻黄・紫蘇と炮製すると薬性が温になり，外感風寒証に用いられる。もし桑葉・青蒿と炮製すると薬性が涼となり，外感風熱あるいは温病の初期に用いられる。

適応証

- 発汗法・吐法・下法で治療した後，虚煩不眠となり，重症の場合，起臥不安・心中懊憹がみられる。梔子豉湯がこれを主る。
- 発汗すべき病に，下しても煩熱・胸中の詰まりがある場合。
- 傷寒5,6日で激しく下した後，発熱が去らず，心中結痛がある場合。

方解

徐霊胎説：「虚は正気の虚，煩は邪気がかき乱していることである。発汗法・吐法・下法により実邪が去った後，正気が充実していないことにより余邪が残って，上焦にとどまり，胸中を冒して虚煩・不眠になる。煩熱・胸中のつまりは前述の虚煩などよりやや実で，内外の邪がともに未解であり，結痛は胸中のつまりより重症である」

徐氏は「心中結痛」と小結胸と心下痞証の混同を心配しており，以下のように説明している。

「小結胸証は心下の疼痛であり,胸中は心の上であって,陥胸は用いない。なぜ瀉心の諸法を用いないのかというと,瀉心証は心下痞に用いるのであり痞とは無形である。痛ははっきり現れているものであり,ゆえに瀉心湯類は用いない」

本方は梔子の苦寒,泄熱除煩が主薬であり,淡豆豉は辛涼で,升散の性があり,梔子が胸中の鬱熱を宣泄するのを助ける。二者の合用により,清熱除煩の効能を有する。

| 応用 |

本方は黄疸・咽頭腫脹・目赤・耳下腺炎・尿赤熱痛・鼻出血・血尿・血性下痢・下血・小児の蓄熱・発熱狂躁あるいは昏迷・人事不省の場合のいずれも治療でき,弁証は熱性症状を主としており,虚寒症状がない場合に用いることができる。

本方が単独で用いられる場合は少ない。熱が気分にあり表邪がまだ清していない場合,薄荷・牛蒡子など辛涼解表薬を配合する。口が苦く,舌紅・苔黄など裏熱が盛んな場合は,黄芩・連翹・芦根などを加えて裏熱を清泄する。

症例48

患者：黄○○,女性,21歳。
現症：患者は3日前より尿路感染があり,小便は赤く頻尿で,排尿が我慢できない。西洋薬を服用後,症状は緩解して体温も37.8℃になったが,イライラし,排尿時痛と排尿が我慢できない状態であった。舌紅・苔膩・脈数。
処方：梔子豆豉湯加味を与える。
　　　　生山梔子6g,豆豉9g,黄柏4.5g,知母9g,鮮茅根15g,4剤。
考察：本例は下焦の湿熱に虚煩を兼ねており,梔子豉湯で清熱除煩し,黄柏・知母で下焦の湿熱を清し,鮮茅根を加えて利尿清熱する。
経過：薬を3剤服用して,諸症状はみな治癒した。

症例49

患者：崔〇〇，女性，27歳。
現症：患者は2年前から慢性肝疾患を患っており，不眠・食欲不振・胸悶・噯気・目赤・顔面潮紅・鼻腔内の膿瘡・口が乾く・口が苦い・のぼせなどを自覚する。GPTは60以上である。
処方：山梔子9g，豆豉9g，田基黄30g，蒲公英30g，羊蹄根30g，藿香9g，蘇梗9g，白朮9g，旋覆花9g(包)，茯苓9g，穀芽9g，麦芽9g，7剤。
経過：上方を服薬後，不眠・食欲不振は軽減し，尿の色は淡になった。ただし大便は秘結している。
上方に望江南30gを加え，7剤処方する。
GPT40以下になり，体重は少し増加し，不眠はなく，二便は通じるが咽喉の疼痛がある。
上方から望江南を去り，玄参9gを加えて7剤処方する。
考察：本例は慢性肝疾患の患者で，弁証が肝火上炎に属し，同時にGPTが高く，胃気の上逆の症状を伴っている。ゆえに山梔子・豆豉を用いて肝火を清する主薬とし，田基黄・蒲公英・羊蹄根で肝熱を清し，GPTを低下させた。本案で安神鎮静薬を服用したのは，肝火が上炎しなければ，不眠は自ずから軽減するからである。また旋覆花を加えて胃気を降ろし，藿香・蘇梗で理気健胃を助け，白朮・茯苓・穀芽，麦芽で健脾開胃する。21剤服用後，体重は増加し，GPTは正常に回復した。

[附]

梔子生姜豉湯：上方加生姜3片。梔子豉湯証に嘔吐を兼ねる場合，胃中の水飲が上逆するからで，生姜を加えて水飲を散じ，嘔吐を止める。

梔子甘草豉湯：梔子豉湯方に炙甘草6gを加えたものである。梔子豉湯証に息切れを兼ねる場合，熱邪が気を損傷しており，炙甘草を加えて益気する。

枳実梔子豉湯：梔子豉湯方に枳実9gを加えたものである。大病が癒えた

後の労復を治す。労復は病後の気虚で，余邪がまだ清されておらず，労働により発症するもので，その症状は一定ではない。ゆえに梔子で清熱除煩し，枳実で寛中下気し，いずれも主薬である。豆豉は余熱を清し煩を除く輔薬である。

梔子大黄湯：枳実梔子豉湯に大黄9gを加えたものである。上記の症状のほか，大便は秘結し，食事は通らず，脈が有力の場合，大黄を加えることができ，梔子大黄湯と称する。

梔子厚朴枳実湯『傷寒論』

| 方薬組成 | 山梔子6g　厚朴12g　枳実9g |

単味の薬理研究

❖山梔子⇨142頁　　❖厚朴⇨53頁　　❖枳実⇨184頁

適応証

傷寒を下した後，心煩腹満があり，起臥不安がある場合。

方解

　心煩腹満は，熱と気が結合しており，胸腹の間を塞いでいることによる。本方は梔子で除煩し，枳実・厚朴で腹満を解消している。

柯韻伯説：「梔子で煩を治し，枳実・厚朴で満を除き，心腹ともに解する妙剤である。熱がすでに胃に入っており，吐法を用いるべきではなく，便がまだ燥硬でないので下すべきでもなく，これは小承気湯より先に行う方法である」

応用

本方は心煩・胸腹脹満痞悶・起臥不安・尿が少なく濁っている・舌質紅・苔厚膩の場合に用いられる。

栀子乾姜湯『傷寒論』

| 方薬組成 | 山栀子6g　乾姜6g |

単味の薬理研究

❖山栀子⇨142頁　　❖乾姜⇨371頁

適応証

傷寒で発熱が去らず，少し煩がある場合。

方解

柯韻伯説：「医者が丸薬で下し，心中が少し煩となり，外の熱は去らず，寒気が中にとどまっていることがわかる。上焦にとどまった熱があるために栀子で除煩し，乾姜を用いて内寒を逐する」

梔子柏皮湯『傷寒論』

方薬組成　　山梔子６ｇ　黄柏６ｇ　甘草３ｇ

単味の薬理研究
❖山梔子⇨142頁　　❖甘草⇨14頁

❖黄柏❖————

　本品は古称を蘗木(はくぼく)といい，ミカン科の植物キハダ *Phellodendron amurense* Rupr. あるいは川黄柏（シナキハダ）*P. chinense* Schneid. var. glabriusculum Schneid. の樹皮である。

『神農本草経』の記載
　「主五臓，腸胃中結熱，黄疸，腸痔，止泄痢，女子漏下赤白，陰陽蝕瘡」
・五臓，腸胃中結熱：臓腑の中の熱を指し，中医学ではその範囲は広範で，腸胃に炎症があるものは腸胃有熱に属すが，心熱は炎症によるものとは限らず，血熱症状があったり，心は神明を主るので神経系統の症状もみられる。このほか肝胆湿熱・膀胱湿熱・腎熱などいずれも五臓の結熱に属する。
・黄疸：炎症性黄疸を治療できる。
・腸痔：炎症性の腫脹・疼痛・出血の場合で，外痔核を指す可能性がある。
・止泄痢：赤痢による下痢を治する。
・女子漏下赤白：不正性器出血や赤色・白色の帯下を指す。

後世の医家の応用
　『名医別録』：「肌膚が熱をもって赤く腫れ（丹毒の可能性がある），目が赤く，熱く痛む，口瘡に用いる」
　張元素説：「膀胱の相火を瀉し，腎水の不足を補い，諸痿癰瘓を治療し，

清熱利小便する」
　李東垣説：「諸々の疼痛で耐えられないものを治療できる」
　朱丹渓説：「知母を配合すると滋陰降火し，蒼朮を配合すると除湿清熱し，治痿の要薬となる。細辛を配合すると口舌のびらんを治す」
　『**本草綱目**』：「小児の頭部のできものに塗る」
　『**現代実用中薬**』：「打撲捻挫などに，粉末を泥状にしたものを塗って貼る」

　黄柏は苦寒で，清熱燥湿・瀉火解毒の働きがある。張仲景は梔子柏皮湯で黄疸を治療しているが実は黄柏が主な働きをしている。まとめていうと，急性炎症や熱性出血の場合，黄柏は非常に有効で，その治療効果は黄連に匹敵する。黄柏と知母の配合を丹渓は滋陰降火に用いたが，われわれは下焦の湿熱を清するのに用いる。当帰・仙茅・仙霊脾を配合したものは二仙湯で，更年期障害に用いることができる。黄柏はまた婦人の帯下が黄色で臭い場合や，癰腫瘡毒・瘡瘍などにいずれも顕著な治療効果がある。

❖黄柏の現代薬理作用

①抗菌作用：黄柏の煎剤やアルコール抽出液は，試験管内で黄色ブドウ球菌・白色ブドウ球菌・表皮ブドウ球菌・腐性ブドウ球菌・溶血性連鎖球菌・肺炎双球菌・炭疽菌・コレラ菌・ジフテリア菌・枯草菌・大腸菌・緑膿菌・チフス菌・パラチフス菌・脳膜炎双球菌・アルカリ糞便菌に対し種々の程度の抑制作用を有し，多くの実験結果から各種の赤痢菌に対し比較的強い抑制作用を有することが証明されている。黄柏の抗菌作用の原理は，細菌の呼吸とRNA合成を強力に抑制することと関係がある。このほか，黄柏の煎剤はレプトスピラに対し比較的強い殺滅作用を有する。黄柏の煎剤，水抽出液は，多種の皮膚真菌，例えば紫色毛癬菌・綿状エピテルモフィトン・鼠径部表皮癬菌などに対し，種々の程度の抑制作用を有する。膣トリコモナスに対しても一定の抑制作用がある。

②降圧作用：黄柏を麻酔した動物の静脈や腹腔内に注射すると，いずれも明確で持続的な降圧作用を生じる。

③平滑筋に対する作用：黄柏はウサギの切除した腸管の収縮を増強する

働きがあり，収縮の幅を増加させる。中に含まれるベルベリンは，収縮の幅を増加させ，オバクノンは張力と振幅を増強するが，黄柏内エステルは，腸管を弛緩させる。
④血糖降下作用：黄柏と黄柏内エステルは血糖を下げる働きがある。
⑤その他の作用：黄柏には血小板の保護作用があり，あわせて微弱なクラーレ様作用がある。

|適応証|

● 傷寒で黄疸と発熱がある場合。
● 発熱・心煩・吐血・鼻出血，目が赤く，痛む場合。あるいは黄疸・小便不利・脈数の場合。

|方解|

本方は山梔子の苦寒瀉火により，湿熱を二便から出し，黄柏の清熱利湿の働きで，山梔子を補助し黄疸を消す。二者は本方の主薬で，輔薬の甘草は，山梔子・黄柏の苦寒の性を緩和するだけでなく，清熱解毒の作用も有する。

|応用|

陽黄・発熱があり，腹部の脹満はなく，大便は順調である場合の病証に用いる。本方は大黄を用いておらず，その主る証候は茵蔯蒿湯より軽い。

症例50

患者：康〇〇，男性，32歳。
現症：1週間前に，突然中腕部が脹満し，不快で38.5℃の発熱があった。工場の医務室で治療を受け，西洋薬を服用したが無効で，4日後に熱は下がったが，眼瞼結膜と皮膚に黄疸が出現した。某医院で検査を受けたらGPTが300，黄疸指数が80，西洋医の診断は黄疸型肝炎で，現在入院治療を受けている。食欲不振・悪心があり，小便は濃い茶色，大便は3日なく，舌紅・苔黄・脈弦数である。証は重症黄疸を伴った湿熱に属する。

処方：梔子柏皮湯および茵蔯蒿湯加減を用いる。
生大黄18ｇ，山梔子15ｇ，黄柏９ｇ，川黄連６ｇ，茵蔯蒿30ｇ，田基黄15ｇ，木通９ｇ，鮮茅根30ｇ，７剤。

経過：１剤服薬後，大便は通じ，小便もまた通利した。原方を加減して１週間治療した後，全身の黄疸はかなり減少し，胸悶煩悪は改善し，GPTは70になり，黄疸指数も40に下降した。大黄を減じ，健脾利湿の薬物を加えて７剤続服後，黄疸は完全に退き，黄疸指数も10になり，GPTは30になって飲食も増加し，入院３週間後に退院した。

考察：本例は急性黄疸型肝炎で湿熱倶重型に属しており，大黄・黄連・黄柏・山梔子を多く用いて清熱解毒し，また田基黄は肝炎治療に常用される主薬で，清熱解毒利湿作用を有する。以上５味の薬物で肝炎の本を治療し，利胆の薬物として大黄・山梔子・茵蔯など，利水の薬物として茵蔯・木通・鮮茅根を用い，大黄で通便して，黄疸を二便から出すことができた。

症例51

患者：蒋○○，女性，41歳。

現症：患者は右頬の皮膚が潮紅し，皮膚の色は紅赤で，雲に似た形の腫脹・火照り・顎下リンパ節の腫脹がある。初発時は半年毎に１回発作があったが，最近の半年間は毎月発作がある。来診時は発病３日目で体温は38.5℃，証は丹毒に属し，治療は清熱解毒・解表去風がよい。

処方：梔子柏皮湯加減を用いる。
山梔子９ｇ，黄柏９ｇ，荊芥９ｇ，防風９ｇ，薄荷９ｇ（後下），牛蒡子９ｇ，玄参９ｇ，５剤。

経過：服薬後紅腫は徐々に退き，腫脹は完全に消えた。

考察：本例は丹毒で，中医は湿熱が火毒に化したと認識しており，山梔子・柏皮で瀉火解毒し，荊芥・防風・牛蒡子・薄荷など解表去風の薬物を加え，邪を皮毛から追い出した。本方は丹毒治療の有効な経験方で，多くの丹毒の例が治癒した。

5. 白虎湯類

方剤	薬物組成	加	減	適応証
白虎湯	石膏30g 知母9g 炙甘草6g 粳米9g			陽明経証で，大熱・大渇・脈洪大，あるいは滑数・発汗し悪寒なく返って悪熱する場合・あるいは譫言がある場合・あるいは熱厥を治す。
白虎加人参湯	本方	人参9g		白虎湯証で，気津両傷・多汗・脈大無力を兼ねる場合。
白虎加桂枝湯	本方	桂枝9g	粳米9g	温瘧を治す。ただし発熱無悪寒・骨や関節の煩疼・ときに嘔吐がある場合。
竹葉石膏湯	本方	竹葉2把 (約9g) 半夏9g 人参6g 麦門冬18g 知母9g		邪熱がまだ残り，気陰両傷の場合。

白虎湯 『傷寒論』

| 方薬組成 | 石膏30ｇ　知母９ｇ　炙甘草６ｇ　粳米９ｇ |

単味の薬理研究

❖ 甘草 ⇨ 14頁

❖石膏❖

　本品は単結晶の硫酸カルシウム鉱石で，通常内陸の湖と海岸に形成された堆積岩の中に産する。採掘後，不純物を除き，生あるいは煅用で用いる。石膏には２種類あり，生石膏は結晶水を含んだ硫酸カルシウム（$CaSO_4 \cdot 2H_2O$）で，多くは扁平で不規則な塊状で，全体が類白色から青白色をしており，断面には繊維状の紋理があって光沢があり，その色は水晶のような輝きがある。『名医別録』には「紋理が細かく，白色で光沢のあるものがよい」とある。もう１種の石膏は，煅石膏（$CaSO_4 \cdot 1/2H_2O$）で，生石膏を煅製して細かい白色の粉末にしたもので，内服できず，収斂生肌の働きがあり，もっぱら外用で用いる。

❖ 『神農本草経』の記載

「味辛微寒，主中風寒熱，心下逆気驚喘，口乾，苦焦，不能息，腹中堅痛，産乳，金創」

・中風寒熱：外感による発熱を指す。
・心下逆気驚喘：心下（胃）の逆気による驚喘を指す。
・口乾，苦焦：高熱による傷津の状態。
・不能息：呼吸困難のこと。
・腹中堅痛：臓器の平滑筋の痙攣と関係があり，石膏は解痙の働きがあるので，腹中の堅痛を緩解できる。
・産乳：産後の眩暈・失神あるいは婦人の催乳のことを指す。

・金創：刀剣による外傷で引き起こされた破傷風のような疾病を指す可能性がある。

❖張仲景の応用の考証
『薬徴』：「主に煩渇を治し，あわせて譫語・煩躁・発熱を治す」
　張仲景は石膏を大熱の症状に限らず煩渇にも用いている。張仲景は石膏を知母や麻黄・桂枝・人参・竹葉・竜骨・牡蛎などと配合して用いており，以下に分けて記載する。
- 石膏＋知母：この配合は清熱の力を増強し，かつ陰を救う働きがある。陽明経証で，気陰が消耗しているとき，張仲景は白虎湯を用いて，石膏と知母の配合で清熱存津する。
- 石膏＋知母＋人参：この配合は夏期の中暑で，津気両傷・高熱・口渇のある場合に用いられる。このとき単に白虎湯では力不足で，必ず人参を加えて白虎加人参湯とする。石膏と人参の配合は清熱益気の効果があり，暑熱による傷津に対して，石膏は人参を得ると高熱後に真陰をすぐに回復させるので余熱は自然に消える。これが仲景方の妙である。
- 石膏＋竹葉：この配合は，よく胃熱を除き煩渇を止める。病後の虚煩余熱に用いる。
- 石膏＋麻黄：この配合は，『傷寒論』『金匱要略』で石膏が用いられている15方の中で，麻黄が配合されているのは8方で，それらは麻杏甘石湯・大青竜湯・小青竜加石膏湯・越婢湯・越婢加朮湯・越婢加半夏湯・厚朴麻黄湯・文蛤湯である。『方函口訣』によると「膈間の水気は石膏でなければ降ろすことができず，越婢加半夏湯・厚朴麻黄湯・小青竜加石膏湯はみな同義である」。石膏と麻黄を配合すると痰飲を除き，水気を発散できるので，肺脹咳喘を治療でき，あわせて石膏が肺熱を清し，逆気を降ろす働きを説明できる。石膏の降逆の働きで驚悸・喘息を治療できるという記載は，早くは『神農本草経』にみられる。麻黄は本来辛温発散の薬で，発汗・定喘の働きがあるが，石膏を配合するとその辛散の性質が制約され，降逆定喘の作用が十分発揮されるというところが，張仲景の配合の妙である。
- 石膏＋桂枝：この配合は，張仲景は白虎加桂枝湯・大青竜湯・小青竜

加石膏湯・木防已湯などに用いており，白虎湯加桂枝についていえば，その適応証は熱が寒より強く，関節の煩疼があり，石膏で清熱除煩し，桂枝を配して解表止痛する。大青竜湯・小青竜加石膏湯・木防已湯は，煩躁・肺脹・支飲に対して石膏と桂枝の配合で清熱降逆し，また水飲を温化する。

- 石膏＋竜骨＋牡蠣：これらを配合した処方に風引湯があり，張仲景は熱性痙攣の治療に用いている。
- 石膏＋竜骨＋牡蠣：これらを配合すると重鎮熄風の働きがある。心機能低下がみられる場合は，石膏は慎重に用いる。

❖ 後世の医家の応用

『名医別録』：「流行性疾患による頭痛・発熱・三焦の大熱・皮膚の熱・腸胃の気滞を除き，解肌発汗に働き，消渇・煩逆・腹脹・暴気喘息・咽頭の熱を止める」

『薬性本草』：「傷寒の裂けるような頭痛・高熱で皮膚が火で炙られたような状態に用いる」

甄権説：「流行性熱病による痙攣を治し，哺乳を促し，眩暈を治す」

張元素説：「陽明経の頭痛・発熱・悪寒・日晡潮熱・口渇して飲みたい・中暑・潮熱による歯痛を止める」

李東垣説：「胃熱・肺熱を治す」

『本草備要』：「斑を治す重要な品である」

❖ 石膏の薬理作用

① 解熱作用：石膏は発熱中枢と発汗中枢を抑制する働きがあり，発汗させずに解熱する働きがある。もし発汗過多であれば容易に正気が損傷するところを，石膏にはその弊害がないので高熱に適用され，解熱作用は比較的持続性である。

② 鎮静および解痙作用：石膏を内服するとそのカルシウムが胃酸の働きで部分的に変性し可溶性のカルシウム塩になり，血液中のカルシウムイオン濃度を増加させて，生体の神経刺激に対する反応を低下させ，骨格筋の興奮性を軽減して，筋肉の痙攣を緩解させる。

③生体の免疫機能に対する作用：1：1の石膏Hanks液で試験管培養試験を行うと明らかにウサギの肺胞マクロファージによる白色ブドウ球菌の死菌とコロイド状金属に対する貪食能力が増強し，あわせてマクロファージの成熟も促進される。Ca^{++}は肺胞マクロファージの捕捉率を高め，その貪食活性を強め，粉塵粒子の除去を加速させる働きがあり，マクロファージの生理機能を維持する上で重要な意義をもっているので，石膏の上述の作用の中でCa^{++}が重要な作用をしている可能性がある。
④煅石膏の外用は，粘膜を収斂させ，分泌を減少させる働きがある。

❖知母❖―――

本品はユリ科の植物ハナスゲ *Anemarrhena asphodeloides* Bunge の肥大した根茎である。

✣『神農本草経』の記載

「味苦寒，主消渇，熱中，除邪気，肢体浮腫，下水，補不足，益気」
・消渇：広く多飲・多食・多尿の症状を特徴とする病証を指す。
・熱中：中焦の熱，すなわち心胃の熱を指し，消渇のこと。
・除邪気：外邪を去ることを指し，除熱の意味である。
・肢体浮腫，下水：知母は利尿の働きがあり，浮腫を退かせることができる。
・補不足，益気：秦・漢の処方家が加えた可能性があり，元の朱丹渓は「知母は滋陰することができる」といっている。
　朱丹渓説には誤りがあり，知母は瀉火により保陰することができるが，知母を滋陰薬と認識することはできない。

✣後世の医家の応用

『名医別録』：「傷寒による長引く瘧・煩熱・脇下の邪気・悪心と黄疸を治療できる」
甄権説：「心煩躁悶・骨結核・産褥熱・腎陰虚による内熱・悪寒・虚弱症状を主治する」

『大明本草』:「熱の反復・伝染病・難治性疼痛を治し,小腸を通じさせ,消痰止嗽し,心肺を潤し,安心させ,驚悸を止める」
張元素説:「涼心去熱し,陽明の火熱を治し,膀胱腎経の火を瀉し,熱厥頭痛・下痢による腰痛・喉中の腥臭を治す」
王好古説:「肺火を瀉し,腎水を潤し,命門の相火有余を治す」
『本草綱目』:「下で腎燥を潤し滋陰に働き,上で肺を清し瀉火する」。前述のように知母は瀉火による保陰で滋陰ではないとの説あり。
李士材説:「知母を用いると若くして死亡するような労を治療できる」とあるが李士材の説はいいすぎである。
張景岳説:「知母は火を清することはできるが,補益の作用はない」
『理虚元鑑』:「まだ虚労になっていない段階を治す」

現代は知母を抗労薬と配合して結核病の早期に用いる。
上述の諸家と後世の本草学を総合すると,知母の臨床応用は以下のようにまとめられる。
①肺・腎・心・胃・小腸の熱を瀉す,すなわち裏熱を瀉し,ほかに外感内傷の熱を解す。
②熱により引き起こされる随伴症状,例えば煩躁口渇・頭痛・驚悸に対し急性熱病・慢性消耗性熱病にかかわらず用いられる。
③咳嗽を止める。
④下痢を治す。
⑤小便を利す。
⑥性欲を抑制する。
　知母の配合を以下にあげる。
●知母＋生石膏:陽明経の熱・高熱煩渇を清する。
●知母＋川貝母:『局方』の二母丸のように肺熱咳逆を治すことができる。
●知母＋黄柏:下焦の湿熱を治すことができる。もし少量の肉桂を加えると,『蘭室秘蔵』の通関丸のように滋陰降火し,化気通関の作用がある。
●知母＋鱉甲＋地骨皮:骨蒸による微熱を治すことができる。
●知母＋天花粉＋麦門冬:消渇病を治療できる。
●知母＋附子:甘寒に辛熱が加わり温潤作用があるので,熱性病の心陽不

振に口渇欲飲を兼ねる場合に用いられる。

❖知母の薬理作用
①解熱作用：知母の抽出液を体重1kgあたり2ml, 人工的に発熱させたウサギに皮下注射すると，解熱作用がある。
②抗菌作用*：知母の煎剤を用いて試験管内で実験すると，チフス菌・ブドウ球菌・肺炎双球菌・赤痢菌・コレラ菌・百日咳菌・緑膿菌・B型溶血性連鎖球菌と多種の皮膚病の真菌に対して比較的強い抑制作用を有する。そのほか，$H_{37}RV$人型結核菌に感染させたマウスに，知母を飼料に混ぜて（2.5％）与えると結核病巣に対し抑制作用がある。
③抗血糖作用：知母の水抽出物は，正常なウサギの血糖値の水準を低下させる。アロキサンによる糖尿病のマウスの腹腔内に知母の煎剤を注射すると，血糖を下げる働きがある。
④心機能抑制作用：ヒキガエルの心臓に対して，少量では明らかな影響はなく，中等量では心臓の機能を抑制し，大量では心臓を麻痺させ，はなはだしいと拍動が停止する。

*唐の王燾は『外台秘要』の中で知母が流行性疾患を治すと記載しており，知母が抗菌作用を有することと関係がある可能性がある。朱丹渓はよく黄柏と知母を配合して用いるが，後世の人は清熱燥湿作用があると認識している。現代薬理学の分析では，黄柏と知母は抗菌に対し協同して作用する。

❖粳米❖————

本品はイネ科の植物イネ（ウルチマイ）*Oryza sativa* Linn.の種子である。

❖『名医別録』の記載
「味苦，平，無毒。益気を主り，煩や下痢を止める」

❖後世の医家の応用
『千金・食治』：「味辛苦，平，無毒。生の場合寒性，炒すと熱性」
孟詵説：「温中益気に働き，下元を補う」

『日華子本草』:「筋骨を強め,腸胃を補う」
『滇南本草』:「諸虚百損を治し,陰を強め,骨を丈夫にし,生津・明目に働き,記憶を良くする」
『本草綱目』:「益気に働き,煩・口渇・下痢を止める」

粳米は補中益気・健脾和胃の働きがあり,煩渇を除き,下痢を止める作用がある。

適応証
- 陽明病で脈洪大で長,悪寒なく,かえって悪熱し,舌上が乾燥,煩躁して横になれず,口渇して水を大量に飲みたがる場合。
- 大熱・大渇・脈洪大,あるいは滑数・発汗して悪寒せず,かえって悪熱がある場合,あるいは譫言のある場合。
- 傷寒で脈滑・手足の厥冷があるのは熱厥であり,これを主る。

方解
王旭高説:「白虎湯は陽明気分の熱邪を清する。石膏は清火,知母は滋陰,甘草は陽明の津気を補う。石膏の性は重で,知母の性は滑なので薬の作用が早く下に行ってしまわないように,別の方法で煎じて,粥状になったら出来上がる。辛甘重滑の性は粳米・甘草を得ると,上行し,肺胃を清粛にさせる働きがある」
「止渇除煩の効果が広く用いられるが,発汗が多く熱が高い場合に最も適し,無汗で悪寒が強い場合は不適当である」

応用
本方は発狂・眼睛赤痛・歯齦の腫痛・高熱を伴う発疹・瘧疾による煩渇・中暑大渇・暑風による痙攣・熱性の喘息・丹毒・消渇・不眠などの証をいずれも治療できる。近代になると,白虎湯の応用範囲は絶えず拡大され,流行性B型脳炎・流行性出血熱・肺炎など気分の実熱の場合に比較的よい治療効果がある。弁証が裏熱(肺胃の実熱)で,胃がまだ結実しておらず,脈が洪大・有力で,顔面や眼が赤く,口舌が乾燥し,口臭・歯ぎしり・

呼気の熱・小便が赤い・腹を按ずると手が灼けるような場合である。

　白虎湯は石膏を用いて清熱するが，その量は比較的多い。呉鞠通・余師愚は8両用い，余無言は1斤用いた。江筆花は『医鏡』で，1人の病人に石膏を全部で14斤用いた。劉蔚楚は8両を連続18剤用いた。

　石膏はカルシウム塩であり，甘草を加えるとその溶解度が促進されるが，その飽和溶解度には一定の範囲があり，その範囲を超えて大量の石膏を加えても役には立たないので，石膏を大量に用いることについては研究の必要がある。老人や虚弱者では慎重に用いる必要があり，心機能低下の場合にも慎重に用いる。

症例52

患者：周〇〇，男性，34歳。
現症：患者は喘息発作・息切れ・胸膈の煩悶・胸満があり，痰は濁っていて黄色粘稠で喀出し難い。目は赤く唇は紅絳で，口が渇いて飲みたがる。舌質は紅，苔は黄，脈は滑数である。これは熱喘で，痰火が旺盛である証で，治療は清熱宣肺・化痰平喘がよい。
処方：白虎湯加減を用いる。
　　　生石膏30g，知母9g，黄芩9g，厚朴9g，枳実9g，五味子6g，麻黄9g，款冬花9g，5剤。別に炙広地竜30gを細末にして毎回3g，1日2回服用させる。
考察：本例は痰と熱が肺で結合し，これに外邪が加わって，痰熱が化火し，火気が上を塞いでいるので，胸満・息切れがあり，目は赤く，唇は紅絳，口渇して飲みたがる。舌質紅・苔黄・脈滑数なのはいずれも痰火が旺盛であることによる。白虎湯に麻黄を配合して清熱宣肺し，胸悶・痰が喀出し難いので厚朴・枳実を加えて麻黄の平喘下気を助ける。本方の広地竜は性が寒で，麻黄を助けて熱喘を治し，服薬後肺火は清し，喘咳は落ち着いた。

症例53

患者：呉〇〇，男性，38歳。
現症：患者は歯齦の出血・腫脹・疼痛が3カ月以上続いており，口内炎・口臭があり口が渇いて苦い。胸悶煩躁があり，舌質は紅，苔は黄膩で脈は洪大である。証は脾胃の積熱に属する。
処方：白虎湯と清熱解毒の薬物で治療する。
生石膏30g，肥知母9g，川黄連3g，生地黄15g，牡丹皮9g，連翹9g，甘草5g，4剤。
考察：本例は脾胃の積熱があり，歯齦は胃に絡しているので歯齦の出血・口内炎があり，白虎湯で胃熱を清し，黄連は清熱解毒に働き，牡丹皮・連翹は血熱を清し口内炎に有効で，3剤服用後，症状はすべて消えた。

白虎湯は『傷寒論』にまずみられるが，後世の医家にも本方の評価は高く，陽明経の熱証に対して広く推薦できる代表方剤であり，温病学派も気分の熱を清する主方として用いている。
本方の加減変化や，類方は比較的多い。
● 白虎加人参湯（すなわち本方加人参）は，白虎湯証に煩渇が止まらない・汗が多い・脈大で無力を兼ね，気津両傷に属する場合に用いる。
● 白虎加桂枝湯（すなわち本方加桂枝）は，「温瘧，その脈平の如く，悪寒はないが発熱があり，骨関節の煩疼がありときに吐く」。最近は関節の腫痛・発熱発汗・悪風・口渇・煩躁がみられる「熱痺」の治療にも用いられる。

研究

中国医学科学院は8種類の復方と3種類の単味の薬物を用いて感染性B型脳炎ウイルスに対する治療効果をマウスで研究した結果，白虎湯を処方した治療群は対照群に比較して生存率が高く，χ^2検定で有意差が認められた。〔『中華医学雑誌』1964, 50(7):456〕
本方を用いて大腸菌とブドウ球菌に対する抗菌作用を試験した結果，原

液・濃縮液を問わず抗菌作用はなく，白虎加人参湯にも抗菌作用はなかった。〔『中医雑誌』1955,(10):36〕

　上海中医学院の実験で，白虎湯は明らかな解熱作用が証明された。薬理実験で，石膏単独では解熱作用はすみやかだが作用時間は短く，知母は解熱が緩やかだが，作用が比較的強く持続時間も長い。両薬を併用すると解熱効果がさらに顕著になる。このことは中医が石膏・知母を配合して清熱瀉火の作用を増強させる点と一致している。〔李向中『中医学基礎』1983, 228〕

白虎加人参湯 『傷寒論』

| 方薬組成 | 石膏30g　知母9g　炙甘草6g　粳米9g　人参9g |

単味の薬理研究

- ❖石膏⇨155頁　　❖知母⇨158頁　　❖甘草⇨14頁　　❖粳米⇨160頁
- ❖人参⇨319頁

適応証

- 傷寒の治療で桂枝湯服用後発汗が多く，煩渇して止まらず，脈洪大の場合。
- 太陽中暍で発汗・悪寒・発熱・煩渇があると，火熱が肺を傷つけ膈消（三消の中の上消の別名）になっており，これに用いると最もよい。
- 白虎湯証で心下痞鞕のある場合。

方解

　『医宗金鑑』では次のように述べている。「大煩渇は陽明証なり。洪大は陽明の脈なり。中風の邪が桂枝湯を服用して大汗出後にも解せず，大煩渇・脈洪大がある場合，邪はすでに陽明に入っており，津液は大汗によって損傷されていて胃の中が乾燥しているので，白虎加人参湯を与えるのが

よく，清熱生津によって煩渇は自然に解消する！」

> 応用

　本方は小児の暑熱による乳糜尿や夏の暑気あたりで，発熱・口渇・汗が多く，脈大で無力の場合を治療でき，白虎湯証に比較して多くは心下痞鞕の症状を有する。

> 症例54

患者：何○○，男性，62歳。
現症：患者は真夏に炎天下を歩いたところ，眩暈がして，目がチカチカし，発熱した。汗が多く，喘のような息切れがあり，口と舌が渇き，反応は鈍くなった。脈は大だが重按すると無力で，証は暑熱傷津に属する。
処方：白虎加人参湯を与える。
　　　白人参9g，石膏30g，知母9g，天花粉15g，甘草9g
経過：1剤服用後，熱は退き汗も止まったが，口渇を頻回に訴え，冷たいものを飲みたがるので天然白虎湯（西瓜の汁）に改めて，服用させたら治癒した。
考察：暑熱が陽明を炙っているので発熱・眩暈があり，目がチカチカする。津液が外泄しようと迫っているので汗が多く喘のような息切れがある。気津両傷のため脈大・無力である。本例は老人の暑気あたりで高熱傷津となっており，白虎加人参湯で清熱生津すると煩渇は解し，人参を用いて心機能低下を予防する。

> 症例55

患者：荘○○，男性，53歳。
現症：患者は2年前から糖尿病を患っており，血糖値は233mg/dl（空腹時），尿糖（++）〜（+++），煩渇多飲があり，尿量は多い。息切れ・脱力・舌尖辺紅，苔は薄黄・脈洪数。証は陽明の内熱熾盛の消渇証。

処方：白虎加人参湯加減を与える。
　　　　生石膏30ｇ，知母12ｇ，人参６ｇ，天門冬９ｇ，天花粉15ｇ，生地黄９ｇ，僵蚕殻15ｇ，７剤。
経過：14剤続けて服用後，血糖値は120mg／dl（空腹時），尿糖定性（－）。
考察：糖尿病は中医の消渇に属する。本例は煩渇多飲があり上消に属すので，石膏・知母を用いて肺胃を清粛し，天花粉・生地黄・天門冬を加えて養陰清熱・生津止渇し，気虚を兼ねるので人参を加えて益気生津止渇する。

　　研究

　白虎加人参湯については，ラットの糖尿病モデルによる動物実験で，知母・人参単独でも明らかな血糖降下作用が認められる。知母と石膏あるいは人参と石膏を配合した場合，血糖降下作用は増強する。しかし知母と人参を配合した場合は血糖降下作用の増強は認めないばかりか，かえって減弱する。人参の量が多いと，作用は弱まる。知母：人参＝１：1.8の状況で，石膏を加えると血糖降下作用は基本的に回復する。一定の範囲内で石膏の用量が増大すると，作用はそれに応じて増強し，甘草と粳米を入れるとその効果はさらに高まる。上記の実験の結果から，方剤の中の知母と人参は血糖降下の面で拮抗作用があり，石膏によって増強され，甘草・粳米の補佐により協同して血糖降下作用を発揮すると説明できる。〔『第一回和漢薬討論会議記録』1967,14〕

白虎加桂枝湯『傷寒論』

| 方薬組成 | 石膏30g　知母9g　桂枝9g　炙甘草6g |

単味の薬理研究

❖石膏⇨155頁　　❖知母⇨158頁　　❖桂枝⇨6頁　　❖甘草⇨14頁

適応証

- 発熱・骨および関節痛・頭痛があり，ときに嘔吐し，大渇・煩躁・脈洪大の場合。
- 温瘧でその脈が平のごとくで，悪寒なく発熱し，骨・関節の煩疼がありときに嘔吐する場合を治す。

方解

　本方は太陽・陽明の合病を治す。陽明経の熱に対し，白虎湯で清泄する。頭痛や骨・関節痛は太陽の表証で，桂枝湯を用いて解表し，また寒邪が骨・関節にあるので桂枝で温通する。

応用

　本方は熱痺(関節痛で熱性の場合)，温瘧で悪寒なく発熱する場合を治す。

症例56

患者：徐〇〇，男性，39歳。
現症：患者は2週間前から発熱（体温38.2℃）・発汗・全身倦怠と疼痛，特に膝関節の遊走性疼痛が強く，灼熱感・赤みと腫れがあり，屈伸しにくく，活動時に特に悪化する。舌質は赤みを帯び，苔は薄白，脈は洪数。

処方：白虎加桂枝湯を与える。

石膏30ｇ（先煎），知母９ｇ，桂枝９ｇ，炙甘草６ｇ，５剤。

経過：服薬後熱は退き，関節痛は軽減し，続いて三妙丸（蒼朮・黄柏・牛膝）を与えたら治癒した。

考察：本案は熱痺である。多くは風寒湿の邪が経絡に侵襲して，鬱して化熱することにより起こり，一般には発病が比較的急で，関節の灼熱・腫痛のほか，熱象が明らかである。本案では熱が湿より重いので，先に白虎加桂枝湯を用いて清熱瀉火を主にして疏風解表で補佐する。熱が退き疼痛が減るのを待って，再度三妙丸を用いて清熱燥湿し，湿熱下注を治療して最終的に完治した。

竹葉石膏湯『傷寒論』

方薬組成	竹葉２把　石膏30ｇ　半夏９ｇ　麦門冬18ｇ 人参６ｇ　炙甘草６ｇ　粳米９ｇ

単味の薬理研究

❖石膏⇨155頁　❖半夏⇨450頁　❖麦門冬⇨474頁　❖人参⇨319頁
❖甘草⇨14頁　❖粳米⇨160頁

❖竹葉❖────

本品はイネ科の植物ハチク *Phyllostachys nigra var. henonis* Stapf，あるいはマダケ *Pleioblastus amarus* (keng) Keng f. の葉，あるいは巻いたまま開いていない若い葉である。

✣『名医別録』の記載

「甘淡，寒。胸中の痰熱，咳逆上気を主る」

繆希雍は『本草経疏』で,「陽明に熱が客すれば,すなわち胸中に痰が生じ,痰熱が壅滞して咳嗽・気の上昇が起こる。竹葉は辛寒で陽明の熱結を解す働きがあるので,痰は自然に消え,気も自ら下がって咳嗽は止まるのである。張仲景が傷寒で発熱・大渇があるのを治療する処方に竹葉石膏湯があり,その辛寒を借りて陽明の熱邪を散ずるのである」といっている。

❖後世の医家の応用

『食療本草』:「咳逆,消渇,痰飲,喉痺を主り,煩熱を除く」
張元素説:「心経を冷やし,元気を益し,熱を除き,健脾に働く」
『薬品化義』:「竹葉は爽やかな香りで心をすっきりさせ,微苦の性質で熱を冷やし,気味とも爽やかである。……暑熱による消渇・胸中の熱痰・傷寒による虚煩・咳逆・喘息を主に治し,いずれにも良い生薬として用いられる」

竹葉は甘淡で性は寒である。清心除煩にすぐれ,上焦の風熱を散じ,熱病後期の煩熱口渇の証に適用される。張仲景の竹葉石膏湯がその例である。

適応証

- 傷寒が解した後,虚羸による息切れ・気が上逆して悪心がある場合。
- 三陽の合病で,脈が関上にあって浮・大であるが,眠りたがって目を閉じ,発汗する場合。
- 傷寒で口渇があり,脈が虚の場合。

方解

本方は邪熱がまだ清されず,気陰がすでに損傷された場合に立方される。処方中で竹葉・石膏は清熱除煩し,人参・甘草・麦門冬・粳米は益気養陰・安中和胃に働き,半夏の助けで降逆止嘔に働く。ゆえに『医宗金鑑』で,「大寒の剤をもって,清補の方に替える」とあるのは本方と白虎湯の鑑別の要点である。

応用

およそ熱病の過程で出現した気陰両傷の症状に本方が適用できる。また骨蒸労熱・咳逆上気・鼻出血・吐血・多夢・盗汗・熱性下痢・虚煩・消渇にいずれも本方を加減して使用できる。

温熱病で余熱未清あるいは夏期の発熱の場合，青蒿・牡丹皮・生地黄の類を場合により加える。肺炎で熱性症状がある場合，麻黄・杏仁・魚腥草・黄芩などを加える。ほかに麻疹あるいは麻疹肺炎などにも用いることができる。

症例57

患者：林〇〇，男性，42歳。
現症：患者は1週間前から高熱があり，体温は38℃・脈数で無力・舌質は絳紅・唇は紅で口渇があり飲みたがる。自ら五心煩熱を訴え，大便は顆粒状に乾燥している。倦怠脱力があり，証は気陰両虚に属する。
処方：竹葉石膏湯加味を与える。
　　　淡竹葉15ｇ，生石膏30ｇ，党参9ｇ，半夏9ｇ，麦門冬9ｇ，全栝楼15ｇ，玄参9ｇ，生甘草3ｇ，3剤。
経過：1剤服用後発熱は大いに減り，2剤服用後大便は潤になった。3剤で精神状態が好転し完治した。
考察：本案は大熱により津液が損傷され，気陰両虚となったので竹葉石膏湯加味を用いて，清熱に和胃を兼ね，補虚しながら邪がとどまらないようにし，玄参・全栝楼を加えて潤腸生津している。

6. 承気湯類

方剤	薬物組成	加	減	適応証
大承気湯	大黄9〜12g 厚朴15g 枳実15g 芒硝9g			傷寒の陽明腑実証で、邪熱が裏に入り、胃が実し、便秘・潮熱・譫言、苔は黄厚で乾燥、あるいは焦黄で点刺があり、脈は沈実で、痞・満・燥・実・堅をすべて備えるものを治す。
小承気湯	本方		芒硝9g 厚朴9g 枳実6g	傷寒の陽明腑証で、譫言・便堅・潮熱、上・中二焦の痞満があり、大承気湯証より軽い。
調胃承気湯	本方	甘草6g 芒硝3g	厚朴15g 枳実15g	燥・実二証は前方よりさらに軽く、熱邪が胃に結し、胸痛・心煩・口渇・便秘・譫言がある。
厚朴三物湯	本方	厚朴9g	芒硝9g	陽明腑実証で、腹部の脹満・疼痛が主。
厚朴七物湯	本方	厚朴9g 甘草9g 大棗10g 桂枝6g 生姜3片	大黄3g	太陽・陽明の合病で、腹満・発熱・脈浮で数。
大黄甘草湯	本方	甘草3g	厚朴15g 枳実15g 芒硝9g	食べるとすぐ嘔吐する。

桃核承気湯	本方	桃仁12g 桂枝6g 甘草6g	厚朴15g 枳実15g 芒硝9g	少腹の蓄血。
麻子仁丸	麻子仁500g 芍薬250g	枳実250g 大黄500g 厚朴250g 杏仁250g		脾約・大便秘結

大承気湯 『傷寒論』

| 方薬組成 | 大黄9～12g　厚朴15g　枳実15g　芒硝9g |

単味の薬理研究

❖厚朴⇨53頁

❖大黄❖―――

　本品はタデ科の植物掌葉大黄 *Rheum palmatum* Linn.，唐特古大黄 *R. palmatum* L. var. tanguticum Maxim. ex Rgl.，および薬用大黄 *R. officinale* Baill. の根茎および根である。

✤『神農本草経』の記載

　「大黄味苦寒，主下瘀血，血閉寒熱，破癥瘕積聚，留飲宿食，蕩滌腸胃，推陳致新，通利水穀，調中化食，安和五臓」

- 下瘀血，血閉寒熱：いわゆる瘀血とは経脈外の血である。瘀血がある場合，瘀により発熱するので，臨床では閉経して悪寒発熱があるように見える。これに対し，大黄を用いて血閉を通じ，瘀血を下して悪寒発熱を除く。大黄にはもともと解熱作用があり（炎症性の発熱および一般の実熱），悪寒発熱を除くので，瘀血と発熱の両者を兼ねる場合にこれを用いる。
- 破癥瘕積聚：おおまかにいうと，腹腔内の有形性の腫瘤を消す働きを説明している。われわれが治療した1人の婦人の例では，胃癌と診断され，下瘀血湯数十剤を与えられ，少なからぬ積滞を瀉下した後，現在まですでに3年経過しているが，身体は健康で，飲食も正常である。
- 留飲宿食，蕩滌腸胃：留飲とは胃腸の中に停滞した液体のことで，宿食とは燥屎のことを指し，大黄は瀉下作用があるが，芒硝の配合が必須でこれにより蕩滌の効果がある。

- 推陳致新：これには複数の意味がある。1つは六腑は宣通を以て本と為すので，大黄の瀉下作用により濁陰を下降させると，清陽を上昇させることができるという意味である。もう1つは瘀血が去ると新血が生じるという意味である。さらに別の1つは張子和のいう「下を以て補と為す」の説で，次のようなものである。「『内経』の記載に，気血の流通こそが大切であるが，藪医者は閉塞が大切であるという。また『内経』によると，下すことはすなわち補うことである。古いものを去ると腸胃は清潔になり，塊が除かれると営血が生まれるので，補わない中に真の補法が存在する！ とあるのを知っているだろうか？」
- 通利水穀，調中化食：通便健胃作用を指す。
- 安和五臓：陽明腑実証の例で，「激しい場合は，意識障害となり，循衣摸床（手で衣服を撫でたり，布団の縁をさすったりする症状），驚いて不安になり，脈微で，眼球不動などがみられる」。これは糞毒（細菌の産生する毒素）が血液に吸収され，上昇して脳を侵し，五臓に波及しているからであり，承気湯を用いると五臓が安和になる。

❖張仲景の応用の考証

完全に『神農本草経』と一致する
- 下瘀血：桃仁承気湯・抵当湯（丸）・鼈甲煎丸
- 血閉寒熱：柴胡加竜骨牡蛎湯・鼈甲煎丸
- 破癥瘕積聚：大黄䗪虫丸・大黄牡丹皮湯
- 留飲：大陥胸湯（丸）・巳椒藶黄丸・大黄甘遂湯
- 宿食：厚朴七物湯・厚朴三物湯・厚朴大黄湯
- 蕩淨腸胃：大承気湯・小承気湯
- 通利水道：茵蔯蒿湯（呉又可は大黄が主薬であると認識しており，悪寒発熱を除く）

中医の用薬は1つには本来の治療作用を用いる場合，2つには他薬を補佐する働き，あるいは他薬の補佐を借りて本来の作用を増強し，同時に他薬の作用も増強する場合がある。大黄の例では，厚朴・枳実を配合すると胸腹満を主に治し，黄連を配合すると心下痞を主に治し，甘遂・葶藶子を配合すると水飲を主に治し，黄柏・茵蔯を配合すると黄疸を主

に治し，芒硝を配合すると実熱を主に除き，巴豆・硫黄を配合すると腸胃の寒結を除く。

『**本経疏証**』:「大黄は瀉火の薬である」「血液・尿・鼻水・唾液は人体の水気から化生したものである。火気がこれらに作用すると結して巡らず，ついに骨・関節を潤したり，諸竅を滑利することができなくなるので，大黄を用いてこれらに作用した気を除くと正常に回復する」

気血についていえば大，小承気湯・厚朴七物湯・厚朴三物湯・厚朴大黄湯はいずれも気分に入るが，これは大黄に枳実・厚朴など気分薬を併用するので気分に入るのである。桃仁承気湯・抵当湯（丸）・鼈甲煎丸・大黄䗪虫丸・大黄牡丹皮湯・下瘀血湯はいずれも血分に入るが，これは大黄に桃仁・水蛭・虻虫・䗪虫など血分薬を併用するので血分に入るのである。

大黄は古称を将軍といい，堅を攻める働きがあるので実証に多用された。張仲景が虚実挾雑の証にも常用した理由は，鄒潤安の説では「病には実に起因する虚があるのを知らなければいけない。１つの証の中に虚あり実あり，虚の場合は補うとよく，実の場合には攻伐すべきで，１面だけ除いてもほかの１面が残る。虚の原因が実の場合は治りにくく，実でも虚があると悪化するので，治療できる証候でも不治に変化することがある」。例をあげて説明すると「柴胡加竜骨牡蛎湯・風引湯といった渋剤は，渋なのに大黄を用いるのは相反しているようにみえるが，柴胡加竜骨牡蛎湯はその証が急性なので，大黄を用いないと胸満・譫言に対して効果をおさめることができない。小便不利に対して茯苓を用いないと通利できないように，大黄や茯苓は処方の要である。風引湯は熱性の癲癇を除くが，その証は慢性なので，大黄を用いて脾の積聚を蕩淨し，熱を導いて下行させており，やはり大黄は処方の要である。鼈甲煎丸・大黄䗪虫丸については，一方が外感，一方が内傷という違いはあるが，いずれも内結があり，かつ血が集まっているので，大黄によって虫類薬をまとめて堅を攻めるが，気に偏る場合には人参・乾姜を用い，血に偏る場合には芍薬・地黄を用いる」。この説は推論であって，ほかの説では大黄は単に堅を攻め積を破るのみならず，行くところにより働きが変わり，虚実を調節して気血を通和する良剤であるとする。これら虚実の関係は，臨床医家も注意すべきことである。

❖ **後世の医家の応用**

『名医別録』:「胃を和し，気を下ろし，痰実・腸間の結熱・心腹の脹満・女子の冷えによる寒血閉脹・小腹の疼痛・諸々の老血留結を除く」

『大明本草』:「一切の気を通じさせ，血脈を調節し，関節を利し，壅滞した水気を排泄し，四肢の寒熱不調を治し，温瘧による熱痰を除き，大小便を利す。一切の瘡癤癰毒に外用する」

劉河間は病の治療は清熱通利を主体とすべきであると主張し，大黄などの苦寒薬を常用した。『宣明論』で大黄に麻黄・荊芥・防風などを配合した防風通聖散を創出した。これは発汗法に下法を合用した方剤で50余りの証を治療でき，内外諸邪による損傷を問わず，下してよい諸症があればこの方を用いることができる。

張子和は下法を用いることを好み，主に大黄を瀉下に用いており，下法の理論である「下を以て補と為す」の説を創出した。著書である『儒門事親』第12巻の張氏の167方剤の中で，大黄を含むものが44方あり，大黄単独で婦人の閉経に用いたり，芎黄湯で頭目の眩暈を治したり，奪命散で小児の胸膈の喘満を治している。

『本草綱目』:「赤痢・白痢・裏急腹痛・小便淋瀝・実熱燥結・潮熱譫言・黄疸・諸々の火傷を治す」

呉又可は温疫の治療に下法を常用し，大黄の量は45gまで用いた。呉氏が大黄を温疫に運用することは『傷寒論』の範囲を超えており，大黄の臨床応用の新しい段階を押し進めるものである。あわせて大黄で温疫を治す新理論「邪を追い出すときは便秘にこだわらない」を創出し，さらに一歩進めて，「承気湯はもともと逐邪のために作られた処方であり，もっぱら結糞を出すためのものではない」。ここでは邪熱が温疫病変の本質であることを説明しており，結糞は邪熱内結の現象であるからといって結糞の形成を待って下法を用いるようではいけない。ほかに「承気湯の効果はすべて大黄の働きによるもので，そのほかは表を治する薬物である」と指摘し，呉氏は大黄の重要な作用として表裏・三焦の気機の鬱阻を疏通させることをあげ，腸胃の実熱が全身に及ぼす影響を重視し，裏熱を通泄させることの重要性を強調して，「邪はまだ出尽くしていなければ，頻回に下し

てよい」と主張した。呉氏は『急症急攻』篇で「温疫の発熱12日には舌上に積粉のような苔があり，すばやく達原飲を1剤服用させると，午前には舌が黄色に変色する。胸膈の満痛・強い口渇・煩躁があるときは，伏邪が散じて邪毒が胃に伝わっているので，前方に大黄を加えてこれを下し，……午後に再び煩躁・発熱が起こり，舌が黒くなり，点刺を生じ，鼻が煤のように黒くなれば，邪毒が最も重く，瘀が胃に到達しているので，急いで大承気湯を与えると夕方には大いに下る」。呉氏は1日の間に3回処方を変えており，その内2剤は大黄を用いる下剤である。病の伝変はすみやかにみえ，急攻の方法を用いないわけにはいかず，もし一般の医師が診ていれば必ず死亡したに違いない。同時にほかの例で，重病人に3剤の大黄を用いて無効であった後，なおも大黄の服用を堅持した例や，朱海疇が重病を患ったとき，大黄の応用を堅持し，……半月で大黄を12両用いて治癒した。呉氏の大黄の応用経験は純粋に臨床実践から導かれたもので，非常に貴重である！

　『神農本草経』では大黄を黄良と称している。張介賓は，大黄を薬の中の「四維」に含めて推賞しており，これは大黄・附子を薬中の良将，人参・熟地黄を薬中の良相としたものである。(『景岳全書』)

　われわれは大黄にはもともと瀉下作用のほか，止瀉作用もあると認識している。薬理研究によると，大黄は植物性の瀉下薬で，その中に豊富に含まれているセンノサイドが腸の蠕動を促進して，排便の回数を増加させるが，ひどい下痢にはならない。芒硝は塩類瀉下薬で，加水分解後水分を腸内に滞留させて高浸透圧の溶液となり，糞塊を希釈させる（古称を軟堅という）とともに，腸管を刺激して蠕動反射を増加させる。枳実を加えることで腸管の蠕動を強め，大黄と芒硝・枳実で，腸胃を蕩滌して留飲積食を去る作用がある。張景岳説は「大黄は芒硝・厚朴によりその薬力を助けられる」という補助的作用を説明するものである。われわれの経験では少量の大黄を単独で用いると往々にして瀉下されないし，常用すると便秘になる。慢性の下痢にはときに止瀉作用と健胃作用を有する。前人は苦寒薬は胃を障害すると説いたが，臨床経験によれば，苦寒の大黄・黄連の類には，少量では胃液の分泌を促進し，健胃して胃を傷害しない。ただし，もともと虚寒の病人の場合，服薬後胃中の不快感があり，ひどいと胃が痛むが，

芳香健胃の薬を併用すれば，苦寒の薬物による胃の不快感を軽減できる。

大黄は瘀血を下すことができ，張仲景は下瘀血湯で大黄を主薬にしている。諸家の本草書でも瘀血を下すと称していて，われわれもおよそ瘀血滞留の証にはいずれも用いることができると認識している。

ある1人の婦人が子宮切除術後に臍下部に腫瘤ができ，毎日悪寒発熱が変動してみられ，各種の抗生物質を用いても熱が退かず，診察すると舌辺縁に瘀斑があり，色は紫暗で，小腹部に硬結を触れる。数日間下瘀血湯を用いると熱は退き，腫瘤は消えた。また1人の子供が外傷後に熱が退かず，抗生物質が無効で，やはり下瘀血湯を用いると数日で熱が退いた。このことから大黄には確実に去瘀の働きがあることが証明され，瘀が退けば熱もまた除かれるのは，『神農本草経』の「主下瘀血，血閉寒熱」の説と符合する。

胃・十二指腸潰瘍の吐下血・気管支拡張症の喀血・肝硬変で食道静脈瘤の破裂による出血には，生大黄の粉末の頓服あるいは湯液に入れるといずれも止血作用がある。薬理と臨床の報告によれば，大黄単独で確かに良い止血効果がある。

大黄はまた良好な清熱解毒薬でもあり，急性結膜炎や丹毒，歯齦・咽喉・鼻腔・耳内の腫れや痛み，癰痛などに一定の治療効果がある。

大黄と当帰・赤芍を配合すると生理の遅れを治療でき，葶藶子・桑白皮を配合すると滲出性胸膜炎を治療でき，黄芩・黄連・黄柏を配合すると腸チフス・赤痢・肝炎，そのほかの内臓急性炎症，例えば胆嚢炎・膵炎・膀胱尿道炎・虫垂炎などを治療できる。一部の中医は湿温傷寒（すなわち現在の腸チフス）には苦寒薬（すなわち大黄類）をあまり使わない。

『外台秘要』では「火を救うのに水を用いないように，熱の治療に苦酸の薬は用いない」。

苦は三黄・苦参の類を指し，酸は烏梅の類を指すが，このような薬物は温病治療の常識とは符合しないので，一般には用いない。ただし聶氏の著した『急性伝染病標準捷効療法』『傷寒湿温特効速愈』などの小冊子では，傷寒に対し三黄丸一類（生大黄・黄連・黄芩を主とする）を用いることを始めたが，出血を起こすことはなく，肺炎や赤痢にもまた三黄を用いている。江西省の肖俊逸医師の著した『傷寒標準療法』には，「大黄は腸熱病の重要な薬である」とある。われわれも大黄・黄芩・黄連を主としており，

この3つには局所の清腸消炎のほか、同時に清血殺菌解毒作用もあり、その中で大黄の効果が最も顕著である。大黄は本病に対し始終服用させてよいが、最初服用させて熱が退くか黄苔が浄化されたら服用を止めると、穏やかで適当である。もし早期に服用させることができれば腸出血を予防でき、熱が退くまでの時間を短縮できる。われわれは湿温傷寒の初期には三黄を用いるが後期には慎重に用いる。

喘息の病人で、便秘により喘息が止まず、不眠・頭痛あるいは呃逆の場合はいずれも胃家実で、大承気湯を用いて大便が通じた後、喘息・不眠・頭痛あるいは呃逆が完全に治癒するのは異病同治をはっきりと説明しており、その中で生理・病理に必ず一定の相互機転がある（大承気湯の症例を参照）。

文献からみて、大黄の応用は広範である。

大黄が主薬である青寧丸は、百近い病証を治療できる。内科では下痢・発狂・黄疸・喘息・血便・血尿・吐血・蓄血症など、五官科では口内炎・鼻腔のびらん・眼痛・突発性難聴・歯痛・扁桃腺炎など、婦人科では生理不順・産後悪露・頭暈目眩・乳汁不通など、小児科では新生児黄疸・嘔吐・慢性下痢・慢性癲癇・暑気による下痢などである。

❖大黄の薬理作用

①瀉下作用：一般の人は服薬後6〜10時間で軟便を排出するが、瀉下の有効成分は主にセンノシドなど結合状態のアントラグリコシドである。センノシドの中の糖基はアグリコンを保護するので胃内で破壊されず、センノシドが小腸に進入する過程で腸内細菌あるいは酵素によって加水分解されて、遊離したセンニディンが放出されて、大腸を刺激し蠕動を増加することで排便を引き起こす。

　大黄を攻下に用いるとき、生を用いて後下するのがよく、炮製したものや長く浸したり長く煎じたりしない方がよい。『本草正』の記載では「大黄を速く効かせたい場合は生で用い、湯に漬けて飲むが、ゆっくり効かせたい場合、ほかの薬と一緒に煎じる」。これは配糖体類が薄い酸や酵素（これらは中薬の中に広範に存在する）の作用のもとで、特に加熱された状況では、容易にアグリコンと糖に加水分解され、アントラノールとアントローンは容易に酸化されてアントラキノンやい

くらかの遊離したアントラノール化合物になり，消化管を通過するとき容易に破壊され効果を失う。

大黄は大量のタンニンを含有しており，少量では瀉下作用を起こさないばかりか収斂作用を有し，大量（9g以上）では往々にして，瀉下の後に引き続いて便秘を引き起こす。

②利胆作用：大黄は胆汁など消化液の分泌を促進し，利胆排石作用を有する。実験結果から，大黄はビリグラフィン（胆道造影剤）の排泄を促進し，胆汁中のヨウ素濃度を高め，120分後のヨード排泄量を増加させることが証明されている。

③止血作用：動物実験による証明で，大黄を経口投与すると対照群と比較して血管透過性が低下する。すなわち薬物は血管透過性に対して明らかに抑制的に働き，t検定をすると$P<0.001$で有意差があることから，大黄の血管透過性を下げる効果が証明される。現代薬理学によると，大黄はアントラノール誘導体を含有し，かつタンニンも含有する。アントラノール誘導体は生物に対し血小板の生成を促し，血液凝固時間を短縮させ，毛細血管を緻密にし，脆性を改善して止血する。タンニンは局部の収斂止血作用を有する。上海市の大黄研究グループの研究結果によると，大黄は主に血漿浸透圧を高め，血管周囲の組織の液体を血管内へ向かわせるが，これは点滴の作用に相当する。出血停止後は，微少循環障害を改善し，あわせて局部の血管収縮と透過性の低下を行わせることで止血作用を表す。

④抗菌作用：大黄は多種の細菌に種々の程度の抑制作用を有することが研究によって証明された。比較的感受性が高いのは，ブドウ球菌・溶血性連鎖球菌・ジフテリア菌・腸チフス菌・パラチフス菌・赤痢菌などである。抗菌の有効成分は，アロエエモジン・レイン・エモジンなどのアントラノール誘導体である。作用機序は主に糖と糖代謝における中間産物の酸化と還元の抑制・アンモニア窒素の同化とアミノ酸の酸化・還元と脱アミノ化の抑制・蛋白質と核酸の合成の抑制である。このほか，大黄は抗真菌・抗ウイルス作用も有する。近年大黄が，腸内で最も優勢を占めるバクテロイデスフラジリスに対して抗菌活性を有することが確認され，その有効成分が大黄酸であることが明確になった。

⑤抗感染・退熱作用：大黄の広範な抗菌・抗ウイルス作用については前述の通りである。大黄は生体の副腎皮質ホルモンの分泌を増加させ，感染後の抗炎症反応を有利にする。また多くの実験から，発熱時に動物の脳脊髄液内のプロスタグランジンE（PGE）のレベルが上昇することが証明されており，解熱薬を使用して退熱した後に，そのPGEレベルは下降する。動物実験の結果から，大黄を内服させると感染によって発熱したウサギの体温が下降する。ラジオイムノアッセイでPGEの含有量を測定すると，大黄は感染によって発熱したウサギの第3脳室を環流するPGEの含有量を低下させることが証明された。

われわれは大黄が実熱を蕩滌させると認識しており，その作用機序は第3脳室のプロスタグランジンE（PGE）の含有量を減少させることによる。

⑥血圧とコレステロールの降下作用：大黄は血圧を下げ，末梢血管を拡張させる作用がある。酵素レベルの研究により，大黄のタンニンはアンギオテンシン転換酵素を明らかに特異的に抑制する作用がある。エモジンもまた実験動物において降圧作用を有する。観察によると大黄は正常のウサギのコレステロールに影響を与えないが，コレステロールを服用させて血中のコレステロール値を高めたウサギに対しては明らかな抑制作用があり，血清コレステロールと総リン脂質の値を明らかに下降させた。

⑦窒素代謝に対する作用：日本人学者の西岡五夫は白ラットの血清成分に対する影響を研究し，大黄を水に浸した液と65種の中薬方剤を用いて化学分析し，その効果を比較した。大黄はBUNを低下させる効果が最も顕著であった。

大浦彦吉は大黄の窒素代謝に対する影響を研究し，大黄のタンニンはBUNを低下させる有効活性成分であることを証明した。実験動物に大黄タンニンを与えると，血中の尿素とBUNは平行して減少し，投薬後8時間で32％低下したことから，尿素の合成を阻害することが推測できた。

⑧腎機能の改善と利尿作用：0.75％のアテニンを含有した飼料を白ラットに与えると，慢性腎不全の動物モデルが作成できる。実験によると，

大黄は腸管内のアミノ酸再吸収を減少させることによって高窒素血症を低下させ，肝・腎組織の尿素の合成を抑制し，血中に遊離している必須アミノ酸の濃度を高め，体内の尿素窒素を利用してプロテインを合成し，ミオゲンの分解を抑制して尿素とクレアチニンの排泄を増加させることで，慢性腎不全を治療できることが明らかになった。大黄は利尿作用を有する。大黄内服後，尿中ナトリウム・カリウムが明らかに増加し，pH値も上昇する。体内に蓄積した水分を排出させることができるので，重症の浮腫や胸腹水に対して常用される。

⑨消炎鎮痛作用：1981年に大黄からリンドレインが分離された。その鎮痛活性はアスピリンやフェニルブタゾンに相当する。抗炎症作用・抗関節炎作用は，アスピリンとその活性が類似しているが，解熱作用はない。大黄に含まれるプロシアニジンはヒアルロニダーゼ（発炎酵素）の活性を阻害する作用がある。このことはアレルギー反応を抑制することを示している。

⑩神経調節作用：陸卓珊らの報告で，血漿のcAMPとcGMPを指標として，生大黄と酒炒大黄が刺激性胃潰瘍のラットの自律神経系に与える影響を観察した。実験でラットに刺激を与えて胃潰瘍を作ったとき，血漿のcAMPとcGMPはいずれも低下し，cGMPの低下が特に著しく，cAMP／cGMP比は上昇し，自律神経系の乱れを示していた。実験の結果から，酒炒大黄はcAMP／cGMP比の値を著しく低下させ，正常に近い程度までにすることから，酒炒大黄は刺激で引き起こされた自律神経系の乱れに対し一定の調節作用があることが示された。

⑪胃潰瘍に対する作用：大黄はラットの実験性胃潰瘍に対し良い止血作用を有する。予防投薬でもまた止血効果がある。大黄は止血効果のほかに，もしあらかじめ用いれば，ストレス性刺激による胃粘膜の障害を予防する働きもある。ヒスタミンの分泌を促す作用を遮断することで，胃液の分泌に対し抑制的な効果がある。実験により生大黄は胃酸分泌抑制作用があり，あわせて胃の蛋白分解酵素の活性を抑制することが証明された。

❖芒硝❖

　本品は天然に産する硫酸ナトリウムと結晶水からなる天然鉱物であり，精製された結晶体は主に（$Na_2SO_4・10H_2O$）を含み，無水硫酸ナトリウムの白色粉末は玄明粉である。芒硝は比較的純度が高く，作用は緩和である。玄明粉は最も純粋で，作用も最も緩和である。朴硝は不純物が比較的多く，瀉下の力が最も激しい。

❖『神農本草経』の記載
　「味苦寒，主百病，除寒熱邪気，逐六腑積聚，結固留癖，能化七十二種石」
・百病：多種の疾病を指す。
・除寒熱邪気，逐六腑積聚：腸胃の中の宿食と熱が結合して積聚となったもの。

❖張仲景の応用の考証
　『本経疏証』：「已椒藶黄丸で口渇を治療するために，わざわざこれを加えているように，芒硝はなぜ口渇を治療できるのか？　小柴胡湯で下痢を治療するためにわざわざこれを加えているように，芒硝はなぜ下痢を治療できるのか？　およそ津液としこりが結合すると上焦に昇って潤すことができなくなるので口渇になる。しこりが去ると津液の流れが正常になるので，口渇が治る。しこりが腸内にできると，水液が側を流れて下痢になる。しこりが去れば，ちょうど下痢も止まるわけです」

❖後世の医家の応用
　『名医別録』：「五臓の積聚・長引く熱で胃気が通じないのを治し，邪気を除き，留血を破り，腹中に痰実が結合しているのを治し，経脈を通じさせ，大小便を利し，月経を整え，五淋を破り，古いものを新しくする」
　甄権説：「女子の閉経癥瘕を通じさせ，瘰癧を下し，黄疸病・流行性熱病を治し，瘀血を散ずる」
　張元素説：「3つの使用法があり，1つは実熱を去り，2つは腸の中の

宿便を去り，3つは堅積熱塊を破る」

　芒硝は塩類性の瀉下薬であり，実熱積聚・大便秘結に用いられ，承気湯のように常に大黄と配合される．外用では清火消腫に働き，大黄・大蒜の砕いたものとともに外用すると腸膿瘍を治療できる．玄明粉と冰片・硼砂などを配合すると冰硼散で，咽喉の腫痛・口舌のびらんの治療に用いる．

❖芒硝の薬理作用
　芒硝の内服後，硫酸カルシウムイオンは腸壁に吸収されず，水分を高浸透圧に保つことにより腸内に滞留させることで，腸内容積を大きく増加させるとともに，腸壁を刺激して腸管の反射性蠕動を引き起こして瀉下を起こす．中医の習慣である「大黄と芒硝の配合」は，それらの協同作用を利用して大腸を蕩淨する効果を得ている（大黄の瀉下作用については大黄の薬理の項目173頁を参照）．

❖枳実❖ ［附］枳殻────

　本品はミカン科の植物ダイダイ *Citrus aurantium* Linn., イチャンレモン *Citrus wilsonii* Tanaka, カラタチ *Poncirus trifoliata* (Linn.) Raf., 代々花 *Citrus aurantium* Linn. var. amara Engl. の幼果である．成熟した果実を横に2つに割ったものを枳殻という．

❖『神農本草経』の記載
「味苦寒，主大風在皮膚中如麻豆苦痒，除寒熱結，止痢，長肌肉，利五臟……」
- 大風在皮膚中如麻豆苦痒：アレルギー性皮膚病を指す可能性があり，胡麻の種子程度の大きさの発疹で，痒くて仕方がない．後世ではあまり使わない．
- 除寒熱結：古人は腹脹痞満とは，寒熱邪による積聚であると認識している．

❖ 張仲景の応用の考証
『薬徴』:「主に腹部の実証の毒を治し，あわせて胸満胸痺・腹満腹痛を治す」

❖ 後世の医家の応用
『名医別録』:「脇脇の痰癖を除き，停水を逐し，結実を破り，脹満・心下の急痞痛・逆気による脇部の移動性疼痛を消し，胃気を安んじ，下痢を止め，明目に働く」

甄権説:「傷寒による結胸を解し，上気喘咳を主る」

張元素説:「消化を促し，敗血を散じ，積堅を破り，胃中の湿熱を去る」

『本草衍義』:「枳実と枳殻は同じものである。小さいものはその性が激しく，すみやかで，大きいものはその性が穏やかで，緩やかである」

『本草綱目』:「だいたいその効能はいずれも利気の働きで，気が下がれば痰喘は止み，気が巡れば痞張は消え，気が通じれば刺痛は止み，気が利すれば後重は除かれる」

　李時珍の説では「枳実・枳殻の性味効用は同じで魏晋以前には区別がなかった。魏晋以後枳実・枳殻を分けて使用し始めた」。ただし実際に応用すると，枳実は作用が猛烈で，枳殻は比較的緩和である。破積導滞・通利大便には枳実を多用し，行気寛中・消除痞満には枳殻を多用する。

　枳実・枳殻は理気消脹満の常用薬で，現代の薬理研究によると，枳実には平滑筋の収縮作用があるので，消化管の脹満を除くことができる。張仲景の枳朮湯は心下が大きな盆状に堅いのを治療でき，李東垣の枳朮丸は慢性胃炎・腹脹痞満の治療に用いられ，また枳実導滞丸は湿熱積滞・胸悶・腹痛・泄瀉などの証に用いられる。肝鬱気滞・脇脇脹痛について張仲景は四逆散を作ってこれを治しているが，これは枳実の内臓平滑筋収縮作用と芍薬の内臓平滑筋弛緩作用で，一収一弛の双方向調節作用による。芍薬と甘草の配合は，神経性疼痛と平滑筋の痙攣性疼痛を緩め，柴胡と白芍の配合は平肝解鬱の働きと合わせ脇痛を治す。ゆえに四逆散は平肝解鬱の働きとともに，肝脾をともに整える。本品（枳実）を補中益気湯に加えて用いると，内臓下垂・脱肛などの病証に対する治療効果がすぐれている。

❖枳実と枳殻の薬理作用
①平滑筋に対する作用
- 消化管に対する作用：枳殻と枳実の煎剤は，マウスとウサギの切除した腸管や麻酔したイヌの胃腸運動に対し顕著な抑制作用がある。ただし胃瘻を用いた慢性試験と，腸瘻を用いた慢性試験の結果は一定の興奮作用があり，胃腸運動の収縮力を高める働きがある。

  枳殻の胃腸に対する2種類の異なった実験結果をいったいどう解釈すべきか，さらに一歩研究を進めることが待たれる。これらの薬物が生体内で異なる状態である可能性があり，胃腸に対する作用も同じではない。近年の臨床で枳殻と枳実を胃拡張・脱肛などの症状に用いることは，胃腸を興奮させるという実験結果で解釈できるかもしれない。

- 子宮に対する作用：枳殻と枳実の煎剤はウサギの切除した，あるいはしていない子宮（すでに妊娠した，あるいはしていない）いずれにも興奮作用を示し，子宮の収縮力を強め，緊張を強め，はなはだしいと強直性収縮を出現させる。枳殻をアルコールや水で抽出した液の作用は煎剤と類似しているが，マウスの切除した子宮に対しては抑制作用が認められる。

②心血管に対する作用
枳殻の煎剤，アルコール抽出液を静脈注射すると，麻酔したイヌに対しいずれも昇圧作用があり，あわせて腎の容積を縮小させる。煎剤は低濃度（20%以下）で切除したカエルの心収縮を増強させ，高濃度（50%以上）で収縮を減弱させ，カエルの血管に灌流させると血管の収縮がみられる。

適応証

- 陽明腑実証を治す。大熱・大実・大満・腹が堅満して便秘・苔が黄厚で乾いている，あるいは焦黄で点刺がある，脈沈実滑数の場合。
- 熱結傍流で，悪臭があり汚く，水様の下痢・臍腹の疼痛・腹を按ずると堅い塊（腸内の便）を触れる・口舌の乾燥・脈数滑の場合。
- 熱厥で，胸満口噤・痙攣・脈実の場合。

- 三焦の大熱で，胃の燥熱による独語・あるいは喘に冒され臥することができない・腹満痛・脈滑実・ものがはっきり見えず意識が低下している場合。
- 陽明の剛痙で，胸満口噤・拘急反張・脚の痙攣・牙関緊急のある場合。

方解

王旭高説：「大黄は大実，芒硝は大燥大堅を治し，この２味は有形の血を治す薬である。厚朴は大満，枳実は痞を治し，この２味は無形の気を治す薬である。およそ腸燥胃実があると気は必ず通じないので，攻積の剤には必ず気分の薬を用いる。その煎じ方はまず先に枳実・厚朴を煮て，次に大黄を入れ，さらに芒硝を入れるが，なぜか？ 柯韻伯曰く『およそ生のものは気が鋭く先に巡り，熟のものは気が鈍く穏やかである。張仲景は芒硝でまず燥屎を柔らかくし，続いて大黄で腸を通じさせ，その後枳実・厚朴で痞満を除かせようとした。小承気湯は３味（大黄・厚朴・枳実）を一緒に煎じるため，同じ大黄でも煎じ方が違うので，張仲景は瀉下を少し緩和させる意味を示している』。張仲景の用いた大承気湯は燥屎を去り，腸を通じさせることで陰気が上昇するので，承気（気を整える）と名づけられたわけである」

応用

われわれは大承気湯を傷寒に用いるのみならず，一切の雑病に広く応用している。大承気湯を不眠・哮喘・頭痛・呃逆などの治療に用いる例を以下に分けて述べる。

ある１人の戦という患者は，10日あまり不眠が続き，１晩中眠れず，大量の睡眠薬を服用しても無効で，痛苦は耐えがたい。診察すると顔や目は赤く，舌苔は黄厚で，便通を尋ねると数日間ないと言う。これは「胃家実」に属しており，腑濁が心に上攻し，心神が侵されて不寧となったため，不眠になったのである。安神鎮静の薬物を用いて，その本を考えずに標を治すように，大量の睡眠薬を服用しても無効なのははっきりしている。法はまさに胃腑の実を除くべきで，実が去れば濁は除かれ，心神は安寧し，自然に安眠できるので，大承気湯を与えると腑は通じ，その晩はぐっすり眠ることができた。

浦東のある張という患者は，喘息の大発作で入院し，連日，中西医の平喘薬を用いたがいずれも効果がなかった。便通について問うと，すでに数日なかった。以前から喘息の発作があり，便が出ると発作が減っていた。苔は黄で黒味を帯びていた。大承気湯を与え，大便が通じるとすぐに喘息は軽減した。
　またある病人は，頭部の激痛が十数日あり，目は赤く，舌は紅で苔は黄厚，大便は数日出ていない。神経科の検査で異常な所見はない。中医理論から考えるとまさに「胃家実」に属しており，濁気が上攻して頭痛が起こっている。承気湯でこれを下し，1剤ですぐに病は治った。
　最近またある病人は，呃逆が十数日持続し1日中止まらないので，家族が不安になりアトロピン・リタリンおよび中薬・針灸の治療を行ったがいずれも効果がなかった。大便の状態を問うと，十数日出ておらず，やはり「胃家実」に属していて腑が通じず，胃気が上逆して起こっている。大承気湯1剤でその晩すぐに呃逆は止まり，再発もない。
　承気湯の応用範囲は非常に広範で，ここであげた数例は中医理論の特殊性を説明している。いわゆる「胃家実」は，主に胃中の燥屎が実熱と結合したものである。ある人が次のようにいった。「胃の中になぜ燥屎があるのか？　大便が通じないと何か濁気が上衝して横隔膜から心肺に至るのはなぜか？　中医理論は科学的ではない」。消化器系・呼吸器系・循環器系には各々区別があるとはいうが，しかし自律神経の機能は整体的で相互に関係がある。中医のいう「胃家実」は陽明病に属しており，ここでの胃は実は消化管のことをいう。臨床上，多種の病気でいずれも「胃家実」証がみられ，「胃家実」の考え方で各系統の病証を治療すると，著しい治療効果が得られる。この異病同治が中医の病の治療に対する伝統的方法である。大便が通じると病も良くなる理由については，現代科学によって一歩進めるべき研究の課題である。われわれは大承気湯で便秘性の頭痛を治療できることについては，糞便が排除された後，糞毒が再吸収されないことにより頭痛がおさまる可能性があると認識している。不眠の治療については，苦寒薬が大脳皮質の興奮を抑制する可能性があり，同時に腸の充血を誘導し，脳の充血を減少させるので安眠させる効果があると認識している。呃逆に瀉法を用いることについては，この瀉薬が腸の蠕動を促し，大便が

通じると横隔膜の痙攣が緩解すると認識している。喘息に瀉法を用いて効果があることについては、「肺と大腸の表裏の関係」により、大腸が通じると肺気が下降する……およそこれらについては現代科学で一歩研究を進め、解釈する必要がある。

　本方はまた発狂・脚気による脚の腫れ・赤痢の初期・実熱による痙攣なども治療できる。北京・天津などからの報告によると，複方大承気湯（常に桃仁・赤芍・枳実・萊菔子などを加える）を用いると，急性腸閉塞の治療に一定の効果がある。〔『中西医結合治療急性腹症通訊』1974,(2):3〕〔『新医学雑誌』1977,(10):35〕

　湖北省の報告で，複方大承気湯を用いると，腹部手術後の胃腸の脹満に有効であった。〔『新医学雑誌』1977,(2):31〕

研究

　複数の実験の結果，大承気湯の内服後，明らかにマウスの消化管の蠕動運動が亢進し，これは投薬後10分から明らかになり，1時間後にピークに達するが，経静脈投与ではみられない。内服でマウスの腸容積が明らかに増加する。切除した腸管に対しては興奮作用を起こすが，アトロピン・ヘキサテトラミンおよびテトラカインに影響されずにこれを阻断することが腸管を興奮させる作用を説明し，腸壁の平滑筋に対する直接作用の結果である可能性がある。〔『天津医学雑誌』1965,(10):790〕

　大承気湯を内服で与えると，ウサギの実験性腸重積に対し，明らかに還納を促進する作用があり，あわせて腸の蠕動も明らかに増強し，腸の容積もこれに伴って増加するが，静脈注射では腸の還納は促進されず，腸の蠕動も増加しない。迷走神経を切断すると，腸重積の還納を加速できないが，大承気湯が腸管の局所に及ぼす作用には影響しない。〔『中医雑誌』1973,(1):33〕

　実験結果から本方は大腸菌・ブドウ球菌に対して抑制作用があり〔『中医雑誌』1955,(10):36〕，あわせてイヌの腸係蹄の血流量を増加させ，血管を拡張させて胃腸の血液循環を改善する〔『中西医結合治療急性腹症通訊』1977,(1):35〕。大承気湯はまた，循環血液中の血漿蛋白と結合した色素が，毛細血管から透出する働きを軽減する。〔『中西医結合治療急性腹症通訊』1977,(1):38〕

天津市の南開医院では，通裏攻下について大承気湯を代表として研究している。本方は腸蠕動を明らかに増加させるのみならず，ウサギの人工的な腸重積を還納させる作用を促し，遊離した腸係蹄の血流量を増加させる働きもある。血流量の増加と腸蠕動の増強は一致した関係にあり，両者は双補相成的である可能性がある。大承気湯が毛細血管の透過性を低下させる作用により，抗菌抗感染ができる〔『新医学雑誌』1972, (2):17〕。本方の瀉下通便により糞毒の吸収を減少させることでもまた抗菌抗感染ができ，感染性疾患の極期でみられる陽明腑実証に適応できる。本方による急性腸閉塞の治療は，腸管の蠕動機能を調整することで大腸の容積を拡大させ，通暢性を回復させ，血流障害を改善し，感染など続発する病理変化を切断して奏効する。本方の臨床応用にあたっては，示されたいくつかの実験結果を根拠として，通裏攻下法の認識と，「六腑は通をもって用と為す」「通じなければ則ち痛む」「痛みは利に伴って減る」という学説の理解をさらに深める必要がある。

症例58

患者：李〇〇，男性，69歳。
現症：患者はすでに7年前から喘息発作を反復していて，最近も発病し，息切れ・咳喘が激烈で，大量の黄緑色の痰を吐き，ときに喀血し，微熱がある。舌質は青，苔は薄膩で脈は弦数である。西洋医の診断は肺気腫・喘息性気管支炎・気管支拡張症である。証は痰熱咳逆に瘀血を兼ねており，体内の細絡が破れているので出血し，咳がはなはだしいので喀血もまたはなはだしい。治療は清熱消瘀止血がよい。
処方：生大黄粉3g，百合片（白芨・百合・百部・麦門冬・天門冬・絲瓜子）を同時に服用する。7剤。
経過：服薬後喀血は止まり，諸症は改善し，7剤継続後，百合片を持たせて退院させ，服用を継続させた。半年後に訪れたが病状は安定し，喀血はみられなかった。
考察：本案は気管支拡張症の出血である。証は痰熱咳逆に瘀血を兼ね，細絡が破れて出血があり，咳がはなはだしいので喀血もまたはなはだ

しい。本案では生大黄で清熱消瘀通絡し，輔薬として百合片で養陰止咳し，結果として止血することができた。

症例59

患者：羅〇〇，男性，64歳。
現症：9年前から喘息を患い，発作を反復している。最近も発病し，哮喘が持続しており，アミノフィリンなど多種の平喘薬や抗生物質などの薬を用いたが，緩解しない。患者の喀痰は粘稠で黄色，脘腹は脹満し，大便は秘結して通じない。舌質は紅，苔は黄厚で黒色を帯び，脈は滑数。西洋医の診断は，喘息性気管支炎に感染の合併，閉塞性肺気腫。証は熱結腸腑・肺失宣粛に属し，治療は清熱除滞・通腑降逆がよい。
処方：生大黄9ｇ，玄明粉6ｇ，川厚朴9ｇ，枳実6ｇ，開金鎖15ｇ，麻黄9ｇ，百部9ｇ，碧桃干15ｇ，魚腥草30ｇ，1剤，濃く煎じた2回分を頓服する。
経過：服薬後30分で大便が通じ，その晩喘は落ち着いた。
考察：本例の哮喘の弁証は「陽明腑実・濁気上逆」で，「肺と大腸は表裏の関係である」にもとづいて，大黄を用いて清熱通腑・宣気降逆の方法で効果があった。その後，益腎固本・培元納気の方法に改め，予後を調整した。

症例60

患者：徐〇〇，女性，36歳。
現症：1カ月前呼吸器感染を患い，引き続いて胸悶・動悸・心煩・咽痛・口干・顔面潮紅・便秘があり，舌は紅絳，苔は黄で辺縁に瘀斑があり，脈は短促である。西洋医の診断はウイルス性心筋炎。この例は風温の邪が化熱し心脈を逆犯し，瘀熱と結合して心拍異常が起こっている。治療は泄熱・解毒・化瘀・清心・寧脈である。
処方：大黄6ｇ，金銀花15ｇ，連翹15ｇ，板藍根15ｇ，生地黄30ｇ，川黄

連3g，牡丹皮9g，桃仁9g，茅根30g，7剤。
経過：服薬後大便は通じ，心煩・咽痛も好転した。
考察：本例はウイルス性心筋炎による心拍異常で，われわれの認識では温熱病毒の邪が外襲しているという特徴があり，温病学に従って論治した。この案の心拍異常の治療は「心は血脈を主る」にこだわらず，整体に着眼して弁証し，水火陰陽を考えて，気血の盛衰を調節し，大黄などを用いて邪を追い出し，邪が去れば心は安んじ，正気が和すれば脈は安定する。

症例61

患者：蘇〇〇，男性，78歳。
現症：患者は上腹部の激烈な疼痛が持続し，悪心嘔吐，高熱を伴い，腹部を按ずるのを嫌がる。口渇があり，大便は秘結し，口臭・血尿があり，舌苔は黄厚，舌質紅，脈は弦緊滑。西洋医の診断は急性膵炎。本例は痞・満・燥・実ともにみられ，治療は苦寒通泄がよく，去実逐邪を急ぐ。
処方：生大黄9g，枳実9g，玄明粉6g（沖服），大腹皮6g，藿香9g，蘇梗9g，黄芩9g，黄連6g，旋覆花9g（包），檳榔子9g，生甘草3g，2剤。
経過：服薬後，汚い便を多量に下し，腹痛が大いに減り，嘔吐もまた止まった。原方の生大黄を6gに減らして，玄明粉を去って3剤続けて服用したら治癒した。
考察：本例は急性膵炎で，弁証は脾胃実熱・積滞内阻。通裏攻下の法を用い，承気湯合瀉心湯加減ですみやかに邪熱を裁断し，実邪を直接出して原因を除いたので，すみやかに治癒した。

症例62

患者：沙〇〇，男性，52歳。
現症：患者は胃潰瘍を長年患い，黒色便で潜血（+++），空腹になるたび

に腹痛があり，多く食べると胸やけがする。噯気・脱力・眩暈があり，大便は常に秘結している。舌根の苔は白厚で，辺縁は瘀斑があって紫暗で，脈は弱である。治療は化瘀止血・固気摂血がよい。

処方：生大黄3g(粉末，頓服)，䗪虫3g，刺猬皮9g，旋覆花9g(包)，代赭石24g，移山参6g，黄耆15g，鍛瓦楞30g，7剤。

考察：生大黄の粉末は，上部消化管の出血の治療と去瘀止血の効果がある。われわれの認識では，止血と化瘀は矛盾しない。止血しながら瘀をとどめず，化瘀して止血を妨げないということは，瘀血が去らなければ出血は止まらず，瘀血が去れば出血は自ずから止まるので，1つは散じ，1つは止まるという，違う方向で同じ効果がある。生大黄に刺猬皮を配合して化瘀止血し，佐薬の䗪虫で去瘀し，代赭石で止血，人参・黄耆を加えて固気摂血して気の脱を防ぎ，服薬後に黒色便は止まった。

小承気湯 『傷寒論』

| 方薬組成 | 大黄9〜12g　厚朴6g　枳実9g |

単味の薬理研究

❖大黄⇨173頁　　❖厚朴⇨53頁　　❖枳実⇨184頁

適応証

- 陽明腑証で，譫言・便が固い・潮熱・上中二焦が痞満して通じない・苔が乾燥して黄色・脈滑数の場合。
- およそ胸腹の脹満・頻尿で血尿，便秘の場合。腹痛・譫言・潮熱・微煩・呃逆・心下痞・便が通じない場合。

方解

柯韻伯説：「諸病はみな気が原因となり，濁物が去らねば気も巡らない。ゆえに攻積の薬剤は必ず行気の薬物を主体にすべきである。亢進すると気を害し，通じさせると気を制御できるので，これが承気の名の所以である。また病が去っても元気を損傷しないというのが承気の意味である。その処方に大と小があるのは2つの意味がある。厚朴を大黄の2倍にして，気薬を君薬としたものを大承気と名づけている。大黄を厚朴の2倍にして，気薬を臣薬としたものを小承気と名づけている。薬味が多く，性能が激しいものを多めに服用させるのは,瀉下させるためで大という。薬味が少なく性能が穏やかなものを少量服用させるのは，胃気を少し調和させるためで小という。この2つの処方の煎じ方は同じではない」(大承気湯の方解を参照)。

大承気湯の芒硝・大黄は後下し，枳実・厚朴も加えて行気するので，瀉下の力はすこぶる激しく，痞・満・燥・実をともに備えた陽明熱結の重症を主に治す。小承気湯は芒硝がなく，かつ3味を一緒に煎じ，枳実・厚朴の量も少ないので，攻下の力が比較的弱い。痞・満・実の陽明熱結の軽症で，燥の症状がまだみられないものを主に治す。

応用

小承気湯は胃熱による多食，あるいは赤痢の初期の腹痛，裏急後重の場合や食あたりで食欲不振，下痢がありすっきりしない，腹部の脹満があるなどの場合にも応用できる。弁証は腹部の痞満があり，やや結実である点に着目する。

調胃承気湯『傷寒論』

| 方薬組成 | 大黄9～12g　甘草6g　芒硝12g |

単味の薬理研究
❖大黄⇨173頁　　❖甘草⇨14頁　　❖芒硝⇨183頁

適応証
熱邪が胃に結し，胸痛・心煩・口渇・便秘・譫言がある場合。

方解
　大黄と芒硝の併用により，調胃を蕩滌し，古いものを出して新しくし，あわせて泄熱解毒する。甘草を加えるのは和胃の意味であり，3味の薬物の併用により，燥屎を排泄させ，熱毒も解除させる。調胃承気湯は主に陽明病の燥熱内結で，痞満の証のないものを治し，主な作用は清熱和胃である。大黄を先煎で用いるので，瀉下作用が生を後下する場合に及ばないことがわかる。甘草を配合するのは調和に重点を置いているからで，ゆえに名を調胃という。枳実・厚朴を用いないのは痞満の証がないからで，これらにより調胃承気湯は上記2方に比較して，瀉下の薬力が緩和である。

応用
　本方は傷寒による発狂・煩躁・発疹・咽喉の腫痛・口舌のびらん・消渇多食・瘡瘍疔毒・歯齦の腫脹と歯の疼痛・口鼻の出血・眼が赤く腫れ痛む・黄疸に用いることができる。
　とにかく弁証が実熱で，腹部が張らず，顔や眼が赤く，脈実・舌燥で裂紋・苔が黄黒色・口臭がひどい・五心煩熱・小便黄赤などがみられる場合である。その弁証の根拠は大便燥・心煩があり，心下痞や腹脹がない場合に調胃承気湯を与えてよい。

症例63

患者：候○○，女性，39歳。

現症：患者は大食で空腹感が強く，毎日5回食事をとっても飢餓感があり，上腹部不快感もあり，大便は秘結し3日に1回である。苔は黄燥で，脈は弦数。血糖は270mg/dl（空腹時），尿糖定性（+++），証は陽明実熱の裏証で，病は（消渇病の3消の中の）中消に属し，治療は清胃瀉火・養陰増液がよい。

処方：大黄6g，芒硝6g，甘草5g，黄芩6g，知母9g，石膏15g，天花粉15g，麦門冬9g，牛膝9g，4剤。

経過：服薬後，症状は軽減したので芒硝を去り，14剤連続して服用させた後，症状は消失し空腹時血糖は100mg/dl，尿糖定性は陰性になった。

考察：『内経』に曰く「胃熱あらば食欲旺盛で空腹感が強い」。患者の苔は黄燥で脈は弦数，大便は秘結しているので，弁証は中消陽明裏熱の実証である。ゆえに調胃承気湯を与え，清胃瀉火し，石膏・知母の輔薬で肺胃の熱を清し，天花粉・麦門冬で養陰増液，牛膝で引火下降をはかった。完全治癒後，1年後に追跡調査したが再発はない。

研究

　大黄の瀉下の強弱は，アントラキノン配糖体の量の多少に関係があり，大承気湯では大黄を後下するので，結合したアントラキノン配糖体の量は比較的多く，タンニンの煎出率は比較的低いため，瀉下作用は比較的強いと推測できる。調胃承気湯は大黄・甘草を同煎するので，結合したアントラキノン配糖体の量は比較的少なく，遊離したアントラキノン配糖体の量が多いほか，タンニンの煎出率は比較的高いため，瀉下作用は比較的弱いと推測できる。実験によるとタンニンの煎出量は水の量と煎じる回数に関係があり，加熱時間の影響は大きくないことが証明されている。大黄のアントラキノン配糖体は瀉下成分で，タンニンは収斂成分であるが，両者は密接な関係があり，治療効果に直接影響する。小承気湯が大承気湯に比べ瀉下作用が比較的弱い原因は，ここにある。〔『ハルピン中医』1964, (6):27〕

厚朴三物湯 『金匱要略』

| 方薬組成 | 厚朴24g　大黄12g　枳実15g |

単味の薬理研究
❖厚朴⇨53頁　　❖大黄⇨173頁　　❖枳実⇨184頁

適応証
痛んで閉じている場合，厚朴三物湯がこれを主る。

方解
尤在涇説：「痛んで閉じているのは六腑の気が巡らないからである。厚朴三物湯と小承気湯の薬味は同じであるが，承気の意味は実を除くことにあるので，大黄が君薬である。厚朴三物湯の意味は行気にあるので，厚朴が君薬である」。

厚朴を多く用いて，脹満・疼痛・大便の秘結を除く意味がある。

応用
本方は腹満・心下の痛みがあって大便が通じないのを治し，下痢・腹満・裏急後重にも用いられる。行気通下の薬剤で容易に正気を損傷するので，およそ虚弱な人，妊婦や胃腸の弱い人には慎重に用いる。

厚朴七物湯 『金匱要略』

| 方薬組成 | 厚朴24g　甘草9g　大黄9g　大棗10g
枳実15g　桂枝6g　生姜5片 |

単味の薬理研究

- ❖厚朴⇨53頁　　❖甘草⇨14頁　　❖大黄⇨173頁　　❖大棗⇨21頁
- ❖枳実⇨184頁　❖桂枝⇨6頁　　❖生姜⇨19頁

適応証

腹満・発熱・上逆して嘔吐，あるいは便秘・脈が常に浮数の場合。

方解

腹満・脈数・便秘は裏実熱証である。発熱・脈浮は表証がまだ解しておらず，したがって表裏同病である。処方の中で厚朴・枳実を多く用いて消痞泄満し，佐薬の大黄で通便導滞する。小承気湯が大黄を主として枳実・厚朴を少し用いるのと異なる点である。ゆえに「厚朴七物湯」と名づけられており，桂枝・生姜・甘草・大棗を佐薬として解表散寒・調和営衛する。もし下痢している場合は大黄を去り，上逆して嘔吐する場合は半夏を加えてもよい。表寒が強い場合は生姜の量を増す。

応用

本方は赤痢・食あたり・嘔吐・下痢あるいは便秘で，弁証が腹満，実証を主とする場合にも用いることができる。

大黄甘草湯 『金匱要略』

| 方薬組成 | 大黄9〜12g　甘草9g |

単味の薬理研究
❖大黄⇨173頁　　❖甘草⇨14頁

適応証
食べるとすぐ嘔吐する場合。

方解
　本方は腸胃に実熱があり，食物が入るとすぐ上逆して嘔吐する場合を治療できる。胃熱が上逆して嘔吐するのは，胃の冷えにより水飲を嘔吐するのとは同じでなく，大黄・甘草で腸胃の実熱と積滞を去れば，嘔吐を治さなくても自然に止まり，「上病下取」の方法となる。

応用
　本方は弁証が胃火上衝，食後すぐ嘔吐する証に用いられる。もし朝の食事を夕方吐き，それが不消化物の場合，無火なので合わない。

桃核承気湯『傷寒論』

| 方薬組成 | 桃仁12g　大黄9～12g　桂枝6g　甘草6g　芒硝6g |

単味の薬理研究

❖大黄⇨173頁　　❖桂枝⇨6頁　　❖甘草⇨14頁　　❖芒硝⇨183頁

❖桃仁❖────

　本品はバラ科の落葉木のモモ Prunus persica（linn.）Batsch，あるいはノモモ Prunus davidiana Franch. の種子である。

✣『神農本草経』の記載

「味苦平，主瘀血血閉，癥瘕邪気，殺小虫」
- 瘀血血閉：婦人の生理不順や産後瘀阻がみられ，外傷による瘀血腫痛もみられる。桃仁は去瘀するので，これらの諸病を治療できる。
- 癥瘕邪気：肝脾腫のような腹部の腫塊を指す。

✣張仲景の応用の考証

　鄒潤安説：「張仲景の桃仁の用い方は，神農本草経の内容と比べて微妙な違いがある。張仲景の書と千金の附方において，桃仁を用いる処方は9つあり，桃仁を用いる症候には3種類ある。つまり表証がまだ残っている場合，少腹に異常がある場合，皮膚の甲錯がある場合である。なぜこのようにいうのか？　すなわち桃仁承気湯証は，太陽病がまだ解していない。抵当湯証は表証がまだ存在している。抵当丸証は傷寒で熱がある。葦茎湯証は咳と微熱がある。鼈甲煎丸証は瘧が1カ月治らない。大黄牡丹皮湯証はときどき発熱があり，自汗が出て悪寒するので表証があることがわかる」

　『続薬徴』：「主に瘀血による少腹満痛を治し，ゆえにあわせて腸癰瘍お

よび婦人の生理不順を治す」

✣後世の医家の応用
　『名医別録』：「咳逆上気を止め，心下の堅を消し，突発する出血を除き，癥痕を破り，月経を通じさせ，痛みを止める」
　張元素説：「血結・血秘・血燥を治し，大便を通潤し，蓄血を破る」
　『本経逢原』：「桃仁は血瘀血閉の専薬で，破血の働きが強い」

　桃仁は瘀血を去り，血閉を治すほか，咳嗽も治すことができる。われわれは常に桃仁・大黄・蟅虫を配合して破血去瘀・消癥散結の働きを用いて，肝脾腫・肝硬変・脳梗塞・頭部外傷後遺症・前庭部胃炎・無月経などの治療を行っている。われわれは華山医院で1人の脳血栓の病人（安徽省銅陵在住）を治療したが，その人は来院時両足歩行困難で，特におかしいのは10分くらいの間隔で必ずゲラゲラ大声で笑い，それを自分で抑えられないことである。下瘀血湯を数剤与えると，笑い声はすぐに止み，両足は動かせるようになり，血栓による症状は完全に消失した。

✣桃仁の薬理作用
　①溶血作用：桃仁のアルコール抽出物は，抗凝血作用と比較的弱い溶血作用がある。
　②鎮咳作用：桃仁はアミグダリンを含み，そこから青酸が分離されるが，青酸は呼吸中枢を抑制して鎮静作用を有するので，鎮咳の働きがある。
　③降圧作用：桃仁の煎剤は切除したカエルの心臓を抑制し，短時間の降圧作用を有する。
　④線維組織溶解作用：桃仁の煎剤は線維組織を溶解する働きがある。

適応証
　太陽病が解せず，膀胱に熱が結合し，少腹脹満・黒色便・小便利・口渇があり，恍惚として狂のようで，夜間発熱する場合。瘀血による胃痛・血結による胸中の痛み・瘧疾で毎晩発熱する，下痢で蓄血し急に痛む場合や，瘀血が経絡に滞り生理不順がある場合も治すことができる。

方解

尤在涇説:「これは調胃承気湯に桃仁・桂枝を加えて,破血逐瘀の剤としたものであり,この証では熱と血が結合しているので,大黄の苦寒によって蕩実除熱する。芒硝の鹹寒が血に入って軟堅する。桃仁の辛潤・桂枝の辛温で逐血散邪する。甘草の甘で諸薬の勢いを緩和する」

陽明「蓄血証」は陽明邪熱と宿瘀が互いに結合しているので,健忘があり,便は固いがかえって出やすく,その色は必ず黒い。現代医学の角度からの認識では,『傷寒論』の「蓄血証」は瘀血証の範疇に相当する。本方において張仲景は桃仁を用いて破血し,桂枝を加えて経絡を疏通し,破血逐瘀の力を強め,大黄を桂枝の2倍用いることで桂枝の解表の力を弱めるとともに,大黄が桂枝の辛甘を得て経脈に入って通じさせ,攻熱逐瘀の力を発揮する。さらに調胃承気湯を合わせることで瘀熱を導いて下行させるので,蓄血証の良方なのである。

応用

本方の応用は必ず瘀血内結による実熱証である必要がある。後世の人は本方の応用範囲を大きく発展させた。例えば火旺して上で血鬱があり,頭痛頭脹・目赤歯痛がある場合や,結熱瘀阻による鼻出血あるいは紫黒色の血を吐く場合,月経困難・月経前疼痛・無月経・腹腔内胎児死亡・胎盤遺残・産後悪露が下りない・少腹堅痛・呼吸困難が著しい場合,あるいは外傷で瘀血が停留し,疼痛がひどく横になれない,二便が秘結する場合である。また食中毒による下痢（膿血便）・食道通過障害・黄疸・丹毒・痛痺・中風にも応用できる。最近は流行性出血熱・細菌性下痢・頭部外傷後遺症・脳梗塞・統合失調症などに用いられて,いずれも良い効果がある。

ただし本方を応用する場合,実熱による血瘀内結が必須である。もし虚弱の人の出血あるいは出血が止まらない場合はいずれも本方の適応ではない。妊婦には一般には禁忌である。

症例64

患者：楊〇〇，男性，51歳。
現症：患者は腹部脹満・大便秘結があり，数日に1回しか排便がなく，大便が出ると下血がみられる。健忘があり，舌は瘀による紫で，脈は弦である。
処方：必ず蓄血の証があるはずで，桃核承気湯を与える。
　　　桃仁9ｇ，生大黄9ｇ（後下），桂枝6ｇ，芒硝6ｇ（沖服），炙甘草6ｇ，3剤。
考察：本例は下焦の蓄血の証であり，大黄と芒硝で蕩実して腸を通じさせる。桃仁と桂枝で破血逐瘀し，甘草を加えて諸薬を調和する。服薬後患者の大便は通暢し，再び下血することはなく，健忘症も顕著に好転した。

麻子仁丸『傷寒論』

方薬組成	麻子仁500ｇ　芍薬250ｇ　枳実250ｇ 大黄500ｇ　厚朴250ｇ　杏仁250ｇ

単味の薬理研究

❖芍薬⇨9頁　　❖枳実⇨184頁　　❖大黄⇨173頁　　❖厚朴⇨53頁
❖杏仁⇨55頁

❖ 火麻仁（麻子仁）❖─────

　本品はアサ科の1年生草本植物であるアサ *Cannabis sativa* Linn. の成熟種子である。『神農本草経』では，火麻仁の別名を麻子仁と称する。

❖ 『神農本草経』の記載
　「味甘平，主補中益気，久服肥健」
　・補中益気，久服肥健：いずれも補益の働きのことをいっている。

❖ 後世の医家の応用
　『名医別録』：「小便を利し，積血を破り，血脈を回復させ，産婦の余病を治す」
　『食性本草』：「五臓を潤し，大腸の風熱燥結を利す」
　『本草備要』：「緩脾潤燥し，陽明病の胃熱・多汗・排便困難を治す」

　麻子仁は脂肪油を非常に多く含み，潤腸通便の作用があるほか，通乳の働きもある。腸胃の燥熱で弁証が熱閉に属する場合，大黄・厚朴・枳実などを配合して麻子仁丸とすることができる。老人・虚弱な人・産婦の血虚津枯による便秘には，当帰・熟地黄・杏仁などを配合して麻子仁丸とすることができる。

❖ 火麻仁の薬理作用
　①緩下作用：本品は腸粘膜を刺激し，分泌を増加させ，蠕動運動を速め，大腸の水分吸収を減少させるので，緩下作用がある。
　②血圧降下作用：火麻仁のチンキ剤からアルコールを去って乳剤を作って，体重1kgあたり2gを十二指腸に注入すると，麻酔したネコの血圧が除々に下降し，体重1kgあたり2〜10gを正常なラットの胃に注入すると，血圧が顕著に下降する。高血圧症の患者に5〜6週間内服させると血圧が低下し，副作用はない。
　③中毒作用：大量に食べると火麻仁の中毒になる。火麻仁60〜120gを食べると，多くは1〜2時間後に悪心・嘔吐・下痢・四肢麻痺・失見当識を起こし，はなはだしいと震え・昏迷・瞳孔散大などの中毒症状が現れる。この場合には胃を洗い，対症療法を行う。

　適応証

● 脾約で排便困難，関脈が浮渋の場合，これが潤腸の主な薬方である。

●虚弱な人や老人の腸燥による便秘，あるいは習慣性便秘，邪熱がある場合。

方解

王旭高説では「脾約は脾の過剰な乾燥により，胃液が毎日消耗されているので，麻子仁・杏仁で脾燥を潤し，白芍で脾陰を安んじ，しかる後に枳実・厚朴・大黄の承気法で治療すれば，下しても亡陰にならない。丸薬を徐々に増量して用いる方法で，脾燥に対してはこの緩やかな方法がよい。滋柔して潤下するのは，胃実を急下するのとは異なる」。

本方は小承気湯で瀉下・泄熱・通便するが，大黄・厚朴をともに減量し，麻子仁・杏仁を用いて潤腸粛肺し，肺と大腸の表裏の関係により，肺気が下りることで通便を助ける。芍薬・白蜜を加えることで養陰潤腸し，津液を巡らせて腑気を通じさせる。丸剤を用いるのは緩下の意味である。ただし，虚弱な人や老人で邪熱のない場合の便秘に対しては，本方は慎重に用いる。

応用

本方は痔漏の便秘，および痔漏の出血で腸胃の燥熱に属する場合にも用いることができ，涼血止血の炒槐花・地楡などを加えてもよい。

症例65

患者：陳〇〇，女性，75歳。
現症：患者は便秘があり，排便は2～3日に1回で排便困難，また痔漏の出血があり，脱肛を伴っていて過労によりすぐ再発する。舌質は赤みを帯び，苔は薄黄，脈は細数。
処方：麻子仁丸の意をまねて，補中益気湯加減とあわせて用いる。
麻子仁9g，杏仁9g，当帰9g，大黄6g，芍薬12g，升麻9g，柴胡9g，黄耆15g，党参15g，炒槐花9g，地楡9g，7剤。
考案：本例は患者が高齢で，痔漏と便秘による出血があり，腸胃の燥熱に属し，麻子仁丸をまねたうえで，老人が攻撃に耐えられないのを恐れて破気薬の厚朴・枳実を去り，補中益気湯を加えて益気補中摂血し，佐薬の槐花・地楡の2味で涼血止血した。

大黄牡丹皮湯『金匱要略』

| 方薬組成 | 大黄9〜12g　牡丹皮9g　桃仁12g　冬瓜子30g　芒硝9g |

単味の薬理研究

❖大黄⇨173頁　　❖桃仁⇨200頁　　❖芒硝⇨183頁

❖牡丹皮❖―――

本品はボタン科のボタン *Paeonia suffruticosa* Andr. の根皮である。

✣『神農本草経』の記載

「味辛寒，主寒熱，中風，瘛瘲，驚癇邪気，除癥堅，瘀血留舎腸胃，安五臓，療癰瘡」

・中風，瘛瘲：熱病により引き起こされる痙攣・癲癇を指す可能性がある。
・除癥堅，瘀血留舎腸胃：瘀血が腸にとどまると考えてもよく，張仲景は大黄牡丹皮湯でこれを治療した。これには婦人科の腫瘤も含まれる。
・療癰瘡：古代の人は癰瘡が血熱により引き起こされると認識しており，牡丹皮は涼血消瘀作用があるので，癰瘡を治療できる。

✣後世の医家の応用

甄権説：「冷気を治し，諸痛を散じ，女子の経脈不通・血瀝による腰痛を治す」

『大明本草』：「九竅・腠理・血脈を通じさせ，排膿し，打撲による瘀血を消し，筋骨を繋ぎ，風痺を除き，死胎や遺残した胎盤を下ろし，産後の一切の冷えと熱による瘀血を治す」

張元素説：「……鼻出血・吐血」

『本草綱目』：「和血清血涼血，血中の伏火を治し，煩熱を除く」

『本経疏証』：「桂枝の気は温であり，いわゆる通とは血脈中の寒滞を通じさせることである。牡丹皮の気は寒であり，いわゆる通とは血脈中の結熱を通じさせることである」

まさに鄒潤安先生の説のように，牡丹皮は清熱涼血の薬である。古代の本草書では，寒熱中風や流感による頭痛を治すとあるが，現代薬理学で解熱鎮静作用が証明されている。『神農本草経』のいう癰瘡を治療するとは，単に癰瘡を指すだけでなく，風疹・丹毒・急性炎症のいずれも牡丹皮で治療できる。慢性肝疾患で血熱の症状が明瞭な場合，われわれの経験では常に牡丹皮と連翹を配合すると血熱を清し，ZTTも低下する作用がある。歯齦出血で弁証が血熱に属する場合，牡丹皮と連翹で治療するとすこぶる効果が良い。

❖ 牡丹皮の薬理作用
① 活血化瘀作用：牡丹皮は瘀血・血行障害を緩解あるいは消除し，その血行を改善し，血管を拡張し，血管外へ溢出した滲出物を迅速に吸収するといった，活血化瘀作用がある。
② 抗菌作用：試験管内でブドウ球菌・枯草菌・大腸菌・腸チフス菌に対し，比較的強い抗菌作用がある。試験管内で2倍稀釈法を用いると，コレラ菌・腸チフス菌などに対する作用が顕著で，pH7.0～7.6のとき，殺菌力は最も強い。寒天シャーレ培養法で腸チフス菌・赤痢菌・パラチフス菌・大腸菌・変形菌・緑膿菌・ブドウ球菌・溶血性連鎖球菌・肺炎球菌・コレラ菌など多種の細菌に対し，さまざまな程度の抑制作用を有する。その抽出液は試験管内で，錆び色小芽胞菌など10種類の皮膚真菌に対し一定の抑制作用を有する。ペオノールは試験管内で大腸菌・枯草菌・黄色ブドウ球菌などに対し抑制作用がある。
③ 抗炎症作用：ペオノールを体重1kgあたり0.5g胃に注入すると，デキストランや酢酸によって引き起こされるラットの実験性関節炎に対し，抗炎症作用があり，あわせて毛細血管の透過性も減少させる働きがある。
④ 止血作用：牡丹皮配糖体の含有するペオノールは，血液凝固を促進す

る作用があり，臨床などで持続する小出血に対して有効であることが証明されていることから，止血作用もある。

⑤解熱作用：ペオノールは健康な動物の正常体温を低下させ，この作用は内服より腹腔内投与でより顕著で，持続時間も長い。腸チフス・パラチフス混合菌を注射した動物にペオノールを内服させると，3時間後でもなお解熱作用がある。臨床で，牡丹皮は外邪によって引き起こされる発熱および疲労を伴う発熱と，肺結核の末期に出現する消耗性発熱に対して，いずれも解熱作用がある。

⑥鎮静作用：ペオノールはマウスの自発的な活動を減少させ，コーヒーによって引き起こされるマウスの興奮に対して鎮静作用があり，かつ催眠現象もみられる。

⑦抗痙攣作用：本品はペンチレンテトラゾール・ストリキニーネ・ニコチン・電気ショックによって引き起こされる動物の痙攣に対し，対抗作用がある。

⑧鎮静作用：鼠の尾を圧迫する方法による実験で，ペオノールは実験動物に対し鎮静作用を有する。またマウスの腹腔内に注射すると，酢酸やアルコールの刺激で体を捩る反応を抑制できる。

⑨平滑筋に対する作用：本品はマウス・モルモットの切除した回腸に対し，比較的弱い抗アセチルコリン・抗ヒスタミン作用を有する。ラットの子宮の自発活動を抑制する作用を有する。

⑩降圧作用：牡丹皮の水煎剤・ペオノール・ペオノールを除去した水煎剤は，実験的高血圧を有するイヌに対し降圧作用を有し，その中で牡丹皮の水煎剤の作用が最強で，ペオノールがその次で，ペオノールを除去した水煎剤が最も弱い。

⑪その他の作用：ペオノールは刺激によるマウスの潰瘍病を防止する働きがあり，ラットの胃液分泌と子宮の自発活動を抑制する。マウスに対しては抗妊娠作用がある。

❖冬瓜子❖———

本品はウリ科のトウガン *Benincasa hispida* Cogn. の種子である。

✥ 『神農本草経』の記載
　「味甘，平。益気」
　　陳修園説：「胃気を益する」

✥ 後世の医家の応用
　『名医別録』：「煩満・不愉快を主る」
　『食経』：「水道を利し，淡水を去る」
　『本草綱目』：「腸癰を治す」
　『本草述』：「主に心経の蘊熱・排尿痛を治し，あわせて鼻・顔の麻豆様の酒渣で，疼痛があり，黄色の滲出液が出るのを治す」
　『本草従新』：「補肝明目」
　『本草述鈎元』：「腹内の結聚・破潰膿血を主り，腸胃が通じない場合に最も重要な薬である」
　『神農本草経読』：「潤肺化痰の働きがあり，あわせて胃気を益する」

　本品の味は甘，性は寒で，潤肺化痰・消癰利水の働きがある。痰熱の咳嗽・肺膿瘍・腸膿瘍・尿路結石・水腫・小便不利などの証の治療に用いる。

　適応証

　腸癰の場合，少腹が腫れて痞え，按ずると結石のような痛みがあり，小便は順調で，ときに発熱があり，自汗が出て，悪寒がある。その脈が遅緊の場合，膿がまだできていないのでこれを下してよく，大黄牡丹皮湯がこれを主る。まさに瘀血があるはずである。脈洪数の場合は膿はすでにできており，これを下してはいけない。

　方解

　諸々の瘡瘍痛はみな火に属する。大黄・芒硝は実熱を瀉し，かつ大黄は化瘀の働きがある。瘀が去れば化膿の原因はなくなる。牡丹皮は血熱を清し，桃仁は大黄・冬瓜子を助けて破潰膿血を主る。

[応用]

本方は以下の場合に用いることができる。①腸膿瘍で，膿の有無にかかわらず用いることができ，紅藤・敗醤草・白花蛇舌草などを加える。②一般の癰瘍で実熱・便秘の場合。③女性の閉経で内熱・便秘のある場合。④産後の悪露が下りず，少腹が張って痛む場合。

[研究]

近年，大黄牡丹皮湯加減は急性・亜急性虫垂炎と腹膜炎の治療に用いて顕著な効果があり，慢性急性発作に対しても良い治療効果があったとする臨床報告が数千例以上ある。これらの結果から，非手術療法の適応を拡大することに対し，すでに肯定的な結論が得られている。急性腹症に常用される通裏攻下・清熱解毒・活血化瘀・理気開鬱の四法に対しては，いくつかの実験研究が進められている。「六腑は通をもって用と為す」の原則を根拠として，通裏攻下薬を使用するのは合理的であるだけでなく，腸管麻痺の発生を予防し，腸管と虫垂腔内の内容物を排除し，腹脹を緩解し，腸管の血流量を増加させ，腸内の滲出液の吸収を助けて，胃腸の機能を調節する。麻酔したイヌの虫垂の蠕動および容積の影響を実験的に観察した結果，大黄・牡丹皮・芒硝は虫垂の蠕動を明らかに増加させ，大黄，桃仁は虫垂の容積を増大させ，牡丹皮は虫垂の容積をまず縮小させ，その後少し増大させた。〔『西安医学科学研究革新輯要』1959, (1):185〕

研究報告によると，加味大黄牡丹皮湯（原方加当帰・金銀花・連翹・枳殻・桂枝・甘草）は，全身と局所の網内系の防御能力を高める働きがある。〔『中華病理学雑誌増刊』1965,563〕

活血化瘀薬は消化管の血液循環・血行障害を改善し，抗炎症作用を有する。ロータメーターで切除した腸係蹄の腸間膜動脈の血流量を測定すると70.9％の増加が認められる。毒熱期の病人に対して清熱解毒薬を多く用いるが，試験管内の抗菌実験では，清熱解毒薬は腸管の種々の細菌に対し，異なる程度の抗菌作用を有することが証明されている。〔『中医学基礎』第2版, 1984, 265〕

大黄牡丹皮湯の中の薬物の配合は，急性虫垂炎の治療において腸管の阻

塞を清除し，血液循環を改善し，全体と局所の網内系の防御能力を高め，細菌の繁殖を抑制し，比較的理想的な薬理作用を生み出す。

症例66

患者：戴〇〇，男性，53歳。
現症：患者は1週間腹痛があり，某病院で検査した結果，外科で虫垂炎と診断され，右下腹部に8×6cm程度の腫瘤を触れる。内下側の辺縁は明瞭で，明らかな圧痛があり，腹部左側は軟である。虫垂炎は中医の「腸癰」に相当し，血瘀が痞を形成するので，治療は活血化瘀・清熱解毒を行う。
処方：大黄牡丹皮湯・薏苡附子敗醬散加減を用いる。
製大黄9g，牡丹皮9g，桃仁6g，赤芍9g，当帰9g，敗醬草15g，紅藤30g，冬瓜子15g，薏苡仁15g，7剤。
経過：連続42剤服用後，外科の検査で虫垂炎は完全に消失し，病はすでに治癒していた。
考察：虫垂炎は腸癰の一種に相当する。中医はこれを湿熱が腸腑に潜んで営血が腸の中で瘀結し，少腹に腫瘤を形成したと認識する。治療は化瘀軟堅・清熱解毒がよい。本例は製大黄を化瘀清解の主薬として用い，輔薬として牡丹皮・桃仁・赤芍で瘀血を破り，癥堅を除く。佐薬として敗醬草・紅藤・当帰で活血解毒し，使薬として冬瓜子・薏苡仁で消腫排膿した結果，42剤服用後に虫垂炎は完全に消失し，5年後に追跡調査したが，患者は健康で，虫垂炎の再発もなかった。

7. 下瘀血湯類

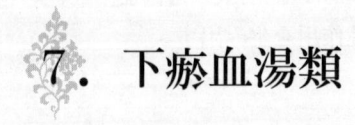

方剤	薬物組成	加	減	適応証
下瘀血湯	製大黄9g 桃仁6g 䗪虫3g			瘀血が臍下に付着し、あるいは生理不順、あるいは肝硬変等がある場合。
大黄䗪虫丸	大黄7.5g 桃仁18g 䗪虫9g		杏仁18g 虻虫18g 黄芩6g 芍薬12g 水蛭5個 甘草9g 地黄30g 蠐螬18g 乾漆3g	腹中に瘀血があり、肌膚甲錯がみられ、顔面や目が黒い場合。
抵当湯	本方	水蛭3g 虻虫3g	䗪虫3g	傷寒蓄血で、癥瘕・慢性の瘀血による腹痛・月経停止・少腹硬結・肌膚甲錯・堅積がある場合を治す。

下瘀血湯『金匱要略』

| 方薬組成 | 大黄9g　桃仁6g　䗪虫3g |

単味の薬理研究
❖大黄⇒173頁　　❖桃仁⇒200頁

❖䗪虫（地鱉虫）❖─────

　本品はゴキブリ科の昆虫シナゴキブリ *Eupolyphaga sinensis* Walker，あるいはサツマゴキブリ *Opisthoplatia orientalis* Burmeister の雌の全虫である。

✥『神農本草経』の記載
　「味鹹寒，主心腹寒熱洗洗，血積癥瘕，破堅，下血閉」
・主心腹寒熱洗洗：鄒潤安説では「血がもし凝滞すると，経絡は通じず，陰陽は乖離し，悪寒，発熱が続々と現れる。鹹寒の性により血に入って軟堅するので，心腹の血積・癥瘕・血閉の諸症を主るのである。血が和すれば営衛は通暢し，悪寒発熱は自ずから除かれる」。
・血積癥瘕：瘀血により塊が作られること，あるいは肝脾の腫大を指す。
・破堅：破血軟堅を指す。
・下血閉：破血通経のことである。

✥張仲景の応用の考証
　『薬徴続編』：「主に瘀血を治し，あわせて少腹の満痛，および婦人の生理不順を治す」

✥後世の医家の応用
　『本草衍義』：「乳汁不足に対し，1匹を砕いて半合の水と混ぜ，濾して飲む」
　『本草綱目』：「産後の血積・骨折による瘀血を巡らせ，舌の運動・知覚

障害や，口内炎・小児の腹痛による夜泣きを治す」
『本草経疏』：「䗪虫を刃物で切ると白い漿液性の汁が出て，合わせるとすぐ繋がり，また歩ける。人にこれを用いると外傷を治療でき，筋骨を繋げる奇効がある」

　䗪虫は破血逐瘀の力が非常に強く，張仲景は䗪虫に大黄・桃仁を配合した下瘀血湯を用いて，産婦の腹痛・生理不順を治療した。われわれは下瘀血湯で，肝脾腫・肝硬変・頭部外傷後遺症・前庭部胃炎などで瘀血症状のある場合にこれを用いて，いずれも著しい治療効果が認められた。このほか大黄䗪虫丸も去瘀逐血の働きがあるが，下瘀血湯に比較して作用は緩和である。また䗪虫は外科の重要な薬物で，打撲傷や骨折を治す作用がある。昔申上の石筱三医師はよく䗪虫と乳香・没薬・自然銅・麝香などを配合して用い，骨折の治療を行った。

❖䗪虫の薬理作用

　試験管内でメチレンブルー法を用いると，䗪虫の抽出液は白血病患者の白血球の作用を抑制する。ただし，ウォルデンバーグス呼吸器法での結果は陰性である。

適応証

- 産婦の腹痛に対する処方は当に枳実芍薬散であるが，服薬しても治らない場合，腹中の臍下に瘀血があるので，下瘀血湯がこれを主る。
- 月経不順を治す。
- 瘀血の蓄積・久病入絡（慢性疾患で経絡中に瘀血が蓄積すること）の場合に最もよい。瘀血の症状に対しては，小腹の有痛性の塊・肌膚の甲錯の有無にかかわらず，ただ舌色が紫絳色，あるいは瘀斑・瘀点・舌下静脈の怒張・口唇が紫，あるいは顔面に紅点・紋（クモ状血管腫に相当），あるいは球結膜が藍色，脈が遅緊・渋結・渋であることが必要である。

方解

　䗪虫は主に血閉を下し，大黄は主に瘀血を下し，桃仁は瘀血を逐す。3

味を合わせて瘀血を攻める。

応用

①肝炎で、GPTが持続的に下がらず、瘀血の証がある場合。②早・晩期の肝硬変。③頭部外傷後遺症。④月経血がすっきり出ないか、月経が遅れる場合。⑤潰瘍病で瘀血の証がある場合。⑥手術後に瘀血が滞り、痛む場合。⑦手術後寒熱往来のある場合、柴胡・牡丹皮を加える。⑧産後瘀血が巡らず、腹部の激痛がある場合。⑨前庭部胃炎。⑩坐骨神経痛で瘀血の証がある場合。

症例67

患者：蔡○○，男性，47歳。
現症：患者は慢性肝炎をすでに3年患っており、GPTは100以上が持続していて、中西薬を服用してもGPTは下降しなかった。現在臍下部の痛み・肝の部位の刺痛がある。舌は紫暗、苔は白厚、脈細弦である。活血化瘀で治療する。
処方：桃仁9g、製大黄9g、蟅虫6g、桂枝9g、牡丹皮9g、赤芍9g、田基黄30g、九香虫4.5g
経過：上方を14剤服用後、GPTは50以下に下降し、続けて14剤を与えて予後をしっかりさせた。
考察：本例は慢性肝炎であるが、血瘀の症状が明瞭であり、下瘀血湯および桂枝茯苓丸加減を用いた。九香虫は肝の傷みに有効な薬物で、田基黄は湿熱を清利する。服薬後疼痛は軽減し、GPTは著明に下降した。

症例68

患者：鄭○○，男性，37歳，河南の人。
初診：1971年12月28日
現症：1962年に肝炎を患い、6年前に慢性肝炎に転じ、3年前に肝臓を右季肋下3横指半触知し質は固い。脾臓は左の季肋下1横指半触れ、

腹部に転移性震盪濁音（腹水の存在を示す）はなく，腹壁静脈は怒張している。
アルブミン／グロブリン＝2g／4g，蛋白電気泳動で，γグロブリンは29.5％である。
顔色は黒く，胸・手・頸部にクモ状血管腫があり，全身浮腫を認め下肢に著しい。両脇部・右上腹部の疼痛があり，腹部の張りもあって食後に特に明らかになる。大便は最初硬く後に下痢になり，口唇の色は紫暗で舌質は紫暗に瘀斑を伴う。口が渇くが飲みたくはなく，息切れ・倦怠感・不眠があり寒がる。

処方：活血軟堅に理気を兼ねるのを治則として，下瘀血湯加味を用いる。当帰9g，製大黄9g，䗪虫3g，桃仁6g，嫩蘇梗9g，茯苓9g，枳殻9g，7剤。

2診：1972年1月3日。上方を服用後，食欲不振は比較的良くなり，頭部に熱感を感じ，口乾・便秘がある。四肢にはなお浮腫があり，脈は弦弱である。活血化瘀を治則とし，健脾益陰・清熱利水を兼ねる。

処方：党参9g，茯苓9g，製大黄9g，䗪虫6g，桃仁6g，竜胆虫6g，山梔子9g，玉米鬚30g，阿膠6g，炮穿山甲粉1.2g（呑），7剤。

3診・4診：（無記録）

5診：1972年2月14日。下瘀血湯を約40剤服用後，浮腫は軽減し，顔色も黒から黄色になり，顔のクモ状血管腫もすでに退いたが，胸・手・頸部にはまだ残っている。舌上の瘀斑はすでに消失し，両脇部を切られるような疼痛がある。小便は黄色で，腰はだるく背中は痛み，まだ顔と下肢に浮腫があり，アルブミン／グロブリン＝3.5g／2.0g，ZTT20，γグロブリン18.5％。治則は活血化瘀軟堅・兼清血熱。

処方：当帰9g，製大黄9g，牡丹皮9g，䗪虫6g，桃仁6g，連翹9g，茯苓9g，玉米鬚30g，鼈甲15g。

上方服用後，A／G比の逆転状況は明らかに好転し，γグロブリンは29.5％から18.5％に下降し，ZTTほかも下降した。

考察：肝硬変は主に肝絡の瘀血阻滞によって硬化が形成されており，血滞が気滞をもたらすので，まず先に活血化瘀を主として治療し，肝臓の血行が順調になれば瘀血は除かれ，瘀が化すれば血行はさらに良

くなり，血が巡れば瘀はとどまることがない。これにより肝気が順調に通じて障害はなく，肝硬変によって起こる一連の検査データは改善する。患者の症候によってそのほかの薬物を加えれば，臨床で観察される「舒肝理気」の効果が良い。

本案に従って早期肝硬変に対して下瘀血湯加減で治療すれば，脇痛・腹部の張り・唇と顔が黒い・舌辺の瘀斑・皮下出血・毛細血管の拡張などを軽減できるのみならず，クモ状血管腫を減退させ，眼の赤み・黄濁・および肝機能を著しく改善できる。トランスアミナーゼ・ZTT・チモール綿状試験・TTTはいずれも低下し，A/G比の逆転も正常化し，高γグロブリンも下降し，そのほかビリルビンやALPなどもある程度下降する。

下瘀血湯を応用する場合，生大黄を用いると最初排便の回数が増加するが，連続して服用すると正常になる。ただし，もし大黄に特に敏感な場合，製大黄を用いてもよい。

また末期の肝硬変による腹水で，主証が「肝血瘀積」である場合，下瘀血湯を主方として加減を行うが，以下の医案を参考にしてほしい。

症例69

患者：楊〇〇，男性，42歳。

現症：患者は1981年12月13日に胃十二指腸球部穿孔・急性腹膜炎で緊急入院し，外科ですぐに十二指腸球部の穿孔を修復し，腹腔洗浄を行った。術中に肝臓の瀰漫性結節性硬化を認めた。患者は退院後われわれに肝硬変の治療を求めてきた。肝炎の病歴は1969年に始まり，すでに十数年経っており，現在ZTTは16単位でそのほかは正常である。顔色は黒く，軽度の浮腫があり，食欲不振・右脇の脹痛刺痛があり，触診で腫瘤（右季肋下3cm,硬い）を触れる。ときどき胃痛があり，口が乾き，歯齦の出血・眩暈・クモ状血管腫もある。舌質は紅で，脈は弦である。証は瘀血鬱肝・気陰両虚に属し，治療は活血軟堅，益気養陰を用いる。

処方：桃仁12g，大黄3g，䗪虫9g，丹参9g，鼈甲12g，仙鶴草15g，

党参9g，黄耆15g，生地黄9g，鍛瓦楞子15g，14剤。
2診：右脇の脹痛があり，前方に乳香9gを加えて21剤服用させる。
3診：右脇の脹痛は好転し，口が乾き，口が苦く，尿が赤い。苔は黄に転じており，初診時の処方に牡丹皮9g，連翹9gを加えて14剤服用させる。
4診：胃脘部の不快感・脹痛・食欲不振があり，大便は1日2〜3回，尿は黄色で，舌は淡紅，苔は白厚膩に転じた。脾胃気虚で運化が良くない。初診の処方に焦山楂子・神曲各9g，炙鶏内金9g，北秫米15gを加え，7剤服用させる。
5診：胃痛は減り，食欲は増加し，大便は正常になった。軽度の足の腫れがあり，夜は不眠で，苔は薄膩，脈は濡である。初診の処方から瓦楞子を去り，白朮30g，黒大豆30g，夜交藤15gを加える。28剤続けて服用後，脇痛はすでにおさまって，（肝は右季肋下1.5cm，柔らかい），塊は徐々に消え，食欲は正常になり，クモ状血管腫も退いて，顔色は好転し，ZTTも正常になった。患者は外科医の勧めに従って1982年4月3日に胃の大部分の切除と，胃空腸吻合術を受けた。最初の手術中にみられた肝臓の瀰漫性結節性硬化は，右葉の結節が全部吸収され，左葉の一部分にのみ結節が認められた。
考察：この1例は肝硬変の経過を生体解剖で比較した滅多にない症例である。患者は胃部の病変で2回の開腹手術を受け，第1回の手術のときに「肝臓の瀰漫性結節性硬化」を認め，中薬を3カ月服用した後，第2回の手術のとき「肝右葉の結節はすでに全部吸収」されていた。生体を検査した症例で，肝硬変の患者に採用した活血化瘀・益気健脾の復方治療は，症状を改善できるばかりでなく，肝硬変の実質的な病理である不可逆な硬化を可逆にすることを促すことが証明された。

症例70

患者：蒋〇〇，女性，47歳。
現症：潰瘍病で胃痛があり，隆起した塊がある。今年もすでに数回発症し，胸悶し，酸水を吐き，溜息をつくと落ち着く。脈は弱で，舌には瘀

斑が2条ある。治療は活血化瘀法を行う。
処方：桃仁9g，熟大黄9g，䗪虫3g，党参9g，黄耆9g，鍛瓦楞子30g，高良姜6g，川厚朴9g，14剤。
経過：服薬後腫塊は消え，諸症は消失した。
考察：潰瘍病の疼痛は，弁証が瘀血内停・血瘀成痞の場合があり，すなわち本例がそうである。われわれは下瘀血湯と人参・黄耆を併用し，益気と活血の相互作用で肝胃の血瘀による疼痛を治療したところ，効果はさらに良かった。

症例71

患者：姜〇〇，男性，49歳。
現症：患者は坐骨神経痛をすでに数年患い，舌の片側に瘀斑があり，脈は弦である。活血化瘀法を用いる。
処方：桃仁9g，䗪虫3g，製大黄9g，威霊仙9g，五加皮15g，蚕砂9g，秦艽9g，14剤。
考察：本例の坐骨神経痛は「痺証」として論治できるが，瘀血症状がみられるので，下瘀血湯加減を用いて14剤を服用させると，痛みは減り，瘀紫斑は徐々に消え，遂に消失した。

症例72

患者：何〇〇，女性，26歳。
現症：患者は月経が常に遅れて，量も少なく，腹痛があり按ずるのを嫌がる。経血の色は紫黒色で塊があり，血塊排出後，疼痛はすぐ緩解する。舌辺は瘀紫色で，苔は薄白，脈は沈渋，証は癥瘕積聚・瘀血阻滞に属し，下瘀血湯加減を用いて，生理前の1週間服用させる。
処方：桃仁6g，大黄6g，䗪虫3g，桂枝9g，芍薬24g，甘草6g，香附子9g，7剤。
経過：服薬後，月経は正常になった。
考察：下瘀血湯は活血化瘀の働きがあり，月経が瘀滞してすっきりしない

のをもっぱら治す。桂枝と大黄の併用は月経の遅れをよく治す。芍薬甘草湯加香附子で，生理痛を治す。

症例73

患者：張〇〇，男性，67歳。
現症：患者は脳卒中後遺症で，顔面の麻痺がまだ治らず，左下肢も麻痺して動かしにくい，発語が順調でなく，痴呆もあり，脈は弦で，舌の片側に瘀斑がある。
処方：治療は活血化瘀・益気通絡を行う。下瘀血湯および補陽還五湯加減を用いる。
桃仁9g，製大黄9g，䗪虫3g，黄耆60g，当帰9g，地竜6g，川芎6g，赤芍9g
考察：本案は脳卒中後遺症で，血瘀の症状が明らかなので，下瘀血湯および補陽還五湯加減を用いる。黄耆を多く用いて益気活血し，補気によって行血通絡を助けると，瘀が去っても正気を損傷しない。

症例74

患者：卞〇〇，男性，46歳。
現症：患者は慢性腎不全による尿毒症・慢性肝炎の急性発作で，重症病棟にすでに1カ月入院しており，西洋医が集中的な治療をしているが病状は日増しに悪化している。肝機能：TTT12単位，チモール綿状試験（＋＋＋），ZST20単位，GPT500単位，BUN120mg/dl，NPN130mg/dl，クレアチニン23mg/dl。小便の量は1日300mlで，西洋医は予後がきわめて悪いと考え，遂にわれわれの往診を強く求めてきた。顔色は灰白色で暗く，全身の浮腫があり，表情に元気がない。息切れ・眩暈・食欲不振・悪心・口臭・便秘・腹痛・小便不利があり，苔は灰黄厚膩，舌質は淡で，脈は沈弱である。病状は複雑で，熱毒内蘊・水瘀交阻・清濁互混・気血虚衰などを呈しており，多段階，多方面の病理変化が，複雑多岐にわたって認められる。単に1段階，1方

面の治療を行っても効果はないので，中医の用量の多い，薬味の多い処方の特徴を生かして，多方面，多段階を好転させる方法を採用して，全面的に配慮する。

処方：大黄6g，桃仁15g，䗪虫9g，蘇木9g，血竭9g，地竜9g，田基黄15g，垂盆草15g，馬歯莧15g，木通6g，陳葫芦30g，虫笋15g，玉米鬚15g，鮮茅根30g，党参30g，黄耆60g，白朮60g，茯苓15g，砂仁1.5g，陳皮9g，藿香・蘇梗各9g，檳榔子15g。別に白人参6gを煎じた湯を茶の代わりに飲ませる。

経過：これを連続21剤服用させると，患者の状況は明らかに好転した。肝機能：TTT10単位，チモール綿状試験（＋），ZST12単位，GPT130単位，BUN60mg/dl，NPN68mg/dl，クレアチニン8mg/dl。小便の量は増加し，1日1,200mlになった。顔色および各項目の自覚症状はいずれも好転したが，少し腰がだるく浮腫がある。上方に巴戟天9g，仙霊脾9g，菟絲子9gを加えて腎陽を温復させ，腎気を養った。また半月続けて服用させると，患者はすでに不快な症状はなく，退院を要求した。退院時GOT50単位，腎機能も改善していた。原方から白人参を去り，中薬をもたせて連続服用させた。半年後に追跡調査したが，今に至るまで状況は良い。

考察：本例は慢性腎不全による尿毒症に慢性肝炎の急性発作が加わり，病状は重症である。上述の復方は4つの段階を包括している。①活血化瘀，②清熱解毒，③益気扶正，④健脾利水。これらをあわせて治療し，攻補を兼ねて多方向に調節した。薬味は多いが乱れず，用量は多いが法則に則っているので，肝腎機能不全による血瘀・熱毒・気虚・水湿が交差して出現した危険な状態を段階を分けて改善し，多方向に調節した。数方を合わせて1つの処方とすることで全面的に配慮しており，これらが協同して効果を増強させた。

大黄䗪虫丸 『金匱要略』

| 方薬組成 | 大黄7.5g　杏仁18g　虻虫18g　黄芩6g　芍薬12g
水蛭100枚　甘草9g　地黄30g　蟅螬18g　桃仁18g
干漆3g　䗪虫9g |

＊上の12味を末にして，練蜜で小豆大の丸剤にする。

単味の薬理研究

- ❖ 大黄⇒173頁　❖ 杏仁⇒55頁　❖ 虻虫⇒227頁　❖ 黄芩⇒235頁
- ❖ 芍薬⇒9頁　❖ 水蛭⇒225頁　❖ 甘草⇒14頁　❖ 地黄⇒495頁
- ❖ 桃仁⇒200頁　❖ 䗪虫⇒213頁

❖蟅螬❖

　本品はコガネムシ科の昆虫チョウセンクロコガネムシ *Holotrichia diomphalia* Bates. あるいは近縁昆虫の乾燥した幼虫。

❖ 『神農本草経』の記載

　「味鹹微温，主悪血，血瘀，痺気，破折血在脇下堅満痛，月閉，目中淫膚，青翳，白膜」

- ・主悪血，血瘀：本品は瘀血を化す働きがある。
- ・痺気：痺証のことで，『聖済総録』の「蟅螬散」は瀝節風（痺証の一種）を治療でき，比較的よい治療効果がある。
- ・破折血在脇下堅満痛：外傷で，血が脈外に溢れ，脇下の疼痛があるものを指す可能性がある。外傷の敗血で，脇下に満痛があるものに，蟅螬を用いて破瘀止痛する。
- ・月閉：瘀血による無月経を指し，本品を用いて化瘀通経する。

❖張仲景の応用の考証

『本経疏証』:「張仲景が瘀を通じさせるのに用いた薬物は10〜20味あるが,ただ両目の周囲が黒い瘀血の場合のみ蟅蟲を用いており,後世の人もこれに従えば,蟅蟲の誤用はない」

❖後世の医家の応用

『名医別録』:「吐血が胸腹にあって去らない場合や,骨折による血結・切創による血腫,産後の冷え症を治療し,乳汁分泌を促す」

『本草綱目』を引用した『本事方』:「筋の強ばりを治し,養血地黄丸の中でこれを用いると,血瘀痨を治す。」

『長沙薬解』:「蟅蟲は瘀血を化す働きがあり,癥塊を最もよく消す。『金匱』の大黄蟅虫丸を用いると,虚労による腹痛を治し,内に瘀血があるのを破瘀して化積する」

蟅蟲は化瘀・通経・鎮痙して痺痛を除き,外傷による腫脹を消す効果がある。

❖蟅蟲の薬理作用

①平滑筋興奮作用:蟅蟲を水で抽出した液の1,000倍稀釈以上の濃度で,切除したウサギの子宮を興奮させる働きがあり,100倍で切除したウサギの腸管を興奮させる。

②血管収縮作用:10,000倍以上の濃度でウサギの冠血管・切除したウサギの耳の血管・ヒキガエルの肺血管に対して収縮作用があり,さらに高濃度(1,000倍以上)ではヒキガエルの内臓血管に対し収縮作用がある。

③心臓に対する作用:100倍の濃度で切除した心臓を興奮させ,濃度がさらに高いと拡張期に心停止に至る。

❖乾漆❖

本品はウルシ科の落葉高木ウルシ *Rhus verniciflus* Stokes の樹脂を乾燥させたもの(漆渣)。漆桶から商品を取り出した後の残りの部分でよく,一般には乾燥させて用いる。

❖ 『神農本草経』の記載
「味辛温，主絶傷，続筋骨，五緩六急，風寒湿痺」
- 五緩六急：古代の病名で，鄒潤安によると，「五臓の病で，ときに緩み，ときに発症するもの」である。
- 風寒湿痺：関節炎を指す。

❖ 後世の医家の応用
『名医別録』：「咳嗽を治療し，瘀血・痞結・腰痛・女子の疝瘕を去り，小腸を利し，蛔虫を去る」
『薬性論』：「三虫を殺す働きがあり，女性の経脈が通じないものを主る」
張元素説：「長年の硬くなった積滞を削り，慢性の凝り固まった瘀血を破る」

適応証

五労の虚が極まって羸痩し，腹満して飲食できない。飲食の不摂生・悩み・房事過多・飢餓・過労による損傷・経絡営衛の気の損傷がある。内に瘀血があり，肌膚の甲錯，両目の周囲が黒い。これらに対しては，穏やかに中の虚を補うべきで，大黄䗪虫丸がこれを主る。

方解

本方は穏やかに中の虚を補い，大黄・䗪虫・水蛭・虻虫・蠐螬などで瘀を化す。佐薬として乾漆・生地黄・桃仁で血を巡らし，芍薬・甘草で緩やかに中の虚を補う。処方の組立は整っており，活血化瘀・消癥散結，瘀血腫塊を取り除くことを主としながら，同時に平肝養血の薬物で補っていて，邪正をともに考えているので，去邪しながら正気を損傷しない。

応用

本方が通用する場合は，①虚労による羸痩・肌膚の甲錯・目の周囲が黒い場合，②瘀血による労，③小児の疳積・疳眼（角膜白濁・眼瞼びらん），④積聚癥瘕・腹部膨張（肝脾腫大・腹水），⑤産後の血腫。

症例75

患者：丁○○，女性，31歳。

現症：肝脾腫大があり，西洋医の検査で肝の硬さは中等度で，右季肋下に3横指触れ，顔色は灰色で艶がない。体は痩せて元気がなく，声は低く，動くと息切れがする。舌は胖大で歯痕があり，両側の辺縁には瘀斑があって，脈は弦細である。弁証は気虚に瘀血を兼ねている。補中益気と活血化瘀を併用する。

処方：党参9ｇ，黄耆15ｇ，当帰9ｇ，柴胡9ｇ，升麻9ｇ，丹参9ｇ，酸棗仁9ｇ，炙甘草6ｇ，7剤。別に大黄䗪虫丸を毎回3ｇ，毎日2回，7日間連続服用させる。

考察：本案は肝脾腫大で肝硬変の傾向があり，舌に瘀斑があって，下瘀血湯加減を用いる予定であった。ただし患者の正気は虚衰し，攻下できない恐れがあるので，補中益気湯加減で扶正し，同時に大黄䗪虫丸で活血化瘀しながら穏やかに中を補った。服薬後，病人は元気になり，睡眠も良くなったが，続けて14剤治療を行った。

抵当湯 『傷寒論』附：抵当丸

方薬組成	水蛭3ｇ　虻虫3ｇ　製大黄9ｇ　桃仁6ｇ

単味の薬理研究

❖大黄⇒173頁　　❖桃仁⇒200頁

❖水蛭❖────

　本品はヒルド科の動物ウマビル *Whitmania pigra* Mhitman，チャイロビル *W. acranulata* Whitman，チスイビル *Hirudo nipponica* Whitman などを乾燥した全体。

❖『神農本草経』の記載

「味鹹，平。主逐悪血，瘀血，月閉，破血瘕積聚，無子，利水道」

- 逐悪血，瘀血，月閉，破血瘕積聚：水蛭は吸血する動物なのでよく破血し，かつ瘀を破りながら新血を損傷しない。血瘕積聚は瘀血が塊を成すことを指す。
  薬理研究によるとヒルジンには溶血作用があるので，血塊を消すことができる。

- 無子：張錫純によると「不妊の原因の多くは衝任の瘀血による。瘀血が去れば自ずから妊娠できる」。また「ある婦人が，生理は順調なのに不妊だったので，水蛭1両のみを粉末にして，毎回5分，毎日2回服用させたら，1両飲み終わらないうちに癥瘕は消えて，1年ほど経って男子を生んだ」とあり，この言葉を解説している。

❖張仲景の応用の考証

『傷寒論』の中で，水蛭に虻虫・桃仁・大黄を配合したものを抵当湯として，傷寒蓄血症・発狂・小腹満痛・小便自利を治している。また『金匱要略』の大黄䗪虫丸は水蛭に大黄・䗪虫・虻虫・桃仁・干漆・蠐螬などを配合して，「羸痩・腹満・飲食できず，中に瘀血があり，肌膚甲錯・両目のまわりが黒い」を治す。だから瘀血でも腹満蓄血でもよいが，いずれも血瘕積聚に対して張仲景が水蛭を用いることは，『神農本草経』と一致している。

❖後世の医家の応用

『名医別録』：「堕胎」

『本草衍義』：「外傷を治す」

『本草経疏』：「水蛭の用い方は虻虫と似ているので，張仲景の処方では往々にしてこれらを併用している。鹹によって血に入り血を走らせ，苦によって血を排泄し，鹹苦で巡らせるので，婦人の瘀血・閉経・癥瘕積聚・不妊を治す。瘀血が膀胱にあれば水道は通じず，瘀が散ずれば膀胱は気分の働きができるので，利水しなくても自然に尿は利する。堕胎するのは，これが有毒で，よく破血するからである」

『医学衷中参西録』：「およそ破血の薬は，気分を多く傷害するが，水蛭の味は鹹でもっぱら血分に入り，気分にはまったく影響しない。かつ服薬後腹部に痛みを覚えず，腹の動きを感じないのに，瘀血は黙って消えてしまう，真に良い薬である。私は婦人の閉経・癥瘕の証で，その脈が虚弱でない場合，ただ水蛭のみを細末にして，1銭をお湯で1日2回飲ませる。すると数年間の瘀血・堅結が1カ月も経たずに消える。同じ水蛭でも炙用と生用では効果がまったく異なる。炙用すると効果が失われ，生用で有効である。特に水蛭は炙しないと粉末にすることが難しいので，砕いて細かくならないときは，もう一度干してから砕くか，紙で包んでストーブの上で乾かしてもよい。これは必ず自分で点検するべきで，もし薬局に任せると，細かくならないときに必ず火で炙ってしまうからである」

『現代実用中薬』：「水蛭は抗凝血薬で，月経不順・月経困難・子宮筋腫・血種・癲癇による月経障害の場合，および外傷部の疼痛に有効である。生きた水蛭は炎症で腫れた局所の血腫に吸血剤として外用する」

水蛭は瘀血を逐すのに有効であり，溶血作用および抗凝血作用がある。臨床では蓄血症・瘀血が塊を成す場合である肝硬変や閉経に対し有効だが，出血しやすい病人には慎重に用いる。

❖水蛭の薬理作用

抗凝血作用：ヒルジンは熱に弱く，アルコールで破壊される。コアグラーゼのフィブリノーゲンの作用を阻止する働きがあり，血液凝固を阻害する。水蛭は一種のヒスタミン様物質を分泌できるので，毛細血管を拡張し，出血を増加させる。そのアルコール抽出物が血液凝固を抑制する作用は，虻虫・䗪虫・桃仁などより強く，アルコール製剤は水製剤より強い。20mgのヒルジンは100mgの人の血液の凝固を阻止する。

❖虻虫❖――――

本品はアブ科の昆虫フタスジアブ *Tananus bivittatus* Mats. などの雌の虫

体である。

✣ 『神農本草経』の䗪虫の記載

「味苦微寒。主逐瘀血，破下血積，堅痞，癥瘕寒熱，通利血脈及九竅」
- 逐瘀血，破下血積，堅痞：破血逐瘀消癥のことである。
- 癥瘕寒熱：鄒潤安によると，「およそ血は全身を巡る経絡を流れるので，もし凝滞すれば経絡が不通になり，陰陽の働きが乖離し，悪寒発熱が徐々に出てくる。瘀血を逐し，血積・堅痞・癥瘕などの諸症を破下して，血が和すれば営衛は順調に流れるので，悪寒発熱は自然に除かれる」。

✣ 後世の医家の応用

『**名医別録**』：「女子の月経不通を治し，積聚・瘀血が胸腹五臓にあるのを除き，喉の痞え・塊を治す」

『**本草求真**』：「一切の血結諸病を治すので，およそ病が蓄血で，黄疸・脈結・狂のごとき腹痛・小便自利に，また塊があって，九竅が閉塞している場合，これを服すと効果がある」

『**本草従新**』：「攻血して経絡を巡り，すぐに堕胎させるので，気が足りない人や瘀血がない人には軽々しく使わない」

䗪虫は破血逐瘀の性質があり，水蛭より強く，張仲景は䗪虫と水蛭を，抵当湯のように傷寒蓄血による発狂の証に用いている。また桃仁・䗪虫などと併用して，大黄䗪虫丸のように瘀血による虚労・月経閉止に用いている。瘀滞血積がない場合は禁忌で，妊婦もまた禁忌である。一般に用量は1.5〜3gで，羽と足を去り，生または炒熟して用いる。

> 適応症

- 傷寒蓄血を治し，あわせて癥瘕を治す。寄生虫の治療に非常によい。
- 長引く瘀血で腹痛硬結がある，または黄疸や健忘のある場合。
- 婦人の月経困難は抵当湯がこれを主る。また男子の膀胱が張って痛み，瘀血がある場合（この条文は『金匱要略』を参照）。

方解

柯韻伯説：「本方は傷寒で，少腹に蓄血瘀があるのを治す。熱が内に入り込み，精神不安が起こって発狂する。血瘀が巡らなければ，営も運ばれないので脈微で沈になり，営が運ばれないと気も宣発できないので，脈は沈で結になる。営気が全身を巡らないので黄疸になる。大便がかえって出やすいのは，血が濡らすからである。色が黒いのは血が滲み込んでいるからである。健忘があるのは，血が栄養しないからである。これらはみな瘀血の徴候であり，激しい薬でないと病巣に行き届かないので，この大事な仕事を任せるために抵当湯を作ったのである。蛭は昆虫で吸血の働きがあり，虻は激しく飛んで吸血する。水陸のよく吸血するものでこれを攻め，さらに佐薬として桃仁で古いものを新しくし，大黄で邪熱を蕩滌するので，抵当と名づけられた」

応用

本方は，①長引く瘀血・腹痛硬結・発狂・健忘の場合，②月経閉止・少腹硬満の場合，③肌膚の甲錯・大実に似ているが羸痩・堅積のある場合に用いてよい。

禁忌

出血しやすいか出血傾向のある場合は禁忌である。

[附]

抵当丸：水蛭20個（熬），虻虫10個（羽・足を去る，熬），大黄3両，桃仁25個，この4味を砕いて4丸にして，水1升で1丸を煮て7合になったものを服用すると，1日以内に下血するが，もししなければさらに服用させる。

適応証は抵当湯と同じ。抵当湯と丸は薬味がまったく同じで効能も類似している。昔の人は湯の薬力が激しく丸は穏やかであると考えており，重症には湯，軽症には丸を用いた。しかし呂㮴村説では，「同じ抵当という処方の湯を丸にしたのは別の意味がある。およそ傷寒の病を得ると，寒は凝

滞を主り，血結は必ず容易には散じないので，煮た滓も一緒に服用させると，形と質が互いに協力して留血の所に行ってこれを除く。これをみると湯薬は蕩滌にすぐれるという違いがある」。丸を服用して1日で下血するということから，丸剤の作用が必ずしも湯薬に劣らないことがわかる。

8. 大黄附子湯類

大黄附子湯『金匱要略』

| 方薬組成 | 大黄9g　附子2g　細辛6g |

単味の薬理研究

❖大黄⇨173頁　　❖附子⇨351頁　　❖細辛⇨105頁

適応証

片側の脇下の疼痛・発熱・脈緊弦，これは寒証であり，温薬で下すべきで，大黄附子湯がよい。

方解

尤在涇説：「脇中が満痛して脈緊弦なのは，陰寒が聚を成しているからで，発熱は，陽気が抑えられているからである。そこで温めないとこれを去ることができず，下さないとその結を取り去れないので，温薬でこれを下すのがよいのである」

本方は温下の代表方剤であり，もともと陽虚で，陰寒積聚・腸管の伝送の力がないことによる便秘の場合に適用される。処方の中で，大黄は瀉下するが性が寒である。ただし温熱の附子・細辛の配合で，全体として温通攻下・散寒止痛の働きに属する。

応用

本方は温下剤で，陽虚で寒実積聚が裏にある，正虚邪実の証に適用され

る。もし実熱内結の陽明腑実証であるなら，適用ではない。

症例76

患者：呉○○，男性，79歳。
現症：患者は白色粘稠な下痢があり，後重感を伴う。下腹部痛が激しく，汗が多く，皮膚は冷え，寒がりで，舌苔は白膩で脈は弦緊である。
処方：弁証は寒湿滞下で，大黄附子湯加減にする。
製大黄9ｇ，製附子片9ｇ，党参9ｇ，乾姜6ｇ，細辛3ｇ，馬歯莧30ｇ，芍薬24ｇ，甘草6ｇ，5剤。
経過：服薬後，完全に治癒したと告げられた。
考察：痢疾は古い名称を滞下といい，寒熱虚実の違いがある。本案は高齢者の下痢で，弁証は正虚邪実，寒実邪の滞りによる下痢である。「通因通用」法の温下で治療する。大黄は逐滞清腸し，附子・乾姜を配合して温中去寒して，ともに温下の働きがある。附子片と党参の配合で扶陽固気して脱を防ぐ。芍薬は緩急止痛するとともに，抗赤痢・消炎作用がある。金元時代に遡ると，張元素は芍薬甘草湯を下痢の治療に用いており，芍薬の量を増やすと腹痛に対する効果がさらに良い。馬歯莧と配合すると，腸を清し下痢を止める。もし下痢の寒熱虚実を弁証せずに，いきなり苦寒清熱の薬剤を投与すれば，病は治らないばかりか，かえって正常な回復を妨げる。

研究

中医の経験によれば，大黄を用いて瀉下することは，ただ実証にのみ用いるべきで，虚証に用いるべきではない。実験によると，大黄の煎剤を内服させると，動物の胃内容の排出速度が増加することが証明されている。ただし酸化第一鉄・硝酸銀・アルコールなどを胃に灌流させて胃の機能を抑制，あるいは中毒を起こしたり，頻回の瀉血や寒冷刺激，あるいは「疲労」させることによって，動物に「虚証」を作ったうえで，大黄の煎剤を与えると，胃内容の排出が促進されないばかりか，かえって胃の機能障害を起こし，胃の内容物を長期に停滞させてしまう。〔『日本東洋医学雑誌』

1971,(2):1]

　ゆえに大黄を虚中挾実証に用いる場合には，必ず附子・乾姜などを配合して瀉下する。そうすれば全身の機能を興奮させ，新陳代謝を促進できる。強壮瀉火の薬剤で，瀉の中に補があるという配合の妙である。

9. 黄芩湯類

方剤	薬物組成	加	減	適応証
黄芩湯	黄芩9g 芍薬6g 炙甘草6g 大棗10g			太陽・少陽合病で自ら下痢する場合。湿熱の下痢・大便不暢・発熱・口苦。
黄芩加半夏生姜湯	本方	半夏9g 生姜3片		前証に嘔吐を兼ねる場合。

黄芩湯『傷寒論』

| 方薬組成 | 黄芩9g　芍薬6g　炙甘草6g　大棗10g |

単味の薬理研究

❖芍薬⇨9頁　　❖甘草⇨14頁　　❖大棗⇨21頁

❖黄芩❖───

本品は，シソ科の植物コガネバナ *Scutellaria baicalensis* Georgi の根である。

✣ 『神農本草経』の記載

「味苦平，主諸熱黄疸，腸澼，泄痢，逐水，下血閉，悪瘡疽蝕，火瘍。」
- 諸熱黄疸：黄芩は解熱利胆の作用がある。
- 腸澼，泄痢：腸澼は痢疾に相当し，泄痢は腸炎を指す可能性がある。
- 逐水：黄芩は利尿作用がある。
- 火瘍：火毒によって瘡瘍を発症する。黄芩は清熱解毒と涼血作用があるので，これを治療できる。

✣ 張仲景の応用の考証

『薬徴』：「主に心下痞を治療でき，あわせて胸満痛，嘔吐，下痢を治療できる」

✣ 後世の医家の応用

『名医別録』：「痰熱・胃中の熱・小腹の絞痛・食欲旺盛を治し，小腸を利し，女子の閉経・慢性の血尿・性器出血・下血・小児の腹痛も治す」

甄権説：「熱毒・骨蒸・寒熱往来・胃腸の不調を治し，壅気を破り，排尿痛を治し，人を快適にさせる。関節の煩悶を去り，熱による口渇を解す」

『大明本草』：「気を下ろし，流行性熱病を主り，疔瘡を排膿する。乳房や背中の膿瘍を治す」

張元素説：「心を涼し，肺中の湿熱を治し，肺火の上逆を瀉し，上部の熱・目の発赤腫脹・瘀血の壅盛・上部の積血を治療し，膀胱の寒水を補い，安胎の働きがある」

『本草綱目』：「風熱・湿熱による頭痛・奔豚による熱感・疼痛・熱性の咳嗽・肺の痿弱（肺膿瘍）による喉の腥臭・諸々の失血を治す」

『本経逢原』：「黄芩は枯燥によって腸胃を堅めるので，慢性の腸の滞りによる下痢には必ず必要な薬物である。芍薬・甘草を配合すると，下痢・膿血・腹痛後重を治し，佐薬の黄連は諸々の瘡痛が耐えられないのを治す。同様に玄参は喉の生臭いのを治す」

『本草求真』：「黄芩の味は苦，性は寒で，白朮・砂仁を配合すると安胎し，厚朴・黄連を配合すると腹痛を治し，芍薬を配合すると下痢を治し，柴胡を配合すると寒熱往来を治す」

黄芩は火を瀉し，湿熱を清する働きがあり，臨床で常用される薬物である。本品に桑白皮・知母を配合すると肺火を瀉し，肺熱を清する働きがある。山梔子・竜胆草を配合すると肝火を瀉す働きがあり，夏枯草を配合すると平肝の働きがある。柴胡を配合すると気分の熱を清透し，赤芍・牡丹皮を配合すると血分の熱を清する。大黄・黄連を配合すると瀉火泄熱し，血熱による吐血・鼻出血・火傷による瘡瘍の治療に用いられる。芍薬甘草湯などを配合すると，腹痛下痢を治療できる。当帰・白朮などを配合すると清熱安胎できる。

❖黄芩の薬理作用

①黄芩は広範な薬理作用があり，赤痢菌・チフス菌・α溶連菌・肺炎球菌・黄色ブドウ球菌・ジフテリア菌・コレラ菌などに対して抑制作用を有する。人型結核菌に対して多数の人が抑制作用があると報告している。白色カンジダ菌・インフルエンザPR_8株ウイルスにもまた抑制作用があり，ウイルスに感染させたマウスの生存日数と肺の病変の状況を観察すると，一定の治療効果が認められる。レプトスピラに対しては殺

減作用がある。

『神農本草経』が説く黄芩の腸澼・泄痢・悪瘡などを治す働きは，黄芩の抗菌作用と関係がある。

②体重1kgあたり本品の煎剤2gを胃に注入すると，ワクチンで発熱させたウサギに対して解熱作用がある。バイカリンを腹腔内・静脈内のいずれに注射しても解熱できるが，正常体温の場合には影響がない。

③バイカリン・バイカレインは，モルモットの切除した気管のアレルギー性収縮および動物のアレルギー性喘息に対していずれも緩解作用があり，エフェドリンとの併用で協同作用がある。私は臨床で白果定喘湯を用いて喘息を治療するが，麻黄と黄芩の抗アレルギーに関する協同作用と関係がある可能性がある。またバイカリン・バイカレインはいずれもアレルギー性浮腫と炎症を抑制し，2薬を併用するとマウスの耳の毛細血管の透過性を低下させる。

④本品の煎剤は実験的に起こした高血圧のイヌの血圧を低下させる。中国医学にはもともと高血圧の病名はないが，肝陽上亢によって引き起こされた頭痛は少陽頭痛であり，黄芩を用いて治療できる。

⑤黄芩の煎剤・エキス剤・バイカレインはいずれも明らかな利尿作用があるが，バイカリンの利尿作用は弱い。

⑥黄芩はイヌ・ウサギの胆汁排泄量を増加させ，バイカレインはバイカリンに比較して，その作用が明確である。

⑦バイカリンはマウスのストリキニーネによる死亡率を低下させ，バイカリン10mgはストリキニーネのLD_{50}値を2.5倍に高める。四塩化炭素中毒による肝炎の実験で，バイカレインには解毒作用が証明された。この結果から，臨床でバイカリン（バイカレイン）を使用して急慢性肝炎を治療する根拠が示され，中医が黄芩を多種の熱性病や外科の瘡瘍に対して応用することを説明できる。黄芩は抗菌作用をもつほか，生体が細菌毒素を解毒する作用を増加させることもできる。

適応症

- 太陽と少陽の合病で，自ら下痢する場合。
- 湿熱による下痢・大便の不暢・発熱・口苦の証を治す。

方解

『医宗金鑑』:「太陽と少陽の合病は,太陽病で発熱頭痛し,口が苦く咽乾・目眩・胸満・脈大で弦である。もし表邪が盛んで肢節煩疼する場合,柴胡桂枝湯でその表を両解する。いま裏熱が盛んで自ら下痢するので,黄芩湯の清法でその裏を和する」

黄芩は胃腸の湿熱を去り,熱が去れば湿は除かれるので,発熱・口が苦いという証を治すことができる。芍薬と甘草は緩急止痛し,下痢と膿血便を治すことができる。大棗は健脾することができ,後ろの3つの薬物は輔薬である。

応用

およそ下痢で腸熱による場合,いずれも本方を用いることができる。周楊俊は本方が早期の温病に使用できると主張し,葉天士はこれに賛成している。ほかの説では「寒邪が深く伏せば,すでに化熱しているので,昔の賢人は黄芩湯を主方として,苦寒によって裏熱を直接清し,……これは正治である」というものもある。

また劉完素は『素問病機気宜保命集』で本方から大棗を去り,芍薬を半減して黄芩芍薬湯と改名して用い,熱性下痢・腹痛・後重・発熱を治した。

症例77

患者:呉〇〇,女性,24歳。
現症:患者は膿血便があり,腹部が引きつるように痛み,裏急後重があってすでに2日過ぎている。熱があり,舌紅で苔は黄色,脈は弦数である。
処方:証は大腸の湿熱下注に属し,治法は清熱燥湿,処方は黄芩芍薬湯加味を用いる。
　　　黄芩9g,赤白芍各12g,甘草5g,広木香6g,大腹子皮各9g,白頭翁9g,3剤。
考察:本例の弁証は熱痢による腹痛後重で,黄芩芍薬湯加味を用いる。処方中,黄芩が主薬で,白頭翁と赤芍が佐薬で清熱解毒・涼血消炎す

る。大量の芍薬と甘草を加えて腹痛を治す。広木香と大腹子・大腹皮の併用は理気消滞の作用があり，「気が巡れば後重は自ずから止まる」の原則にもとづいて，3剤連続して服用すると下痢は止まり，腹痛も除かれた。

黄芩加半夏生姜湯 『金匱要略』

| 方薬組成 | 黄芩9g　甘草6g　芍薬6g　半夏9g　生姜3片　大棗8g |

単味の薬理研究

- ❖黄芩⇨235頁　　❖甘草⇨14頁　　❖芍薬⇨9頁　　❖半夏⇨450頁
- ❖生姜⇨19頁　　❖大棗⇨21頁

適応証

- ●黄芩湯証に嘔吐を兼ねる場合を治す。
- ●胆咳すなわち咳とともに胆汁のような苦い水を吐くのを治す。

方解

本方は乾嘔して突然熱性下痢があるのを治し，また乾嘔して膿血便のみられる熱痢も治す。ゆえに黄芩湯で熱性の下痢・膿血便を治し，半夏・生姜を加えて降逆止嘔する。

応用

本方は右脇痛があり胆汁を嘔吐する場合を治す。

10. 柴胡湯類

方剤	薬物組成	加	減	適応証
小柴胡湯	柴胡9g 黄芩9g 人参9g 炙甘草6g 生姜3片 大棗8g 半夏9g			寒熱往来・胸脇苦満・黙々として飲食を飲せず・心煩喜嘔・口苦・咽乾・目眩
小柴胡去半夏人参加栝楼湯	本方	全栝楼15g	半夏9g 人参9g	本方の適応証＋心煩・不嘔
小柴胡去半夏加花粉湯	本方	人参4.5g 栝楼根12g	半夏9g	本方の適応証＋口渇
小柴胡去黄芩加芍薬湯	本方	芍薬9g	黄芩9g	本方の適応証＋腹中痛
小柴胡去大棗加牡蛎湯	本方	牡蛎12g	大棗8g	本方の適応証＋脇下痞鞕
小柴胡去黄芩加茯苓湯	本方	茯苓12g	黄芩9g	本方の適応証＋心下の動悸・小便不利
小柴胡去人参加桂枝湯	本方	桂枝9g	人参9g	本方の適応証＋口渇なく，外に微熱
小柴胡去人参・大棗・生姜加五味子乾姜湯	本方	五味子9g 乾姜6g	人参9g 大棗8g 生姜3片	本方の適応証＋咳嗽
柴胡加芒硝湯	原方の約1/3量	芒硝6g		少陽・陽明の併病を治す。少陽証・陽明潮熱・泥状便・小便利。

柴胡加竜骨牡蛎湯	原方の約1/2量	竜骨4.5g 牡蛎4.5g 大黄6g 茯苓4.5g 鉛丹4.5g		肝胆の痰を下し，癲癇発狂を治す。
柴胡桂枝湯	原方の約1/2量	桂枝4.5g 芍薬4.5g		傷寒の発熱で，微悪寒・肢節煩痛・微嘔・心下支結・外証が残るとき。
柴胡桂枝乾姜湯	本方	桂枝9g 乾姜6g 牡蛎6g 天花粉12g	半夏9g 人参9g 生姜3片 大棗8g	発熱悪寒・胸脇満微結。柴胡湯証で津虚・痰飲内結・衝逆して疼痛がある場合に用いる。
大柴胡湯	本方	芍薬9g 枳実9g 生姜2片 大黄6g	人参9g 甘草6g	小柴胡湯証で心下急・鬱々微煩・心下痞鞕痛・腹満大便不通・苔黄膩。
四逆散	柴胡・炙甘草・枳実・芍薬各等分・散を水煎服。			陽気内鬱の熱厥証・肝脾不和による胸脇脘腹の不快感。

小柴胡湯 『傷寒論』

| 方薬組成 | 柴胡9〜12g　黄芩9g　人参9g　炙甘草6g
半夏9g　生姜3片　大棗8g |

単味の薬理研究

- ❖黄芩⇨235頁　　❖人参⇨319頁　　❖甘草⇨14頁　　❖半夏⇨450頁
- ❖生姜⇨19頁　　❖大棗⇨21頁

❖柴胡❖―――

本品は，セリ科のホソバミシマサイコ *Bupleurum scorzoneraefolium* Willd., マンシュウミシマサイコ *B. chinensis* DC., およびサイコ属の多種の根である。

❖『神農本草経』の記載

「味苦平，主心腹，去腸胃中結気，飲食積聚，寒熱邪気，推陳致新」

- ・去腸胃中結気：柴胡は理気散結する。
- ・飲食積聚：柴胡は軽度の瀉下作用があるので，飲食の積聚を除去することができる。
- ・寒熱邪気：柴胡は解熱作用があるので，寒邪・熱邪を治療できる。
- ・推陳致新：章次公の説によると柴胡は活血去瘀の作用があるので，去瘀生新は推陳致新にとって1つの重要な意義がある。単味の柴胡を大量に用いると瀉下させることができ，その推陳致新の意義は大黄のこのような作用と類似している（大黄の項を参照）。

❖張仲景の応用の考証

『本経疏証』：「心腹の間にあって解せない結はなく，古いものをすべて新しくする。張仲景は小柴胡湯の効能について，『上焦が通じれば，津液は下ることができ，胃気が和すると，うっすらと発汗して解する』

といっており，柴胡証はみな上焦が通じないことがわかる。上焦が通じないと気が阻まれ，気が阻まれると飲が停滞する。気を昇らせて通じさせるのは，ただ柴胡だけではないか！ ゆえに寒熱往来は小柴胡湯の主証であり，寒熱往来は上焦が通じないことに関係している。特に往来寒熱があって吐かず，小柴胡湯を用いる場合，最終的に上焦の症候が根拠となる。心下満・脇下満・胸脇満・脇下硬満・心下支結・胸脇満微結・心下急・鬱々微煩のような場合である。一方上焦の不通がなくて柴胡湯を用いることがあり，陽脈渋・陰脈弦・腹中の結痛のような場合，小柴胡湯を用いる。少陰病で四逆があり，咳・動悸・小便不利があって，腹中が痛まない，あるいは下痢して後重がある場合には四逆散を用いるが，柔軟な理解が必要である」。鄒氏が最後に述べた柔軟な理解という意味は，柴胡は上焦の結を散ずる以外の意味があるということである。

✤後世の医家の応用

『名医別録』：「傷寒による心下の煩熱・諸々の痰熱による結実・胸中の邪の逆上・五臓の間の游気・大腸の停積・水脹・湿痺による拘攣を除く」

甄権説：「熱労による骨節煩疼・熱気・肩背の疼痛を治し，血気の流れを順調にし，過労による羸痩を治し，下気消食を主り，流行性疾患による内外の熱が解さないのを主る」

『大明本草』：「五労七傷を補い，煩を除き驚を止め，気力を益し，痰を消し咳を止め，心肺を潤し，補腎健脳し，健忘を治す」

張元素説：「虚労を除き，肌熱を散じ，早朝の潮熱・寒熱往来・黄疸・産後の諸熱・心下痞・胸脇痛を去る」

『本草綱目』：「陽気下陥を治し，肝・胆・三焦・包絡の相火を収め，頭痛・眩暈・眼前暗黒感・目の発赤・疼痛・霞み・難聴・耳鳴り・諸々の瘧・悪寒発熱・婦人の熱入血室・生理不順・小児の痘疹で余熱がある，虚弱体の微熱に用いる」

頭痛・眩暈に対し，現代の人は柴胡が升浮のため用いないが，李時珍はあえて肝・胆・三焦・包絡の相火に用いている。

章次公説：「『千金』において柴胡は65の処方に用いられ，『翼方』には

35,『外台秘要』には54,『本事方』には11である。考証の方法を用いて，その働きを研究し，さらに個人の経験を加えて得られた結論によると，柴胡の使用法は去瘀・解熱・瀉下の3種類である」

　後世の本草書や医家は柴胡の効用に関して以下のように述べている。①解熱作用（外感・内傷・瘧・過労による発熱を含む）。②胸脇苦満に用いる。③脇下痞鞕に用いる。④腸胃の気の滞り，気の集まりに用いる。⑤黄疸を治す。⑥月経不調などを治す。

　柴胡は解熱作用があり，張仲景は柴胡で寒熱往来を治しているが，張元素説では，「柴胡は肌熱を散ずる」。後世の説では，柴胡・葛根は解肌し，柴胡は最も良い清熱薬で，使用量は30〜60g，解熱して副作用はない。柴胡で解熱する際，習慣上よく黄芩と配合し，外感および熱性病による高熱を治療でき，葛根と配合すると表邪未解で陽明肌熱が盛んな証に用いられる。

　以前，張潔古・李東垣・繆仲醇などが柴胡の「昇陽劫陰」の説を唱え，葉天士らは柴胡を多く用いると肝陰を損傷するとしているが，実際柴胡を大量に使用しても，肝陰を損傷する副作用はない。歴代の本草書の中で，昇陽して陰を奪うという根拠を探し当てられることは非常に少ない。仮に李東垣・葉天士の説が真実ならば，張仲景は柴胡を産婦の「血虚で厥」の「眩暈」に用いるべきではないはずである。

　柴胡と白芍を併用すると，平肝解鬱し，脇痛を治すこともできる。柴胡と鬱金あるいは香附子を併用すると，疏肝解鬱することができる。柴胡と延胡索を併用すると，胸脇の疼痛を治すことができる。柴胡と桂枝を配合すると，解表できる。柴胡と芒硝を配合すると，瀉下通便できる。柴胡と牡蛎を配合すると，疏肝養陰できる。われわれは柴胡を外感および熱性病の高熱や，肝・胆道系疾患・婦人科疾患などに常用している。

❖柴胡の薬理作用
①中枢神経系に対する作用
　●解熱作用：柴胡の煎剤（生薬5g／体重1kg），あるいはアルコール抽出液（生薬2.5g／体重1kg）は人工的に発熱させたウサギに対し，

解熱作用があり，軽度の体温低下作用がある。サイコサポニンの未精製品を，体重1kgあたり200〜800mgマウスに内服させると解熱作用があり，正常体温を低下させる作用もあることから，柴胡が良い清熱薬であることが証明される。
- 鎮痛作用：酢酸刺激で体を捩る反応，あるいはマウスの尾を圧迫する方法で，サイコサポニンを体重1kgあたり400〜800mg胃に注入したマウスに，明らかな鎮痛作用がみられる。このことから柴胡が肝鬱気滞による疼痛に用いられることが解釈できる。
- 鎮静作用：サイコサポニンには明らかな中枢性の鎮静作用があり，マウスにサイコサポニンを体重1kgあたり500〜800mg内服させると，マウスの自発活動が減少し，ソムブレックス（バルビタールの一種）による睡眠時間が延長する。

②抗ウイルス作用：柴胡の注射液，および柴胡注射液から抽出される未知の油状物質は，インフルエンザウイルスに対し抑制作用がある。

③抗炎症作用：サイコサポニンを皮下注射して，ラットに肉芽嚢腫試験（巴豆油および綿球法）を行うと，肉芽腫の重量と浸出液は対照群と比較して少なく，サイコサポニンは炎症による滲出と増殖反応に対して，いずれも抑制作用があることが説明できる。

④肝臓保護作用：煎剤を内服あるいは飼料に柴胡を混ぜる方法で与えると，実験性肝障害の動物の肝機能障害に対して顕著な保護効果があり，あわせてGPTの上昇を抑制する働きがある。サイコサポニンと精製したサポニンa，c，dの混合物は，動物実験で肝細胞の核のRNAの合成作用と蛋白質の合成作用を促進する。柴胡は肝疾患の常用薬物で，柴胡はもともと肝臓を保護する作用があり，もし甘草を配合すると，急性実験性肝損傷に対し明らかな保護作用がある。また急性ウイルス性肝炎の臨床観察から，GPTを低下させ，罹患期間を短縮させることが証明されている。

⑤消化管に対する作用
- サイコサポニンは，ラットのストレス性潰瘍に対して明らかな保護作用を有する。
- サイコサポニンは生体の小腸の運動に対し明らかな興奮作用を有

し，小腸の蠕動による内容物の輸送の働きを著しく強める。ある人の観察で，柴胡を60g服用すると下痢を起こす例があるが，上記の薬理実験と一致する。このことから柴胡が「飲食積聚」を除去し，「腸胃結気」などに対する治療効果があることが理解できる。

⑥**鎮咳作用**：機械刺激法でモルモットに咳嗽を起こす実験で，腹腔内注射した未精製のサポニンは，比較的強い鎮咳作用を有する。このことは，あるいは中医の肝気上衝による咳嗽に相当するかもしれない。

⑦**利胆作用**：金黄柴胡の花・茎・葉の抽出液は動物に対し利胆作用があり，胆嚢炎・胆道感染・肝炎に対し治療効果がある。同属植物の新疆柴胡・圓葉柴胡もいずれも利胆作用がある。

⑧**毒性**：柴胡の毒性はほとんどなく，柴胡の10%水抽出液をマウスに皮下注射すると，その最小致死量は体重1kgあたり100mgである。柴胡の未精製サポニンはラットに溶血を引き起こす。マウスに内服させた場合のLD_{50}は体重1kgあたり4.7gで，モルモットの腹腔内注射の場合のLD_{50}は体重1kgあたり53.8gである。

適応証

- 少陽病。症状は口苦・咽乾・目眩・往来寒熱・胸脇苦満・黙々不欲飲食・心煩喜嘔・舌苔薄白・脈弦の場合。
- 婦人の傷寒で，熱が血室に入り，夕方に譫言がみられる場合。
- 傷寒で陽脈が微結，頭部に発汗し，四肢が冷え，脈細で便が堅いのは，半表半裏の証である。

方解

呂梻村説：「本方の柴胡は少陽半表の邪を透達させ，あわせて清熱・疏肝解鬱の働きがあり，主薬である。黄芩は苦寒で，少陽半裏の熱を清し，柴胡と協同して少陽の邪熱を清する。生姜は柴胡と協同して，半表の邪を外宣させる。輔薬の半夏と生姜は，降逆止嘔の働きがある。大棗は健脾和中作用である。人参を用いるのは正気を補うことを目的とするのではなく，邪が半表半裏の間にあるので，まず先に裏の気を補充し，邪が中へ入らないようにするためである」

応用

　本方は別名を三禁湯と呼ぶが，それは適応証が禁発汗・禁瀉下・禁催吐であることによる。ゆえに小柴胡湯の作用は発汗でも瀉下でも催吐でもなく，裏を和して表を解すところから和解剤と呼ばれている。本方は瘧疾・産褥熱・四肢の煩熱の場合，月経不順・寒熱往来・意識障害の場合，怒りによる脇満の場合，虚労でリンパ節腫脹・悪寒発熱のある場合にも用いることができる。

　本方はまた傷寒で熱入血室証，熱があり陰血損傷のみられる場合，生地黄・牡丹皮を加えて涼血養陰してもよい。瘀血互結・少腹満痛の場合，人参・甘草・大棗の甘壅を去り，下瘀血湯（桃仁・大黄・蟲虫）を加えて去瘀止痛してもよい。もし散寒する場合，肉桂の去寒を加える。気滞の場合，香附子・枳殻の行気を加える。

症例78

患者：劉〇〇，女性，32歳。

現症：患者は午後に39℃の高熱があり，白血球は$2,000/mm^3$，血小板は少なく，脾腫があり，顔面は黄色で，血圧は96/60mmHg，脈拍は94/分，下肢に瘀斑があり，舌質は淡で，脈は弱である。

処方：柴胡15ｇ，黄芩９ｇ，青蒿15ｇ，鶏血藤30ｇ，黄耆９ｇ，臍帯１条，牡丹皮９ｇ

経過：５剤を服用して，体温は37℃に低下し，白血球は$2,500/mm^3$，血小板は$56,000/mm^3$。ただし頭痛と便秘があり，上方に栝楼仁９ｇ，花生衣（落花生の薄皮）３ｇ，野山参1.5ｇ，望江南15ｇを加えて５剤続けて服用させた。その後，大便は通じ頭痛はなくなり，白血球は$3,000/mm^3$，血小板は$80,000/mm^3$になり，下肢の紫斑は消え，10剤続けて服用後，白血球は$4,000/mm^3$，血小板は$12万/mm^3$となり，紫斑は完全に消えて治癒した。

考察：本例は高熱で，小柴胡湯の柴胡・黄芩を相須として用い，さらに青蒿を輔薬として解熱させた。扶正のため鶏血藤・羊蹄根・花生衣の

白血球・血小板増加作用を加えた。ただし必ず人参・黄耆・臍帯といった扶正固本薬を併用すると，効果はさらに顕著である。

症例79

患者：李〇〇，女性，52歳。
現症：患者は感冒に罹って2日目で，初めは悪寒発熱があり，自分で感冒薬を服用したら熱は下がったが，口が苦く，眩暈・眼前暗黒感・胸悶・食欲不振があり，舌苔は白で，脈は弦である。
処方：小柴胡湯を与える。
　　　柴胡15g，黄芩9g，姜半夏9g，党参9g，甘草6g，生姜3片，大棗8g，3剤。
考察：本例は口が苦く，食欲不振で少陽病の2証をすでに備えている。方と証が合ったので，病はすみやかに治癒した。

症例80

患者：于〇〇，男性，42歳。
現症：患者は1972年に胆嚢造影検査を受けた結果，胆嚢の輪郭は明瞭で，大きさは3.4cm，総胆管の陰影も正常であった。肝機能は正常であるが，現在胆嚢のあたりが腫れ，両脇・背中・両肩，頭部の両側に放散痛がある。
処方：柴胡15g，黄芩9g，太子参9g，姜半夏9g，生姜3片，大棗6g，甘草3g，白芍15g，鬱金30g，山梔子9g，延胡索15g，旋覆花9g（包），5剤。
考察：本例は胆嚢炎で弁証は少陽証に属すので，小柴胡湯加減を用いる。佐薬として鬱金・山梔子で胆汁分泌を促し，胆砂を総胆管から十二指腸内へ排出させ，さらに体外へ排出させる。服薬後，顕著に改善した。

症例81

患者：賀〇〇，女性，22歳。
現症：患者は瘧を発症してすでに3日経っており，発作時は発熱が多く，悪寒は少なく，発熱の間隔は1日おきである。舌苔は膩で，脈は弦である。
処方：小柴胡湯加減を用いる。
　　　柴胡15ｇ，黄芩9ｇ，青蒿9ｇ，姜半夏9ｇ，常山6ｇ，草果6ｇ，甘草3ｇ，生姜3片，大棗8ｇ，3剤。
考察：本例の病は瘧で，小柴胡湯を用い，人参を去り，青蒿・常山・草果を加えた。現代の薬理研究によると，この3味の薬物にはいずれも截瘧作用がある。
経過：服薬後，病は治癒し，再発はない。

研究

　本方は消炎作用を有しており，その効力は単味の柴胡より強く，肉芽の増生を抑制する作用も比較的強いが，抗滲出作用は比較的弱い。〔『日本東洋医学雑誌』1971,22(3):28〕
　柴胡の復方製剤は四塩化炭素などによる多種の実験性肝損傷に対し，比較的良い保護作用を有する。〔『吉林中医薬』1983,(1):39〕
　最近ある人が，酵素と肝細胞の超微細構造の変化から，小柴胡湯が肝機能に与える影響について検討した。その結果，小柴胡湯はホモジネートしたラットの肝臓におけるG-6-PD，NADPHシトシン還元酵素と，コハク酸シトシン還元酵素の活性を低下させ，後者はより明確であった。小柴胡湯は動物の肝細胞において，ミトコンドリアの凝集を起こさせたり，ミトコンドリアが細胞質の容積に占める体積と密度を，対照群に比較して低下させたりするというように，超微細構造を改変させる。〔『薬学雑誌』1980,100(6):602〕
　また小柴胡湯は胆汁中のコール酸とビリルビンの含有量を高め，コレステロール-胆汁酸塩係数を増大させることで，胆汁の分泌を促し，その排泄量を増加させ，共同して利尿作用をもつ。〔『中成薬研究』1984,(4):30〕

小柴胡湯の実験性肝損傷に対する効果は，中医学における本方の「調肝散鬱」という考え方と一致する。また臨床応用において，小柴胡湯は肝炎，胆嚢炎などの疾病において薬理学的根拠が証明されている。

小柴胡湯の抗菌実験で，黄色ブドウ球菌・白色ブドウ球菌・α溶連菌・β溶連菌・大腸菌・腸チフス菌・変形菌・アルカリ糞便菌などに対し，種々の程度の抑制作用があることが証明されている。〔『河北中医』1980,(2):46〕

小柴胡湯の臨床研究において，少陽証の多くは感染性疾患であることがわかっている。〔『雲南中医雑誌』1980,(1):25〕

このことは少陽感染性疾患に対する治療効果を説明する根拠となる。

インターフェロンは肝炎ウイルスの増殖抑制あるいは排除に働く薬剤の1つであるが，最近インターフェロン誘導剤は注目されている。報告によると，小柴胡湯およびグリシリジン製剤は，インターフェロン様作用を誘導する。

現在，肝細胞膜上の肝特異性抗原の生体免疫反応は，慢性肝炎の発病と進展における重要な要因であると考えられている。最近溝口氏らは，サイコサポニンが試験管内でADCC（抗体依存性細胞障害作用）による肝細胞障害を抑制し，かつ小柴胡湯などが試験管内および体内における抗体産生を比較的強める作用を有することを報告した。慢性ウイルス性肝炎に対しては，プレドニゾロンやレバミゾールといった免疫調節剤が用いられるが，副作用がある。小柴胡湯やサイコサポニンを用いて生体の免疫活性細胞の機能を調節すれば，ステロイドホルモンのような重篤な副作用はない。

サイコサポニンと小柴胡湯の生理・薬理については次のようにまとめられる。①蛋白合成促進作用(肝)，②グリコーゲン増加作用(肝)，③高脂血症改善作用，④小細胞体系酵素活性抑制作用，⑤抗体産生系の修飾，⑥インターフェロンの誘発作用，⑦肝細胞再生促進作用，⑧脂肪肝改善作用，⑨抗炎症作用，⑩抗アレルギー作用，⑪実験性肝障害（薬剤，免疫学的）の抑制，⑫抗ストレス性潰瘍など。〔『国外医学中医中薬分冊』1986,8(1):3〕

近年ある人が小柴胡湯の薬理研究を進めたところ，小柴胡湯は比較的強い抗ヒスタミン作用を有することがわかった。仮に小柴胡湯を2つの部分，1つは人参（実験用人参）と甘草，もう1つは黄芩・半夏・生姜・

大棗（小柴胡湯減味と称する）に分けると、この2組の薬理作用は原方に比較して弱いことが証明された。これにより小柴胡湯の配合は、抗ヒスタミン作用の面において，共同作用を有することが説明された。〔李向中『中医学基礎』1983,217〕

柴胡加芒硝湯『傷寒論』

方薬組成	柴胡9g　黄芩3g　人参3g　炙甘草3g 生姜3片　大棗8g　半夏3g　芒硝6g

単味の薬理研究

- ❖柴胡⇨238頁　❖黄芩⇨235頁　❖人参⇨319頁　❖甘草⇨14頁
- ❖生姜⇨19頁　❖大棗⇨21頁　❖半夏⇨450頁　❖芒硝⇨183頁

適応証

陽明病で潮熱・大便溏・小便利・胸脇満して去らないものを治す。
先に小柴胡湯を服用して，改善しない場合に用いる。

方解

呂㮿村説：「潮熱は内熱の症候であるが，その人にすでに少し下痢があるので，裏気はすでに通じている。下法が適切でないので腑邪が残っている。柴胡証がまだ去っていないが，すでに小柴胡湯で外を解しており，これ以上小柴胡湯の全量は必要がないので，その分量を減らしたが，芒硝を加えてその滞りを少し通じている。この薬剤は最も軽症の場合に用いる」

本方は小柴胡湯の少量に芒硝を加えており，少陽・陽明同治の処方であるが，大柴胡湯を用いないのは中気がすでに虚しているからである。

|応用|

本方は少陽・陽明の合病で，大便が燥結し通じない証に用いる。

柴胡はもともと少し通便作用があり，芒硝のような塩類瀉下薬を配合すると軟堅通便できる。薬用量が少なく，治す証もまた軽症で，老人や虚弱な人にも用いることができる。

柴胡加竜骨牡蛎湯 『傷寒論』

方薬組成	柴胡12g　黄芩4.5g　人参4.5g　甘草4.5g 生姜3片　茯苓4.5g　鉛丹4.5g　竜骨4.5g 牡蛎4.5g　大黄6g　半夏4.5g　大棗12g

|単味の薬理研究|

- ❖柴胡⇨238頁　❖黄芩⇨235頁　❖人参⇨319頁　❖甘草⇨14頁
- ❖生姜⇨19頁　❖茯苓⇨294頁　❖竜骨⇨65頁　❖牡蛎⇨66頁
- ❖大黄⇨173頁　❖半夏⇨450頁　❖大棗⇨21頁

|適応証|

傷寒8,9日でこれを下し，胸満煩驚・小便不利・譫言・全身が重く，横になれない場合を治す。

|方解|

尤在涇説：「傷寒を下した後，その邪が全身に散漫した場合，この条で述べられた諸症がみられる。胸満がある場合，邪が上に閉じこめられている。小便不利がある場合，邪が下に閉じ込められている。煩驚がある場合，邪が心を動かす。譫言がある場合，邪が胃に結する。これらの

病は裏証である。全身が重く，横になれない場合，筋脈骨肉が邪を受けており，この病は表証である。およそ表裏上下の病の場合，心と陰陽の開闔による治療とする。処方において柴胡・桂枝を用いてその外を解して，身重を除き，竜骨・牡蛎・鉛丹でその内を鎮めて煩驚を止め，大黄で胃気を和し，譫言を止め，茯苓で膀胱を泄し，小便を利し，人参・生姜・大棗で益気して営衛を養い，邪気の本を駆除する。そうすると，表裏虚実に広範に対応でき，錯雑の邪をほとんど解除できる」

徐霊胎説：「これは正気が虚耗し，邪がすでに裏に入り，また再び外から三陽を侵しているので，現証は複雑で，用薬は随証施治する必要がある」
「この処方は，肝胆の驚痰を下すので，癲癇の治療に必ず効果がある」

応用

本方は癲癇による発狂・恐怖・猜疑心・抑うつ・優柔不断の証に用いることができ，かつ統合失調症・小児の舞踏病・小児の癲癇・暴飲暴食による厥冷・熱厥の証を治療できるほか，熱病による驚狂不安・瘧疾による意識障害・および遺精・動悸のある場合にも用いることができる。

症例83

患者：甘〇〇，男性，34歳。
現症：患者はもともと恐がりで，猜疑心が強く，怒りっぽい。精神病の発作時に罵声をあげ，暴れて狂躁し，走り回った。顔や眼は赤く，便秘（3，4日に1回），尿は赤く，舌の右辺縁に黒豆のような瘀点があり，脈は弦細である。
処方：柴胡加竜骨牡蛎湯加減を与える。
　　　柴胡9ｇ，竜胆草3ｇ，山梔子9ｇ，黄芩9ｇ，大黄9ｇ，桃仁9ｇ，竜骨15ｇ，牡蛎30ｇ，生鉄落9ｇ，生姜3片，大棗8ｇ，5剤。
経過：1カ月余り後に来院したので問診すると，家族の説明では服薬後発作はなく，ただ煩躁しやすいというので，続けて甘麦大棗湯加磁石・五味子などを常用させたところ，1年後の今も再発はない。
考察：本案の弁証は肝胆の実火である。ゆえに柴胡加竜骨牡蛎湯および竜

胆瀉肝湯加減を用いる。柴胡・竜胆・山梔子・黄芩は肝胆実火を瀉する主薬である。大黄は瀉熱通便し，桃仁は瘀を去って新しいものを生じさせる。生鉄落・竜骨・牡蛎は重鎮安神の輔薬である。服薬後，会話は乱れなくなり，諸症状は徐々に回復し，1年後に追跡調査したが再発はなかった。

症例84

患者：梁〇〇，女性，17歳。
現症：患者は顔色が㿠白で，両脇の脹痛・動悸があり驚きやすく，入眠時に悪化する。常にびくびくして眠れず，大きな音が聞こえると動悸がひどくなる。誰かに捕まえられるのではないかと恐れ，口が苦く，大便の乾燥があり，尿が赤く短い。舌苔は薄白で，脈は細弦である。
処方：柴胡加竜骨牡蛎湯加減を用いる。
　　　柴胡12ｇ，黄芩6ｇ，茯苓9ｇ，酸棗仁15ｇ（打砕），甘草4.5ｇ，生姜3片，竜骨18ｇ，牡蛎30ｇ，広鉛丹1.5ｇ（先煎），大黄6ｇ，半夏30ｇ，7剤。
経過：服薬後入眠時の不安はなくなり，両脇も正常になり，動悸もすでにない。
考察：本例の両脇の脹痛，口が苦い，脈細弦は少陽証に属する。口が苦い，大便の乾燥，小便が赤く短いのは内熱に属する。治療は和解瀉熱・重鎮安神がよい。ゆえに柴胡加竜骨牡蛎湯から人参・大棗を去り，半夏を増量し，酸棗仁の安神鎮静作用を加える。

研究

　近代の医家の少なからぬ人が本方を甲状腺機能亢進症・高血圧症・動脈硬化・脳出血・狭心痛・心臓神経症・弁膜症など多種の心血管疾患の治療に用いており，臨床効果は非常に良い。その実験研究と作用機序が追求されている。ウサギにカテコールアミン（以下CAと略す）を続けて1週間点滴すると，重症の心血管機能障害になり，心拍出量が減少し，心臓指数と心筋収縮能力が著しく低下するなど，左心不全と肺水腫が起こる。組織学上は心筋出血・心筋の繊維変性壊死と肺の瘀血・滲出などの損傷がみられる。柴胡加竜骨牡

蛎湯は，CAの心血管損傷作用に抵抗して生体を保護するのに有効である。

報告によると，原発性高血圧症・甲状腺機能亢進症・動脈硬化・冠動脈疾患・心筋梗塞などの発生・発展・予後は，循環しているCAのレベルの増加と関係があり，あるいは心血管のCAに対する反応性の増加と密接な関係がある。そこで，循環しているCAの心血管に対する損傷作用を防止することにより，柴胡加竜骨牡蛎湯が高血圧など心血管疾患の重要な機序を治療している可能性がある。〔『中医雑誌』1985,(1):60〕

柴胡桂枝湯『傷寒論』

| 方薬組成 | 柴胡12g　桂枝4.5g　黄芩4.5g　甘草3g　芍薬4.5g
半夏4.5g　人参4.5g　生姜3片　大棗8g |

単味の薬理研究

- ❖柴胡⇒238頁
- ❖桂枝⇒6頁
- ❖黄芩⇒235頁
- ❖甘草⇒14頁
- ❖芍薬⇒9頁
- ❖半夏⇒450頁
- ❖人参⇒319頁
- ❖生姜⇒19頁
- ❖大棗⇒21頁

適応証

傷寒で発熱・微悪寒・支節煩疼・微嘔・心下支結があり，外証がまだ去っていない場合。

方解

唐宗海説:「発熱悪寒・四肢の骨や関節の疼痛は桂枝証である。嘔吐・心下支結，すなわち心下満は柴胡証である。外証がまだ去っていないということは，明らかな柴胡証で病が裏に入っているが，桂枝証もまだ存在しており，単に柴胡湯を用いるのではなく，桂枝湯をあわせて治すのが

よく，定義はきわめて明確である」

| 応用 |

本方は太陽証に少陽証を兼ねる場合を治すために設けられている。瘧疾・寒疝で腹部が痛む場合や，婦人の不明熱・月経前後の発熱・腹痛・癲癇の場合にも用いることができる。

| 症例85 |

患者：容○○，女性，31歳。
現症：患者は1カ月前から発熱があり，午後に悪化する（体温39.5℃）。まず発熱があった後，悪寒・発汗・頭眩・口が乾いて苦い・胸悶・飲みたがる・食欲不振があり，大便は1週間に1回で，兎糞状である。脈は細で，舌尖は赤みがあるが湿潤している。これは「三陽の合病」で，三陽病を合わせて治療する。
処方：桂枝9g，白芍9g，柴胡9g，黄芩9g，苦参9g，知母9g，生大黄9g（後下），芒硝9g，玄参9g，石膏30g，3剤。
経過：服薬後，諸証はみな軽減し，芒硝を去って2剤継続したら，病は完全に治癒した。
考察：舒弛遠説では「傷寒六経は百病をコントロールできる。何病であるかに関わらず，およそ少陽証がみられれば少陽病として治療し，陽明証がみられれば陽明病として治療する。2, 3経の病であれば，すなわち2, 3経を同時に治療する」。

本案の発熱・悪寒・発汗は太陽証で，頭眩・口が乾いて苦い・胸悶・食欲不振は少陽証である。またこの人が口渇して飲みたがるのは陽明経の熱の証で，便秘・潮熱は陽明腑実の証である。ゆえに弁証は三陽の合病である。処方は桂枝湯の主薬の桂枝・白芍で太陽表証を解し，小柴胡湯の主薬の柴胡・黄芩で少陽を和解し，白虎湯の主薬の石膏・知母に苦参を配合して陽明経の熱を清し，また承気湯の主薬の生大黄・芒硝で陽明腑実を通じさせ，薬と証が合ったので，治療効果は顕著であった。

研究

　日本人の従事した柴胡桂枝湯の神経薬理学的研究の報告によると，その作用機序を解明するために，柴胡5g，黄芩3g，半夏5g，芍薬6g，桂枝2g，人参3g，甘草1.5g，生姜2g，大棗4gのエキスを，減圧・凍結・噴霧などの乾燥法で粉剤にして，2％の溶液を作り，大量の動物実験を行った。その結果，この溶液は痙攣誘発剤-PTZ（ペンチレンテトラゾールとアセチルコリン）による蝸牛食道神経節細胞の電位変化を抑制することを証明した。〔『東洋医学』1978,(1):24〕〔『Planta Medica』1978,(3):294〕

　蝸牛神経節細胞の自発放電は消失し，痙攣誘発剤-PTZの引き起こす脱分極相は顕著に抑制された。〔『生物学雑誌』1975,(2):160〕〔『東洋医学』1978,(1):66〕

　柴胡・桂枝・芍薬・生姜の4種の単味の混合液で同様の試験を行っても，PTZによる細胞内電位変化は抑制された。この結果から柴胡桂枝湯の抗癲癇作用は，少なくとも柴胡・桂枝・芍薬・生姜が重要な働きをしていることが推測できた。〔『漢方研究』1975,(5):148〕

　柴胡桂枝湯は病態動物モデルに対し，一定の影響を有する。減圧乾燥法を応用した該当方剤のエキス剤を作って毎回体重1kgあたり4gを電気ショックで痙攣させた温血動物に内服させると，抗痙攣作用がみられる。〔『漢方研究』1975,(1):29,(5):148,(12):438〕

　菅谷氏の研究によると，0.2％シンナムアルデヒド溶液，0.7％サイコサポニン溶液は蝸牛神経節細胞の分極相を去ることで抑制でき，抗痙攣作用を示す。以上の結果から柴胡桂枝湯による癲癇などの神経系疾患に対する有効成分は，主にシンナムアルデヒドとサイコサポニンであると推測できる。〔『生物学雑誌』1978,32(4):373〕

　相見三郎の観察した433例の癲癇患者は，多くが胸脇苦満・腹筋痙攣などの腹証を有し，約68％を占め，柴胡桂枝湯を用いた後，115例が治癒し，79例が顕著に好転した。相見氏はまた，柴胡桂枝湯を内服させると癲癇患者の脳波が改善することを観察した。〔『漢方研究』1976,(9):346〕

　また181例の脳波検査を行った患者の中で，臨床資料がそろっているものが123例あり，このうち46％の患者で臨床的に発作が消失し，脳波上も

癲癇波が消失した。38％の患者では脳波上癲癇波が残っていたが，臨床的に発作は消失した。〔『漢方研究』1977,(3):24〕

柴胡桂枝湯の錠剤である桂芍鎮癇片の研究によると，癲癇治療の臨床観察において，36例を治療して16例に有効であった。〔『中成薬研究』1982,(12):20〕

柴胡桂枝乾姜湯 『傷寒論』

方薬組成	柴胡9～24g　桂枝9g　黄芩9g　乾姜6g 牡蛎6g　甘草6g　天花粉12g

単味の薬理研究

- ❖柴胡⇨238頁　❖桂枝⇨6頁　❖黄芩⇨235頁　❖乾姜⇨371頁
- ❖牡蛎⇨66頁　❖甘草⇨14頁　❖天花粉⇨44頁

適応証

- 胸脇満して微結・小便不利・口渇して吐かず，ただし頭から発汗し，往来寒熱・心煩のある場合。
- 瘧疾で悪寒が強く少し熱があるか，あるいは悪寒のみで発熱がない場合。
- 虚労による悪寒発熱・癰疽膿毒が長く治らず，悪寒発熱がある場合。
- 月経前後の発熱が瘧のようにあり，譫言のある場合。あるいは産後悪露が降りず発熱のある場合。

方解

本方は小柴胡湯の加減から成る。柴胡・黄芩の併用で少陽の邪を和解し，心煩して吐かず，口渇があるので人参・半夏を去り，天花粉を加えた。胸脇満して微結するので，大棗を去って牡蛎を加えた。小便不利で心下に

動悸がないので，黄芩は去らず，茯苓は加えない。口渇があるが，まだ表証があるので，人参は用いず桂枝を加え，生姜に替えて乾姜を用いて胸脇の満結を散ずる。

|応用|

本方は後世では悪寒が強く発熱が少ない，あるいは悪寒のみで発熱のない瘧疾の治療に用いられる。あわせて柴胡湯証に津液不足・痰飲内結・衝逆して痛む場合，弁証が胸脇痞満を主とし，口渇・腹痛があって，胸腹が堅くない場合に常用される。

|症例86|

患者：蘭○○，女性，36歳。
現症：患者は乳癖（乳房のしこり）が1年前からある。最近乳房に明らかな腫瘤があり，月経前の脹痛が増加し，腫瘤も脹って大きい。情緒の変動に伴って，脹痛も増減する。口が苦く，両脇の脹満がある。舌は胖大で苔は白く潤いがあり，脈は弦滑である。弁証は肝鬱気滞・痰湿凝結により乳癖を形成している。
処方：柴胡桂枝乾姜湯加味を用いる。
　　　柴胡9g，黄芩9g，乾姜6g，桂枝6g，夏枯草15g，天花粉15g，牡蛎30g，甘草6g，7剤。
経過：上方を21剤服用すると，乳癖は全部消え，完全に治癒した。
考察：本案は乳癖による脹痛で，口が苦く，両脇の脹満があり，脈は弦で，少陽病に属する。弁証は肝鬱気滞・痰湿凝結により乳癖を形成しており，治療は疏肝清熱・温化痰湿・軟堅散結である。柴胡桂枝乾姜湯加夏枯草を用いる。柴胡・黄芩に夏枯草を加えると疏肝清熱作用があり，桂枝・乾姜は温化痰湿作用で，牡蛎と夏枯草に天花粉を配合すると軟堅散結作用がある。

大柴胡湯 『傷寒論』

| 方薬組成 | 柴胡9～30g　黄芩9g　芍薬9g　半夏6g
生姜3片　枳実9g　大黄*6g　大棗8g |

　＊大柴胡湯は『傷寒論』に最初にみられるが，ただし処方中に大黄はなく，筆写時の脱落の可能性がある。『金匱玉函経』および『金匱要略』に記載されている大柴胡湯にはいずれも大黄があり，その方が「下ると治る」の記載が理解できる。

単味の薬理研究

- ❖柴胡⇨238頁　❖黄芩⇨235頁　❖芍薬⇨9頁　❖半夏⇨450頁
- ❖生姜⇨19頁　❖枳実⇨184頁　❖大黄⇨173頁　❖大棗⇨21頁

適応証

- 柴胡湯証で心下の急，鬱々として微煩，心下痞鞕して痛み，腹満・便秘のある場合。
- 心下を按ずると満痛する場合は実である。まさにこれを下すべきで大柴胡湯がよい。

方解

　本方は小陽・陽明の2経の併病として立方されており，すでに述べたように小柴胡湯が少陽証を治すが，大便秘結・苔黄などの証がある。そこで小柴胡湯から人参・甘草を去り，大黄・枳実・芍薬を加えて出来たものを用いている。大黄と枳実で陽明の実熱，大便秘結を攻める。大黄と芍薬で腹中実痛を治す。諸薬をあわせて用いることで，全体として和解少陽・瀉下陽明の効果がある。

応用

　本方は次の場合のいずれも治すことができる。膿血便・発熱・腹脹が

あり，舌が黄色く，口が乾燥する場合。瘧疾で発熱が多く，悪寒が少なく，便秘する場合。熱病で裏実により譫言がある場合。癲癇・精神病で抑うつし，胸脇が満する場合。黄疸の発作で，右脇の激痛がある場合。往来寒熱・胸悶・息切れ・疼痛のある場合。

症例87

患者：談〇〇，女性，59歳。
現症：患者はすでに3年間慢性胆嚢炎を患っていて，悪心・食欲不振・胆嚢付近の脹痛・両脇・背中・両肩への放散痛があり，頭の両側もだるく痛む。腹部は脹満し，大便は秘結し，3日出ていない。舌苔は黄色で非常に厚く，脈は弦数である。
処方：大柴胡湯加味を与える。
　　　柴胡15g，黄芩9g，姜半夏9g，白芍15g，生姜3片，枳実9g，大黄6g，鬱金30g，金銭草30g，大棗10g，5剤。
経過：服薬後疼痛は緩解した。
考察：脇痛・悪心・頭の両側の疼痛は，いずれも熱が少陽に鬱していることによる。腹脹・便秘は陽明腑気が通じないからで，大柴胡湯を用いて和解と瀉下を併用したら，効果があった。

症例88

患者：袁〇〇，女性，20歳。
現症：患者は胆道蛔虫症で，9歳で発作があり，13歳でもう1回発作があった。今回の発作は，悪寒発熱が交替性にあり，口が苦く，胃脘と右脇の脹痛があり，ときに軽く，ときに重い。発作時，全身から汗が滴り落ち，嘔吐・胃脘部の絞痛がある。大便は3日秘結し，舌は紅で苔は根が白膩，脈は弦数。
処方：大柴胡湯合烏梅丸加減を与える。
　　　柴胡9g，黄芩9g，枳実9g，大黄9g，芍薬9g，大腹子9g，大腹皮9g，鬱金9g，川椒6g，半夏9g，黄柏6g，烏梅15g，

5剤。

考察：本例は悪寒・発熱・脇痛・嘔吐・口の苦みがあり，証は少陽に属し，大便秘結・脘腹脹痛もあって陽明裏実を兼ねる。ゆえに大柴胡湯で少陽を和解するとともに，裏実を瀉する。蛔虫は「酸を得ると静かになり，苦を得ると下り，辛を得ると伏する」を根拠に，烏梅で安蛔し，川椒で制蛔し，黄芩・黄柏の苦味で蛔虫を下降させており，標本兼顧の方法に属する。服薬後，悪寒発熱は退き，蛔虫をたくさん排出し，胃脘部の脹痛は大いに減少した。

> 研究

大柴胡湯は，胆道系の急性感染・胆嚢結石・急性膵炎・胃十二指腸穿孔・慢性肝炎などに臨床応用されるが，この方剤に適応する症候の出現が必要で，そうすれば往々にして効果を収められる。大柴胡湯は胆・膵疾患や消化性潰瘍の穿孔の治療において手術的治療を避けられるという点で，世界の医学に対する一大貢献をした。

本方の薬理学的研究：復方大柴胡湯（柴胡25ｇ，白芍25ｇ，黄芩15ｇ，枳殻15ｇ，木香25ｇ，延胡索25ｇ，大黄40ｇ，金銭草50ｇ）のイヌの実験で，明らかな利胆作用と括約筋の張力を低下させる作用があり，かつ括約筋の運動機能を抑制しないことが証明された。これは胆汁や膵液の鬱滞を解除するのに有利である。括約筋を弛緩させる働きにより，再び顕著な利胆作用が加わり，「内側で洗い流す」ことになり，炎症や感染の消退を助けることになる。この実験的研究のように，大柴胡湯加減は気鬱（気滞）型胆・膵疾患の治療に論証を提供している。大柴胡湯の中で大黄の利胆作用が最強で，白芍は大黄に類似した利胆の効能がある。交差試験を行うと，処方全体の作用は，個々の薬物の効果より良く，各薬物間の相互作用が存在する可能性がある。〔『上海中医薬雑誌』1981,(1):44〕

大柴胡湯復方の薬理作用は，研究によると主に利胆と括約筋の張力低下であるが，清熱・通裏・緩急の薬理作用も無視できない。

四逆散『傷寒論』

| 方薬組成 | 柴胡　白芍　枳実　甘草各等分 |

単味の薬理研究

❖柴胡⇨238頁　　❖白芍⇨9頁　　❖枳実⇨184頁　　❖甘草⇨14頁

適応証

少陰病で，四逆（熱厥を指す）・下痢・しぶり腹があり，咳・動悸・小便不利・腹痛がある場合。

方解

処方中柴胡と白芍は疏肝解鬱止痛の働きがある。枳実と芍薬の配合は，枳実が内臓平滑筋を収縮させ，芍薬が内臓平滑筋を弛緩させ，一弛一収の双方向調節作用を有する。芍薬と甘草の配合で緩急止痛し，全体で調肝理脾・解鬱緩急の作用を有する。鬱が解ければ陽気は透達するので厥逆は自ずから治り，痙攣がゆるめば拘攣は解除し，陽気を透達させると厥逆は自ずから治る。

応用

本方は肝鬱熱厥の証に用いられるほか，肝脾失調あるいは気機阻滞による多種の疾患，例えば胃痛・蛔厥・胆嚢炎・肋間神経痛・肝硬変・慢性肝炎・慢性下痢・膿血便・乳房の脹り・生理不順などに用いることもできる。

症例89

患者：呉〇〇，男性，45歳。
現症：患者は胃脘部の疼痛がすでに数カ月あり，食後すぐに腹が脹り，嘔

吐・口の苦みがある。種々の治療は効果がなかった。脇痛を伴い，苔は黄膩で厚く，脈は弦である。
処方：四逆散加味を用いる。
　　　柴胡9g，白芍9g，枳実9g，半夏9g，神麴9g，山楂子9g，厚朴6g，嫩蘇梗15g，3剤。
経過：服薬後疼痛は消失した。
考察：本例の口苦・脇痛は肝気横逆で，胃痛・嘔吐・腹脹は肝気犯胃に属すので，治療は疏肝理気・消滞和胃がよい。四逆散去甘草で疏肝理気し，厚朴を加えて腹脹を消し，半夏と蘇葉の配合で吐き気を止め，神麴と山楂子で滞りを消し，嫩蘇梗で和胃・理気暢中する。

症例90

患者：帰〇〇，女性，43歳。
現症：患者は慢性肝炎をすでに3年患っており，脇肋がしくしく痛み，口が渇き，イライラし内熱があり，食欲不振で腹部が脹り，下痢がある。舌は紅，少苔で，脈は細弦であり，ZTTは18である。
処方：四逆散加味を用いる。
　　　柴胡9g，白芍9g，枳実9g，甘草3g，白朮9g，茯苓9g，当帰12g，生地黄12g，牡丹皮6g，連翹6g，7剤。
経過：服薬後，諸症状は顕著に改善し，7剤続けて処方したら，諸症状はみな落ち着いて，ZTTは9に下降した。
考察：本例は慢性肝疾患で，脇肋がしくしく痛み，陰虚内熱があるのは，血が肝を養わないことによる。本例ではあわせて肝気犯脾もみられる。ゆえに治療は四逆散加味で，当帰・生地黄を加えて養血柔肝し，茯苓・白朮で健脾する。佐薬の牡丹皮・連翹は肝熱を清し，二者の併用はZTTを低下させる作用もある。

症例91

患者：任〇〇，男性，58歳。

現症：患者は両脇の脹満・肝臓のあたりの刺痛・腹部の脹りがあり，舌の右側に瘀斑があり，脈は細弦である。西洋医の診断は早期肝硬変。
処方：四逆散および桂枝茯苓丸加減を用いる。
柴胡9g，延胡索9g，桂枝9g，桃仁9g，枳殻6g，香附子6g，九香虫3g，7剤。
経過：服薬後疼痛は軽減し，続いて7剤処方した。
考察：本例は早期肝硬変で，血瘀・気滞が明らかである。ゆえに四逆散の半分の生薬に香附子を加えて脇痛・腹脹を治療する。桂枝茯苓丸を加えて活血化瘀する。延胡索と九香虫は肝の痛みを治療するのに有効な薬物で，全方薬が証と合ったため，満足できる治療効果が得られた。

症例92

患者：梅○○，女性，27歳。
現症：患者はちょうど生理のとき，突然不愉快なことがあってから，経血が少なく少腹の脹痛がある。脈は弦で舌は淡である。
処方：四逆散加味を用いる。
柴胡9g，白芍9g，香附子9g，枳実9g，当帰9g，川芎6g，甘草3g，7剤。
経過：服薬後経血は多くなり，腹部の脹りは減り，続いて7剤処方したら治癒した。
考察：本例で経血が少なく，少腹の脹痛があるのは木不条達による。ゆえに四逆散加香附子で疏肝理気する。また白芍に当帰・川芎を加えて和血生血する。全体で疏肝和血を行い，最終的に治癒した。

症例93

患者：殷○○，男性，37歳。
現症：患者は肋間神経痛をすでに1週間患っており，西洋薬の鎮痛剤を服用しても効果がない。現在は胸脇の疼痛があり，痛むときは汗が滴

り落ち，四肢は冷たい。呼吸は気が逆上して順調でなく，食後に中脘が脹悶し，大便は1日おきに1回で，苔は薄黄，脈は弦である。
処方：四逆散および栝楼薤白湯加減を用いる。
　　　柴胡9g，白芍9g，枳実9g，薤白9g，全栝楼15g，嫩蘇梗15g，3剤。
経過：1剤で胸悶は良くなり，疼痛は大いに減って，2剤で治癒した。
考察：本例は肋間神経痛で，証は肝気横逆・胸陽不暢・気機の運行失調である。四逆散で疏肝理気し，栝楼薤白湯を加えて寛胸通陽すると，薬と証が合ったので，病はすみやかに治癒した。

症例94

患者：梅〇〇，女性，23歳。
現症：患者は生理のたびに脇痛・乳房の張りがあり，生理が来ると少腹の脹痛がある。不愉快なことがあると疼痛が増悪するのは，木不条達（肝の条達機能の失調）のためであり，疏肝理気を行うのがよい。
処方：四逆散加減を用いる。
　　　柴胡6g，白芍9g，枳殻9g，川楝子9g，醋制延胡索9g，青皮6g，制香附子6g，5剤。
経過：生理前1週間に服用させると，脹痛は完全に消えた。
考察：本案は木不条達であるので，脇痛・乳房の脹り・少腹の脹痛がある。治療は疏肝理気法を用い，四逆散および金鈴子散加減を用い，青皮・香附子を加えて気機を調節する。この証は現代医学では「月経前緊張症」といい，多くは内分泌の乱れと関係がある。

11. 瀉心湯類

方剤	薬物組成	加	減	適応証
半夏瀉心湯	半夏9g 黄連3g 黄芩9g 人参9g 乾姜9g 炙甘草6g 大棗8g			嘔吐・発熱・心下痞鞕・腹中雷鳴・吐き気・噯気のある場合や，下痢の初期・反復する下痢・膿血便の場合。
生姜瀉心湯	本方	生姜9〜12g	乾姜6g	上の証，または脇下に水気があり，乾嘔・口臭がある場合。
甘草瀉心湯	本方	炙甘草6g		胃気虚弱・心下痞鞕・満・乾嘔・心煩して落ち着かない。
乾姜黄芩黄連人参湯	本方	黄連6g	大棗8g 半夏9g	上熱下寒・寒格（寒邪による胃の痞え）で食事が入るとすぐ嘔吐する場合や噤口痢。
黄連湯	本方	黄連3〜6g 桂枝9g	人参3g 黄芩9g	上熱下寒・腹痛下痢・嘔逆
大黄黄連瀉心湯	本方	大黄6g	半夏9g 黄芩6g 人参9g 乾姜9g 甘草6g 大棗8g	心下痞・不悪寒，かえって発熱，あるいは心火亢盛・吐血・鼻出血が止まらない。

附子瀉心湯	大黄黄連瀉心湯	附子6g		心下痞・大便硬・心煩後,再び悪寒・発汗の場合。
小陥胸湯	黄連6g 半夏9g 栝楼実30g			痰熱互結の胸脘痞満証。
白頭翁湯	白頭翁15g 黄柏9g 黄連6g 秦皮9g			熱痢下重

半夏瀉心湯 『傷寒論』

方薬組成	半夏9g　黄連3g　黄芩9g　人参9g 炙甘草6g　乾姜9g　大棗8g

単味の薬理研究

- ❖半夏⇨450頁　❖黄芩⇨235頁　❖人参⇨319頁　❖甘草⇨14頁
- ❖乾姜⇨371頁　❖大棗⇨21頁

❖黄連❖────

　本品はキンポウゲ科の植物オウレン *Coptis chinensis* Franch., 三角葉黄連 *C. deltoides* C. Y. Cheng et Hsiao, 峨嵋連 *C. omeiensis*（chen）C. Y. Cheng, および運連 *C. teeta* Wall. の根茎および根である。

✣『神農本草経』の記載

　「味苦寒，主熱気，目痛，眦傷，泣出，明目，腸癖，腹痛，下痢，婦人陰部腫痛」
- 熱気，目痛：眼球結膜の炎症，紅腫熱痛を指す。
- 眦傷，泣出：眼睛の損傷による流涙を指す。
- 腸癖，腹痛，下痢：急性胃腸炎，あるいは膿血便により引き起こされる腹痛を指す。

✣張仲景の応用の考証

　『薬徴』：「主に心中の煩，動悸を治し，あわせて心下の痞・嘔吐・下痢・腹痛を治す」

✣後世の医家の応用

　『名医別録』：「五臓の冷えと熱・慢性の下痢・膿血便を主り，消渇・易

驚を止め，除水し，骨を強め，胃を整え，腸を保護し，胆を益し，口内炎を治療する」

『本草拾遺』：「羸痩・息切れ」

『大明本草』：「五労七傷を治し，益気し，心腹の痛みを止める。驚悸煩躁を治し，心肺を潤し，筋肉を成長させ，止血作用がある。流行性熱性疾患を治し，盗汗を止め，瘡疥を治し，猪の胃に入れて蒸して丸剤にすると，小児の疳積を治し，虫を殺す」

張元素説：「熱鬱が中にあり，煩躁・悪心し，むかむかして吐き気があり，心下の痞満があるのを治す」

『珍珠嚢』：「その用い方に6つある。1つには心臓の火を瀉す，2つには中焦の湿熱を去る，3つには諸々の瘡瘍に必ず用いる，4つには風湿を去る，5つには突発性の眼の赤みを治す，6つには吐血を止める」

王好古説：「心の病の上逆がはなはだしく，心の積が心下に溜まってしこりがあるのを主る」

『本草綱目』：「心竅の瘀血を去り，薬の飲みすぎによる煩悶や，巴豆・軽粉の毒を解する」

士材説：「治火の主薬である」

黄連は苦寒で，清熱燥湿薬であり，あわせて解毒作用も有する。その配合を以下に述べる。

単味の黄連は湿熱が大腸に蘊結することによる下痢・膿血便を治すことができ，その効果は最も良く，『千金方』では単味で用いている。黄連は少量用いると健胃の効能もある。

下痢・膿血便で発熱もはなはだしい場合，葛根黄芩黄連湯のように黄芩・葛根を配合して，その解毒退熱の効果を高める。

下痢で裏急後重のあるとき，木香を配合して香連丸とする。

黄連・大黄・黄芩を配合すると，瀉心湯のように脾胃の湿熱を瀉することができる。

黄連と呉茱萸を配合すると左金丸となり，肝火犯胃を治すことができる。

黄連に阿膠・白芍・鶏子黄などを配合すると，黄連阿膠湯のように滋陰養血・清心安神に働く。

黄連に黄芩・黄柏・山梔子を配合すると黄連解毒湯となり，三焦の熱盛・火毒瘡瘍の証を治すが，最近は敗血症にも用いられ，比較的良い効果がある。

❖黄連の薬理作用
①抗菌・抗ウイルス・抗原虫作用：黄連の有効成分はアルカロイドで，ベルベリンが主要な成分である。試験管内で，以下のことが証明されている。
- 黄連あるいはベルベリンは，各種の赤痢菌・コレラ菌・ジフテリア菌・百日咳菌・腸チフス菌・結核菌・溶血性連鎖球菌・肺炎双球菌と，ある真菌（白色カンジダ）に対し，いずれも明らかな抑制作用を有する。黄連の抗菌作用は『神農本草経』の記載である腸澼・腹痛・下痢の治療に対し薬理学的根拠を与えている。
- 実験の結果，ベルベリンはイヌの体内，あるいは試験管内で白血球が黄色ブドウ球菌を貪食する能力を高め，敗血症でイヌが死亡するのを免れさせることが証明された。このことから黄連は清熱解毒作用のほかに，生体の免疫機能を増強させるという立場から検討を進める必要がある。
- 実験の結果，黄色ブドウ球菌・溶血性連鎖球菌・赤痢菌は，ベルベリンに対し容易に薬剤耐性を獲得するが，黄連を配合した処方の場合，耐性の獲得は大幅に低下することが証明された。
- 黄連の50％煎剤は，鶏胚接種法を用いると，多種の流感ウイルスに対し明らかな抑制作用を有し，レプトスピラやトリコモナス原虫に対して殺滅作用を有することが証明された。体内あるいは試験管内を問わず，抗アメーバ原虫作用も有する。

②利胆作用：ベルベリンは胆汁分泌を増加させ，臨床上慢性胆嚢炎や化学中毒性肝炎の患者を治療できる。ベルベリンの利胆作用は，『名医別録』の記載である黄連の「益胆」の科学性を証明している。

③血清コレステロール降下作用：ウサギをコレステロールを含む餌で飼ったり，甲状腺を切除して血清コレステロール値を上昇させ，これに黄連を熱湯で抽出した液を服用させると，血清コレステロールの低

下作用が認められる。
④降圧作用・冠動脈の拡張作用：静脈注射・腹腔内注射，あるいはベルベリンの内服を問わず，麻酔したイヌ・ネコ・ウサギ，あるいは麻酔していない白ラットに対して，いずれも血圧を下降させる。ただし持続時間は長くなく，反復投与しても増強作用や耐性は表れない。少量のベルベリンは心臓を興奮させ，冠動脈と内臓の血管を拡張させ，血圧を下降させる。
⑤健胃作用：ベルベリンはピロカルピンで引き起こされる唾液の分泌を増強させ，切除したウサギの腸管でアセチルコリンを増加させる作用があり，健胃作用と関係している可能性がある。
⑥平滑筋に対する作用：ベルベリンは血管平滑筋を弛緩させる作用がある。ただし，子宮・膀胱・気管支・胃腸管の平滑筋に対しては興奮作用がある。
⑦鎮静作用：ベルベリンを内服すると一般には鎮静作用があり，臨床上常に肉桂と配合され，心腎不交・動悸・不眠の治療に用いられる。

適応証

- 心下痞鞕・腹中雷鳴・吐き気・噯気のある場合。
- 胃気不和で，症状は心下痞満と痛みがあり，乾嘔・嘔吐・腸鳴・下痢のある場合。

方解

王旭高説：「胃は心下にあり，『心下痞』はすなわち胃の痞えである。瀉心とは実は瀉胃のことである。瀉心をする場合苦味が必要なので，黄芩・黄連を用いる。痞を散ずる場合辛味が必要なので，乾姜・半夏を用いる。陰陽が交わり上下が通じれば，必ずその中は和すので，人参・甘草・大棗を用いる」

処方中で，寒熱併用・補瀉兼施により脾胃の気が調和すると，心下の痞が自ずから治る。

> 応用

　本方は下痢や膿血便の初期や反復する場合，発作性の下痢・腹部腫瘤・水飲による嘔吐・噯気・下痢の場合にいずれも用いられる。近年本方は急性胃腸炎で，嘔吐・腸鳴・下痢・腹脹・舌苔黄・脈弦数の場合にも用いる。

症例95

患者：譚〇〇，男性，21歳，学生。
現症：患者は3日前から腹部の脹痛があり不快で，腸鳴音は亢進し，食欲不振でときに酸水を吐き，大便は下痢ですっきり出ず，尿は黄赤である。舌苔は黄膩，舌尖は紅で，脈は弦滑である。証は湿熱積滞腸胃・脾胃不和に属する。
処方：半夏瀉心湯加味を用いる。
　　　姜半夏9g，黄連4.5g，黄芩9g，党参9g，炙甘草6g，白芍15g，陳皮4.5g，生姜3片，大棗8g，3剤。
結果：服薬後，腹痛はなくなったが腸鳴はまだあり，大便は少し軟便で，小便は少し黄色いので，上方から白芍を去り，3剤継続服用したら完全に治癒した。
考察：本例は心下痞で，嘔吐と腸鳴の症状があり，半夏瀉心湯証を備えている。処方中で半夏は和胃降逆，生姜を乾姜に替えて用いるのは，生姜の方が止嘔効果がよいからである。佐薬として陳皮で理気止嘔し，白芍に甘草を加えて腹痛を治療する。本方は辛開苦降で，党参・甘草・大棗を加えて健脾和中し，昇降を正常にし，中焦を調和したところ，諸症状は自然に治った。

生姜瀉心湯 『傷寒論』

| 方薬組成 | 生姜9～12g　炙甘草6g　人参9g　乾姜3g
黄芩9g　半夏9g　黄連3g　大棗8g |

単味の薬理研究

- ❖生姜⇨19頁
- ❖甘草⇨14頁
- ❖人参⇨319頁
- ❖乾姜⇨371頁
- ❖黄芩⇨235頁
- ❖半夏⇨450頁
- ❖黄連⇨269頁
- ❖大棗⇨21頁

適応証

心下痞鞕・乾噯食臭・腹中雷鳴・下痢・嘔吐のある場合。

方解

王旭高説：「半夏瀉心湯は，寒熱交結の痞を治療するので，苦辛平などに用いる。生姜瀉心湯は水と熱が結合した痞を治療するので，生姜を多く用いて水気を散ずる」

応用

本方は普段からの痞え・飲食後のむかむか・呑酸・悪心・乾噯の場合にも用いる。

症例96

患者：柏〇〇，男性，49歳。
現症：患者は体型が痩せて顔色は艶がない。主訴はむかむかして空腹感が強いが，食後心下が痞悶し，胃部の熱感が強く，腹部は常に張ってゴロゴロ鳴る音が動き回り，大便は薄く泥状で，ここ数年間中，西医の治療を受けているが効果がない。診察すると胃腸機能衰弱・食

物停滞により，腐敗してガスが産生されている。
処方：法は辛開苦降がよく，生姜瀉心湯加減を用いる。
生姜12g，甘草9g，党参9g，乾姜3g，黄芩9g，黄連3g，半夏9g，大棗8g，藿香9g，蘇梗9g，7剤。
経過：服薬後，症状は基本的に消失したが，まだ食欲不振があるので，香砂六君子湯を投与したら食欲が改善した。
考察：本例の病状は，「胃中不和・心下痞鞕・脇下に水気があり，腹中雷鳴・下痢のある場合」の生姜瀉心湯証に符合する。水気の痞結を散ずる点に重点があるので，生姜が主薬であり，輔薬の半夏は脇下の水気を排泄する。人参・甘草・大棗を加えて用いることで脾胃を益する。本病は胃熱痞悶に属すので，苦寒の黄芩・黄連でこれを清降する。ただし湿濁が長く積もった邪は，単に苦寒薬のみでは去ることができないので，佐薬として乾姜の辛熱でこれを発散させる。一苦一辛・一降一開・相互制約・相互促進の組み合わせで和胃散痞の効果をおさめ，藿香・蘇梗を加えて理気暢中したところ，薬と証が合って，病はすみやかに治癒した。

甘草瀉心湯『傷寒論』

方薬組成	炙甘草12g　黄連3g　黄芩9g　人参*9g 半夏9g　乾姜3g　大棗8g

＊『傷寒論』の甘草瀉心湯には人参の記載がない。ただし，『金匱要略』『千金方』『外台秘要』の甘草瀉心湯にはいずれも人参9gの記載があり，長年の筆写で脱落したと思われる。

単味の薬理研究

❖甘草⇒14頁　❖黄連⇒269頁　❖黄芩⇒235頁　❖人参⇒319頁
❖半夏⇒450頁　❖乾姜⇒371頁　❖大棗⇒21頁

適応症

心下痞鞕・脹満・乾嘔・イライラして落ち着かず，下痢が1日数十回，腹中雷鳴・消化不良のある場合。

方解

王旭高説：「半夏瀉心湯は，寒熱交結の痞を治療するので，苦辛平などに用いる。甘草瀉心湯は，胃虚による秘結の証を治すので，甘草を増量して中気を補えば，痞は自然に除かれる」

本方は半夏瀉心湯と薬味が似ているが，異なる点は，本方は甘草が主薬で，その量が12gである点である。

柯韻伯説：「本方は君薬が甘草で，1つには瀉心して煩を除き，1つには胃中の空虚を補い，1つには上（中焦）の邪気を緩める」

応用

本方は壊疽性口内炎や出産前後の下痢などの治療にも用いる。弁証は胃がもともと虚で，邪熱にとりつかれた場合である。

症例97

患者：劉〇〇，女性，63歳。

現症：患者は慢性の下痢をすでに3年患っており，常に心下の痞悶があり，ゴロゴロと腸鳴し，大便は薄く泥状で，白色の粘液が混じっていて，1日に2～3回出る。少し多めに食べても，少し脂っこいものを食べても発作が激しくなり，不眠と眩暈を伴う。苔は白で少し膩で，脈は細弱である。西洋医の診断は潰瘍性大腸炎。

処方：証は胃虚秘結に属し，甘草瀉心湯加味を与える。

炙甘草12g，党参12g，黄連3g，黄芩9g，半夏9g，乾姜9g，白朮9g，茯苓9g，厚朴9g，大棗8g，5剤。

経過：服薬後，大便は形をなし，食欲は増し，睡眠は改善したが，なお眩暈はある。続けて5剤服用させ，帰脾丸で予後を改善させた。3年

後に追跡調査したとき，下痢の再発はなかった。

考察：本例は長年に及ぶ慢性の下痢で，弁証は胃虚秘結に属する。甘草瀉心湯と四君子湯の併用により治本に重点を置き，補中消痞を合わせて行い，扶正と去邪の併用を行ったので効果を得られた。

乾姜黄連黄芩人参湯『傷寒論』

| 方薬組成 | 乾姜6～9ｇ　黄連9ｇ　黄芩9ｇ　人参9ｇ |

単味の薬理研究

❖乾姜⇨371頁　　❖黄連⇨269頁　　❖黄芩⇨235頁　　❖人参⇨319頁

適応証

下痢・心煩・心下痞鞕・嘔吐の場合。弁証は上熱下寒で，心煩痞悶を主とする。

傷寒で，もともと寒格があり，医者がこれに吐法や下法を用いると，寒格はもともと嘔吐や下痢があるが，さらにこれがひどくなる。食べるとすぐ吐く場合に用いる。

方解

『医宗金鑑』：「食べるとすぐ吐く場合は，寒格ではなく，熱格である。まさに乾姜・人参を用いて胃を安んじ，黄連・黄芩で火を降ろすべきである」

柯韻伯説：「嘔吐に発熱を伴う場合，木香・砂仁・陳皮・半夏を服用すべきでなく，この処方がよい」

応用

本方は噤口痢（急性の細菌性下痢）にも用いる。

症例98

患者：江〇〇，女性，32歳。

現症：患者は何を食べてもすぐに吐き，顔は赤く，主訴は胸中の熱感で，気が上衝し，腹痛・下痢を兼ね，舌苔は厚膩，脈は弦である。これは上熱下寒である。

処方：乾姜黄連黄芩人参湯を与える。

乾姜6g，黄連6g，黄芩9g，太子参30g

経過：1剤を服用したら，症状は完全に治まった。

考察：気の上逆，顔が赤く苔が厚い，胸中の熱感は胃熱の証であり，黄芩・黄連で清胃止嘔する。腹痛・下痢は寒邪によるものであるので，太子参・乾姜で健脾温中する。下寒は熱薬，上熱は寒薬で治療するので，乾姜黄連黄芩人参湯を与えたら，1剤の投与ですぐ治癒し，効果は打てば響くようであった。

黄連湯 『傷寒論』

方薬組成	黄連6～9g　炙甘草6g　乾姜6～9g　人参6g 桂枝9g　半夏9g　大棗8g

単味の薬理研究

- ❖黄連⇒269頁　　❖甘草⇒14頁　　❖乾姜⇒371頁　　❖人参⇒319頁
- ❖桂枝⇒6頁　　❖半夏⇒450頁　　❖大棗⇒21頁

適応証

●傷寒で，胸中に熱があり，胃中に邪があり，腹部が痛み，吐き気がある場合。

●心煩・心下痞・腹痛・下痢・嘔逆・食欲不振のある場合。

方解

柯韻伯説：「胸中の熱が降りないので，炎上して吐き気があり，胃の邪気が散じないので，腹部の痛みがある。黄連を用いて心胸の熱を瀉し，乾姜，桂枝で胃中の寒を去り，甘草・大棗で腹中の痛みを緩め，半夏で吐き気を除き，熱と寒が中で互いに組み打つ状態に対し，寒薬と熱薬の併用で，攻補をあわせて行う」

応用

本方は霍乱（嘔吐・下痢の証），しこりが心を衝撃する場合や，腹痛などにも用い，弁証は上熱下寒・腹痛・嘔逆を目標とする。

症例99

患者：何〇〇，男性，49歳。
現症：患者は中脘の疼痛，右脇下の牽引痛があり，痞満して不快で，食後腹脹もあり，大便は薄く泥状で，脂っこいものを嫌い，ときに嘔吐があって，痞満すると腹痛が悪化する。胆嚢造影で胆嚢結石症と診断されている。脈は弦で，苔は黄膩。
処方：辛開苦降にならい，黄連湯加味を用いる。
　　　黄連6g，炙甘草6g，乾姜6g，党参6g，桂枝9g，大棗8g，全栝楼15g，半夏9g，5剤。
考察：本例は胆嚢結石症で，上熱下寒により腹痛・嘔吐があると弁ずることができ，治療は黄連湯加味を用いる。黄連で脾胃の熱を瀉し，乾姜・桂枝で腹中の寒を去り，甘草・大棗で腹部の痛みを緩め，半夏で吐き気を止め，全栝楼で痞満を治した。服薬後，諸証は大いに減り，脂っこいものも食べられるようになり，飲食は増加した。

症例100

患者：曽○○，男性，14歳，学生。
現症：患者は夏に暴飲暴食し，2日間十数回の水様下痢が続いた。同時に3回嘔吐し，胸悶・腹痛もあり，温めると痛みが減り，舌は淡で苔は黄膩，脈は緊弦である。これは上吐下瀉の証に属する。
処方：黄連湯および芍薬甘草湯加減を用いる。
　　　黄連9g，厚朴9g，枳実6g，半夏9g，乾姜3g，桂枝6g，白芍18g，甘草6g，3剤。
考察：本例は上吐下瀉，寒熱を挟んだ証のため，黄連湯および芍薬甘草湯加減を用いる。黄連は主薬で，脾胃の熱を瀉し，半夏を配合して吐き気を止め，乾姜・桂枝は腹中の寒を去り，枳実・厚朴は寛胸理気し，芍薬甘草湯は腹痛を治し，薬を飲み終わらないうちに，下痢・嘔吐は止まった。

大黄黄連瀉心湯 『金匱要略』

方薬組成	大黄6g　黄連3g　黄芩*6g

＊『傷寒論』の原方に黄芩はない。ただし『千金翼方』の注に，この処方には必ず黄芩があり，林億も同じ用い方をしており，『金匱要略』の本方にも黄芩があったが，長年の筆写の間に脱落したと考えられる。

単味の薬理研究

❖大黄⇨173頁　　❖黄連⇨269頁　　❖黄芩⇨235頁

適応証

● 心下痞があり，按じると柔らかく，大便は堅く，悪寒なく，かえって発

熱し，関上の脈数の場合。
- 心火亢盛により，吐血・鼻出血が止まらない場合。

方解

王旭高説：「関上の脈が数なのは，心火の亢盛があり，下で陰と交われず，中焦が熱で冒されて，気が昇降を失って痞となる。按じて柔らかいのは無形だからで，苦寒薬のみに任せて便を出させればよい。大黄は営分の熱を泄し，黄連は気分の熱を泄す。また大黄は攻堅破血の働きがあり，その痞を泄する働きは泄熱の中に含まれる。麻沸湯で浸けてその汁を搾るのは，気を取って味を取らないためで，虚痞を治しながら正気を損傷しないためである」

本方は大黄が主薬で，輔薬の黄芩，黄連は主に脾胃の湿熱を瀉す。

李時珍説：「瀉心湯を用いるのは，すなわち脾胃の湿熱を瀉すためであり，心を瀉すのではない」

『金匱要略』で，本方が吐血・衄血を治すのは，主に清熱降火作用により，止血の効果をおさめるのである。これは気が血に随行し，気火が下降すれば，血行もまた安静になる。前人のいうように，「瀉心とは瀉火のことであり，瀉火すれば止血できる」

応用

大黄黄連瀉心湯は，三焦の積熱に広く応用でき，例えば顔面浮腫・口舌びらん・急性胃炎・湿熱による黄疸・疔瘡による黄疸・丹毒癰腫・はなはだしいものでは敗血症などにも用いられる。

症例101

患者：王〇〇，男性，35歳。
現症：患者は急性胃炎で，中脘に焼灼感を覚え，痞悶・食欲減退があり，口苦・便秘，舌は紅で，苔は黄膩，脈は弦数である。清熱降火を行う。
処方：大黄6g，黄連3g，黄芩6g，3剤。
考察：急性胃炎で，弁証は脾胃の湿熱であり，瀉心湯を用いて脾胃の湿熱

を瀉す。本方は清熱降火の作用があるので，患者は服薬後，中脘に心地よい感覚を覚え，症状は顕著に改善した。

症例102

患者：汪〇〇，男性，65歳。
現症：患者はもともと高血圧（220／110mmHg）で，顔と目が赤く，吹き出るような鼻出血があり，大便は秘結して3日出ない。舌紅，脈弦大である。証は肝胃火旺に属する。
処方：大黄黄連瀉心湯を用いて治療する。
　　　生大黄9g，黄芩9g，黄連3g，3剤。
経過：1剤で鼻出血は止まり，大便は通じ，3剤服用後血圧は明らかに下降（190／110mmHg）した。
考察：この例は肝胃火旺・迫血妄行である。方はわずかに大黄黄連瀉心湯1剤で，苦寒薬で瀉火除熱し，衄血はすぐに止まった。われわれが大黄を用いて血症を治療する指導思想は，「瘀血を下す」作用で，同時に誘導作用もあり，腸蠕動を促進し，下部の充血を引き起こし，相対的に上部の血流を減少させ，出血を軽減させる。これは上病下取で，間接的に止血作用を果たしている。近年の実験報告によると大黄にはもともと止血作用がある。

|研究|

　黄連と黄芩，および大黄を組み合わせた応用に関する研究によると，その抗菌作用は単味の黄連よりすぐれている。実験で，黄色ブドウ球菌の代謝過程の中において，黄芩は細菌のリボ核酸（RNA）の合成を抑制する作用があり，大黄は細菌の乳酸脱水素酵素を抑制する作用が最強であり，黄連は細菌の呼吸と核酸の合成を強烈に抑制することが証明された。これらの配合は細菌の多くの代謝のポイントに影響し，それによりすぐれた抗菌効果が得られる。〔『陝西新医薬』1974,(3):55〕
　また実験で，本方はフレクスナー菌・大腸菌に対し比較的強い抑制作用が証明された。〔『広東中医』1959,(10):431，『第5回和漢薬討論会記録』

1971,119〕

　ブドウ球菌に対しても抑制効果が認められた。〔『中医雑誌』1955,(10):86〕

　以上の研究は，疔瘡による黄疸・細菌性下痢・丹毒癰腫・敗血症などの治療に対し理論的根拠を提供している。

　実験により，三黄丸は正常なウサギの血清コレステロールを低下させ，食餌で高められたコレステロール/総リン脂質の比を正常値まで下降させることが証明された。甲状腺を除去したウサギに，本方（黄連・黄芩・大黄を等量ずつ）の製剤を3週間食べさせると，高められたコレステロール/総リン脂質の比が正常になる。ただし単味の黄連・黄芩・大黄では血中の総脂質の濃度に明らかな影響はない。黄連・黄芩をウサギに与えると，血清コレステロールが少し下降する。黄連と大黄の配合では血中の中性脂肪が減少する。黄芩と大黄の配合では総脂質と中性脂肪が少し下降する。3薬の配合では，大黄の量が多くないとき脂質降下作用は弱く，大黄の量が増加するとその作用も増強するが，3薬が等量（すなわち三黄丸）のとき，その効果が最も強い。〔『第5回和漢薬討論会記録』1971,35,46,123〕

　降圧に関しては，ある人が三黄瀉心湯の水抽出物を高血圧のラットに体重1kgあたり176mg与えたところ，3時間後に血圧は明らかに下降し，同時に血清総コレステロール・トリグリセリドも明らかに下降した。〔『K. H. Univ O Med. g.』1984,(7):151〕

　実験報告によると，大黄・黄連・黄芩にはいずれも利胆作用がある。また大黄にはウサギの四塩化炭素中毒による肝炎の病変を軽減させる働きがあるが，肝の重量と肝機能には明らかな影響がない。〔『薬学通報』1982,(12):42〕

　これにより本方は，黄疸性肝炎および胆道感染などの疾病に対し，科学的根拠が認められる。

附子瀉心湯 『傷寒論』

方薬組成	大黄6g　黄連3g　黄芩3g　附子6g

単味の薬理研究

❖大黄⇨173頁　❖黄連⇨269頁　❖黄芩⇨235頁　❖附子⇨351頁

適応証

心下痞・大便硬，イライラして眠れず，悪寒・発汗する場合を治す。

方解

尤在涇説：「この証は邪熱有余により正陽が不足しているので，正気に配慮して邪を治さないと，悪寒がますますひどくなる。あるいは熱に配慮して陽を補わないと，痞満がさらに増す。この処方は寒熱補瀉をあわせて与え，互いに治しており，苦肉の策である。もし適切な方法を用いないと効果を発揮できない。麻沸湯で寒薬を浸し，別に煮た附子と合わせて服用させるのは，寒熱はその気が異なり，生熟はその性が異なり，薬を一緒に用いてそれぞれの効果を発揮させる，張仲景先生の用い方の妙である」

応用

本方は老人の食滞による胸悶・失神・大便不通の場合，水様下痢で少し悪寒する場合にも用いることができる。

症例103

患者：沈〇〇，男性，72歳。
現症：患者は半月前，冷えて脘腹の疼痛・食欲不振があり，小便は少なく，

下肢の浮腫がある。ある医院で胃炎と診断され、治療を受けたが効果がない。最近心下痞悶があり、脹痛は軽微で、乾嘔・心煩がある。大便は3日出ず、口苦・寒がり・多汗があって、四肢は冷たい。舌は淡で胖大、苔は黄膩で、脈は濡数である。証は腎陽虚弱・脾胃湿熱に属す。温腎回陽・清熱瀉痞をはかる。

処方：附子瀉心湯加減を用いる。

　　　附子片6ｇ，黄芩6ｇ，黄連4.5ｇ，大黄6ｇ，黄耆15ｇ，白朮9ｇ，茯苓12ｇ，薏苡仁9ｇ

経過：2剤服用後、諸証は消失し、続いて香砂六君子湯で予後を改善した。

考察：本例は胃炎で、弁証は熱痞であるが、患者は高齢で陽虚があるので、附子瀉心湯を用い、温陽扶正・清熱消痞で治療する。黄耆を加えて温陽益気し、佐薬として白朮・茯苓・薏苡仁で健脾利水を行った。

小陥胸湯『傷寒論』

| 方薬組成 | 黄連6ｇ　半夏9ｇ　栝楼実30ｇ |

単味の薬理研究

❖黄連⇨269頁　　❖半夏⇨450頁　　❖栝楼⇨413頁

適応証

痰熱互結で、症状は胸脘痞悶、按ずると痛み、黄色粘稠の痰を吐き、舌苔は黄膩、脈浮滑あるいは滑数である。

方解

柯韻伯説：「小結胸は痰が心下に結しているので、脈が浮滑である。痰結を消せばよく、黄連・栝楼・半夏でこれを消す」

痰が黄色粘稠で，苔が黄，脈が数は熱痰を表し，痰熱内結・気鬱不通のために胸脘痞悶があり，按ずると痛むので，清熱滌痰・寛胸散結で治療する。処方の中で黄連は清熱瀉火し，輔薬の半夏は降逆消痰する。辛開苦降の２薬の配合で痰結を消し，開鬱消満し，佐薬の栝楼で寛胸化痰する。

応用

本方は痰熱互結の胸脘痞満の証のほか，滲出性胸膜炎や気管支炎で痰熱互結の場合にも，本方の加減で治療することができる。

症例104

患者：黄〇〇，男性，58歳。
現症：患者は咳嗽，痰が多く，黄色粘稠で，ときに胸痛があり，舌質は紅で，苔は黄膩，脈は滑数である。証は肺気の上逆・痰熱互結に属する。
処方：小陥胸湯加減で治療する。
　　　全栝楼30ｇ，黄芩９ｇ，半夏９ｇ，前胡９ｇ，百部９ｇ，５剤。
経過：服薬後痰熱は清し，咳は治まった。
考察：本例の弁証は気管支の痰熱互結に咳嗽を兼ねており，宣肺止咳・清熱化痰で治療する。前胡に百部を配合して宣肺止咳する。小陥胸湯の清熱・寛胸散結を加えて用いる。黄連を黄芩に替えるのは，黄芩だけが肺熱を清するからである。

症例105

患者：強〇〇，男性，43歳。
現症：患者は喘息発作をすでに３年患っており，冬に悪化し夏は軽減する。発作時は胸悶・息切れがあり，横になれない。痰は黄色粘稠で，唇と舌は紅で，脈は滑数である。ある医院で慢性気管支炎の急性発作と診断されているが，熱喘である。
処方：麻杏甘石湯合小陥胸湯加減を用いる。

麻黄6g，全栝楼30g，黄芩9g，半夏9g，石膏24g，黄連3g，甘草6g，5剤．
考察：本例の証は熱喘に属し，治療は清肺平喘・寛胸豁痰がよく，麻杏甘石湯合小陥胸湯加減を用いたところ，服薬後に喘は落ち着き，痰は減った．

白頭翁湯『傷寒論』

| 方薬組成 | 白頭翁15g　黄柏9g　黄連6g　秦皮9g |

単味の薬理研究

❖黄柏⇨150頁　　❖黄連⇨269頁

❖白頭翁❖────

　本品はキンポウゲ科の多年生草本植物ヒロハナオキグサ *Pulsatilla chinensis* (Bunge) Regel の根である．

✥『神農本草経』の記載

「味苦温無毒，主温瘧狂易寒熱，癥瘕積聚癭気，逐血止痛，療金瘡」
・温瘧狂易寒熱：温瘧は瘧疾の1つで，発狂やときに悪寒，ときに発熱がみられる．
・癥瘕積聚癭気：癥瘕積聚は腹部腫瘤で，癭気は甲状腺疾患である．
・逐血止痛：血積を下し，痛みを止める．

✥張仲景の応用の考証

『薬徴』：「主に熱痢によるしぶり腹を治す」

❖ 後世の医家の応用
  弘景説:「毒痢を止める」
  甄権説:「赤痢・腹痛・歯痛・骨関節痛・頸部の腫瘤」
  『本経逢原』:「温瘧による悪寒・発熱などの症を治すが，いずれも少陽陽明の熱邪が固結した病であり，血が散じれば積血が去って，腹痛は止むのである」

白頭翁は下痢を治す重要な薬で，細菌性およびアメーバ性の下痢のいずれにも有効である。『傷寒論』の白頭翁湯のように，熱痢によるしぶり腹や毒痢に適用される。

❖ 白頭翁の薬理作用
  ① 抗菌作用:白頭翁のエタノール抽出液は，試験管内でB群赤痢菌・腸チフス菌・緑膿菌・枯草菌・黄色ブドウ球菌・大腸菌に対して，いずれも抑制作用がある。水で抽出した液は，多種の真菌に対して種々の程度の抑制作用を有する。臨床上,細菌性下痢や癬癩などに用いられる。
  ② 抗アメーバ原虫作用:白頭翁の煎剤とそのサポニンは，鼠の腸内のアメーバ原虫の成長を抑制する働きがあり，その最低有効量は体重1kgあたり生薬1.0gである。臨床上単味で用いたり,処方の中で用いると，アメーバ赤痢に対して比較的良い治療効果が得られる。
  ③ 抗トリコモナス作用:本品の煎剤は，試験管内で膣トリコモナスに対して，殺滅作用を有する。報告によると，7種類の市販の白頭翁を用いて体外で抗トリコモナス試験を行った結果，キンポウゲ科の正品の白頭翁だけが有効であった。60%エーテル抽出液あるいは水抽出液の濃度が5%のとき，5分間浸けるとトリコモナスを殺滅できるが，エーテル抽出液は膣粘膜に対する刺激が強いので，先にアセトン，次にエーテルで抽出すれば，刺激性が少なく，トリコモナスに対しても有効である。

❖ 秦皮 ❖ ────

本品はモクセイ科の植物小葉白臘樹 *Fraxinus bungeana* DC,, オオトリネ

コ F. rhychophylla Hance の樹皮である。

❖『神農本草経』の記載

「味苦微寒，主風寒湿痺，洗洗，寒気，除熱，目中青翳白膜」
- 風寒湿痺：リウマチ性関節炎に相当するが，後世ではあまり用いられない。
- 除熱：すなわち退熱。
- 目中青翳白膜：目の中に偽膜を生じることで，『外台秘要』によると，本品の単味を煎じた水で洗顔すると，目の偽膜を治療できる。

❖後世の医家の応用

『名医別録』：「男子の精子過少症・婦人の帯下・小児の癇・発熱を治療でき，洗目湯にしてもよい」
甄権説：「明目を主り，肝中の長引く熱を去り，両目が赤く腫れて痛み，風涙が止まらないのを治す」
張元素説：「女子の崩中を治す」
王好古説：「熱痢によるしぶり腹・下焦の虚を主る」

秦皮は苦寒で，清熱燥湿の働きがあり，『傷寒論』の白頭翁湯は，秦皮に白頭翁・黄連・黄柏を配合し，熱痢によるしぶり腹を治す。黄柏・椿根白皮を配合すると，固渋止帯することができる。また肝熱を清する働きがあり，目が赤く腫れて痛むのを治す。

❖秦皮の薬理作用

① エスシンとエスクリンは，各種の赤痢菌に対しいずれも成長を抑制する作用があり，その最低濃度は，50〜100mg/mlで，中でもエスシンは細菌性下痢に対する臨床効果が良く，シントマイシン，テトラサイクリン類の薬物に耐性の症例でも有効である。

② エスシンとエスクリンは，ラットのカラギナンによって引き起こされる実験性関節炎の腫脹に対して抑制作用があり，ホルマリン刺激による関節炎モデルに対しても抑制作用がある。あわせてマウス，ウサギ

の血管透過性を低下させる働きもある。ラットとウサギに対して，尿酸排泄を促進する作用もある。

③エスクリンには止咳・去痰作用があり，エスシンには止咳・去痰・平喘作用がある。

④マウスにエスクレチン，エスクリンを体重1kgあたり100mg腹腔内注射，あるいは内服させると，いずれもソムブレックス（バルビタールの1種）による睡眠時間を明らかに延長でき，前者は後者に比し強い。マウスにエスクレチンを体重1kgあたり100mg腹腔内注射すると，電気ショックに対し一定の対抗作用があり，ストリキニーネおよびペンチレンテトラゾールによる痙攣を抑える作用を延長できる。本品は鎮痛作用もあり，実験でエスクレチンの鎮痛作用はアスピリンより強いがコデインより弱いことが証明された。

適応証

- 熱痢でしぶり腹がある場合，白頭翁湯がこれを主る。
- 下痢で飲水を欲する場合，熱があるからで，白頭翁湯がこれを主る。

方解

『医宗金鑑』：「これは熱痢でしぶり腹があり，火鬱で湿が蒸され，濁気が腸に迫っており，肛門で重滞してなかなか出ない。すなわち『内経』でいう暴注下迫の場合である」

白頭翁は『神農本草経』によると「逐血し，下痢を止める」とあり，『名医別録』では「毒痢を止める」とあり，白頭翁の涼血治痢・清熱解毒が熱痢を治療する主薬である。輔薬の秦皮は渋腸清熱し，黄連・黄柏は清熱燥湿解毒で，4薬を合わせると，清熱解毒・涼血治痢の効果を有している。

応用

本方は一切の熱毒による下痢，はなはだしいときは疫毒痢に通用し，阿膠，甘草を加えた白頭翁阿膠甘草湯は，産後の血虚熱痢あるいは熱痢傷陰の場合の治療ができる。

症例106

患者：陳〇〇，男性，38歳。
現症：患者は裏急後重があり膿血便がすっきり出ない。前夜から受診時までに十数回排便があり，少し腹痛がある。
処方：白頭翁18g，黄柏6g，黄連3g，鮮馬歯莧60g，秦皮9g，広木香3g，3剤。
考察：赤痢は邪毒が血分を乱し，熱が重い。本例は熱痢のしぶり腹で，白頭翁湯がこれを主る。裏急後重があり木香を加えるのは，「気が調えば，後重は自ずから止まる」の原則にもとづく。服薬後患者は完治しているかもしれないが，再診していないのではっきりしない。

症例107

患者：李〇〇，女性，42歳。
現症：患者は臍部付近の腹痛があり，すでに十数日経過している。当初頻回の下痢があり，粘液を伴い，裏急後重があったが，現在は減って，日に5，6回になっている。舌淡・苔黄で，脈は弱である。
処方：白頭翁湯の苦寒でこれを堅め，黄耆・当帰・白芍を加えてこれを和す。白頭翁9g，秦皮9g，黄柏9g，黄連3g，黄耆15g，当帰9g，白芍12g，木香3g，4剤。
考察：本例はすでに下痢が十数日あり，長引く下痢のため必ず正気が傷害されているはずである。ゆえに黄耆で益気し，当帰・白芍で肝血を養って扶正したが，これは張浩古が赤白の滞下の治療に芍薬湯を使った意を真似ている。扶正と逐邪をあわせて進め，白頭翁湯と芍薬湯の加減で治療した。服薬後，病は除かれたので，健脾和中の薬に変えて，予後を調理した。

研究

本方は臨床で，急性細菌性下痢およびアメーバ赤痢の常用方剤である。単味の白頭翁の煎剤は，アメーバ原虫の成長を抑制し，黄色ブドウ球菌・

B群赤痢菌・腸チフス菌・A群溶連菌などに対し，比較的強い抑制作用がある。黄連・黄柏はさらに広い抗菌作用のある薬物である。4薬の配合応用で，細菌性下痢・アメーバ赤痢などに顕著な治療効果がある。

　いくつかの実験で，本方は体内・試験管内を問わず，各種の赤痢菌に対しいずれも抑制作用があり，あわせて生体の抗病能力を増強させることが証明されている。〔上海市中薬専題組『復方白頭翁湯の総合研究』〕

　臨床観察により，白頭翁湯の全体あるいは構成生薬をそれぞれ単味で用いても，細菌性下痢に対する治療効果は90〜100％（黄柏で治療した群は16％再発）であることが証明された。これらは症状の消失が早いだけでなく，大便の細菌培養での陰性化時間もスルファニルアミド・ストレプトマイシン・赤痢バクテリオファージとほぼ同じであった。〔『浙江中医雑誌』1957,(6):242〕

12. 五苓散類

方剤	薬物組成	加	減	適応証
五苓散	猪苓9g 茯苓9g 白朮9g 沢瀉15g 桂枝6g			水湿内停で外に風寒がある。煩渇欲飲・水逆。水飲が腸胃に停滞している場合。
茵蔯五苓散	本方	茵蔯蒿30g		黄疸病で小便不利の場合。
猪苓湯	本方	滑石9g 阿膠9g	白朮9g 桂枝6g 沢瀉6g	下焦の蓄熱で，排尿痛あるいは血尿，あるいは陰虚の水腫。
茯苓甘草湯	本方	甘草3g 生姜3片	白朮9g 沢瀉15g 猪苓9g	発汗して厥，心下の動悸あり，口渇なく，水気亡陽の軽症。
茯苓桂枝甘草大棗湯	本方	茯苓6g 桂枝6g 炙甘草6g 大棗8g	白朮9g	傷寒発汗後，臍下悸・奔豚になりそうで，水気による臍下の動悸が主の場合。
茯苓桂枝白朮甘草湯	本方	茯苓3g 桂枝3g 炙甘草6g	白朮9g 沢瀉15g 猪苓9g	痰飲・水腫・眩暈等の症状。

五苓散『傷寒論』

| 方薬組成 | 猪苓9g　茯苓9g　白朮9g　沢瀉15g　桂枝6g |

単味の薬理研究

❖猪苓⇨300頁　　❖白朮⇨328頁　　❖沢瀉⇨505頁　　❖桂枝⇨6頁

❖茯苓❖───

　本品はサルノコシカケ科のマツホド Poria cocos（schw.）Wolf. の菌核である。その松根を抱く部分を茯神という。

✤『神農本草経』の記載

　「味甘平，主胸脇逆気，憂恚，驚邪，恐悸，心下結痛，寒熱煩満，咳逆，口焦舌干，利小便」

　・胸脇逆気：胸水・腹水による不快感の可能性がある。
　・憂恚，驚邪，恐悸：精神病患者あるいは不眠の患者に対して鎮静・安神作用がある。
　・心下結痛：胃痛を指す可能性がある。
　・寒熱煩満：悪寒・発熱により引き起こされる煩満の場合を指す。

✤張仲景の応用の考証

　『薬徴』：「動悸・筋肉の震えを主に治し，あわせて眩暈・煩躁を治す」

✤後世の医家の応用

　『名医別録』：松根を抱く部分を茯神という。「風眩・風虚・五労・口乾を治療し，驚悸・易怒・健忘を止め，頭をすっきりして気分を良くし，魂を安定させ，精神を養う」。その作用は精神の方面にすぐれるが，実は茯苓と茯神は相同のもので，区別はない。

甄権説：「胃を開き，嘔逆を止め，よく心神を安んじ，肺痿痰壅を主り，小児の驚癇・心腹の脹満・婦人の熱淋を治す」
王好古説：「膀胱を瀉し，脾胃を益し，腎積奔豚を治す」

上の記述を総合すると，茯苓の作用には3種あり，利水滲湿・健脾益胃・寧心安神である。

✤茯苓の薬理作用

①利尿作用：25％の茯苓のアルコール抽出液を体重1kgあたり0.5g，連続5日間，ウサギの腹腔内に注射すると，明らかな利尿作用がある。五苓散（茯苓・猪苓・沢瀉・桂枝・白朮），あるいは茯苓のアルコール抽出液を胃に注入すると，正常のラットに利尿作用が認められる。正常ボランティア5例に茯苓の煎剤15gを内服させると，その中の4人の尿量が少し増加した。

②鎮静作用：茯神の煎剤を腹腔内に注射すると，マウスの自発活動が明らかに低下し，あわせてカフェインによるマウスの過度の興奮作用に対抗する。茯苓の煎剤をマウスの腹腔内に注射すると，ペントバルビタールナトリウムによる麻酔作用に対し明らかに共同作用がある。

③免疫機能促進作用：茯苓の復方（党参・白朮・茯苓）の煎剤を内服すると，ロゼット形成率および赤血球凝集素に誘発されるリンパ細胞の転化率が顕著に上昇し，血清IgGの含量も顕著に増加することから，細胞性と液性の免疫の作用を促進することがわかる。

④消化器系に対する作用：茯苓はウサギの切除した腸管に対して直接弛緩させる作用があり，ラットの幽門を結紮して作成した胃潰瘍に対しては抑制作用があり，あわせて胃液分泌と遊離酸の含量を低下させる働きもある。

⑤肝臓の保護作用：茯苓は四塩化炭素によるラットの肝損傷に対して保護作用があり，GPTを明らかに低下させ，肝細胞の壊死を防止する。

⑥抗腫瘍作用：成分であるパヒマンには，抗腫瘍活性がない。しかしその側鎖である$\beta\text{-}(1\to6)$ピラノグルコースを切断すると，単純な$\beta\text{-}(1\to3)$デキストラーベン（茯苓次ポリグルコース）になり，これはマウ

スのS_{180}肉腫に対する抑制率が96.88%である。

⑦心機能に対する作用：茯苓の水・エタノールあるいはエチルエーテルによる抽出物は，切除したカエルの心臓に対して，心筋収縮力と心拍数を増加させる働きがある。ただし別の報告によると，茯苓の水抽出液あるいはエーテル剤は高濃度のとき，切除したカエルの心臓に対して抑制作用がある。このほか，試験管内の実験で，本品の煎剤は黄色ブドウ球菌・結核菌と変形菌に対して，いずれも抑制作用がある。

適応証

- 太陽病の発汗後，汗出・悪寒・脈浮・小便不利・微熱煩渇の場合，および中風の発熱で，6～7日解さず煩があり，表裏の証を伴って，口渇して飲みたいが，水が入るとすぐ吐く場合を名づけて水逆という。
- 水腫・コレラによる身体疼痛・胸中満・臍下の動悸・吐涎・眩暈などの証をいずれも治す。

方解

呂檾村説：「この治療は太陽表病が解さず，邪が腑に陥入し，口渇・小便不利がある場合によく，また表裏両解の方法である。表証があるので，桂枝が表を主り，気を化する。裏証もあるので，茯苓・沢瀉で裏を主り，利水する。水が下に流れないので，必ず上氾する。ゆえに白朮を用いて太陰脾を助ける。土をもって水を制する。この方は湯薬でなく散剤がよいのは，散剤は中焦にとどまる働きがあり，水道を通調する。さらに多めの温かい水を飲むことで水精が巡り，上から下に注ぎ，熱が解して津液が回復するので，小便が利して口渇は自然に止まる」

応用

本方は下痢・痰水の嘔吐・心下の痞悶・湿証の小便不利・暑気あたりによる口渇・多飲・血尿・水飲が腸胃に停滞，あるいは浮腫のある場合にいずれも用いる。総合すると弁証は煩渇・小便不利・邪が中焦に存在することが主である。津液損傷・陰血欠損の場合は用いない。

近年本方は主に腎炎や肝硬変により引き起こされる水腫に用いられ，腹

部手術後の排尿機能低下・膀胱括約筋の痙攣による尿貯留・急性腸炎の下痢・煩渇・小便不利にも用いる。

症例108

患者：張〇〇，女性，40歳。
現症：患者は顔・目・四肢とも腫れ，尿は少なく，大便は形をなさない。微熱（37.8℃）があり，脈は浮数，苔は白膩で潤である。
処方：証は水湿停留・膀胱気化不利に属し，五苓散を与える。
　　　猪苓9ｇ，茯苓9ｇ，白朮9ｇ，沢瀉15ｇ，桂枝6ｇ，3剤。
経過：服薬後，腫れは退き，表証もすでに解したので，四君子湯を与えて予後を改善する。
考察：本例は水腫で，脾虚による運化失調のために水湿が氾濫して形成されており，あわせて表証を伴う。五苓散を与えて，桂枝で解表し四苓で小便を通利したところ，3剤で尿が増えて腫れは消え，さらに四君子湯で健脾培土し治療効果を固めた。

症例109

患者：兪〇〇，男性，30歳。
現症：患者は慢性腎炎で浮腫がすでに2年あり，最近は症状が増悪し，四肢と腹部にいずれも陥凹性浮腫がみられ，尿は少なく，大便は薄い泥状で，腰がだるく寒がりである。気分が落ち込み，顔色は蒼白で，口唇は淡，苔は白，脈は沈細である。尿検査：蛋白（＋＋＋），顆粒円柱がある。
処方：証は脾腎虚寒・水湿氾濫に属し，五苓散および附子理中湯加減を用いる。
　　　附子片6ｇ，黄耆9ｇ，党参9ｇ，乾姜4.5ｇ，茯苓9ｇ，猪苓9ｇ，沢瀉15ｇ，白朮9ｇ，14剤。
　　　別に黒大豆丸（黒大豆250ｇ，淮山薬60ｇ，蒼朮60ｇ，茯苓60ｇを細末にして，水と混ぜて丸剤にする）を毎回6〜9ｇ，1日3回内

服させる。

経過：服薬後，浮腫は消え，尿蛋白は（＋），顆粒円柱はなく，続けて黒大豆丸を半斤服用させ，治療効果をしっかりさせると，患者は治って再診していない。

考察：本例の治則である温腎利水法は，蛋白尿を低下させる働きがあり，それには黄耆・沢瀉と黒大豆丸が関係している可能性がある。

研究

　国内の五苓散に関するいくつかの研究で，本方には明らかな利尿作用があり，それは各々単味のもつ利尿作用より強いこと，あわせて健康な人およびイヌ・ウサギ・白ラットなどの動物による実験で，いずれも利尿作用があり，五苓散と桂枝の作用が最も強いことが証明されている。〔『中国薬学会1962年学術会議論文摘集』1963,327〕

　しかし日本の学者の伊藤嘉紀は，五苓散を正常人，五苓散の典型的な脈証のない患者，および実験動物に用いたところ，ほとんど利尿作用がなかったと報告している。〔『中西医結合雑誌』1983,3(2):121〕

　五苓散証の病態生理についてある人は，患者が大量に水分を失うことで，体内の浸透圧調節点が低下すると報告している。これにより，五苓散の主要な作用は，浸透圧受容器の浸透圧特性を改変させることであり，浸透圧の調節点を高め，正常に働けるようにすると推論できる。〔『国外医学〈中医中薬分冊〉』1980,(4):39〕

　最近ある人が五苓散証の発生は，実際上，現代医学の水電解質および浸透圧平衡異常の範疇に属するとの考えを報告している。〔『中西医結合雑誌』1983,3(2)：121〕

茵蔯五苓散『傷寒論』

| 方薬組成 | 茵蔯蒿30ｇ　五苓散 |

単味の薬理研究

❖茵蔯蒿⇨526頁　　❖五苓散⇨294頁

適応証

黄疸病で，発黄して小便不利の場合。

方解

尤在涇説：「これはまさに湿熱による黄疸の場合を治す方法で，茵蔯は熱鬱を散じ，五苓散は湿瘀を散ずる」

徐熔説：「これは表裏両解の処方で，五苓散の中の肉桂・白朮は，少し虚があるので入れてある」。

われわれの説ではまさに湿が重く，虚を兼ねていないと考える。処方中，五苓散は化気行水し，茵蔯は湿熱を清利し，小便不利で内熱がひどくない黄疸に適用する。内熱が強く，小便不利の場合には梔子柏皮湯を用いることができる。

応用

本方は下痢で尿が少ない場合や，浮腫脚気をいずれも治す。弁証は小便不利が主で，内熱がひどくない場合に適用される。

症例110

患者：邵〇〇，女性，34歳。
現症：患者は慢性肝疾患をすでに3年患い，現在は腹部脹満・両足の陥凹

性浮腫があり，肝臓のあたりに刺痛があって苦しい。小便不利で，口渇があるが飲みたがらず，身体・目とも黄色く，舌苔は黄厚膩，脈は弦細である。これは鼓脹による黄疸，水湿氾濫に属する。

処方：茵蔯五苓散加味を用いる。

茵蔯30ｇ，白朮９ｇ，茯苓９ｇ，猪苓９ｇ，沢瀉15ｇ，桂枝６ｇ，大腹皮15ｇ，大腹子９ｇ，７剤。

経過：連続７剤服用後，小便は通利し，浮腫と黄疸は徐々に退き，連続20剤あまり服用後，鼓脹と浮腫はすでに消えていた。下瘀血湯と健脾益気方に改め，続けて20剤あまり服用させた後，ついに完治した。

考察：本例は早期肝硬変による腹水で，「急即ちその表を治す」の原則により，まず茵蔯五苓散を用いて黄疸を退かせ，腹水を消した。腹水と浮腫の消退を待った後，攻補兼施を行い，下瘀血湯の活血化瘀でその本を治し，佐薬として益気健脾薬で扶正した。臨床でこの方法を用いて，多くの肝硬変の腹水の症例に顕著な治療効果が認められた。

猪苓湯『傷寒論』

方薬組成	猪苓９ｇ　茯苓９ｇ　沢瀉９ｇ　滑石９ｇ　阿膠９ｇ

単味の薬理研究

❖茯苓⇨294頁　　❖沢瀉⇨505頁

❖猪苓❖─────

本品はサルノコシカケ科の植物チョレイマイタケ *Grifola umbellata* (Pers.) Pilat の菌核。

✥『神農本草経』の記載
「味甘苦平，主痎瘧，解毒……利水道」
- 痎瘧：三日熱マラリアあるいは瘧疾の通称であるが，後世ではあまり用いられない。
- 利水道：利小便のこと。

✥張仲景の応用の考証
『薬徴』：「主に口渇・小便不利を治す」

✥後世の医家の応用
『本草綱目』：「腠理を開き，排尿痛・腫脹・脚気・白濁・帯下・妊娠中の排尿痛・小便不利を治す」。あわせて，「腠理を開き，小便を利する働きは茯苓と同じである。ただし輔薬としての働きは茯苓に及ばない」

猪苓は利水滲湿の薬であり，水腫・腹水・下痢等の症状に用いることができる。もし陰虚の水腫や腹水に用いる場合，『傷寒論』の猪苓湯のように猪苓に沢瀉・阿膠・滑石・茯苓を配合する。

✥猪苓の薬理作用
① 利尿作用：ヒトに煎剤（猪苓5gに相当）を内服させると，6時間以内に明らかに尿量は増加する。猪苓の煎剤をウサギやイヌの胃に注入すると，いずれも明らかな利尿作用を引き起こし，Na，Cl，Kなどのイオンの排出を促進する。

② 抗腫瘍作用：猪苓のポリグルコースは，抗腫瘍作用を有する。猪苓のアルコール抽出物の水溶部分を，体重1kgあたり2g（生薬）マウスの腹腔内に連続10日間注射すると，肉腫$_{180}$を62％抑制し，肝癌を37～54％抑制する。

猪苓の抽出物やアルコール抽出物の水溶部分は，いずれもマウスの網内系の貪食能を増強させる。溶血プラーク試験で，猪苓の抽出物はオランダマウスの脾臓抗体形成細胞を増加させることが証明されている。このほか，健康なヒトに1回あるいは連続10回猪苓の半精製物

20mgを筋肉注射すると，被検者全員のTリンパ細胞の転化率がいずれも上昇する現象がみられる。上述の結果から，猪苓は一種の非特異性免疫刺激剤であることが示唆され，その抗腫瘍作用はこれと関係がある可能性がある。
③抗菌作用：試験管内の実験で，本品のアルコール抽出液は黄色ブドウ球菌・大腸菌に対して抑制作用がある。

❖滑石❖

本品は天然の鉱石であり，その原鉱物には2種類ある。その中で硬滑石は鉱物学の滑石すなわち天然含水硅酸マグネシウムで，軟滑石はすなわち加水ハロサイト$Al_2O_3・2SiO_2・2H_2O・2H_2O$である。

✤『神農本草経』の記載

「味甘寒,主身熱泄澼,女子乳難,癃閉,利小便,蕩胃中積聚寒熱,益精気」
・身熱泄澼：下痢して熱がある場合を指し，下痢に用いるのは白陶土に相当する。
・女子乳難：乳汁分泌を促す働きがある。
・癃閉，利小便：小便を通利する働きがある。
・蕩胃中積聚寒熱：胃中は病位を指し，積聚は病因を指し，寒熱は積聚によって起こる証を指す。

✤張仲景の応用の考証

張仲景は陽明病において，脈浮・発熱・口渇があって飲みたい場合に，猪苓湯の中で滑石を用いている。いわゆる胃中積聚寒熱・発熱・口渇・小便不利とは，ほとんど『神農本草経』における滑石の働きの説と一致している。
『本経疏証』：「滑石はもともと発熱を治療しない。ここで発熱に用いるのは広い意味の働きであり，煩や渇はいずれも熱として理解できる。滑石はもともと下痢止めではない。ここで下痢に用いるのは水気が小便から出されるので，自然に大腸に入らず下痢を止めるのであり，故

に水気の異常の場合には滑石が使える。このことがわかり，滑石の使用を広く推し進めると，その働きは幅広い」

❖ 後世の医家の応用
『名医別録』：「九竅六腑津液を通じ，留結を去り，口渇を止め，人の中焦を利する」

　　後世でよく滑石を用いたのは劉河間で，河間は『宣明論』の「六一散」で，滑石・甘草の2味で以下にあげる諸証を治すことができる。1つめは咳逆寒熱を治すことで，これは咳嗽に悪寒発熱を兼ねる場合で，感染性気管支炎に似ている。2つめは赤白下痢を治すことで，赤痢を指し，赤白帯下を指す可能性もあり，いずれも滑石の固渋作用を指す。3つめは血閉癥瘕を治すことで，閉経を指し，癥瘕積聚などがある。

『本草綱目』：「黄疸・水腫脚気・吐血・鼻出血・刃物の外傷による出血・諸瘡腫毒」

滑石にはもともと利水作用はない。滑石には収斂作用があり，あわせてわずかな抗菌作用がある。

❖ 滑石の薬理作用
①本品の煎剤を平板紙片法で用いると，腸チフス菌・パラチフス菌・黄色ブドウ球菌・髄膜炎菌に対して抑制作用がある。
②外用として，傷口に塗布すると，瘡瘍の分泌過多を止め，瘡口の乾燥を保持し，瘡口に1層の被膜を形成させ，異物と細菌の侵入を防止し，出血と疼痛を減少させ，乾燥と瘡蓋の形成を促進する。

❖ 阿膠 ❖ ───

本品はウマ科の動物ロバ *Equus asimus* Linn. の皮を煮て作られたニカワの塊である。

- ❖ 『神農本草経』の記載
    「味甘平，主心腹内崩，労極，洒洒如瘧状，腰腹痛，四肢酸疼，女子下血安胎」
    - ・心腹内崩：胸腹部の内臓の出血を指し，喀血・吐血・血便・尿失禁・崩漏などの症状がみられるものに対し，阿膠は止血作用がある。
    - ・女子下血：主な表現は婦女の崩漏・月経過多・妊娠下血などである。

- ❖ 張仲景の応用の考証
    『続薬徴』：「主に諸血の証を治すので，あわせてイライラして眠れない場合も治す」

- ❖ 後世の医家の応用
    『名医別録』：「虚労による羸痩・陰気不足，足がだるくて長く立っていられない場合」
    『本草綱目』：「吐血・鼻出血・排尿痛・血尿・血便・下痢を治す。女子の生理不順・不妊症・崩漏・帯下・産前産後の諸疾患……虚労による咳嗽・喘息・肺膿瘍で膿血を吐く……和血滋陰・除風潤燥・化痰清肺・利小便・潤大腸」
    『本経疏証』：「もしその邪気が堅固なため気血を冒して癥瘕ができた場合，厚朴・烏薬・半夏・桂枝を用いて気を巡らせ，人参を用いてその行きすぎを防ぐ。葳蕤・牡丹皮・䗪虫で血を通じさせ，阿膠を使ってその行きすぎを防ぐ。羸痩がひどくて気血が空になったところへ風気が侵襲しており，薯蕷・白朮・甘草で気を益し，人参でこれを統率する。地黄・芍薬・当帰で血を和し，阿膠でこれを導く。これは鼈甲煎丸・薯蕷丸での阿膠の用い方であり，軽んじてはいけない」
    『本経逢原』：「阿膠は補血・止血の働きがあり，いわゆる陰の不足の場合，この味で補う」

阿膠は止血と補血の作用を兼ねており，陰血の虚損に対して，張仲景は阿膠鶏子黄湯を用いている。薬理研究によると，阿膠は血液中の赤血球とヘモグロビンの生成作用を加速する働きがあり，補血の働きが証明された。

❖ **阿膠の薬理作用**
①瀉血による失血性貧血を起こしたイヌに本品を与えると，対照群と比較して，前者の赤血球とヘモグロビンの回復が比較的すみやかである。
②動物の体内のカルシウム平衡を改善させる働きがある。阿膠を胃に注入すると同時に炭酸カルシウムを含む食物を与えると，カルシウムの吸収と体内貯留を増加させる働きがあり，血中カルシウム濃度をやや上昇させる。これは阿膠の中に含まれるグリシンと関係がある可能性がある。
③ネコの実験で，外傷性ショックの危険な時期に5％の阿膠溶液を静脈注射すると，血圧が上昇し，危険な時期を脱する。

適応証
- 陽明病で，脈浮・発熱があり，口渇して飲みたく，小便不利の場合。
- 少陰病で，下痢が6～7日あり，咳・嘔吐・口渇を伴い，イライラして眠れない場合。

方解
尤在涇説：「五苓散・猪苓湯はいずれも脈浮・発熱・口渇・小便不利の症状を治す。ただし五苓散は桂枝・白朮が加わっており太陽を治す。猪苓湯は滑石・阿膠が加わっており，陽明を治す。おそらく太陽は開であり，陽明は閉である。太陽は表の表であり，そこに邪を受けるのであり，熱を発することができ，辛酸を用いることができる。陽明は表の裏であり，その気は泄し難く，熱が蓄りやすく，発散してこれを攻めるやり方は太陽と同じではない。五苓散は甘辛温薬を加えており，陰気を借りて水を巡らす。猪苓湯は甘鹹寒薬を加えており，陰気を借りて水を利するのである」

応用
本方は下痢・血尿・排尿痛・水腫や下半身の腫れ・膀胱の尿意急迫と刺痛のいずれも治し，これをまとめると本方の弁証は下焦の蓄熱が主である。

症例111

患者：廖〇〇，男性，18歳。

現症：患者は慢性腎炎をすでに2年患っており，眼瞼と目がともに腫れ，ムーンフェース（ステロイドホルモンの副作用による）がみられる。現在は少腹とすねから足首がともに腫れ，腰はだるく，両頬は午後に潮紅し，尿は短く赤い。舌は少し赤く，脈は細数である。尿検査で蛋白(++)～(+++)，顆粒円柱があり，赤血球(++)。弁証は腎虚内熱である。

処方：猪苓湯加味を与える。
猪苓9g，茯苓12g，沢瀉12g，生地黄45g，滑石24g，阿膠12g（先熔・後冲服），7剤。

経過：服薬後，症状は好転し，別に黒大豆丸毎回6～9g，1日2～3回服用させる。全部で14剤服用後，尿は正常になった。

考察：本例は慢性腎炎の浮腫で，弁証は下焦の蓄熱に属し，処方は猪苓湯加味である。その中で生地黄は腎陰を補益し，阿膠は陰を育て，養陰清熱の働きを利水の中に託し，ステロイドに替えて大量の生地黄を用いており，ステロイドのような副作用はない。続いて黒大豆丸を2カ月服用させたら完全に治癒し，半年後の追跡調査のときにも再発はなかった。

症例112

患者：邱〇〇，男性，34歳。

現症：患者は血尿がすでに2カ月続き，先に出血があった後に尿が出て，排尿時に熱感・渋るような刺痛がある。舌苔は黄，脈は数で有力。

処方：証は下焦の蓄熱に属し，猪苓湯加減を用いる。
猪苓9g，茯苓9g，沢瀉12g，滑石24g，阿膠9g（熔化），旱蓮草15g，女貞子9g，瞿麦9g

考察：先に出血した後に尿が出て痛むのは実に属し，実証の大半は尿道・膀胱にある。先に尿が出た後に出血し，痛まないのは虚証に属し，

虚証の大半は腎にある。本例の証は実である。その理由は湿熱が下焦に壅結し，排尿時に熱感・渋るような刺痛があって，舌苔は黄，脈は数で有力であるからで，血熱妄行により血尿が明らかとなった。猪苓湯で下焦湿熱による血尿を治し，旱蓮草・女貞子は阿膠の養陰止血の働きを助け，瞿麦は猪苓・茯苓・沢瀉・滑石の利水通淋を助ける。現代の薬理研究によると，瞿麦は緑膿菌・黄色ブドウ球菌・大腸菌・腸チフス菌・赤痢菌などに対し，いずれも抑制作用がある。服薬後，病は完全に治癒した。

症例113

患者：謝〇〇，女性，71歳。

初診：腹壁に大きな静脈怒張があり，両下肢ともに腫れ，飲食は少なく，尿もまた少ない。意識レベルや会話はほとんど良く，舌は淡で苔は薄白である（西洋医の診断は肝硬変）。まさに太陽を開き三焦を泄するべきであるが，高齢で体が痩せているので，猪苓湯の阿膠の用い方にもとづきつつ，五苓散の桂枝の用い方を参考にして，通陽と滋陰をともに進める。

処方：猪苓9ｇ，赤茯苓9ｇ，阿膠9ｇ，桂枝9ｇ，蒼朮9ｇ，竜胆草9ｇ，陳葫芦6ｇ(粉末)，瞿麦9ｇ，3剤。

2診：意識レベルは比較的良く，少し汗があり，大・小便はともに増え，腹囲は減少がみられる。

処方：猪苓9ｇ，赤茯苓9ｇ，桂枝9ｇ，蒼朮9ｇ，阿膠9ｇ，沢瀉9ｇ，冬瓜皮15ｇ，陳葫芦9ｇ(粉末)，3剤。

3診：食欲は増し，大・小便，意識レベルは良い。脈は細弱。

処方：桂枝9ｇ，附子片6ｇ，蒼朮9ｇ，阿膠9ｇ，猪苓9ｇ，赤茯苓9ｇ，水紅花子9ｇ，熟地黄9ｇ，生山梔子9ｇ，陳葫芦9ｇ(粉末・沖服)。

考察：本例は臌脹で，『内経』によると，「臌脹の場合，腹は脹り，体は大きく，皮膚はむくんでいる。色は黒っぽい黄色で，腹筋は盛り上がりがみられる」。患者は高齢で体が弱いので，単に五苓散を用いて通陽利水すれば，傷陰の恐れがあるので，猪苓湯の阿膠の用い方

により滋陰し，五苓散の桂枝の用い方で通陽し，通陽と滋陰をともに進めた結果，諸症状は改善した。2診の処方で竜胆草を去り，冬瓜皮・沢瀉を加えて利水の作用を強めたところ著明に改善した。脈が細弱であったので，3診で補脾腎と利水を同時に進め，攻補兼施を行うなど，いずれも臨機応変に対応した。

茯苓甘草湯 『傷寒論』

方薬組成	茯苓9g　桂枝6g　甘草3g　生姜3片

単味の薬理研究

❖茯苓⇨294頁　　❖桂枝⇨6頁　　❖甘草⇨14頁　　❖生姜⇨19頁

適応証

傷寒で発汗し，厥と心下の動悸があり，口が渇かない場合。

方解

王旭高説：「この処方は『傷寒論』にあり，1つは厥悸を治療し，もう1つは発汗して口渇がないのを治す。発汗して厥があると陽気が外側で失われ，動悸があり口渇がないと水気が中で停滞しているが，幸い脈が細微でなく身体の震えはない。これは水気亡陽の軽い場合である。ゆえに茯苓・生姜で水気を散じ，桂枝・甘草で陽を助ける。もしこれより重い場合は，苓桂朮甘湯を与える。さらに重い場合，真武湯を与える。なぜこのことがわかるのか？　これら3処方にはいずれも茯苓が用いられている。およそ発汗が激しいと，必ず腎水が上に溢れるので茯苓でなければこれを制することができず，ゆえに亡陽の証は必ず多汗がある。陽気がまだ完全には失われていない場合は，桂枝・甘草で斂汗する。陽気が

外側で失われている場合は，必ず附子を用いて陽を回復させるが，茯苓が主薬である」

応用

本方は衝気上逆・嘔吐・心下の動悸・口渇がない，小便不利・指先が冷たい，あるいは少し悪寒・発熱がある場合をいずれも治す。

茯苓桂枝甘草大棗湯 『傷寒論』

| 方薬組成 | 茯苓15ｇ　桂枝12ｇ　炙甘草６ｇ　大棗８ｇ |

単味の薬理研究

❖茯苓⇨294頁　　❖桂枝⇨６頁　　❖甘草⇨14頁　　❖大棗⇨21頁

適応証

傷寒で発汗後，臍下に動悸があり，奔豚の気が心胸部に上衝して息切れがある場合。

方解

王子接『絳雪園古方選注』：「腎気の奔豚は，治療の際これを泄してこれを制するのがよい。茯苓・桂枝で通陽滲泄し，心気を保って水凌を制御する。甘草・大棗は脾土を補って水の氾濫を制御する。甘瀾水（杓を使って繰り返し水をすくい上げ，水を練って甘にし，水の寒の性質を暖める）は中焦を緩めてとどめず，腎に入って滞らない。水邪を助けず，奔豚による臍部の動悸の勢いを緩める。この処方は，茯苓甘草湯で生姜が昇性があるのを嫌ってこれを去ったもので，その意味は奥深い」

王旭高説：「心下の動悸の場合，水がすでに心を凌しているので，茯苓甘

草湯で生姜を用いて胸間の水気を散じる。臍下の動悸の場合，水はやや上逆しているが，まだ凌心はしていないので，生姜の昇散を去り，大棗を加えて中焦を緩め，上逆の勢いを制するのである」

> 応用

本方は胃に水飲があり，体が少しむくむ場合を治す。弁証は水飲と動悸が主である。

茯苓桂枝白朮甘草湯 『傷寒論』

> 方薬組成　　茯苓12g　桂枝9g　白朮9g　炙甘草6g

> 単味の薬理研究
> ❖茯苓⇨294頁　　❖桂枝⇨6頁　　❖白朮⇨328頁　　❖甘草⇨14頁

> 適応証

- 心下に痰飲があり，胸脇支満し，目眩がある場合。
- 傷寒で吐下法を用いた後，心下が逆満し，気が胸に上衝して，起き上がると眩暈がする。脈は沈緊で，発汗すると動悸・痙攣・体のふらつきがある場合。

> 方解

　この処方は中焦の陽虚で，水飲内停がある場合のものである。処方中，茯苓は健脾滲湿の主薬で，輔薬の桂枝は温陽化気し，茯苓とともに中焦の水飲を治療する。白朮・甘草は健脾培土し，痰飲の再生を断つ。陸淵雷先生の説によると，「慢性の胃の病気で，蓄水がある場合，大半は苓桂朮甘湯証である」。

とにかくこの処方は痰飲を治療する基本方剤で，痰飲の病の場合，まさに温薬でこれを和するべきである。水を治療する場合，必ず小便から出すのが本方の具体的な応用である。

応用

本方は痰飲を治療する基本方剤である。胸膈胃間の水飲・息切れの場合・眩暈のある場合・動悸のある場合・食欲不振の場合，いずれも弁証が上中焦の水飲の場合である。また心臓病の水腫の場合にも，本方に附子を加えて用いてもよい。

症例114

患者：姜〇〇，男性，49歳。
初診：体は痩せ，もともと慢性胃炎があり，食欲不振・咳嗽があって，痰は多く，胸悶し，舌苔は白膩で潤，脈は弦滑である。
処方：茯苓12ｇ，桂枝９ｇ，白朮９ｇ，炙甘草３ｇ，半夏９ｇ，陳皮６ｇ，７剤。
２診：痰は少なく食欲も少し改善した。原方に砂仁1.5ｇを加え７剤続けて処方した。
考察：『金匱要略』の説では「痰飲病の場合，まさに温薬でこれを和すべきである」。本案は慢性胃炎に属す。また患者の咳嗽は，『内経』によると胃の病である。およそ脾陽不振で，水飲内停があるために咳嗽に従って上逆する。処方は苓桂朮甘湯で温陽化飲し，半夏・陳皮を加えて和胃降逆する。

症例115

患者：王〇〇，男性，46歳。
現症：患者は高血圧をすでに10年患っている。常に頭目の眩暈があり，読書が長く続けられない。ふらふらした歩き方で，白く薄い痰混じりの咳嗽がある。食欲不振・四肢の冷え・息切れ・脱力があって，苔

は白膩，脈は弦滑である。証は陽虚不化・痰飲上擾に属す。
処方：治療は温陽益気がよく，苓桂朮甘湯加味を用いる。
茯苓12ｇ，桂枝９ｇ，白朮９ｇ，甘草６ｇ，製附子６ｇ，半夏９ｇ，陳皮６ｇ，黄耆15ｇ
経過：14剤連続して服用した後，眩暈が治り，半年後の追跡調査の際にも再発していない。
考察：本例では水飲が停滞し，陽虚のためこれを気化できず，痰飲が頭目に上擾して眩暈を引き起こしており，温陽益気法の苓桂朮甘湯に黄耆・附子を加味したものを用いる。処方中の附子・桂枝は黄耆との配合で，温陽益気し，茯苓・白朮とともに中焦の水飲を治療する。

症例116

患者：魏〇〇，女性，55歳。
現症：患者は耳源性眩暈をすでに７年患っており，発作時には周囲の物が揺れ動き，雲に乗っているような感じがする。もともと慢性気管支炎があり，白い泡沫状の痰混じりの咳嗽が出る。大便は泥状の薄い下痢で，苔は白膩，脈は滑大である。
処方：証は痰飲上氾に属し，温化痰飲がよく，苓桂朮甘湯加味を用いる。
茯苓15ｇ，桂枝９ｇ，白朮９ｇ，甘草６ｇ，五味子９ｇ，７剤。
考察：朱丹渓の説によると，「痰がなければ眩暈はない」。本案の眩暈は痰飲上氾によるもので，温化痰飲がよいので，苓桂朮甘湯加味を用いた。本方で五味子を９ｇと多く用いたのは，臨床経験上，五味子は強壮作用があるばかりでなく，耳源性眩暈に対し有効な薬物だからである。現代の薬理研究によると，五味子は中枢神経に対し顕著な興奮作用があり，代謝を促進して，視覚・聴覚などの感覚器の生理機能を高める。

症例117

患者：金〇〇，男性，62歳。

現症：患者は冠動脈疾患をすでに7年患っており、ここ半年は頻回に狭心発作が起こって、背部に放散し、痛みは肩・肘の内側から指の先端に及ぶ。常に胸苦しく、動悸があり、白色泡沫状の痰が多い。息切れ・食欲不振・下肢の浮腫があり、ひどく寒がりで、舌は胖大で潤、苔は白膩、脈は滑である。証は心腎陽衰・胸陽痺阻に属する。

処方：温陽化湿・通痺活絡がよく、処方は苓桂朮甘湯合枳実薤白桂枝湯加減を用いる。

附子9g(先煎)、桂枝9g、茯苓15g、枳実9g、白朮12g、全栝楼15g、薤白9g、厚朴9g、丹参30g、桑枝30g、甘草6g、7剤。

経過：服薬後、胸苦しさ・心痛・痰・浮腫はいずれも減少し、寒がりは残った。原方に乾姜4.5g、党参12g、黄耆12gを加えて2カ月続けて服用させた後、狭心痛は消失し、1年後の追跡調査でも再発はない。

考察：狭心痛は古い名称を真心痛という。本例は心腎の陽が衰え、寒飲が停滞し、胸陽が痺阻して経脈が通じなくなっており、温陽益気法を用いて痰飲を化し、血行を巡らせる。本例は附子・桂枝・党参・黄耆で温陽益気し、苓桂朮甘湯を合わせて痰飲を化し、枳実薤白桂枝湯を合わせて胸陽を温通させ、丹参を合わせて血行を巡らせる。桑枝を加えて通痺活絡し、後に乾姜を加えて四逆湯の配合とし、回陽救逆させる。

症例118

患者：江○○、女性、62歳。

現症：患者は普段心下に寒気を覚え、少し脹満する。1週間くらいの間隔で眩暈があって水様の液体を吐き、嘔吐後眩暈は改善する。この状態がすでに2年あり、ある医院で幽門狭窄と診断された。胃寒積飲による嘔吐証に属す。

処方：温陽化飲法を用い、苓桂朮甘湯加味で治療する。

茯苓24g、桂枝9g、白朮12g、甘草6g、乾姜4.5g、嫩蘇梗15g

経過：3剤で治癒を告げられた。

考察：「痰飲の病の場合，まさに温薬をもってこれを和す」。本案は胃寒積飲の苓桂朮甘湯証であり，さらに乾姜を加えて温中去寒するとよい。嫩蘇梗は理気暢中・和胃止嘔に働き，一挙両得である。

症例119

患者：張〇〇，女性，49歳。
現症：患者は頭を下げて長く仕事をすると，顔と足がともにむくむ。脈は軟，舌は淡で，色がくすんでいる。ある医院でリウマチ性心臓病に心不全を合併していると診断された。
処方：証は心腎陽虚に属し，苓桂朮甘湯加減を用いる。
　　　淡附子6g，桂枝9g，茯苓9g，白朮9g
経過：連続5剤服用後，心不全は改善し，浮腫も軽減した。
考察：本例は心腎陽虚で，陰水の氾濫が起こっている。ゆえに，苓桂朮甘湯から甘草を去ったものを附子に加えて，これを治す。現代の薬理研究によると，附子・桂枝の併用は強心と血液循環の促進の働きがある。

13. 桂枝茯苓丸類

桂枝茯苓丸『金匱要略』

| 方薬組成 | 桂枝　茯苓　牡丹皮　桃仁　芍薬 |

＊上5味の等量を末にして，蜜で練って丸剤にする。

単味の薬理研究

- ❖桂枝⇨6頁　❖茯苓⇨294頁　❖牡丹皮⇨206頁　❖桃仁⇨200頁
- ❖芍薬⇨9頁

適応証

- 婦人の癥病で，月経が止まって3カ月経たないのに出血が止まらず，臍上に胎動を感じる場合，癥瘕の害である。
- あるいは悪露が停滞し，腹痛・発熱がある場合。

方解

癥とは腹腔内の積聚が塊をなし，小腹が痛み，舌の辺と尖に瘀斑があるか，あるいは灰藍色を呈する場合である。前人は牡丹皮・桃仁で癥瘕を攻め，桂枝で衛を和し，芍薬で営を整え，茯苓で中を整える。著者らは，桂枝は経脈を温通し，活血薬を助けて消瘀作用を発揮させると認識している。

応用

本方は，①流産で下血量が多い場合，②腹腔内胎児死亡（寒さを嫌がる・指爪口唇が青白色・顔が黄黒色・喘満・冷汗），③婦人の月経がすっきり

出ず，顔がむくみ，足が腫れる場合，④腹腔内が痙攣し，上衝し，心下の動悸がある場合をいずれも治す。われわれは本方を慢性肝疾患および早期の肝硬変で弁証が瘀血阻滞に属する場合に用いており，桂枝茯苓丸と下瘀血湯で治療している。

症例120

患者：秦〇〇，女性，27歳。
現症：患者は月経周期が長くて量が少なく，腹痛があり按ずるのを嫌がる。色は紫黒色で塊を成し，血塊排出後，痛みは緩解する。舌質は紫で苔は薄く，脈は沈渋である。証は癥瘕積聚・瘀血阻滞に属する。
処方：治療は活血化瘀で，桂枝茯苓丸加減を用いる。
　　　桂枝9g，牡丹皮9g，大黄6g，桃仁6g，芍薬24g，甘草6g，香附子9g，5剤。
経過：服薬後，月経は正常になった。
考察：桂枝と大黄の併用で月経周期を治療できる。桃仁と桂枝・牡丹皮の併用は活血化瘀の働きがあり，芍薬と甘草・香附子の併用は，月経時の腹痛を治療できる。

症例121

患者：秦〇〇，男性，47歳。
現症：患者は慢性肝炎をすでに3年患っており，GPTは100以上が持続している。臍下の疼痛，肝のあたりの刺痛があり，舌は紫暗，苔は白厚で，脈は細弦である。活血化瘀法で治療する。
処方：桂枝9g，牡丹皮9g，赤芍9g，桃仁9g，製大黄9g，䗪虫6g，田基黄30g，九香虫4.5g，14剤。
経過：服薬後痛みは減り，GPTは50以下に低下したが，処方を続けて治癒をはかった。
考察：本例は慢性肝炎で血瘀の症状が明瞭である。桂枝茯苓丸と下瘀血湯加減を用いた。九香虫は肝痛の治療に有効な薬物で，田基黄は湿熱

を清利し，GPTを低下させる作用がある。

<u>研究</u>

　中医学で「活血化瘀」は基本的治療原則の1つであり，血液の粘稠度を低下させ，血液の流通度を高め，瘀血証の予防と根本治療のための1つの方法である。文献報告によると，婦人病の中で，骨盤炎・生理痛などの病証では，血液の粘稠度が顕著に増加する。本実験研究によると，この薬はBlood specific viscosity, whole blood reduced relative viscosity, plasma relative viscosity，フィブリノーゲン濃度を低下させ，赤血球電気泳動速度を増加させる。これらの結果は臨床上の治療効果と完全に一致しており，この薬が骨盤炎・生理痛・子宮筋腫などの予防・治療に用いられることから，その作用原理に関して，1つの重要な役割があると考えられる。〔『中成薬研究』1986,(5):26〕

　別のある人の報告によると，日本の学者がこの丸薬を用いて実験的な播種性血管内凝固症候群（DIC）の予防効果を研究した結果，大量に用いればDICの予防と治療に有効であることがわかった。さらに，副腎皮質ホルモン剤の副作用に対する本丸薬の影響を研究した結果，長期に副腎皮質ホルモン剤を使用している患者で，本方を同時に服用するとその副作用が軽減されることがわかった。〔『湖北中医雑誌』1986,(3):51〕

14. 理中湯類

方剤	薬物組成	加	減	適応証
理中湯	人参9g 炙甘草9g 白朮9g 乾姜9g			太陰病で下痢・不渇・寒気が強く，嘔気・腹痛・脈沈で細の場合や各種原因による中焦の虚寒証の場合。
桂枝人参湯	本方	桂枝12g 炙甘草3g		理中湯証に太陽病を兼ね，外証がまだ除かれない場合。
呉茱萸湯	本方	呉茱萸9g 生姜6片 大棗8g	乾姜9g 白朮9g 炙甘草6g	陽明病の胃寒で，食べると嘔気・厥陰病で乾嘔・涎沫を吐き頭痛がある場合，少陰病で嘔吐下痢・手足逆冷・煩躁して死にたい場合。
大建中湯	本方	蜀椒3g 飴糖18g	白朮9g 人参3g 乾姜3g	脾胃が大いに虚し，胸中の大寒痛・嘔吐し飲食不能の場合。
甘草乾姜湯	本方	炙甘草3g	人参9g 白朮9g 乾姜3g	肺が冷え唾涎沫を吐く場合・不渇必ず遺尿・小便数，あるいは諸々の虚証の出血で腹痛便滑・胃虚扶寒に属する場合。

理中湯 『傷寒論』

| 方薬組成 | 人参9g 炙甘草9g 白朮9g 乾姜9g |

単味の薬理研究

❖甘草⇨14頁　　❖白朮⇨328頁　　❖乾姜⇨371頁

❖人参❖

本品はウコギ科の多年生草本植物ニンジン *Panx schin-seng* Nees（*P. ginseng* C. A. Mayer）の根である。栽培したものを園参，野生のものを野山参という。移山参は野生のものを再び栽培した場合である。

✣『神農本草経』の記載

「味甘微寒，主補五臓，安精神，定魂魄，止驚悸，除邪気，明目，開心益智」

- 補五臓：人参は五臓の虚損を補う作用があることを指す。
- 安精神：人参には安神作用があることを指す。薬理研究によると人参には中枢神経系の鎮静作用があることが証明されている。
- 定魂魄，止驚悸：心気不足の表現にノイローゼがあり，ときどき驚悸と精神不安の状況がみられる。人参は心気を補益する働きがあるので，驚悸を止めることができる。
- 除邪気：人参には逐邪の作用はなく，正気不足により邪を十分抑えられないときに，人参を用いて扶正し，体の抵抗力を高めて，間接的な作用を生み出す。
- 明目，開心益智：単に言葉の意味を機械的に解釈することはできず，人参に抗疲労作用があり，ノイローゼなどの証を治療できると理解できる。

❖張仲景の応用の考証

　　張仲景の人参の用い方を考えてみると，益気生津のために用いる場合，白虎加人参湯のように夏の暑気あたりで津気両傷，高熱と口渇があるとき，石膏と人参で高熱後の真陰をすぐに回復させれば，余熱も自然に消える。心下痞満に用いる場合，半夏瀉心湯と旋覆代赭湯のように，半夏と人参の配合で，胃の痞鞕・嘔吐を治し，人参で扶正和胃・補気生津して，逐邪しながら正気の損傷を防ぐ。脈が触れない，あるいは失血に用いる場合もあり，四逆加人参湯のように，失血で脈沈，あるいは下痢で体が冷え，脈微・血虚であるのを治す（このとき患者はただ陽気が微弱なだけではなく，陰液もまた枯渇しかかっており，単に四逆湯を用いて回陽救逆すれば効果をおさめられないばかりか，営血不足により陽が回復しても陰が続かず，かえって陰陽の離決を招いてしまう。四逆加人参湯は陽亡陰欠の証を治し，死亡しそうな人を救う。これが張仲景の制方の妙である）。

『薬徴』：「心下の痞堅・痞鞕・支結を治し，あわせて食欲不振・嘔吐・心痛・腹痛・煩悸を治す」

❖後世の医家の応用

『名医別録』：「腸胃の中の冷え・心腹の鼓痛・胸脇の逆満・嘔吐下痢を治療し，中焦を整え，消渇を止め，血脈を通じ，堅結を破り，記憶力を高める」

甄権説：「五労七傷・虚損多痰を主り，嘔吐・吃逆を止め，五臓六腑を補い，補中安神に働き，胸中の痰を消し，肺痿および癲癇・冷気の逆上・傷寒で食べられないのを治し，およそ虚証で夢が多い場合にこれを加える」

李珣説：「煩渇を止める」

『大明本草』：「中焦を整え，気を治し，消化を促進し，胃の働きを高める」

張元素説：「脾胃の陽気不足・肺気虚による息切れを治し，中焦を補い中焦を緩め，肺・脾・胃の中の火邪を瀉し，口渇を止め，津液を生じる働きがある」

李東垣説：「人参は肺中の気を補うが，肺気が盛んになれば，他の四臓

の気はみな盛んになり，精は自ずから生じ，体も強くなる。これは肺が諸気を主るからである」
『本草綱目』：「男女の一切の虚証，発熱自汗・眩暈・頭痛・反胃・嘔吐・ひどい瘧病・水様便や膿血便・頻尿・排尿痛・過労による内傷・中風・暑気あたり・痿弱や麻痺・吐血・喀血・下血・血尿・血性崩漏・産前産後の諸病を治す」

後世の各医家の説を総合すると，人参の応用は次の２点にほかならない。
①人参には補気作用がある：健忘・多夢・驚悸不安・息切れ・五労七傷・気虚による発熱・下痢・膿血便・暑気あたり・失血・血虚などに用いることができる。
②人参には健脾・和胃作用がある：胃の痞鞕・嘔吐・唾液がよく出る・冷気の逆上を治す。このような場合に人参を用いて扶正し，半夏等を配合すれば，逐邪しながら正気を損傷せず，扶正しながら邪をとどまらせない。また慢性の下痢の患者に多種の抗生物質や清熱解毒剤を用いても無効なとき，人参に乾姜や肉桂を配合して扶正温中すれば，往々にして満足できる治療効果が得られる。

❖ 人参の臨床応用
①人参１味を用いて，大量に濃く煎じたものは独参湯であり，元気の著しい虚・失神・脈が微弱で絶えそうな場合や，婦人の流産・出血・貧血による眩暈などを治療できる。

　柯韻伯は「１人の人が世の中の命運に関係する場合，必ず権力を与えて専任させなければならない。１つのものが１人の生死に関係する場合，それのみを用いて大量に服用させなければならない。ゆえに先人は気が絶えようとし，血が脱しようとしている証に対し，人参２両のみを用いて濃く煎じて頓服させれば，生命を瞬く間に挽回させることができる。これは他のもので代用できない」と述べている。
②人参に附子を加えたものは参附湯で，陰陽気血暴脱の証を治す。２薬の配合は当を得ており，気がほとんどないところから瞬く間に化生でき，すぐに命門の中に陽気を生じさせ，最もすばやい処方である。

③人参と麦門冬・五味子の配合は生脈散であり，熱で元気が損傷され，息切れ・倦怠・口渇・発汗のある気陰両虚の証の治療に用いられる。最近生脈散は冠動脈疾患の心筋虚血にも用いられる。人参は益気生津し，麦門冬は清肺養陰，五味子は斂気滋陰し，一補・一清・一斂で気を養う方法がほとんど備わっている。生脈散の意味は，脈が気を失って弱っているのを，気を得て充実させるということである。

④人参と蛤蚧の配合は参蛤散であり，腎不納気による虚喘に最も適応する。

⑤人参と白朮・茯苓・甘草の配合は四君子湯であり，脾胃の気虚・運化の力がない，嘔吐・下痢などの証の治療に用いる。脾は後天の本であり，まず中焦を補えば薬気は四肢に到達し，全身の気の道を流通し，水穀精微を散布するので，四君子は命を司る本であることがわかる。

⑥人参と黄耆・甘草・肉桂の配合は保元湯であり，男女の気虚を治す総合処方であり，乳児の驚怯・水痘による虚証の場合に最も適する。この処方は黄耆が外の一切の気を保ち，甘草は中の一切の気を保ち，人参は上・中・下・内・外の一切の気を保ち，肉桂を加えて腎間の動気を鼓舞する。諸気が安定すれば，元気も充満する。

⑦人参と黄耆を配合し，升麻・柴胡・当帰・白朮などを配合すると補中益気湯となり，中気下陥・内臓下垂の諸証に対する効果が良好である。人参・黄耆は益気を主とし，升麻・柴胡は陽気を升提する薬物の配合で中気下陥を治療でき，本方の配合の特徴である。脾虚血少のため白朮を配合して益気健脾し，当帰を配合して益気補血し，陳皮の理気を加えて，全体で補って滞らせない。

⑧人参と黄耆・当帰・竜眼肉を配合すると補気摂血の効果があり，また茯神・酸棗仁・遠志・白朮・木香・甘草を配合したものは帰脾湯であり，心脾両虚・脾不統血の証に用いられる。

⑨『本草』によると五霊脂は人参を畏れる（配合禁忌）ので，一般に医家は恐がって使わない。李中梓は二者の併用はますます効果が明らかになると述べている。李延昰は『脉決滙辨』の中で，中梓が張某の妻を治した医案で，「食後すぐに痞え，胸中の隠痛があり，先に二陳湯加当帰尾・桃仁・鬱金・五霊脂を用いたが症状は良くならかったが，人参と五霊脂の併用により活血するのがよいと考え，煎剤に人参2銭，

2倍の五霊脂を入れて再び用いると，大便から瘀血が排出され，10剤で痃えは止まった」といっている。われわれは痃癖の証（肝脾腫大の場合），常にこの2味を併用しているが，未だ副作用はない。

❖ 人参の薬理作用
①中枢神経系に対する作用：動物の脳波と条件反射の研究によると，人参は主に大脳皮質の興奮過程を強め，同時に抑制過程も強め，神経活動の柔軟性を改善させる。動物の条件反射活動を指標とすると，大脳皮質の興奮作用に対する人参の働きは，アンフェタミン・カフェイン・ストリキニーネより強く，北五味子よりやや劣る。他の報告によると，人参の作用はカフェインより弱く，かつ動物の神経類型と大いに関係がある。人体においても同様に，人参は大脳皮質の興奮期間を強め，同時に抑制期間も強める。人参はまた思考力と体力運動効率を高め，疲労に対抗し，睡眠と情緒を改善でき，大量では鎮静作用がみられる。

ただし他の報告では，人参は中枢神経系に対し鎮静作用があり，マウスの自発活動を減少させ，ハト・ウサギ・ネコに対しても鎮静作用があり，あわせてペンチレンテトラゾール・ストリキニーネなどの中枢興奮薬による驚厥に対抗して，これによる死亡率を低下させる。

このように人参の中枢神経系に対する影響（興奮あるいは抑制）は双方向の作用がみられ，その薬剤の量・含有成分，および用薬時の神経系の機能や状態と関係がある。

②抗疲労作用：人参はマウスの遊泳持続時間を延長させる。マウスに縄を昇らせて疲労を測定する方法による興奮作用単位（SUA_{33}）は，人参根エキスで50，総グリコシドで700〜6,600，アグリコンで2,000〜8,000であり，グリコシド類が人参の有効成分であることを説明している。別のマウスを走らせる実験では，パナキサジオールの活性は，ジンセノサイドDの活性の2倍で，ジンセノサイドFの3倍である。パナキサトリオールはさらに高い活性を有する。

人参の中枢神経系に対する鎮静作用・抗疲労作用・強壮作用は，『神農本草経』の人参の記載に「安精神・定魂魄・止驚悸・…明目・開心・益智」とある。甄権の説の「主……補五労七傷，……補中守神，……

およそ虚証で夢が多い場合にこれを加える」とも関係がある。われわれは人参の心気を益し，心神を安んじる作用があり，気血不足・心神不安・動悸・不眠・健忘などの証を治療する重要な薬物であると理解できる。

③**心臓と血管に対する直接作用**：早期の報告では，少量の人参とその成分は，切除したカエルの心機能を亢進させ，大量では心筋を麻痺させる。ただし，さらに多くの報告では，人参製剤は切除したヒキガエルの心臓，および切除していないウサギ・ネコ・イヌの心臓に増強作用がみられる。クロロホルム・アドレナリンによる心拍不整を減弱あるいは消滅させる働きもあり，ネコ・ウサギの心室細動のときの心筋脱力に対しいくらかの改善作用がある。ある人によると人参は心血管病の患者の心機能を正常化し（調整作用がある），臨床で頻拍性心臓病の患者に良質の人参を用いたところ頻拍が消失し，停薬すると頻拍が再発し，継続して服用させると頻拍は消失した。

人参は麻酔した動物に対して，少量で血圧を上昇させ，大量で血圧を下降させる。人参は動物の冠動脈・脳血管・眼底血管をいずれも拡張させる作用があるが，治療に用いる量の人参では患者の血圧に対して明らかな影響はない。

④**生体に及ぼす多種の有害素因に対する抵抗力増加作用**：物理的（冷凍・高温・加速度運動・高圧あるいは低圧環境），化学的（各種毒物・麻酔薬など），生物的（異種血清・細菌・移植臓器など）な侵害刺激に対して，生体の抵抗力を増加させる。

人参はラットに長期間X線を照射した後の生存期間を2倍に延長し，造血機能障害を軽減する。大量瀉血や窒息によって作られたイヌのショック状態に対し，人参は健康の回復を促進する作用がある。人参は呼吸がすでに停止し，血圧が下降し，反射が完全に消失した瀕死の状態のネコを回復させる。人参はマラリア原虫に感染したニワトリの死亡を免れさせる。人参は実験的外傷の瘡の癒合を促進させる。人参はいくつかの毒物（ベンゼン・フェニルヒドラジン・トリメチルフェノールリン酸）の生体に対する毒性を軽減させる。人参は人体の気温変化に適応する能力を高める。そのほか，マウスの高温・低温に耐え

る能力も高める。

⑤性腺作用促進作用：マウスに少量の人参を与えると挙尾反応（催淫現象）が引き起こされる。人参の抽出物は，去勢された雄のマウスの前立腺と精嚢の重量を増加させ，雌のマウスの子宮と卵巣の重量を増加させる。

⑥代謝に対する作用：日本人は肝細胞核のRNA合成促進の指標として，人参抽出物を選んだ。それは血清蛋白質の合成促進作用があるからで，「蛋白質合成促進因子（Prostisol）」と名づけられ，明らかな生理活性を有する。

- 蛋白質代謝に対する影響：モルモットの肝・腎細胞内の蛋白質と核酸の合成を促進する働きがある。多種の貧血（再生不良性貧血を除く）の患者に対して，報告によると，人参を用いた後，赤血球とヘモグロビン・血小板は明らかに増加し，白血球には変化がない。

- 糖代謝の促進：実験的糖尿病のイヌに対して，インシュリンを用いた上で人参を用いると，血糖を低下させ，症状をいくらか改善できる。ただしインシュリンの代替にすることは不可能である。『名医別録』の人参の記載には「消渇を止める」とある。張元素などの説によると，人参は「口渇を止め，津液を生じる」。糖尿病は中医学で「消渇」の範疇に入り，人参が糖代謝を促進するという薬理作用と符合する。臨床では人参と天花粉・生地黄・沢瀉などを配合して糖尿病を治療する。

- 正常のウサギに対して，人参サポニンは明らかなコレステロール低下作用はない。ただし，高コレステロール血症のウサギに対して，人参と人参サポニンはいくらかの良い影響がある。

⑦その抽出物をウサギに注射すると，骨髄などの Erythroprotein の含有量を増加させる。内服あるいは注射で与えても，骨髄細胞のDNA・蛋白質・脂肪の生合成を促進し，その有効成分は少なくとも人参サポニン，特にRb_2, Rg_1などである。

⑧適応原性薬物あるいは双方向性の調節作用：人参サポニンRb類は中枢神経に対し鎮静作用があるが，Rg類は興奮作用がある。人参サポニンの中のある成分は溶血，別のある成分は抗溶血の作用がある。人

参は正常な人の血圧に対する影響は少ないが，高血圧の人に対しては降圧，低血圧の人に対しては昇圧の作用がある。以上から人参は生体のさまざまな状況に対して双方向性の調節作用があることが説明できる。このような作用の薬物を適応原性薬物と名づけている。

❖党参❖

本品はキキョウ科の多年生草本植物トウジン Codonopsis pilosula（Franch.）Nannf. および同属植物の根である。

『本経逢原』：「上等な党参は，甘温峻補の効果はなく，かえって甘平清肺の力があり，沙参が寒性で，肺気を排泄するのとは似ていない」

『本草従新』：「補中益気に働き，脾胃を和し，煩渇と中気虚弱を除き，調補に用いるのに最も良い」

『綱目拾遺』：「肺虚を治し，肺気を益する」

『本草正義』：「党参は補脾養胃・潤肺生津・中気の健運の働きがあり，もともと人参とあまり違いがない。特に大切なことは，脾を健運して乾かさず，胃陰を潤して湿らせすぎず，潤肺して寒涼にならず，養血して滋膩に偏らず，清陽を鼓舞し，脾胃の気を高め，剛燥の弊害がない。ゆえにおよそ古今の成方で人参が用いられている場合，潞党参が当てはまらないものはなく，すなわちおよそ百証の治療で人参を応用する場合，潞党参を与えていけない場合はない*」

> *『本草正義』でいう潞党参を人参の代わりに用いることは一般の状況ではよいが，ただし独参湯で元気を大いに補ったり，参附湯で回陽救逆する場合，人参でないとその重い責任を果たせず，党参の弱い力で代替することはできない。
>
> 党参の味は甘，性は平で，補肺益気の作用があるので，脾肺気虚の常用薬であり，慢性胃腸病に対し改善作用があって，消化を助ける働きがある。最近の研究によると，党参には赤血球を増加させ，白血球を減少させる働きがあるが，脾臓切除後の患者には赤血球増加がみられない。よって気虚や気血両虚の病人にも用いることができる。

❖党参の薬理作用
　①活動機能に対する作用：ある人が党参根の抽出物を体重1kgあたり0.3ｇ，ウサギの胃に40日間注入すると，動物の体重が23％増加した。研究によると党参の抽出物は，マウスに対し比較的強い興奮作用があり，遊泳時間が対照群に比較して延長する。
　②生体反応に対する作用：党参はマウスが高温に耐える能力を高める。党参の抽出物と総アグリコンは，テレビン油で動物の白血球が増加するのを防止し，テレビン油で刺激した後に薬を与えると，白血球増多症の進展を抑制する。
　③中枢神経系に対する作用：報告によると，10％の党参根のチンキ剤・煎剤・抽出液は，体重1kgあたり0.006～0.007ｇをマウスに与えると，中枢神経系の興奮作用を引き起こし，動物の睡眠時間を短縮し，特にバルビタールナトリウムによる睡眠時間を短縮する。
　④造血機能に対する作用：正常なウサギに本品を与えて飼育し続けると，赤血球が増加し，白血球が減少し，好中球の比率が増加し，リンパ球の比率が減少する。脾臓の摘出後にはこれらの変化は基本的に消失する。ゆえにその補血作用は脾臓と関係があることが推測できる。放射線治療や化学療法後の白血球減少に対し，党参を用いて飼育するとそれを増加させられる。
　⑤凝血作用：党参の注射液はウサギの血漿の再カルシウム化時間を著しく短縮し，凝血を促進する。
　⑥血糖を高める作用：ウサギに党参の抽出物を内服あるいは注射で与えると，血糖値が上昇する。マウスの腹腔内注射やラットの皮下注射でも同様の効果がある。それはまたマウスのインシュリンによる低血糖に対しても顕著に上昇させる。
　⑦降圧作用：四川の党参のアルコール，あるいは水抽出物を動物に静脈注射，あるいは腹腔内注射で与えると，いずれも血圧が下降するが，これは末梢血管の拡張によるもので，アドレナリンによる昇圧作用を抑制する。

❖白朮❖

　本品は多年生のキク科の植物ビャクジュツ *Atractylodes macrocephala* Koidz. の根状茎である。

　『神農本草経』および張仲景の『傷寒雑病論』での朮は，蒼朮と白朮を区別していない。蒼・白朮の区別は『名医別録』から始まっており，蒼朮に関しては前述の麻黄加朮湯の項にある蒼朮の資料を参照していただくこととし，ここでは白朮の応用についてだけ述べる。

❖後世の医家の応用

　『名医別録』：「風邪が体・顔にあるのを主り，風により，目眩・頭痛・流涙があるのを治し，痰水を消し，皮間の風水による腫れを逐し，心下の急満・嘔吐・下痢が止まらないのを除き，腰・臍の間の血を除き，津液を益し，胃を温め，消化を促す」

　『大明本草』：「反胃に用い，小便を利し，五労七傷を主り，腰膝を補い，肌肉を長じ，冷気・気滞血瘀によるしこり，婦人の冷えによるしこりを治す」

　張元素説：「除湿益気・和中補陽・消痰逐水・……止痢・足・脛の浮腫を消し，……枳実を配合すると気分の痞満を消す。黄芩を配合すると安胎清熱する」。また，「白朮は除湿により乾燥させ，和中補気する。その用い方に9つあり，1つめは温中，2つめは脾胃の湿を去る，3つめは胃中の熱を除く，4つめは脾胃を強め，飲食を進める，5つめは胃を和し津液を生じる，6つめは肌熱を止める，7つめは四肢の倦怠があり横になりたい・目が開けられない・食欲がないのを治す，8つめは口渇を止める，9つめは安胎である。およそ中焦が湿を受けなければ，下痢することはない。白朮の逐水益脾が必須な場合，白朮でなければ湿を去ることができず，枳実でなければ痞を去ることができないので，枳朮丸はこれらが君薬である」

　蒼・白朮の応用に関して，どのような区別があるのか？　清時代の張隠庵の説では「白朮の性は温，蒼朮の性は烈である。およそ補脾をしたい場

合は白朮を用い，運脾をしたい場合は蒼朮を用いる」。胡九功の説では「蒼・白朮の効能は類似しており，いずれも健脾燥湿の働きがあるが，強胃燥湿の働きは蒼朮が勝り，補脾甘潤の力は白朮が勝る」。張山雷の説では「白朮と蒼朮は古代は区別がなかったが，今は区別されている。およそ古人が燥湿逐水のために用いたのは現在の茅山蒼朮で，脾胃の補益のために用いたのは白朮である……」。張氏はまた，「ただし今は蒼・白朮の二者は区別して用いられており，蒼朮は芳香・去風逐湿の力が強く，気味にすぐれ，白朮が穏やかで，よく守りあまり走らず，もっぱら補土の働きに徹するのとは比較にならない」と記している。

　以上の各家の論点は，言葉は違っていてもその精神は同じであり，だいたいにおいて白朮は健脾和胃の重要な薬である。李東垣は白朮を用いる際，少ししか使わなかったが，蒼朮は3両まで用いて，米のとぎ汁に浸した。申江の顧漢栄医師は白朮を肝硬変による腹水の治療に用いる際，60gまで用いている。

　われわれの習慣では白朮を利水薬として用いるとき，15〜30gが常用量で，必要なときは60gまで用いている。臨床観察によると，白朮を単味で用いても利水作用は強くなく，必ず弁証論治を行ったうえで，これを補佐する薬物と配合して用いて始めて利水作用が明らかになる。例えば脾虚，中焦の痰飲の場合には苓桂朮甘湯で用いる。腹水・浮腫で弁証が気虚の場合，黄耆・党参を加える。弁証が陽虚の場合，五苓散加減を用いるか附子を加えて陽気を鼓舞する。もし弁証が陰虚なら，猪苓湯加減を用いることができる。また脾虚気弱に属し，肌表不固で自汗がある場合，白朮を用いると補気健脾・固表止汗でき，黄耆・防風を配合した玉屏風散のようにして用いる。

❖白朮の薬理作用

①利尿作用：白朮の水煎剤や抽出液をモルモット・ウサギ・イヌの胃に注入するか静脈注射すると，いずれも明らかで持続的な利尿作用を生み出し，あわせてナトリウムの排泄を促進する。その利尿作用は，腎尿細管の再吸収の抑制と関係がある。

②血糖降下作用：ウサギに煎剤あるいは抽出液を内服させると，血糖値

はやや低下する。マウスに白朮の煎剤を内服させると，肝臓を保護し，四塩化炭素により引き起こされる肝グリコーゲンの減少作用を防止する。
③強壮作用：マウスに毎日体重1 kgあたり6 g煎剤を内服させると，1カ月後に，マウスの体重は増加し，筋力も増強する（遊泳試験）。
④抗凝血作用：ラットに体重1 kgあたり0.5 g煎剤を内服させると，1〜4週間後に，プロトロンビン時間が顕著に延長する。健康人が白朮の煎剤（1：20）を毎回1匙，毎日3回内服すると，4日後にプロトロンビン時間と凝固時間がいずれも顕著に延長し，停薬後10日余りで正常に回復する。アルコール抽出液でも効果があるが，持続時間は比較的短い。

適応証

- 太陰病を治療して，下痢があり，口渇はなく，寒気が強く，吐き気・腹痛があって，脈沈で細の場合。
- 中寒による下痢で，胃中に寒飲があり，よく涎沫を吐く場合。
- 胸痺で心中の痞気があり，気が胸にあって結し，胸満・脇下から心に逆搶する場合。

方解

王子接『絳雪園古方選注』：「理中とは中焦の気を理することで，陰陽の交わりである。上焦は陽に属し，中焦は陰陽の遭遇するところである。張仲景の立論では，中焦の熱は五苓散が主り，太陽を治療する。中焦の寒は理中湯が主り，太陰を治療する。人参・甘草は陰を和し，白朮・乾姜は陽を和す。辛甘が互いに補って中焦を助ければ，陰陽は自然に和順となる」

徐霊胎説：「理中の類はほとんど白朮が必要で，中焦を守るので中焦の治療に適する」。これは中焦を温補する主方である。すなわち乾姜で温中去寒し，白朮で健脾燥湿し，人参で補気益脾し，甘草で和中補土し，あわせて脾胃を温補し，中焦の虚寒を治療する方剤である。およそ上焦・下焦の虚寒は理中湯類には属さない。

応用

　本方は各種の原因による中焦の虚寒証，例えば食あたりで胃が虚して化生できない・胃脘部に痰が滞り，冷痛がある・脘腹が脹満し，食欲不振がある・産後の陽虚による腹痛・嘔吐・下痢の後の顔面の虚浮・四肢の腫れ・小児の慢性の驚風による下痢などをいずれも治療できる。

症例122

患者：常〇〇，男性，15歳。
現症：患者は7月中，生物や冷たいものをよく食べ，夜間涼しいときに寒邪を受けたら，腹がゴロゴロして，昼夜20回位下痢があった。眼窩は落ちくぼみ，手指は冷え，苔は白で脈は沈である。
処方：証は寒性のひどい下痢で，急いで温中回陽する必要があり，附子理中湯加減を用いる。
　　　炮附子片6g，乾姜6g，党参15g，焦白朮9g，神麹9g，山楂子9g，烏梅6g，訶子6g
考察：本例は『内経』でいう「長夏善病洞泄寒中」の証であり，附子理中湯を用いて温中回陽し，佐薬の神麹・山楂子で滞りを巡らせ，烏梅・訶子で固腸止瀉する。その病が激しく急性で，およそ急性腸炎や中毒性の下痢の場合，ショックの予防のため，湯液による治療のほか，必要な場合には必ず補液をして，電解質を補正する必要がある。

症例123

患者：向〇〇，男性，30歳。
現症：患者はもともと胃に病気があり，生物や冷たいもの，脂っこいものを食べると，悪心・嘔吐・噯気があり，よく涎沫を吐く。大便は常に泥状で薄く，舌は淡で，苔は白，脈は弦である。
処方：証は脾胃虚寒に属し，理中湯加減を用いる。
　　　乾姜6g，党参9g，白朮9g，甘草6g，嫩蘇梗12g，5剤。

経過：第1剤服薬後，唾液が明らかに減少し，噯気・嘔吐もかなり減り，継続して服薬すると症状は完全に消失し，大便も正常に回復した。
考察：本例は，『傷寒論』の「中寒による下痢・胃中の寒飲・よく涎沫を吐く」に類似している。弁証は脾胃虚寒で，理中湯を用いて中焦を温暖し，嫩蘇梗を加えて理気止嘔和胃する。

桂枝人参湯『傷寒論』

| 方薬組成 | 桂枝12g　炙甘草12g　白朮9g　人参9g　乾姜6g |

単味の薬理研究

- ❖桂枝⇨6頁
- ❖甘草⇨14頁
- ❖白朮⇨328頁
- ❖人参⇨319頁
- ❖乾姜⇨371頁

適応証

太陽病で表証がまだ除かれないものを誤って数回下し，ついに熱を伴う下痢になり，下痢が止まらず，心下の痞鞕があって，表裏が解していない場合。

方解

柯韻伯説：「外の熱が除かれておらず，表はまだ解していない。下痢が止まっておらず，裏も解していない。ここで脈が微弱であるが，心下の痞鞕があり，脈は弱いが証は実である。弱脈がみられるのに数回下したので，痞鞕は虚となっている。方は理中湯で辛甘温補し，下痢を止め，痞鞕を消し，また桂枝を加えて解表する。先に四味を煎じ後から桂枝を入れれば，和中の力にすぐれ，解肌の気が鋭く，表裏両解の中で柔軟な方法である」

喩嘉言説:「この処方は理中湯加桂枝ということから名づけられており，虚痞の下痢を治す最良の方法である」

>応用

　主に理中湯と同様の証を治すが，ただし理中湯証と異なるのは表証を兼ねるところである。本方は虚寒の下痢で，腸胃の間に水飲がある場合で，食欲は少なく，味がわからず，泥状便の場合，胃腸が弱く虚寒の現象に表熱を兼ねるが，実熱ではない場合を治療できる。

症例124

患者：何○○，女性，40歳。
現症：患者はここ数カ月，水様の白色帯下が多い。腰はだるく，脱力があり，もともと胃の冷え・食欲不振・味がわからない・大便が泥状の下痢といった症状があり，舌は淡白で，唇の色も淡く，脈は沈滑である。
処方：弁証は中焦の虚寒・気血不足に属し，桂枝人参湯および補血湯加減を用いる。
　　　桂枝9ｇ，党参9ｇ，白朮9ｇ，乾姜6ｇ，炙甘草6ｇ，黄耆12ｇ，当帰9ｇ，竜眼肉9ｇ，訶子6ｇ，椿根皮15ｇ，7剤。
経過：服薬後帯下は大いに減り，大便は正常になり，食欲不振も改善した。ただし腰はだるく，上方に川続断9ｇを加えて5剤続けて処方した。
考察：本例の白色帯下は水様で，気血両虚を兼ね，弁証は中焦の虚寒に属す。ゆえに桂枝加人参湯加減で中焦を温補する。補血湯を加えて益気生血し，佐薬の訶子・椿根皮で収斂させ，帯下を止める。

呉茱萸湯 『傷寒論』

| 方薬組成 | 呉茱萸9g　人参9g　生姜6片　大棗8g |

単味の薬理研究
❖人参⇨319頁　　❖生姜⇨19頁　　❖大棗⇨21頁

❖呉茱萸❖――――

　本品はミカン科の植物ニセゴシュユ *Evordiarutaecarpa* (Juss.) Benth. の成熟果実である。

✥『神農本草経』の記載
　「味辛温，主温中，下気，止痛，咳逆，寒熱，除湿血痺，逐風邪，開腠理」
　・温中：中焦を温暖する。
　・下気：気逆を治すことを指す。
　・除湿血痺：呉茱萸は辛温燥湿の働きがあるので，除湿することができ，血痺は肌膚と筋肉の痺れと感覚障害を指す。『金匱要略』虚労篇を参照。
　・逐風邪，開腠理：解表作用があるが，後世ではあまり用いない。

✥仲景の応用の考証
　『薬徴』：「主に嘔吐して胸満するのを治す」

✥後世の医家の応用
　『別録』：「五臓を利し，寒痰・逆気を去り，飲食の不消化・心腹諸々の冷えによる絞痛・悪心・心腹の痛みを治す」
　甄権説：「下痢によるこむら返り・胃の冷えによる嘔吐・下痢・腹痛・産後の心痛を治す」
　孟詵説：「膿血便・水様便の治療を主り，腸胃を保護する」

『大明本草』:「産後の瘀血を下し，腎気・脚気・水腫を治し，関節を通じ，温陽健脾に働く」
『本草綱目』:「解鬱化滞。吞酸・厥陰病の痰涎による頭痛・冷えによる腹痛・疝気・膿血便・喉，舌のびらんを治す」

呉茱萸の味は辛温で，去寒健胃・止痛・止嘔・殺虫の働きがある。

❖呉茱萸の薬理作用
①鎮痛作用:ウサギの歯髄を電気刺激する方法による証明で，呉茱萸の10％アルコール抽出物を体重1 kgあたり0.1〜0.5ml静脈注射すると，鎮痛作用が認められる。エボジアミン・ルテカルピン・異エボジアミンにも類似した鎮痛作用が認められる。
②体温上昇作用:本品のアルコール抽出物は，正常なウサギの体温を高め，テトラヒドロβナフチルアミンの作用を増強する。
③寄生虫の駆除:呉茱萸のアルコール抽出物は，ブタ蛔虫・ミミズ・蛭に対して顕著な殺虫作用がある。
④抗菌作用:本品の煎剤は黄色ブドウ球菌・コレラ菌・結核菌に対してその成長を抑制する作用がある。呉茱萸には抗ウイルス作用もある。
⑤胃腸・子宮に対する作用:腸胃の異常発酵の抑制とガスの排除の働き，動物の切除した子宮に対する収縮作用がある。
⑥毒性:使用量が多すぎると，中枢神経を興奮させ，視力障害・錯覚・腸蠕動の亢進を引き起こす。

適応証
●陽明病で胃が冷え，食べると吐き気がする場合。
●少陰病の嘔吐・下痢で，手足が逆冷し，煩躁して死にそうな場合。
●厥陰病の乾嘔で，涎沫を吐き，頭痛がある場合。

方解
許弘説:「乾嘔して涎沫を吐き，頭痛があるのは，厥陰の寒気が上攻しているからである。嘔吐・下痢・手足の厥冷があるのは寒気が内側で盛ん

だからである。煩躁して死にそうなのは，陽気が内側で争っているからである。食べると吐き気があるのは，胃が冷えて食事を受けつけないからである」

本方は主に3種類の証候を治す。1つは厥陰病の肝寒，もう1つは少陰病の嘔吐・下痢，もう1つは胃の冷えによる嘔吐で，いずれもその性質は虚寒に属し，3証ともに嘔吐があることから，中焦の虚寒であることがわかる。濁陰の上逆が3証のポイントである。処方の中の呉茱萸は，『本経』で，「温中下気，止痛を主る」主薬であり，虚寒の証は温補の方法がよい。人参を配合して健脾補虚し，生姜・大棗で温補降逆し，ともに中焦を温補する効果がある。

|応用|

本方は温中補虚・降逆止嘔の効果がある。およそ足の三陰の病で，悪心がある場合，いずれも本方の加減で治療できる。例えば急，慢性胃炎，妊娠悪阻，神経性頭痛，メニエール病などは，本方の加減を治療に用いることができる。涎沫を嘔吐し，舌質が赤くなく，苔は白滑で，脈遅が弁証の要点である。

症例125

患者：程〇〇，男性，53歳。
初診：常に頭痛を患い，頭頂部が著しい。常に乾嘔があり，涎沫を吐き，ときにあって，ときに止む。寒がりで，大便はときに泥状，舌は淡で，苔は白，脈は遅である。
処方：弁証は厥陰病で，肝経の頭痛を起こしており，呉茱萸湯で昇清降濁するのがよい。
呉茱萸9ｇ，党参15ｇ，生姜6片，大棗14ｇ，乾姜4.5ｇ，4剤。
2診：服薬後頭痛は大いに減り，唾液も減って大便は正常になった。上方から乾姜を去り，続けて4剤処方したら再診せず，諸証は完全に治癒した。
考察：本例は頭頂部の頭痛が主証であり，厥陰病証の「乾嘔，涎沫を吐き，

頭痛がある場合，呉茱萸湯がこれを主る」に一致し，乾姜を加えて温中去寒する。

大建中湯 『金匱要略』

方薬組成	蜀椒3g　乾姜6g　人参6g　飴糖18g

単味の薬理研究

❖乾姜⇨371頁　　❖人参⇨319頁　　❖飴糖⇨58頁

❖蜀椒❖───

　本品はミカン科の植物イヌザンショウ *Zanthoxylum schinifolium* Sieb. et Zucc.，花椒 *Z. Bungeanum* Maxim.，フユザンショウ *Z. planispinum* Sieb et Zucc.，カホクザンショウ *Z. simulans* Hance の果皮（花椒）あるいは種子（椒目）である。蜀椒または川椒と呼ぶ。

✤『神農本草経』の記載
　「味辛温，主邪気咳逆，温中，逐骨節皮膚死肌，寒湿痺痛，下気」
　・主邪気咳逆，下気：蜀椒は肺の寒邪を散じるので，肺寒による咳嗽を治療できる。
　・温中：蜀椒は温胃健胃作用を有する。
　・逐骨節皮膚死肌，寒湿痺痛：蜀椒は散寒逐湿するので，寒湿による骨や関節の痺れ・痛みと，皮膚の麻痺や感覚障害を治療できる。

✤張仲景の応用の考証
　李時珍説：「……およそ蛔虫は蜀椒に会うと動かなくなる。これでみると張仲景が蛔厥を治療するとき，烏梅丸の中に蜀椒を入れて用いるの

はこの意味である」

❖後世の医家の応用

『名医別録』：「六腑の寒冷・傷寒・温瘧・風邪を受けて汗が出ない・心腹の留飲・食あたり・慢性の下痢や膿血便を除き，……風邪・腫瘤・水腫・……を散じる」

甄権説：「咳嗽・腹部の冷痛を治し，歯痛を除く」

『大明本草』：「腎の陽気を興奮させ，陰部の汗を治し，腰膝を暖め，頻尿を改善し，嘔逆を止める」

『本草綱目』：「散寒除湿し，鬱結を解し，食あたりを消し，三焦を通じ，脾胃を温め，右腎命門を補い，蛔虫を殺し，下痢を止める」

『本草述』：「椒目は喘を治し，水気による喘に最も適する」

蜀椒は辛熱の性で，透明な涎を吐く，また胃の冷えによる疼痛や慢性胃炎の症状に用いることができ，『金匱要略』の已椒藶黄丸のように行水平喘にも用いることができる。そのほか，冠動脈疾患による狭心痛に対して，『外台秘要』の蜀椒丸のように心痛が背中に放散するのを治す。蜀椒は殺虫作用もあり，烏梅を配合した烏梅丸は蛔虫による腹痛を治す。

❖蜀椒の薬理作用

①抗菌作用：100％の山椒水の煎剤を平板小杯法で実験すると，溶連菌・ブドウ球菌・肺炎球菌・炭疽菌・枯草菌・ジフテリア菌・コレラ菌・変形菌・腸チフス菌・パラチフス菌・大腸菌・赤痢菌・緑膿菌に対し，いずれも抑制作用がある。また40％水抽出液は，星状ノカルジアに対しても抑制作用がある。

②局所麻酔作用：山椒の薄いアルコール抽出液は，局所麻酔作用があり，ウサギの角膜に対する表面麻酔の効力は，テトラカインよりやや弱い。モルモットに浸潤麻酔すると，その効力はプロカインより強い。

適応証

心胸中の大寒痛で，嘔吐し飲食できず，腹中に寒あり，上衝して皮膚が

隆起し，頭と足があるようにみえ，上下腹部が痛んで触れることもできない場合。

方解

『素問』痺論説：「痛む場合，寒気が多く，寒があるがゆえに痛むのである」

心胸中に大寒があるので，すなわち中焦が陽虚になり，痛みにより飲食できず，はなはだしいと嘔吐し，寒邪が上逆して，腹中の寒気が上衝して皮膚が隆起し，頭・足があるように見える。上下腹部が痛んで触れることができず，健中温陽をもって立法する。本方は蜀椒・乾姜で温中散寒し，人参・飴糖で健中補虚し，服薬後に温めると，少し汗が出て，寒が去って痛みが止まる。これが中焦の冷えによる痛みを治す方法である。

応用

本方は蛔虫・疝気・胃腸の痙攣・腸の癒着・胃拡張などで，腹痛・嘔吐がみられ，証が中焦の虚弱・陰寒内盛に属する場合に用いられる。

症例126

患者：厳〇〇，男性，43歳。
現症：患者は胃痛が8年間あり，普段は何も触れないが，痛みがひどいと塊を触れる。いつも酸水を吐き，温熱のものを好む。食後に痛みがやわらぎ，舌は淡，苔は白，脈は弦である。
処方：証は虚寒による胃痛で，大建中湯および芍薬甘草湯加減を用いる。蜀椒6g，乾姜6g，党参12g，白芍18g，甘草6g，飴糖30g（冲入和服），3剤。
経過：服薬後，胃痛はすぐに落ち着いた。
考察：本例の胃痛は証が陽虚大寒痛に属すので，大建中湯を用いて虚弱した中陽を大建し，内盛した陰寒を駆逐する。芍薬甘草湯は神のような効果で腹痛を治し，芍薬の量を多くすることで，止痛の効果はさらに顕著になった。

甘草乾姜湯 『傷寒論』

| 方薬組成 | 炙甘草12g　乾姜6g |

単味の薬理研究
❖甘草⇨14頁　　❖乾姜⇨371頁

適応証
肺が冷えて，涎沫を吐くが口渇はなく，必ず遺尿・頻尿がある。これは温めるのがよく，あわせて中焦の陽気を回復させることができる。また吐下法の後に厥逆・煩躁があり，咽が渇いて涎沫を吐くか，ときどき嘔吐する場合。

方解
乾姜は温中し，寒冷による腹痛を主る。甘草は脾胃を補い，二者の併用で脾陽を温運し，中焦の陽気を回復できるので，肺の冷えを治し，あわせて吐下法後の厥逆・煩躁・咽の乾燥などの証を治す。甘草乾姜湯が回復させる陽は，脾胃の陽であって心腎の陽ではない。このような厥逆による煩躁では，脾陽が不運によるものであって亡陽によるものではない。これは太陰病であって少陰病ではない。

応用
本方は諸々の虚証の出血，食滞と陰邪（湿・痰）の両方をあわせもっており，顔が赤く足が冷える，発熱喘咳・腹痛・軟便があり，弁証が胃虚挟寒に属する場合をいずれも治す。

症例127

患者：銭〇〇，男性，35歳。
現症：患者は常に吐血があり，前医は四生丸を与えたが無効。頻回に透明な唾液を吐き，味はわからず，食欲不振がある。舌は潤で苔は白，脈は細弦である。
処方：この出血は熱証ではなく，元陽の虚損でもないので，附子・桂枝の類は適当ではない。咳と頻回の吐涎があり，証は脾寒肺冷に属すので，温摂の法にならって甘草乾姜湯を与える。
炙甘草15ｇ，炮姜９ｇ，５剤。
経過：服薬後，吐血は完全に止まった。
考察：出血の証であるが，「血を見て止血しない」。本例の出血は，弁証が脾陽不足なので，甘草乾姜湯を用いて中焦の陽気を温回した。本方では乾姜ではなく炮姜を用いたが，炮姜の方が止血効果が良いからである。服薬後吐血は完全に止まった。『証治准縄』に引用されている『曹氏必用方』によると，「吐血に対し温めるとよい場合があり，甘草乾姜湯がこれにあたる」。この案はその一例である。

症例128

患者：顔〇〇，男性，41歳。
現症：患者は胃脘の疼痛があり，温めると改善する。舌は淡白で，苔は薄く，脈は遅緩である。証は胃寒による疼痛に属する。
処方：治療は温散がよく，甘草乾姜湯加芍薬を用いる。
甘草９ｇ，乾姜６ｇ，芍薬18ｇ，３剤。
考察：胃痛は寒に属し，甘草乾姜湯と芍薬甘草湯を併用し，温中去寒・解痙止痛をはかった。服薬後痛みは止まり，方薬は精密で簡潔であり，効果は打てば響くようであった。

15. 甘姜苓朮湯類

甘姜苓朮湯 『金匱要略』

| 方薬組成 | 甘草6g　白朮6g　乾姜9〜12g　茯苓12g |

単味の薬理研究

❖甘草⇨14頁　　❖白朮⇨328頁　　❖乾姜⇨371頁　　❖茯苓⇨294頁

適応証

腎著の病の人体が重く，水中に座っているようで，心下の動悸がある。腰以下が冷えて痛み，腹が重く，硬貨をたくさん身に着けているようであり，小便は不利である（経文では自利となっている）。

方解

王旭高説：「腰は腎の腑であり，冷湿の邪が滞って移動しないと著痹となる。甘草・乾姜・茯苓・白朮で土を温め湿に勝ち，水を制するのである」

方は乾姜で温中散寒し，茯苓・白朮・甘草で健脾利湿する。寒湿が去れば，腰痛・体が重いなどの症状も自然に除かれる。

応用

本方は妊娠浮腫・婦人の下半身の腫れ・老人の便失禁・滑精の場合をいずれも治す。弁証は腹以下が冷え，重いことが主である。

16. 桂枝附子湯類

方剤	薬物組成	加	減	適応証
桂枝附子湯	桂枝12g 附子12g 生姜3片 炙甘草9g 大棗8g			風湿相搏・身体疼煩・横になれず，あるいは頭部冷痛・腹内冷痛・吐涎など。
白朮附子湯	本方	白朮6g	附子6g 炙甘草3g 桂枝12g	風湿相搏・身体疼煩・横になれず，下痢・小便不利の場合。
甘草附子湯	本方	白朮6g	附子6g 大棗8g 生姜3片	風湿相搏・骨・関節が疼煩し，発汗息切れ・小便不利あるいは軽度浮腫の場合，あるいは痛風・寒湿脚気を治す。

桂枝附子湯 『傷寒論』

| 方薬組成 | 桂枝12g　附子12g　生姜3片　炙甘草6g　大棗8g |

単味の薬理研究
- ❖桂枝⇨6頁　❖附子⇨351頁　❖生姜⇨19頁　❖甘草⇨14頁
- ❖大棗⇨21頁

適応証
- 風湿相搏で，身体が痛み，イライラして横になれず，吐き気や口渇はなく，脈は虚浮で渋の場合。
- 悪寒発熱で，四肢の痙攣性の疼痛があり，屈伸し難く，厥して心下あるいは臍下の動悸があり，吐き気や口渇はなく，舌苔は滑，脈は浮で按ずると弱い場合。

方解
　桂枝附子湯は，桂枝湯から芍薬を去り，桂枝と附子の量を多くしたものである。芍薬は湿を巡らすのには不利なので去っており，附子を加えて陽を助け，湿邪を逐することで，陽虚の風湿証を治療できる。附子には温経作用があり，桂枝と併用すると表の風湿を散ずることができ，生姜は駆風し，生姜・大棗の併用は営衛を巡らし，表を和する。

応用
　本方は冷えによる頭痛・虚証の浮腫・脚の浮腫・頭暈目眩・常に悪寒を感じる，風湿が滞り，腹部に冷え・痛みがあり，涎沫を吐くなどの場合に拡大して応用できる。

症例129

患者：安〇〇，男性，51歳。
現症：患者はリウマチ性関節炎をすでに12年患っていて，最近は発作がひどくなり，両膝関節の腫れと痛みが著しい。寒がりで，腰もまただるく痛み，歩行には杖が必要である。大便は薄く泥状で，食欲は不振，感冒に罹りやすく，苔は白潤で，脈は沈弱である。
処方：桂枝附子湯加味を与える。
　　　桂枝12ｇ，附子12ｇ，杜仲15ｇ，桑寄生30ｇ，黄耆24ｇ，防已９ｇ，防風９ｇ，当帰９ｇ，生姜３片，炙甘草６ｇ，大棗８ｇ，７剤。
経過：最初の７剤を服用した後，腰と下腿の疼痛はかなり軽減し，続いて14剤服用した後には，杖なしで歩行できるようになり，体の鍛練もあわせて行ったところ，ついに完全に治癒し，仕事に就いた。
考察：本例の痺証の弁証は陽虚の風湿証であり，桂枝附子湯加味を用いた。附子は温経止痛の作用があり，桂枝と併用すると表の風湿を散ずる。本例では痺が長引き，気血が不足しているので，当帰補血湯を用いて扶正し，防風・防已を加えて風湿を去り，桑寄生・杜仲を加えて肝腎を滋益する。処方全体で解表温裏・去寒止痛・活血通絡・養血栄筋を行う。逐邪しながら正気を損なわず，扶正しながら邪をとどまらせないためである。

白朮附子湯『金匱要略』

方薬組成	白朮６ｇ　附子６ｇ　炙甘草３ｇ　生姜３片　大棗８ｇ

単味の薬理研究

❖白朮⇨328頁　　❖附子⇨351頁　　❖甘草⇨14頁　　❖生姜⇨19頁

❖ 大棗 ⇨ 21頁

[適応証]

　風湿により身体疼痛があり，横になれず，大便は泥状，小便不利の場合（『金匱要略』には，「大便堅，小便自利の場合」とあるが，理解できないので，現在は薬をもって証を測り，このように改めた）。

[方解]

　本方では白朮が主薬であるが，白朮の利尿作用は比較的弱く，附子と配合すると利尿作用が強まる。白朮・附子の併用により小便を利し，大便を実し，寒湿による痺痛に用いられる。張仲景は風・寒・湿邪による痺痛に対して，甘草附子湯や附子湯のように，往々にして白朮と附子を併用している。白朮附子湯の中の甘草は健脾作用を有する。また生姜・大棗は営衛を調和する。

　桂枝附子湯・白朮附子湯・甘草附子湯の3処方は，いずれも陽虚により化湿できない風湿相搏証を治すが，主に治す症候は異なっている。桂枝附子湯証は表の陽虚証が重いので，桂枝・附子を配合して温経通陽により風湿を散ずる。白朮附子湯証は裏の陽虚証が比較的軽いので，白朮・附子を配合して健脾行湿により水気を逐する。甘草附子湯証は表裏の陽がいずれも虚しているので，桂枝・附子・白朮を併用して，助陽温経により風湿を除く。

[応用]

　本方は痺証を治すほかに，浮腫や腸胃の水を除くこともできる。

症例130

患者：黄〇〇，男性，57歳。
現症：患者は右上腕の経脈の疼痛があり，上は肩甲骨，下は肘まで及ぶ。大便は薄く泥状で，「漏肩風」である。50歳以降に発症し，多くは血虚により経脈を栄養できないために起こる。

処方：白朮附子湯および当帰四逆湯加減を用いる。

　　　白朮6g，附子6g，当帰9g，細辛2.4g，桂枝6g，川芎9g，鶏血藤15g，秦艽9g，14剤。

考察：「漏肩風」は痺証に属し，現代医学でいう「肩関節周囲炎」である。処方の中で，当帰・川芎・鶏血藤は養血活血し，白朮・附子は寒湿を去り，附子・桂枝・細辛は温陽散寒し，秦艽を加えて駆風通絡し，推拿と体の鍛練を併用して，すみやかな効果をおさめた。

甘草附子湯『傷寒論』

方薬組成	炙甘草6g　附子6g　白朮6g　桂枝12g

単味の薬理研究

❖甘草⇨14頁　　❖附子⇨351頁　　❖白朮⇨328頁　　❖桂枝⇨6頁

適応証

風湿により骨・関節の疼痛とイライラがあり，激痛のため屈伸できず，近寄ると痛みが激しくなり，発汗・息切れ・小便不利・悪風があり服を脱がない，あるいは少し腫れがある場合，甘草附子湯がこれを主る。

方解

王子接説：「甘草附子湯は，2つの表の薬と2つの裏の薬を合わせた処方である。風邪が表を浸淫し，湿邪が関節に注いでおり，治療はこの2つを考えるのがよい。白朮・附子は裏の湿に勝り，桂枝・甘草は表の風を化する。わざわざ甘草の名を処方につけているのは，病が深く，関節に入っているので，緩やかに巡らせるからである。もし駆邪を急ぐと風は去っても湿がとどまり，かえって病が残ってしまう」

|応用|

　本方は痛風，風湿による疼痛，および寒湿による脚気を治すことができる。処方の中の甘草の量は，『玉函』と『外台』を根拠にして9ｇに改めた方がよい。

|症例131|

患者：金〇〇，女性，39歳。
現症：患者は両足の浮腫があり，すでに半年間歩行が不便で，寒がり，両脚の麻痺や痺れがあって，舌は淡，苔は白膩，脈は滑である。
処方：証は寒湿による脚気で，甘草附子湯加味を用いる。
　　　炮附子6ｇ，白朮6ｇ，細辛4.5ｇ，炙甘草9ｇ，桂枝12ｇ，当帰9ｇ，薏苡仁15ｇ，7剤。
経過：服薬後，浮腫は軽減し，症状は好転したので治療を続けた。
考察：『神農本草経』の記載によれば，附子は寒湿による痿証を治療できる。本証は湿脚気で寒湿が盛んであり，附子を寒湿を逐す主薬として用いており，佐薬の白朮・薏苡仁で温陽去湿し，また歩行困難に対し桂枝加当帰で活血通絡した。

17. 四逆湯類

方剤	薬物組成	加	減	適応証
四逆湯	甘草12g 乾姜9g 附子9g			少陰病で，下痢清穀・裏寒外熱・手足厥冷・発汗して厥，および膈上に寒飲あり乾嘔する場合。あるいは熱病で亡陽し，厥冷脈微の場合。
通脈四逆湯	本方	乾姜6g		回陽救逆し，脈微で絶えそうな証を治す。
通脈四逆加猪胆汁湯	本方	乾姜6g 猪胆汁50m*l*		陰盛格陽・手足厥冷・脈微欲絶・顔が赤く，咽痛・煩躁など。
四逆加人参湯	本方	人参3〜9g		悪寒脈微・下痢後亡血の証。
茯苓四逆湯	本方	茯苓12g 人参3g		手足厥冷・心下痛と動悸・あるいは小便不利の場合。
白通湯	本方	葱白四茎	甘草9g 乾姜3g	少陰病で，下痢・脈微・悪寒して体を縮める証。
白通加人尿猪胆汁湯	本方	人尿少々 猪胆汁50m*l*	甘草9g 乾姜3g	少陰病で，下痢が止まらず，厥逆無脈・乾嘔・煩躁の場合。
乾姜附子湯	本方		甘草12g 乾姜3g	昼躁夜安・脈沈微・虚寒の証。

真武湯	本方	白朮6g 茯苓9g 芍薬9g 生姜3片	甘草9g 乾姜9g	発汗後，頭眩・動悸・筋肉瘈攣・振振と震えて倒れそう・心不全・小便不利・腫脹。
附子湯	本方	人参6g 茯苓9g 白朮12g 芍薬9g	甘草9g 乾姜9g	少陰病で，脈沈・身体関節痛・口中和・背部に悪寒の場合。
当帰四逆湯		当帰9g 桂枝9g 芍薬9g 細辛4.5g 甘草6g 木通6g 大棗10g		手足厥冷・脈細で絶えそうなもの。

四逆湯『傷寒論』

| 方薬組成 | 甘草12g　乾姜9g　附子9g |

単味の薬理研究

❖甘草⇨14頁

❖附子❖

本品はキンポウゲ科の植物カラトリカブト *Aconitum carmichaeli* Debx. の子根である。炮製後の附子は制附子・熟附子，あるいは炮附子と称する。

✣『神農本草経』の記載

「味辛温，主風寒咳逆邪気，温中，金創，破癥堅積聚，血瘕，寒湿痿躄，拘攣，膝痛，不能行歩」

- 風寒咳逆邪気：上気道感染や哮喘など，外邪の侵入による人体の冷えの表現で，附子の味は辛，性は温で，散寒作用がある。
- 金創：創傷のことである。古人は創傷により容易に風邪を受け痙風（破傷風による筋肉の震え）が起こると考えており，附子は生物アルカロイドを含有しているので，金創に対して鎮痛作用があるほか，痙風に対して鎮静と解痙の作用がある。
- 破癥堅積聚，血瘕：腹腔内の腫瘤を消すことを指す。
- 寒湿痿躄，拘攣，膝痛，不能行歩：関節炎・膝関節拘攣・膝の痛みで歩行できないことを指す。

✣張仲景の応用の考証

張仲景は附子を用いるとき，『神農本草経』にもとづいているが，それを超越している部分もあり，以下にその概要を分析する。

①回陽救逆
- 四逆湯：甘草・乾姜・附子。
  証：水様の下痢が止まらず，身体疼痛・手足の厥冷があり，脈は沈微である。
- 四逆加人参湯：甘草・乾姜・附子・人参。
  証：四逆湯証で，脈微でふたたび下痢する。
- 白通加猪胆汁湯：葱白・乾姜・附子・人参・人尿（子供の尿）・猪胆汁。
  証：脈微で絶えそう，あるいは厥逆，無脈。
  附子の薬証は次のようにまとめられる。
  ①水様下痢が止まらない，②厥冷，③身体疼痛，④脈微細で絶えそう。

②扶陽解表
- 桂枝加人参湯：桂枝・芍薬・甘草・生姜・大棗・附子。
  証：四肢微急・屈伸困難。
- 桂枝去芍薬加附子湯：上方から芍薬を去り，附子を加える。
  証：胸満・微悪寒。
- 麻黄附子細辛湯：麻黄・細辛・附子。
  証：少陽病の初期で，かえって発熱し，脈沈。

③温陽利水
- 朮附湯：白朮・附子・甘草・生姜・大棗。
  証：風湿による骨・関節の疼痛とイライラ・激痛のため屈伸できない・発汗・息切れ・小便不利・悪風。
- 真武湯：茯苓・芍薬・生姜・白朮・附子。
  証：腹痛・四肢が重く沈む・疼痛・自ずから下痢。

④助陽去湿
- 桂枝附子湯：桂枝・附子・生姜・大棗・甘草。
  証：身体疼痛・横になれない。
  本方は桂枝加附子湯と比較して，芍薬を去り，附子を1枚から3枚に増量してある。薬証を比べると，芍薬は寒湿証には適さず，また四肢のわずかな強ばりがあり，屈伸が困難な場合，附子を1枚用い，身体疼痛があり横になれない場合，附子を3枚用いる。痛みが激しいと附子の量も増加してあり，附子の鎮痛作用が理解できる。

- ●桂枝附子去桂加朮湯：附子・白朮・生姜・甘草・大棗。
  証：前方証で小便不利。
- ●桂枝芍薬知母湯：桂枝・麻黄・知母・白芍・白朮・附子・防風・生姜・甘草。
  証：瀝節の疼痛・身体羸痩・脚が腫れて抜けるようである・頭眩・息切れ・むかむか吐き気がある。
- ●附子湯：附子・人参・茯苓・白朮・芍薬。
  証：少陰病の初期で，背部の冷え，手足が寒く，脈沈・身体痛・骨関節痛。

⑤温下寒積
- ●大黄附子湯：大黄・附子・細辛。
  証：脇下の偏痛・脈緊弦，これは寒がある。

⑥回陽救陰
- ●茯苓四逆湯：茯苓・人参・附子・甘草。
  証：発汗，もしくはこれを下すと，病が解さず，煩躁がある場合。

⑦扶陽消痞
- ●附子瀉心湯：大黄・黄連・黄芩・附子。
  証：心下痞，かつ悪寒・発汗がある場合。

⑧強陽摂陰
- ●腎気丸：附子・桂枝・地黄・山茱萸肉・山薬・牡丹皮・茯苓・沢瀉。
  証：虚労の腰痛・少腹の拘急・小便不利の痰飲による息切れで少し水飲がある場合・小腹痛を伴う小便不利の場合に用いる。あわせて腎陽不足による腰膝の冷痛・小便失禁・夜間多尿・痰飲による喘咳・消渇・水腫・慢性の下痢などの証にも用いる。
- ●芍薬甘草附子湯：芍薬・甘草・附子。
  証：脚の痙攣・悪寒。

⑨温中止瀉
- ●附子粳米湯：附子・半夏・粳米・甘草・大棗。
  証：腹部がキリキリ痛む。

⑩温脾摂血
- ●黄土湯：甘草・干地黄・白朮・附子・阿膠・黄芩・灶心黄土。

証：下血・先便後血。

　張仲景が附子を応用している方剤は，附子の主要作用を補火としているものがよくみられる。ここでいわゆる火とは，人体の生理機能と理解でき，中医学における相火のことである。相火は盛んになりすぎないのがよく，不足してもいけない。附子の補火の作用は，人体の生理活動機能を増強することである。かつ張仲景の附子の応用は，医学処方の代表的な方法を示しており，その特徴は柔軟性にあり，寒・温・補・下・清・散などの各方剤の中で，いずれも促進と協調の双方向の作用を果たしている。

①補気薬である人参と配合すると，すみやかに元陽を補い，救逆作用を高めるので，ショックによる虚脱を治療できる。白朮と配合すると温中健脾し，脾虚による下痢あるいは風寒湿痺を治療できる。

②温補薬の乾姜と配合すると回陽救逆・温中止瀉し，肉桂と配合すると温腎壮陽し，命門を峻補する。

③補血薬の当帰と配合すると強陽摂陰し，温経散寒・養血通絡することができる。地黄を配合すると補血の働きを増強し，血虚による微熱を治す。阿膠を配合すると，強陽・摂陰・止血できる。

④発散薬の麻黄はよく発汗させ，亡陽の恐れがあるが，附子を配合すると発汗させながら陽が脱しないので，太陽・少陽に発病し，心不全の場合に適用する。桂枝を配合すると通陽作用を増強し，心不全あるいは風湿相搏ち，手足がだるくて仕方がないのを治療できる。

⑤清熱解毒薬である黄連の瀉心の働きを配合すると，附子は陽を保護するので，虚証の人が発汗し，心下痞の場合に適する。敗醬草を配合すると，慢性の腸膿瘍を治す。

⑥瀉下薬の大黄を配合すると，寒積を巡らす。

⑦利湿薬の茯苓・白朮・沢瀉を併用すると，温陽利水でき，陰水による腫脹を治療できる。

　まとめると，附子は十二経を通じ，百薬の長であり，各方面の作用を増強できる。後世の医家たちは張仲景の臨機応変な附子の用い方について，多くの記述をしている。

　南海の譚次仲は「附子は強心の働きがあるので，軽度の心不全を治療

できる。もし重症の場合は乾姜を配合しないと効果がない」と述べている。

樊天徒は「陽が衰え，陰もまた枯渇している場合，附子の回陽に人参・地黄を配合して気陰双補すれば解決できる」「心機能衰弱があり，冠動脈の血行障害による場合，心筋の栄養が不良になる。このとき附子だけを用いても，これに頼ることはできない。附子は興奮の力があるだけで，栄養の効果はないからである。この場合は人参・黄耆・当帰・地黄・肉桂を多く用いた方がかえって有効である」と述べている。

われわれの認識では，附子を君薬として，佐薬にさまざまな薬物を組み合わせることで，その効果もまた異なったものになる。例えば附子と麻黄を併用すると，心機能低下に表証の悪寒・無汗を兼ねる場合に適用するので，強心発汗剤となる。附子と桂枝を併用すると，心不全と営衛不和の場合に適用するので，強心解肌剤となる。附子と茯苓・白朮を併用すると，心臓病の水腫証に適用するので，強心利尿剤となる。附子と乾姜を併用すると，心不全の嘔吐下痢症に適用するので，強心温中剤となる。附子と肉桂・当帰・白芍を併用すると，心不全による血液循環不良に適用する。附子と人参を併用すると，強心栄養作用があり，津液不足による心不全を治療できる。附子に当帰を加えると，温経作用を増強し，婦人の月経不順・下焦の虚寒を治療できる。まとめると，附子の配合が適当で柔軟に応用できると効果は顕著である。

したがって以上の方剤から附子の薬効は以下の4種類にまとめられる。
①温陽（四肢厥冷・背部の冷えに対し，強心作用により心拍出量を増加させ，全身の血液循環を改善させ，悪寒の証を解除できる）。
②鎮痛（腹痛・脇痛・関節痛・身体痛）。
③強心（脈微沈細あるいは無脈）。
④止汗（自汗・額汗あるいは発汗が止まらない）。

『**本経疏証**』：「発汗後に附子を用いる証のポイントは悪寒にあり，そうでなければ表証がなく煩躁がある場合である。発汗法や下法を行っていない場合に附子を用いる証のポイントは脈沈微にあり，それが重要なことである！」

まとめると，張仲景の附子の使用は，少陰証あるいは厥陰証で厥逆亡陽になり，脈微で絶えそうなときである。常に生命を回復させる働きが

あるのは，附子が強心作用を有するからである。附子の強心作用は，現代薬理学ですでに証明されている。附子はアコニチンを含んでおり，強心作用をもっている。ただし心臓に対して比較的強い毒性があり，長時間煎じるとアコニチンが分解されてアコニンになり，その毒性がかなり減弱されるが，強心作用は残る。熟附子片の煎剤は，カエル・モルモット・ウサギの切除した心臓に対して強心作用があり，切除していない心臓に対しては，軽度の強心作用がある。附子は逐水作用を有し，これはまさに附子の強心作用による。心機能が衰えたとき，血行は緩慢になり，血管からの滲出液が皮下の結合組織中に集まって，下肢の浮腫を形成する。附子は強心の働きがあり，血液を速やかに循環させ，滲出液を消失させるので，浮腫が治る。張仲景が附子を強心および水腫の治療に用いるのは，『神農本草経』の内容を超越しており，新しい発展である。

陳修園『本草経読』：「人の生まれるところは陽なり。亡陽になればすなわち死であり，誤治により発汗が止まらない場合，四逆湯や真武湯を用いる」。これは附子が陽を回復させ，表を固め，汗を止める作用があることを説明している。附子の止汗作用は，張仲景の『神農本草経』に対する別の新たな発展である。

❖ 後世の医家の応用

『名医別録』：「腰脊の風寒。脚が痛み冷えて弱る・心腹の冷痛・嘔吐・下痢・膿血便を治し，生殖機能を高め，筋肉や骨を丈夫にするなど」

『珍珠嚢』：「脾胃を温暖し，脾湿と腎の冷えを除き，下焦の陽虚を補う」

『用薬法象』：「臓腑の沈寒・三陰の厥逆・湿邪による腹痛・胃の冷えによる蠕動を除く。無月経を治し，虚を補って，壅塞を救う」

後世の医家は附子が辛熱であると説き，あえて高熱病には用いない。李東垣が治した馮という名の婦人は，傷寒で顔と目が赤く，煩渇して飲みたがり，脈が1呼吸で7～8回，ただし按じると散であった。これは陰盛格陽（陰寒が旺盛なため陽を追い出しそうな状態）であり，参附湯を用いて発汗させたら治った。この人の脈は数であるが，按じると散であり，ここから附子は心機能低下を救うという重要性が説明できる。

李時珍説：「烏頭・附子・天雄，いずれも下焦命門の陽虚を補う薬である」

虞搏説：「附子は強壮の性質をもっており，関を破って将軍を奪う（力強く猛烈）の気がある。補気薬を導いて十二経を巡り，散失した元陽を回復させる。補血薬を導いて血分に入り，不足した真陰を滋養する。発散薬を導いて腠理を開き，表の風寒を駆逐する。温暖薬を導いて下焦に達し，裏の寒湿を除去する」

『本草正義』：「附子はもともと辛温大熱で，その性質はよく走るので，十二経を通行する純陽の要薬である。外側では皮毛に達し表寒を除き，裏では下元に達ししつこい冷えを温める。内側でも外側でも，およそ三焦経絡・諸々の臓腑に至るまで，本当の冷えなら治せないところはない」

『本草経読』：「嘔吐・下痢・厥冷には，通脈四逆湯・姜附湯を用いる。少陰病で眠りたがるとき，附子は脈を生じさせる働きがあり，巡りが良くなり，通達すると厥が治癒する」。これは附子の強心作用と血液循環の改善作用を説明している。

『本草匯言』：「附子は，陽気を回復させ，陰寒を散じ，冷痰を逐し，関節を通じる猛薬である。諸病で真陽が不足し，虚火が上衝し，咽喉不利・食欲不振があり，寒薬を飲むと悪化する場合，附子は命門の主薬となり，命門に入り込んでその火を招き，引火帰原させれば，虚浮の火は自ずから鎮まる。およそ陽虚陰極の症候で，肺腎に熱証のない場合，死にそうなのを回復させる特殊な効果がある」

陸淵雷『傷寒今釈』：「附子は興奮強壮の薬である」

祝味菊説：「附子は十二経を通じ，上昇も降下もでき，百薬の長であり，その配合により異なった用い方ができる。例えば，附子に磁石を加えると，興奮に鎮静が加わり，強壮の働きを備え，虚性の興奮を抑制でき，ノイローゼの治療に失敗した場合に効果がある。附子に酸棗仁を加えると，辛通に酸収が加わり，緩和作用をもち，心血管の自律神経の乱れを調節する働きがあるので，頻脈を治療できる。附子に知母を加えると，辛熱に甘寒が加わり，温潤作用があり，熱性病の心陽不振に口渇して飲みたがる場合を治療できる」

祝味菊先生はよく附子を用いており，その量は多くて3，4両に及ぶので，「祝附子」の呼び方がある。そのほか，湿温傷寒（腸チフスに

相当）で，症状が高熱・意識障害・舌や口唇が黒色である場合に，附子を地黄と配合して用いた。一般的な状況では，高熱・意識障害・舌が黒色・口唇が焦げるようで，鼻も煤けたような場合，附子は禁忌であるが，われわれの認識では，患者は湿温傷寒を患っており，高熱・意識障害・心不全の危険な症候を認めるので，治療は全体を考えて，まず心不全を救う必要があり，附子でなければ救脱回陽することができない。祝氏の説では，「ほかの清熱薬があるので，1，2味の熱薬があってもよい」と，扁鵲が附子と知母を用いた例をあげて説明している。清熱養陰薬が附子の毒性を抑える働きがあるか，あるいは人体に対して有益であるかはさらに研究する必要がある。ただし，祝氏が熱病に対して附子を用いたことは，純粋に臨床の実践経験からのことであり，非常に貴重である。

後世の医家が附子を応用した経験に従えば，附子の性味が辛熱であることを見いだすのは容易で，主な作用は補火温陽である。命門の火が衰えたのを附子を用いて補火し，下焦の陽虚を補って，諸臓腑の真寒を治療する。

❖われわれの附子の応用経験

附子には強心作用があるので，一切の疾病による心機能不全に対して応用できる。附子は慢性心不全，例えば肺性心・冠動脈疾患・リウマチ性心臓病など，いずれに対しても良い効果がある。われわれは一切の慢性虚寒性疾病の治療に附子を用いており，例えば胃腸病で透明な涎を吐いたり，下痢の場合や，血管炎・気管支炎・肺炎・月経不順・局所の麻痺・腫脹・疼痛・多種の慢性炎症，例えば結膜炎・子宮頸部炎・慢性潰瘍性大腸炎などである。附子は益気薬の黄耆・党参と併用したり，清熱解毒薬と併用できる。現代の薬理研究によると，清熱解毒薬は抗菌・抗ウイルス・抗原に対するアレルギー反応の抑制作用がある。温陽益気薬は中枢神経系を興奮させ，内分泌と生体の免疫機能を調節するので，二者を併用すると互いに協力して，明らかな増強効果を示す。われわれがこの方法を治療に常用することで，長年にわたる難治性疾患や慢性炎症が，往々にして竹を割るようにすぐに解決でき，著しい治療効果が認められた。

✤附子の臨床応用

①頭痛（風寒・痰・気虚・陽虚・慢性病）。
②項の強ばりや脱力。
③疼痛（心臓痛・腹痛・背部痛・胃痛・脇痛・歯痛・関節痛・全身痛）。
④顔・脚の浮腫。
⑤陽虚・下血および吐血。
⑥慢性の下痢・生理不順・潰瘍から滲出液が長く出る・薄い濃汁・慢性炎症および慢性病の虚寒症状。

　附子の毒性に関する問題では，前人はその燥熱，および毒性を過大評価しており，その畏れを説いている。

　張元素は「大辛大熱」，朱丹渓は「猛烈」，王好古は「烏頭・附子は体が冷え，四肢の厥冷がない場合には用いてはいけない」，繆希雍は「気性熱極」，徐霊胎は「剛暴駁烈」と表現している。

　歴代の医家は，このように説くことで，附子の使用を制限してきた。これを清朝の張隠庵は「世の医者は医の理屈がわからず，病機を認識せず，脈が脱して厥冷し，意識障害のひどい状態になってから附子を用いてよいという」と批評した。

　附子は有毒であろうか？　もちろんである。附子の軽度の中毒症状を「瞑眩」と称し，中医には「薬に瞑眩がなければ，厥疾は癒えない」の説がある。附子の瞑眩症状は，ボーッとしたり，酔ったようになったり，舌・口唇が痺れたりし，重症な場合，脈は絶え，顔色は変化し，知覚は脱失する。ただし，中毒の問題は予防することができる。その方法は，附子を内服する場合，水から長く煎じて用いる。煎じる時間が長いと，毒性も比較的少なく，通常は１時間煎じれば十分である。また烏頭・附子は酒に浸けて用いてはいけない。以前，烏頭・附子を酒に浸けて服用して，中毒死した報告がある。

✤附子の薬理作用

①**生体の機能の興奮作用**：附子は中枢神経系に対して興奮作用があり，動物の寒冷に耐える働きを高め，代謝を増強させる。中医は附子が温陽補火の作用があると認識しており，全身と臓腑の生理機能を高める

効果をもつ可能性がある。
②心血管に対する作用：中医は附子を「回陽救逆」に用いており，附子の強心作用のことである可能性がある。附子には正常，および衰えた心臓に対し強心作用があるのは明らかである。正常な麻酔したネコと，バルビタール類を静脈注射して心不全を起こしたネコに対して，附子を水に浸けた液と，水で煎じた液を静脈注射すると，心収縮力はいずれも強まり，その作用はプロプラノロールに対抗することができる。ただし附子を水に浸けた液は治療の安全域が比較的狭く，その最小有効量と最大耐受量がほぼ等しいが，煎剤の最大耐受量は最小有効量の16～222倍で，安全範囲は明らかに広がっている。附子の加熱後には毒性が減少し，強心成分は保存される。このことが附子を炮制したり，水から比較的長時間煎じる理由である。

　附子の注射液を静脈注射すると，麻酔したイヌの心拍出量，冠動脈・脳・および大腿動脈の血流量は明らかに増加し，血管抵抗は低下する。ネコの静脈に投与すると，冠動脈と大腿動脈の血流量が増加する。薬理作用と，臨床で附子を心不全や冠疾患の患者に用いることとは一致している。

③鎮痛作用：ネズミの尾を電気刺激する方法で実験すると，体重1kgあたりアコニチン0.05mgで鎮痛作用があり，体重1kgあたり0.1mgの鎮痛効果は，体重1kgあたりモルフィン6mgの作用より強い。また熱板法で測定すると，アコニンとベンゾイルアコニンはマウスに対していずれも鎮痛作用がある。

④副腎皮質機能を促進する作用：附子の煎剤はラットの尿中17-ケトステロイドの排泄を増加させ，副腎皮質の中のコレステロールの含量を減少させ，ホスファターゼ活性を増強し，あわせて肝グリコーゲンの増加を促進する。臨床上，新陳代謝の低下した患者に用いると，その機能を増強，および改善させる。

⑤消炎作用：熟附子片の煎剤を胃に注入すると，ホルマリンや卵白により引き起こされるラットの踝の関節の腫脹に対し，抗炎症作用がある。

⑥毒性：生附子を水に浸けた液，およびアコニンはヒキガエル・ウサギ・イヌなどに不整脈と心停止を起こすが，生附子を水に浸けた液

を煮るとその毒性はかなり低下し，煮沸時間が長いと毒性も低くなる。附子・乾姜・甘草からなる四逆湯は，単味の附子に比較して毒性が少なく，動物（ウサギ・マウス）の死亡率を低下させ，生存時間を延長させる。

臨床上，大量のアトロピンを用いると附子中毒の病人を救うことができ，症状が軽減し，心電図も正常に回復する。このほか，金銀花・緑豆・犀角でも解毒することができる。

症例132

患者：駱〇〇，女性，61歳。

現症：患者は三十数年前にリウマチ性心臓病を患い，後遺症で僧帽弁狭窄症になり，胸部外科に入院して手術を受け，再び吐血することなく仕事に復帰した。数年前退職して家にいるとき，家事で過労になり，再び発作が起こって全身浮腫になり，診察を求めてきた。頭部顔面・胸腹・足背はいずれも浮腫があり，指で押すとくぼみ，胸苦しく，息切れがあり，胃のあたりが脹って食欲がない。西洋薬の利尿剤を服用したが腫れは退かず，皮膚は蒼白で触れると冷たく，口唇は紫，舌は淡，苔は薄白，脈は沈細で重按すると弱まる。

処方：苓桂朮甘湯加温陽益気薬で治療する。

附子9g，桂枝9g，茯苓15g，白朮9g，党参9g，黄耆9g，陳皮9g，大腹子9g，大腹皮9g，7剤。

経過：服薬後，小便の量は増え，全身浮腫は次第に退き，目が開けられるようになり，手も握れるようになった。再診で前方を加減したが，主薬は変えていない。

患者の家族がわれわれに尋ねた。

「なぜ西洋薬の利尿剤を服薬しても尿が増えず，中薬の処方中に利尿薬は多くないのに尿が増えたのですか？」

われわれの説明は，「単に薬の立場からいうと，西洋薬の利尿剤は中薬に勝っているが，病気を治す立場からいうと，中医の弁証論治に従えば，西洋薬の利尿剤に比べ，総合的にみて良い効果が得られ

る」。中医の認識では，腫脹は脾胃に原因があり，脾虚があると水湿が巡らず，腎虚があると陰湿が溢れて，脾が土を温められない。今附子を用いて温陽し，陰湿を除いて脾の運化を助け，健脾を加えれば，水湿はすみやかに消える。利尿の薬物は標の治療にすぎず，本治ではない。標本の問題は，中医・西医を問わず，理屈は一致している。これは苓桂朮甘湯から甘草を去り，附子・人参・黄耆の温陽益気を加え，白朮・茯苓の健脾利水を配し，陳皮・大腹皮で理気する。脾が旺盛になれば水が巡ることができ，気が巡れば滞りが通ずる。これは本治を主としており，標治は行うが結局は二次的なものである。

家族はまた尋ねた。

「なぜ小便が利すると，胃の脹りもなくなり，食欲も出てくるのですか？」 われわれの説明は，「胃が脹るのは胃の病だからではなく，肝に鬱血があり腫大して，胃を圧迫しているので，食べるとすぐ脹る。今は循環が改善され，腫脹もまた消え，肝が大きくないので胃を圧迫しないから，胃が食物を通すことができるのである」というものである。胸苦しく，息切れがあるのは胸水による可能性があり，全身の水腫が尿から排除されれば，この水もまた同じく排除され，胸苦しさや息切れも起こらない。原方を数剤続けたら落ち着いた。

半年ほど経ってまた受診したが，患者は浮腫と喀血があり，皮膚は萎黄して艶がない。口唇の色は淡暗で，舌は淡，苔は白，脈は弱。会話に力がなく，喀血の色は鮮紅で量は少なく，呼吸は荒く，気虚がはなはだしい。

処方：参附湯加減を用いる。

別直参3g，附子片9g，黄耆15g，五味子9g，桂枝9g，7剤。

経過：服薬後，喀血は止まり，浮腫は消退した。その後は益気養血薬を用いて予後を改善させ，半年後に追跡調査したが再発はない。

考察：喀血に対し附子は禁忌ではない。本案はリウマチ性心臓病による僧帽弁狭窄症により，肺循環の鬱血がある。喀血は肺循環の鬱血による。そこで，附子・桂枝で強心し，肺循環を改善させ，肺循環が改善すると鬱血が改善し，鬱血が改善すると喀血が止まる。科学研究

の報告によると，黄耆には利水作用があり，五味子を加えると肺気を収斂できる。

症例133

患者：楊○○，女性，27歳。

現症：患者はリウマチ性心臓病で，連日胸苦しく，少し息切れがある。口唇はやや紫紺を帯び，吐血が口に溢れ，少し咳嗽があり，脈は細弱，舌色は絳紅である。これは胸陽が衰微し，気機が鬱滞している。心は胸中にあって血を主り，肺は膈上にあって気を主る。気血がふいごのように鼓動すれば巡る。今ふいごが壊れた状態で，気が鼓動できず，血の巡りも失われ，鬱血して溢れており，治療法は唯一温陽益気しかない。

処方：附子9ｇ，桂枝9ｇ，黄耆9ｇ，白芍9ｇ，白朮9ｇ，5剤。

経過：患者はこの処方を持ち帰って，ある同僚の医者に見せたら驚いて私に尋ねた。「喀血に桂枝・附子を用いるのは古人の教えに反する。張仲景の説では，『桂枝を飲むと，陽が盛んになり死亡する』『鼻出血・失血がある場合，桂枝は禁忌である』とあるのに，今なぜ桂枝，附子を併用するのか？」。私はこれに答えて，「あなたはただ1つのことがわかって，2つのことはわかっていない。舌絳紅は一般には熱に属すが，その場合必ず絳紅で乾燥している。もし湿潤で，津液が多い場合は熱に属さず，1つの症状だけで弁証することはできない。必ず症状の関係を総合して弁別する必要がある。あなたならこの証に，鮮生地黄・北沙参・麦門冬・玄参の類を用いるでしょう。ここで思い切って温陽・益気薬を用いた場合，現代医学の視点からみると，附子・桂枝で強心し，肺循環を改善させ，肺循環が改善すれば鬱血が改善し，鬱血が改善すれば，喀血が止まる。このように止血せずに止まるのは，まさに古人のいう，『血を見て止血しない』のはっきりした教えであり，中医学の弁証論治の精神と一致する。実践は真理を検証する方法であるが，患者は服薬後どうなりましたか？」と言った。

数日後，患者が再診して入室するとき顔に笑みを浮かべていた。私は，「おおかた喀血は止まったのですね！」と言った。患者は，「どうしてわかるのですか？」と聞いた。私は，「部屋へ入ってこられたとき，顔に笑みを浮かべておられたので，喀血がすでに止まったことがわかった。もし止まっていないのであれば，顔に憂いを含んでいるはずである」と述べ，前方を加減して，さらに数剤服用するように言った。患者はまた質問して，「将来再発しますか？」と言った。私は，「根治は困難で，再発の可能性はあります」と答えた。

症例134

患者：江〇〇，男性，60歳。
初診：患者は冠動脈疾患を患っており，心不全で入院した。血圧は低く，体温は36℃，脈拍は48回/分くらいで，入院してすでに1カ月経つが，動悸・胸苦しさ・息切れの発作を反復し，夏の盛りなのに寒がりで，汗が出ると寒気がひどくなる。眩暈・脱力・不眠があり，舌苔は灰黒，脈は遅緩，無力で，ときに腰がだるい。尿は頻回で透明，これらは心腎陽虚・神失内守の証である。治療は心腎の陽を温補し，外脱した神をおさめる。
処方：附子塊9ｇ，黄耆15ｇ，仙霊脾9ｇ，牡蛎9ｇ，熟地黄15ｇ，枳殻9ｇ，菟絲子9ｇ，酸棗仁15ｇ，五味子9ｇ，夜交藤30ｇ，丹参15ｇ，7剤。
2診：悪寒・発汗は好転し，動悸は軽微になり，体温は36.5℃に回復したが，苔はなお黒で，倦怠感がある。
処方：原方に当帰9ｇ，党参9ｇを加えて，14剤続ける。
3診：諸症状は消失し，血圧・脈拍は正常，苔は薄膩に転じ，脈は細緩，脈拍は66回/分で，退院させ，以下の処方をもたせた。
処方：附子塊9ｇ，仙霊脾9ｇ，菟絲子9ｇ，黄耆15ｇ，丹参15ｇ，党参9ｇ，酸棗仁12ｇ，五味子9ｇ，夜交藤30ｇ，竜骨9ｇ，牡蛎9ｇ，熟地黄15ｇ
経過：この処方を長期に服用させたところ，病状は長期間安定していた。
考察：本例は冠動脈疾患で，心不全を兼ねており，中医の弁証によると心

腎陽虚に属する。なぜ陽虚なのか？　脈に従って分析すると，『景岳全書』説では，「虚脈は正気の虚であり，無力のことであり，脈の勢いがないことであり，……遅で無力なのは陽虚である」「大部分の脈は遅緩であり，全体に元気が充実しておらず，やみくもに攻撃することはできない」。証に従って分析すると，本症例は寒がりがひどく，体温が低い。われわれの認識では，心陽の虚はその本が腎にある。腎は全身の陰陽を主り，水火の臓（腎陰と腎陽を蔵する）であり，生命の根である。腎の真陽が不足すると，心陽を鼓舞できず，心神が乱れて，脈が異常になる。本方において，附子は温陽補火して心腎陽虚を治す主薬であり，現代の薬理研究で，附子は全身と臓腑の生理的機能を興奮させ，代謝を増強させることが証明されている。附子の強心作用は著しく，心臓の拍動を増強させ，心拍出量を増加させるとともに，冠状動脈を拡張させ，冠動脈疾患の患者の心筋虚血を改善させる。附子に仙霊脾・熟地黄・党参・黄耆などの薬で腎の元気を温め，心陽を興奮させ，竜骨・牡蛎・酸棗仁・五味子などを加えて，精神を安定させる。長くこの処方を服用させた結果，病状は好転し，安定した。

症例135

患者：尤〇〇，女性，28歳，労働者。

現症：患者は1年前，顔面の頬から鼻梁にかけて皮疹が出現し，対照性の紅斑を形成した。高熱・寒がり・関節の酸痛・頭痛を伴った。病院の検査で，血液中にLE細胞がみられ，骨髄中もLE細胞（+）で，SLEと診断された。ステロイド・アザチオプリン・ペルサンチンなどの薬物を用いたが，明らかな治療効果はなかった。診察時，両側頬部に蝶形紅斑がみられ，顔色は晄白で，顔と目に浮腫があった。下肢には瘀斑が出現し，寒がりで下肢は冷えている。便は泥状で，帯下の色は黄色く，悪臭がある。発熱は朝は軽度で，夕方に悪化。口が渇き，尿は赤い。苔は黄色で舌質は胖嫩，辺縁に歯痕がある。脈は沈細で数。血沈は90mm/hr，血小板は6万/mm^3。尿検査で赤

血球（+++），尿蛋白（++）。証は脾腎陽虚で，元気が内側で虚し，湿熱が中に滞り，火毒が営に潜んでいる状態に属す。治療は温陽益気により扶正し，清泄湿熱により去毒する。

処方：炮附子片6g，党参12g，黄耆60g，丹皮9g，黄柏9g，牛膝12g，生地黄90g，虎杖60g，土大黄30g，土茯苓15g，沢瀉9g，赤芍15g，苦参12g，7剤。

経過：この処方を加減して1カ月服用させた後，患者はステロイドを減量でき，ついに中止できた。熱が退き，精神状態は好転し，帯下は減少し，浮腫は退き，大便の形ができ，下肢の紫斑は縮小した。続けて3カ月治療した後，患者の蝶形紅斑は消失し，色素沈着が残って，そのほかの症状はいずれも正常化した。血沈は15mm/hr，血小板は12万/mm^3。尿検査で赤血球(少量)，尿蛋白(-)，血中LE細胞(-)。その後，益気養陰法で調整し，1年後の追跡調査で再発はない。

考察：SLEは，全身の皮膚と内臓器官がいずれも侵される結合組織の疾病の一種である。この例は陽気が衰微し，邪を追い出す力を出せない。頑固な病で消耗し，熱毒が内蘊伏結している。もし単にその陽を助けると必ず熱毒の発生を助けてしまい，ただその熱だけを清すると真元を損傷するので，温補と清泄の両方を考えるのがよい。ゆえに附子片・党参・黄耆で温陽益気し，真元を助ける。牡丹皮・黄柏・苦参など苦寒の薬を用いて，熱毒を清泄する。薬理研究によると，附子の温陽と生地黄の涼血を併用すると，副腎皮質の機能と免疫機能を調節する働きがあり，ステロイドの代替となりながら，ステロイドのような副作用はない。同時に，温陽益気薬は中枢神経系を興奮させ，内分泌の機能を調整し，免疫機能に対する保護と促進の働きがあり，生体の抗ストレス能を高める。清熱解毒薬は，抗菌・抗ウイルス・抗抗原の働きがあり，あわせてアレルギー反応を抑制する作用がある。温陽益気薬と清熱解毒薬の配合は，促進あり，抑制あり，双方向の作用で治療効果を増加させる。この方法を用いて長年にわたる頑固な疾病・慢性炎症（後述）を治療して，往々にして刀で割るような解決をみて，顕著な治療効果が得られた。

症例136

患者：章〇〇，男性，46歳。

現症：患者は十数年前に口内炎を発症し，いつも過労後に発病する。毎回口唇および口腔の両側粘膜に潰瘍が出現し，長く傷が閉じず，疼痛が耐え難い。飲食に障害があり，中・西医の各種の治療を行ったが無効であった。診察すると口唇は赤く腫れ，0.5×1cmの潰瘍が1個あり，口腔の内側の粘膜には大小不同の潰瘍が数個ある。口臭があり，口は乾き，顔色は㿠白で，元気がなく，寒がりで，インポテンスである。大便は薄く泥状で，尿は頻回で赤い。舌は淡，胖大で，苔は黄色，辺縁に歯痕がある。脈は沈細である。証は脾腎の陽気が衰え，胃の積火熱毒もある。熱毒を清するのがよいが，涼薬を用いると元陽を奪う恐れがあり，扶陽し温めるのがよいが，陽薬を用いると伏火を助ける恐れがある。まさに脾腎を温陽して扶正し，胃火を清泄して伏毒を解すのがよい。各々の薬を用いて，互いに制約させる。

処方：①内服方：炮附子片6g，生黄耆15g，党参9g，肉桂1.5g（後下），黄連3g，仙霊脾9g，黄芩9g，連翹12g，蒲公英12g，牡丹皮6g，半枝蓮15g，甘草6g，7剤。
②外用方：人中白（人尿が自然に沈殿した固体物）3g，児茶3g，青黛1.5g，黄連1.5g，黄柏1.5g，氷片0.3g，硼砂0.6g
ともにきわめて細かい粉末にして，水で湿らせて口腔潰瘍のところに塗る。

経過：7剤服薬後，口腔潰瘍の傷はふさがり，寒がり・四肢の冷え・インポテンスは好転した。大便は形ができ，小便はきれいになった。原方を続けて7剤服用させたら口腔潰瘍は治癒し，半年後に追跡調査した際にも，再発はなかった。

考察：本例は口内炎の病歴が比較的長く，種々の治療が無効であり，その特徴は脾腎の虚寒と胃火熱毒があわせてみられることである。われわれの認識では，長期に治らない慢性潰瘍や炎症は，多くが長引く病によって正気が衰えて，湿熱の毒が鬱している。陽気が虚弱にな

ると，去邪のために興奮する力がない。頑固な病で消耗し，必ず内状蘊結した熱毒があるのが，重要な点である。われわれの主張は温陽益気薬と清熱解毒薬を併用し，治体と治病を結合して，清泄温補・寒熱併用すれば，常に長く治らない頑固な疾患も刀で割るように解決できる。

症例137

患者：呉〇〇，女性，31歳。
現症：患者は癰を半年患っており，その状態には波があるが，連綿として治まらない。診察時，2カ所に癰があり，饅頭のように盛り上がって少し赤く腫れ，膿汁はない。寒がりで四肢は冷えるが，体温は正常。苔は白厚，脈は弦である。多種の清熱解毒薬を服用したが無効である。
処方：附子片9g，肉桂1.5g，皂角刺9g，川黄連3g，蚤休15g，紅藤30g，大貝母6g，当帰9g，赤芍9g，薏苡仁30g，蒼朮9g，7剤。別に玉枢丹1瓶（外用）。
経過：2診時，患者は服薬後，発汗が比較的多かったが，すでに寒がりではなく，古い癰は徐々に治癒し，新しいものは出ていない。上方を7剤続けて，別に玉枢丹1瓶を外用させた。2診の後，病は治った。
考察：本例は背中の癰で，局所の所見は熱証，陽証に似ていたので，これまで涼薬ばかりで治療してきたが好転しなかった。中医外科の範疇の疾病で，比較的明瞭な局所症状があるが，臓腑・経絡学説にもとづいて全身の症状をみることがさらに重要であり，全身と局所の症状を結合して治療する。本例の全身症状は，寒がりで四肢が冷え，苔は白厚で，弁証は陽虚に属する。半年間の病歴で，陽気は徐々に衰えて巡らず，毒邪は連綿と去らない。ゆえに附子片・肉桂といった大熱の薬物で陽気を興奮させ，温陽により毒を追い出して，全身の症状を調節する。局所の癰毒に対しては，皂角刺で辛温散結し，川黄連・蒼朮・薏苡仁・蚤休・鈎藤・当帰・赤芍など活血清熱・散結解毒の薬を配合し，玉枢丹の外用で解毒軟結する。
『瘍医大全』には「およそ癰疽をみた場合，必ず先に陰陽をはっき

りさせることが，医道の綱領である。陰陽を誤らなければ，治療を誤ることはない」とある。本方は寒熱を併用し，陰陽をあわせて考えたので，解毒の病機と合った。

症例138

患者：朱○○，男性，45歳。

現症：患者は江西省の永新衛生院で働いており，3年前，患者を救うため連続4日徹夜した後，過労により突然倒れ，続いて高熱悪寒・骨や関節の酸痛・全身の脱力があり，全身が重く，元気がないうえ，眠くて多汗・脇痛もある。その後発熱し，解熱後悪寒がひどくなり（体温約35℃）真夏の盛りなのに，綿の上着を着て綿のズボンをはき，ほかの人が汗をびっしょりかいているのに患者は寒くてたまらないと訴える。2年間現地で各種の治療を試みたが，効果がなく，上海に行って内分泌の専門家と神経科の教授の診察・検査を受けたところ，診断は，「中枢神経機能失調・脳下垂体体温調節機能低下症」といわれ，特に治療方法がないので中山医院にやって来て診察を求めた。

患者は悪風・悪寒があるが，口が苦く，のどが渇き，冷たいものを飲みたがり，倦怠感・尿の混濁がある。舌苔は黄膩で，舌質は淡，脈は弦細である。分析すると，中気が内側で消耗し，営衛が不和となり，少陽の邪が未だ解さず，寒熱虚実が錯雑し，陰陽失調になっていて，陽虚で外側が冷え，内側に鬱熱が伏している。治療は陽虚を温補し，潜んでいる熱を清泄し，陰陽を調和させる。

処方：附子9g，肉桂3g，党参15g，黄耆15g，白朮12g，桂枝9g，白芍9g，柴胡6g，黄芩9g，仙茅9g，黄柏9g，黄連3g，生姜3g，大棗15g，7剤。

経過：服薬後，悪寒は明らかに好転（体温は36℃に上昇）し，ほかの症状も軽減したが，まだ腰のだるさと倦怠感はある。

原方から仙茅を去り，益智仁9g，仙霊脾9gを加え，生姜を乾姜に変えて7剤続けて処方する。

また7剤服用した後，悪寒は完全に除かれ（体温37℃），諸症状は

落ち着いて全身が軽くなり，正常に回復した。その後数剤を服用してから江西省に帰って仕事に復帰した。患者は一切が正常であると手紙をくれ，厳冬期に霜雪の中でも活動ができるようになった。現地の神経科で検査したところ，脳下垂体および中枢神経機能は正常になった。

考察：現代生理学の研究で，視床下部，特にその灰白結節が体温調節中枢の主要部位であることが証明されている。視床下部－下垂体と自律神経系の機能の失調は，体温調節の重篤な障害を引き起こす可能性がある。この例では過労により，自律神経機能の失調と，視床下部－下垂体の体温調節機能の低下を引き起こしており，これを中医は陰陽失調と称する。病歴からみると，患者の経過は比較的長く，以前に大量の温熱扶陽薬を用いているが無効である。弁証からみると，患者は過労により気を損傷し，陽気不足により悪寒・眠気・元気がないといった症状である。また口渇があり冷たいものを飲みたがり，尿の混濁・苔黄など鬱熱が潜んでいる現象もみられる。悪風・発汗・口が苦い・のどの渇き・脇痛があることから，少陽の不和に営衛の失調を合併している。このように，表・裏・寒・熱・虚・実といった多段階の病理が混在している。治療は党参・黄耆・白朮・附子・肉桂・乾姜・益智仁・仙霊脾など，多量の温補薬で扶正する。また黄連・黄芩・黄柏を用いて伏熱を清泄し，桂枝・白芍を加えて営衛を調和し，柴胡・黄芩で少陽を和解し，最終的に陰陽を調和させたところ，長期にわたる脳下垂体の体温調節機能低下は正常に回復した。

症例139

患者：袁〇〇，男性，23歳。
現症：患者は細菌性下痢により慢性潰瘍性大腸炎を引き起こしてすでに5年になる。顔色は青白く痩せており，寒がりである。下痢が1日数回ある。脈は沈細無力である。多種類の中薬・西洋薬を服用したが無効であった。これは慢性の水様便・膿血便・未消化下痢といった，腸の吸収機能障害が長引いており，温陽固渋に清熱解毒をあわせて

行うのがよい。
処方:附子片6g,煨肉果3g,訶子6g,鉄莧菜30g,胡黄蓮6g,鶏眼草15g, 5剤。
考案:服薬後,患者の5年にわたる慢性の下痢は突然治癒した。このことから附子が全身の陽気を調節すること,同時に腸の吸収機能も調節することがはっきりと説明された。固渋薬を配合するのは,温脾止瀉の目的である。

❖乾姜❖[附・炮姜]─────

　本品はショウガ科の植物ショウガ Zingiber officinale Rosc. の乾燥した根茎である。それを炮焦したものを乾姜として用いる。

✜『神農本草経』の記載
　「味辛温。主胸満咳逆上気,温中,止血,発汗,逐風,湿痺,腸澼,下痢」
　・胸満咳逆上気:呼吸器系の疾病を指す。
　・温中,止血:胃の冷えにより清水を嘔吐する場合,常に乾姜を用いて胃を温める。乾姜は止血作用もあるが,炮姜には及ばない。
　・腸澼,下痢:この種の膿血便あるいは下痢は,寒性と弁証される。

✜張仲景の応用の考証
　『薬徴』:「主に水毒の滞りを治し,あわせて嘔吐・咳嗽・下痢・厥冷・煩躁・腹痛・胸痛・腰痛を治す」

✜後世の医家の応用
　『名医別録』:「寒冷による腹痛・悪心・嘔吐・下痢・脹満・風邪諸毒・皮膚の間の気滞を治し,喀血を止める」
　甄権説:「腰腎の疼冷・冷気・瘀血を治し,風邪を去り,四肢関節を通じ,五臓六腑を開き,風毒冷痺を去り,夜間多尿を治す」
　『大明本草』:「痰を消し,気を降ろし,こむら返り・嘔吐・下痢・悪心・嘔吐・瘀血・捻挫を治し,鼻出血を止め,冷えと熱の毒を解し,胃を

開き，食あたりを消す」
張元素説：「乾姜の用い方には4つある。1つには心を通じ陽を助ける。2つには臓腑の慢性の寒冷性疾患を去る。3つには諸経の冷えを発する。4つには冷えによる腹痛を治す」
王好古説：「心下の寒痞，眼球結膜の慢性の発赤を主る」
『**本草綱目**』：「血薬を引いて血分に入り，気薬を引いて気分に入る。悪いものを去って新しいものを養い，陽を生じさせ陰を育てる意義があるので，血虚の場合にこれを用い，およそ吐血・鼻出血・下血・陽虚の場合にもこれを用いる」

　まとめると乾姜の作用は3つあり，その1は温中回陽・止痢で，その2は温肺化痰，その3は止血・止嘔である。
　乾姜の味は辛，性は熱であり，温中散寒作用があるので，冷えによる腹痛・嘔吐・下痢などに対し，理中湯のように党参・白朮などを配合して用いる。また，附子を補助し，回陽救逆の働きを増強し，陰寒内盛・四肢厥冷などの症状を治療できる。本品はまた温肺化飲の働きがあるので，冷えによる咳・薄い痰が多い症状を治すのに，常に細辛・五味子などを配合して用いる。また本品は常に止血薬を配合して，虚寒性の吐血・鼻出血・血便・崩漏などの症状を治療できる。

[附] 炮姜

　炮姜と乾姜と生姜はもともと同じものである。生姜は辛，微温で，風寒邪の発散にすぐれ，温中止嘔の働きもある。乾姜は辛熱で，性質が激しく，温中回陽にすぐれ，温肺化飲を兼ねる。炮姜は性質が苦温に変わり，辛熱散走の働きがかなり減り，温中止瀉にすぐれ，あわせて止血の働きがある。前人は，「生姜は走って守らず，乾姜はよく走り，よく守り，炮姜は守って走らない」と説いた。

　　適応症

● 少陰病で水様下痢・裏寒外熱・手足の厥冷・発汗して厥，および膈上に寒飲・吐き気がある場合。

- 太陽病を治療して，発熱・頭痛・脈沈・全身の疼痛があるとき，まさにその裏を救う。
- 太陽病に誤って発汗させすぎて亡陽になり，大汗が出ても熱が去らず，こむら返り・四肢の疼痛・下痢・厥逆があり悪寒する場合。

方解

費晋卿説：「四逆湯は四肢厥逆のために設けられている。張仲景はこの処方を傷寒の少陰証の治療のために作った。太陰病の腹痛・下痢・消化不良・厥陰の悪寒・無汗・四肢厥冷の場合もまたこれを用いる。およそ陰寒が裏に深く入り，真陽がほとんど絶えそうなとき，このような純陽の薬でなければ陰気を破って陽気を生じさせられない。また乾姜・附子の性質が激しく，かえって上焦を傷害するのを恐れたので，甘草を2倍にして用いて，これらを緩和している」

附子は回陽救逆し，輔薬の乾姜は辛熱で温陽去寒・回陽救逆の働きが強く，佐使の甘草を配合して附子の毒性を抑え，脾胃を補って，諸薬を整える。3薬を合用してすみやかな回陽救逆の効果を得るので，名を四逆という。

応用

本方はまた嘔吐・下痢が止まらず，発汗・厥冷，あるいはひどい下痢で四肢が冷える場合や，熱病で亡陽し，厥冷・脈微の場合・腹部に水が集まっている場合・冷えによる腹痛の場合にも用いる。あるいは慢性の寒喘・腎不納気には本方を加減して用い，扶正固本を求める。

症例140

患者：李○○，男性，51歳。
現症：患者は十数年間咳嗽があり，ここ3年間は息切れが出現し，数日前から喘咳のため横になれない。食欲不振・泥状便。動くと発汗があり，寒がりで腰がだるい。舌淡，苔白，脈弱である。扶正固本し，虚脱を防ぐ。
処方：附子片4.5g，乾姜2.4g，肉桂1.5g，補骨脂9g，熟地黄9g，山

茱萸肉6g，茯苓9g，五味子6g，山薬15g，姜半夏6g，甘草3g，7剤。別に移山参9g，蛤蚧1.5g，臍帯1.5g，粉末にして毎回3g服用する。

考察：腎は気の根であり，腎陽が衰弱すると気はその主を失うので，必ず暴脱する。ゆえに四逆湯を加減し，佐薬に温腎壮陽の薬を用い，あわせて参蛤散を加えて扶正固本する。十八反で附子片と半夏は相反にあたるが，張仲景は附子粳米湯で明らかに附子片と半夏を配合しており，われわれの臨床経験でも附子と半夏を配合して不良な反応はない。

 研究

近年，本方からなる四逆注射液は，心原性ショックの患者に比較的良い治療効果がみられている。本方を虚寒性の下痢・胃下垂・陰黄の重症・黄疸型肝炎・放射線治療による白血球減少症・麻疹の変証・小児の急性胃腸炎などに用いて，満足できる治療効果が認められた。〔『中成薬研究』1983, (10):33〕

四逆湯は麻酔したウサギの低血圧状態に対する昇圧作用に関する初歩的段階の単味の研究の結果，単味の附子は一定の強心昇圧効果があるが，その作用は四逆湯には及ばず，異所性不整脈を引き起こした。単味の甘草は，心臓の収縮力を増加させないが，昇圧効果はあった。単味の乾姜は，明らかな生理効果を示さなかった。ゆえに附子・乾姜・甘草を組み合わせた四逆湯は，その強心昇圧効果が各々の単味の薬物よりすぐれており，かつ洞結節のリズムを減少させ，単味の附子でみられる異所性不整脈の発生を免れることができ，「附子は乾姜がないと熱さず，甘草を得て緩和される」の記述を具体的に表している。〔『中成薬研究』1983, (2):26〕

また南京中医学院の報告によると，切除したカエルの心臓を用いた実験で，附子は心筋の収縮力を増強させるが，附子に甘草を加えると，単味の附子に比較して心筋の収縮力はさらに増強される。附子に乾姜を加えると，まずしばらくの間心筋の収縮力が強まるが，その後強心作用がなくなる。三者を組み合わせた四逆湯は，心筋の収縮力がしばらく低下した後，徐々に増強し，強度と持続時間が附子を上回っている。〔『薬学学報』1966, (5):350〕

動物実験では，生きた動物，あるいはモルモットの体で，熟附子片の中毒の時の心電図変化は，アコニチンと類似していることが証明された。熟附子片を白ラットに単味で与えると一定の毒性があるが，熟附子片と甘草・乾姜を一緒に煎じると，その毒性はかなり減弱される。ただし，甘草・乾姜・熟附子片を別々に煎じたものを混合すると，その毒性は変わらず，あるいは先に甘草・乾姜を与えた後，熟附子片を与えても，その毒性には変化がない。詳細な状況は下の表を参考にしていただきたい。〔『薬学学報』1966, (5):350〕

配合方式	薬物配合	動物数	死亡数
同煎	熟附子片煎剤	10	0
	四逆湯	10	0
	甘草・熟附子片	10	0
	乾姜・熟附子片	10	3
分別煎煮後混合	甘草・乾姜・熟附子片	10	3
	甘草と熟附子片	8	3
	乾姜と熟附子片	10	3
先後給*	甘草・乾姜後，熟附子片	10	9
	甘草後，熟附子片	10	9
	乾姜後，熟附子片	10	10

＊先に甘草・あるいは乾姜の煎剤を注射して，5分後に熟附子片の煎剤を注射する。

通脈四逆湯『傷寒論』

| 方薬組成 | 甘草12g　乾姜18g　附子9～12g |

単味の薬理研究

❖甘草⇨14頁　　❖乾姜⇨371頁　　❖附子⇨351頁

適応症

少陰病で水様下痢・裏寒外熱・手足の厥逆があり，脈微で絶えそうだが，体は悪寒せず，顔が赤く，腹痛・吐き気・咽痛がある場合。あるいは下痢が止まっても脈が回復しない場合，通脈四逆湯がこれを主る。

方解

尤在涇説：「これは寒邪が少陰に入って陰盛格陽の証になっており，水様下痢・手足の厥逆・脈微で絶えそうなのは陰邪が内にあるからである。発熱して悪寒せず，顔色が赤いのは，格陽が外にあるからである。真陽の気は，陰寒によって迫られ，不安定になり，外へ漂い，散じているので，熱象として現れてはいるが，実は熱ではない。通脈四逆湯は四逆湯の乾姜を2倍にしたものである。陰は内に，陽は外に向かって，脈は絶えて通じないので，辛熱の薬を増して寒邪を追い出し，寒が去れば陽が回復し，脈も回復する。だから脈が回復すると治るのである」

応用

本方は胃の冷えによる嘔吐・下痢を治し，弁証は吐き気と脚の冷えが主な場合である。

通脈四逆加猪胆汁湯 『傷寒論』

| 方薬組成 | 甘草12g　附子9g　乾姜9～12g　猪胆汁50ml |

単味の薬理研究

❖甘草⇨14頁　　❖附子⇨351頁　　❖乾姜⇨371頁

適応症

通脈四逆湯証で，イライラして，落ち着かない場合。

方解

呉儀洛説：「発汗して厥があり，脈が微で絶えそうで，四肢は痙攣して全然解さず，また血虚で筋を養えない。脈微で絶えそうなのは陽がなくなりそうなことで，陰気の虚損も兼ねており，通脈四逆湯を用いて回陽し，猪胆汁を加えて益陰することで，ほとんどなくなりそうな陰を陽薬によって奪われないようにする。注釈家は陽がきわめて虚で，陰がきわめて盛んなので，反佐の方法で，格拒（拒絶し通じない）を通じさせるとしているが，これは誤りである」。この証は通脈四逆湯証に比較して，さらに重症である。乾姜・附子を多く用いるのは陽を回復させるためであり，猪胆汁を加えるのは陰を益し逆を救うためである。

応用

本方の適応は，コレラの場合に多くみられる。激しい嘔吐・下痢の後，陽気が散じているばかりでなく，陰液もまた枯渇している場合に，急いで本方を投与する。本方はまた慢性の痙攣性疾患も治すことができる。

四逆加人参湯『傷寒論』

| 方薬組成 | 甘草12g　乾姜9g　附子9g　人参3g |

単味の薬理研究

❖甘草⇨14頁　　❖乾姜⇨371頁　　❖附子⇨351頁　　❖人参⇨319頁

適応症

四肢厥逆・下痢があり，突然止まり，悪寒脈沈微があるのは傷陰による。

方解

下痢は止まったが，悪寒，脈微の症状は改善していないことから，陽が回復して止まったのではなく，傷陰によって止まったことがわかる。本方の主る証候は四逆湯より重症で，患者はこのとき陽気がきわめて微弱であるのみならず，その陰液もまた枯渇の危機に瀕しており，単に四逆湯で回陽するだけでは効果をおさめられないばかりか死亡する可能性もある。これは営血の不足により，陽が回復できないばかりか，かえって容易に陰陽の離絶を招いてしまう。ゆえに陰盛陽虚の病人に対しては，四逆湯を用いて回陽救逆することができるが，陽虚亡血の病人に対しては，気陰を強く補う四逆加人参湯でなければいけない。

応用

本方は悪寒・脈微・腹痛・口乾の場合や失血過多の場合，嘔吐・下痢・脱水・痙攣の場合を治すことができる。現代は主に心不全・心筋梗塞の救急に用いられる。

症例141

患者：曽〇〇，男性，46歳。
現症：患者は6年前から肝硬変で，1年前腹部膨満を覚え，西洋医に肝硬変による腹水と診断された。2回入院し，まず利水薬を用い，次に腹水を抜いた。現在，腹は箕のように大きく，臍は突出し，静脈拡張がみられる。寒がりで四肢が冷える。頭・頸・胸・上腕などにクモ状血管腫がある。微熱と口渇があるが飲むとさらに腹が腫れる。便秘し，尿は少なく赤い（小便の量は毎日500ml程度）。舌苔は黄膩，舌質は淡，胖大で，脈は弦沈である。
肝機能検査：ZTT20単位，TTT20.6単位，総蛋白6.3g/dl，アルブミン1.65g/dl，グロブリン4.65g/dl，γグロブリン2.5％，腹囲106cm。
これは脾陽が虚衰し，水湿が中に集まって，経絡を塞ぎ，瘀熱と水湿が互いに塞いでいる。その壅を攻めようとすれば，元陽が暴脱する恐れがあり，その虚を急いで補えば，標を急いで緩解するのは難しい。ただ温養通泄の方法で，攻補をあわせて行い，標本同治するのがよい。
処方：人参四逆湯合下瘀血湯加減を用いる。
紅参6g（別に煎じて茶の代わりに服用），炮附子片9g，乾姜3g，黄耆60g，白朮30g，陳葫芦30g，生大黄9g，䗪虫9g，赤芍12g，大腹皮・大腹子各9g，枳殻9g，虫笋30g，沢瀉15g，茯苓皮15g，芦根30g，7剤。
2診：7剤を服用して，小便の量は500mlから1,500mlに増加し，大便は水様で3回，腹脹は軽減し，腹水は減少して，空腹感が出てきた。上方を守って7剤。
3診：また7剤服用し，大便は毎日2回，小便は正常で，腹囲は80cm，補中・益気・活血に改め，体を整える。
経過：患者の退院時の検査で，肝機能・血中蛋白・蛋白電気泳動は，ZTT8単位，TTT10単位，総蛋白6.3g/dl，アルブミン4.0g/dl，グロブリン2.3g/dl，γグロブリン20％。退院3年後の追跡調査で，状

況は良好である。

考察：本例は正虚邪実で，肝硬変の腹水がすでに晩期になっていて，病状は複雑である。すでに脾陽は虚衰し，中気も内部で衰え，正虚の一面がある。また瘀熱が壅結し，水湿が互いに阻んでおり，邪実の一面もある。すでに瘀血阻滞（肝硬変）の一面があり，また腹水壅脹の一面もある。邪正の勢いを比べ厳密に薬を選択する。攻補をあわせて行い，脾陽を温める方法に化瘀泄水をあわせて行い，標本をともに考えれば，症状を改善できるのみならず，危険な状態から安定させ，検査データも顕著に好転させられる。

このように，われわれは人参・附子・乾姜・黄耆・白朮・大黄・䗪虫・虫筍・芦根などを配合することで，肝腎の機能を調整し，血漿蛋白の比率を調節し，血液循環を改善させ，門脈圧亢進症を改善し，リンパ液の流れを促進し，水ナトリウム代謝の平衡を調節し，あわせて腸蠕動・腸粘膜の浸透力と腹水を排除する力を増強させる。

茯苓四逆湯『傷寒論』

方薬組成	茯苓12g　人参3g　附子9g　炙甘草12g　乾姜9g

単味の薬理研究

❖茯苓⇨294頁　　❖人参⇨319頁　　❖附子⇨351頁　　❖甘草⇨14頁
❖乾姜⇨371頁

適応症

●発汗があり，下して病が解さず，煩躁する場合。
●手足の厥冷・心下痞があり，動悸を伴う場合，あるいは小便不利の場合。

> 方解

　発汗，下法とも行きすぎ，表裏両虚・陰盛格陽があるので煩躁がみられる。四逆湯で壮陽し，人参を加えて扶正滋陰する。茯苓は煩満・利小便を主り，あわせて眩暈・動悸を治療できる。本方は茯苓が主薬であり，「水邪を攻める」ために用いられる。

> 応用

　本方は大青竜湯の誤用により厥逆・筋肉の震えをきたした場合にも用いられる。また『類聚方広義』は，本方の効能が「諸々の慢性病で，正気が衰え，吐き気が止まらず，腹痛・泥状便・悪寒があり，顔と四肢は少し腫れている場合を治す」と説いており，本方を陽虚の水腫に用いることができるほか，動悸・眩暈・大出血後，胸腹に飲が停滞する・脚気・慢性の痙攣，総合すると弁証が虚寒の証に属する場合に用いられることを説明している。

症例142

患者：張〇〇，男性，79歳。
現症：患者は体が痩せ，顔色は晄白で，寒がり・四肢の冷えがある。両下肢に陥凹性の浮腫がある。舌は淡，苔は薄白，舌を伸ばすと震え，脈は濡弱である。
処方：弁証は陽虚水腫で，茯苓四逆湯合当帰補血湯加減を用いる。
　　　茯苓12ｇ，附子片3ｇ，乾姜3ｇ，甘草4.5ｇ，党参9ｇ，黄耆9ｇ，当帰6ｇ，白朮9ｇ，7剤。
経過：服薬後，諸症状はすべて退いた。
考察：患者は79歳と高齢で，気血の虚弱・陽虚による浮腫があり，茯苓四逆湯合当帰補血湯加減がよい。ここで附子片と当帰の併用は血脈を温通する働きがあり，温陽益気薬と茯苓・白朮の併用は，温陽利水の働きがある。

白通湯『傷寒論』

方薬組成　　葱白4本　乾姜6g　附子9g

単味の薬理研究

❖乾姜⇨371頁　　❖附子⇨351頁

❖葱白❖─────

本品はユリ科の多年生草本植物ネギ*Allium fistulosum* Linn. の鱗茎である。

✤『神農本草経』の記載

「味辛温。主傷寒寒熱，出汗，中風面目腫」

・傷寒寒熱，出汗：発熱，悪寒は外感風寒の軽症であり，葱白は発汗解表作用があるので，傷寒による悪寒発熱を治す。

・中風面目腫：風は陽邪で，上部を傷害することが多い。風邪が勝ると顔・目の浮腫が起こるが，葱白で発汗させると消失する。

✤張仲景の応用の考証

陳修園説：「張仲景の通脈四逆湯の用い方は，顔が赤い場合は葱を加えており，陽気を引いて根に帰しているのではないか？　白通湯と命名しているのは，その葉の下の白い部分を取らずに，生姜・附子を連れて腎のところに入り，急いで下痢・脈がないのを救い，早く改善しないと命が危ないからではないか？　2つの処方はいずれも回陽の代表方剤であり，回陽はまず固脱にあるが，張仲景先生はこれに反して，なぜ発汗の薬物を用いているのか？　学習者はこの理屈に通じないと，誤りを犯す藪医者になってしまう」。これは張仲景が，葱白の通陽散寒作用を用いていることを説明している。

✣後世の医家の応用

『大明本草』:「心腹の痛みを治す」

孟詵説:「関節を通じ,鼻出血を止め,大小便を利する」

李東垣説:「陽明の下痢,下血を治す」

『本草綱目』:「風湿を除き,体の痛みと麻痺・寄生虫による胃脘の痛みを治し,大人の陽気の脱失を止め,……母乳を通じさせ,乳腺炎を散らし,耳鳴りを治す」

『現代実用中薬』:「葱油は強力な殺菌作用を有し,化膿病巣面に外用するとすみやかに膿汁を除き,肉芽の再生を促す。葱白を絞った汁を鼻に入れると,風邪による鼻づまりを治し,急性および慢性鼻粘膜炎・副鼻腔炎に有効である。インフルエンザ・頭痛・鼻づまりに対しては,煎じ液の蒸気を嗅がせたうえに温めて服用させれば,効果が著しい」

葱白の味は辛,性は温で,陽気を温めて上下に通じさせる働きがあり,風寒邪を外へ散じて解表する。豆豉を配合すると葱豉湯『肘後方』になり,風寒邪を外感した軽症に用いる。陽気を内側で通ずるので,陰寒裏盛・陽気不振による腹痛・下痢に用いられ,四肢厥逆,あるいは戴陽証には白通湯のように常に附子・乾姜などを配合する。

✣葱白の薬理作用

①抗菌作用:葱白の揮発性成分などはジフテリア菌・結核菌・赤痢菌・ブドウ球菌などに対して抑制作用があり,この作用は細菌の酵素系の抑制による。

水煎剤を試験管稀釈法で用いると,1:10でシェンライン黄癬菌,オードアン小胞子菌などに対し抑制作用がある。

②抗トリコモナス作用:葱白をすって濾した液は,1:4の試験管内で,30分後に腟トリコモナスの殺滅作用がある。

|適応症|

少陰病で下痢・脈微・悪寒があり,体を縮める。

方解

『医宗金鑑』:「少陰病,ただし眠りたがり,脈微細なのは,すでに陰によって陽が抑えられている。さらに下痢が加わると,陰が進み陽が極まって,下から脱する。ゆえに葱白を主薬としてその陽を大いに通じ,上昇させ,佐薬の乾姜・附子で急いでその陰に勝って緩解させれば,まだ脱していない陽を回復させることができる」

応用

本方は寒厥・四肢の厥冷・下痢・腹痛・脈微の重症を治す。『傷寒論』の記載によると,「服薬後脈が急に出る場合は死亡し,微が続く場合は生きる」。この「急に出る」のは薬力によるもので,薬力が尽きると気も絶える。「微続」は正気が自然に回復する場合なので生存する。

症例143

患者:廬〇〇,女性,41歳。
現症:患者はすでに1カ月半に及ぶ下痢が毎日5回以上あり,大便は稀く泥状で,消化不良がある。ここ2日は飲食が進まず,意識障害・疲労脱力・息切れがあり,両目は落ちくぼみ,顔色は赤く,両手を自然に動かす。手足は熱っぽいが,衣服を脱ごうとせず,腹部は冷たい。唇は乾いていない。舌は淡紅,舌を伸ばすと震えがあり,脈は微細,重按すると消える。
処方:証は真寒仮熱・陰盛格陽の危険な状態で,急いで白通湯と参附湯加減を与える。
附子9g,乾姜6g,移山参6g,葱白4本
経過:上方を2剤服用後,意識は清明になり,手の動きはなく,下痢は止まり,脈は有神となり,空腹感を覚え,薄い粥を食べたがる。香砂六君子湯に改め,健脾益気してその予後を改善させると,最後には完治した。
考察:本例の水様下痢・脈微で絶えそうなのは少陰真寒の証である。顔が赤く,手足の発熱・意識障害・煩躁があるのは,陰盛格陽に属し,

孤陽外越の危険な証であり，急いで白通湯と参附湯を与えて回陽救逆し，温脾止瀉・扶陽益気により扶正し，最終的に危険な状態から脱して落ち着いた。

白通加人尿猪胆汁湯『傷寒論』

| 方薬組成 | 白通湯加人尿・猪胆汁少々混ぜて服用。 |

単味の薬理研究

❖ **人中白** ❖ ────

本品は尿器の中で凝結した灰白色の結晶でない薄片あるいは塊状物で，洗浄し煅した後，薬に入れる。また子供の小便を選んで薬に入れるのは，人尿あるいは童便という。李時珍の説では「処方家はこれを輪廻酒・還元湯というが，隠語である」。

❖ **張仲景の応用の考証**

張仲景は『傷寒論』少陰病の中の第135条で，「少陰病・下痢・脈微の場合・白通湯を与える。下痢が止まらず，厥逆して脈がなく，吐き気・煩躁がある場合，白通加猪胆汁湯がこれを主る。湯薬を服用して，脈が突然出る場合は死亡し，微が続く場合は生存する」。

白通加猪胆汁湯は，葱白・乾姜・附子・猪胆汁のほかに，人尿も用いる。白通湯の服用後，下痢がなお止まらず，厥逆が生じ，無脈・吐き気・心煩などの証がみられる場合である。吐き気・心煩は，陰寒がきわめて盛んだからで，厥逆・無脈は陽気の衰微が重症であることを表し，陰盛戴陽の証である。陰陽格拒を防ぐために人尿の鹹寒・猪胆汁の苦滑を加えており，辛熱薬を陰に到達させ，これを通じさせる。人尿は回陽救逆

の反佐薬と説明されている。

❖後世の医家の応用
『名医別録』:「鼻出血,熱湯による火傷を治療できる」
『新修本草』:「緊唇瘡(唇の潰瘍性疾患)を主る」
『本草拾遺』:「大腸を利し,肺痿を去る」
『大明本草』:「瘀血による胸悶と熱による発狂を治し,吐血・鼻出血を止め, 難産・胎盤遺残・ヘビやイヌの咬傷を治す」
朱丹渓説:「すみやかに滋陰降火する」
『本草綱目』:「火を降ろし瘀血を消し,咽喉・口内のびらん・陰部潰瘍・ 諸々の穴からの出血・皮膚の発汗・出血を治す」
邢鐘翰説:「咳嗽・吐血・産後の出血による失神の要薬である」

人中白は清熱解毒,瘀血を散ずる作用を有し,主に咽喉の腫れ・痛み・歯槽膿漏・口内炎を治し,吐血・鼻出血・歯肉出血などを治療することもできる。成薬の中白散(人中白・孩児茶・冰片・硼砂・薄荷・青黛・黄連・黄柏)は口腔潰瘍・咽頭の腫れ・痛みに対する効果が良好で,腸粘膜の潰瘍に対する応用も広く勧めることができる。

❖尿の薬理研究
報告によると,外国で尿が病を治す「秘密」の研究が着手され,尿内から抽出されたウロキナーゼが肺塞栓に応用され,肺内の凝血塊の溶解に成功した。現在継続した臨床試験で,ウロキナーゼが肺の凝血塊を溶解したように,心臓の血管内の凝血塊を溶解するか否かを観察している。〔『江蘇中医雑誌』1980,(2):47〕

> 適応症

少陰病を治療しても下痢が止まらず,厥逆・無脈・吐き気・煩躁がある場合。

方解

王旭高説：「無脈・厥逆，吐き気と煩躁は，上下とも通じず，陰陽が互いに拒絶しており，人尿の鹹寒・猪胆汁の苦滑を加えて，辛熱の薬を引いて，陰に達し，これを通じさせる。『内経』にいう，『反佐を以て之を取る』のことである」

応用

本方はコレラによる嘔吐・下痢・中風による卒倒・小児の慢性痙攣・そのほか一切の突発性の病で脱陽の証に対しいずれも応用できるが，弁証の要点として心下痞塞が必要である。

乾姜附子湯 『傷寒論』

| 方薬組成 | 乾姜6g　附子9g |

単味の薬理研究

❖乾姜⇨371頁　　❖附子⇨351頁

適応症

下痢，煩躁と厥がある場合，あるいは吐き気のある場合，また昼間に煩躁があり，夜は落ち着き，脈沈微，発熱がない場合を治す。

方解

柯韻伯説：「乾姜・附子は陽中の陽である。生附子を用いて甘草を去って用いるので薬力はさらに激しく，四逆湯に比較して回陽を急いで行う。下痢の後再び発汗するのは傷陰亡陽の証であり，煩躁が昼間にあるのは

陽が亡くなる寸前だからである」。これは喩嘉言の説によると，「附子・乾姜を用いて陰に勝り，陽を回復させる場合，騎馬隊が包囲網に突入し，旗を立てるのを見て，陽が集まり，すぐに劣勢を挽回できるようなものである。この意味がわからない場合，薬味を増加させ，かえってその勢いが牽制されて，効果が出なくなり，必ず回り道をして無効である」

応用

『和剤局方』によると，「姜附湯は突然風冷の邪にあたって長く痰飲がたまり，心腹の冷え・痛み・嘔吐・下痢・こむら返りのような一切の虚寒の症状に対し，いずれもこれを治す」。また，『三因方』によると，「乾姜附子湯は，寒邪による突然の卒倒・涎沫を吐く・手足の攣縮・口噤・四肢の厥冷・反復する燥熱を治す」。まとめると弁証が虚寒から離れることはない。

研究

附子は強心作用があり，乾姜は直接心臓を興奮させる作用がある。実験による証明で，附子はカエルの心臓の収縮力を増強し，乾姜には明らかな作用はない。ただし附子に乾姜を加えると，しばらくの間収縮力が増強される。〔『第一軍医大：中西医結合進展概況』1976, 239〕

附子に乾姜を配合すると，附子の毒性はかなり低下する。この種の低下の原因は，熟附子片の中の生物アルカロイドが，同煎する過程で化学変化を起こすことによる。〔『薬学学報』1966,(5):350〕

附子は乾姜と配合すると，強心・昇圧の作用が明らかで，毒性は低下する。〔『新中医』1981,(1):49〕

これは張仲景の方剤の配合が科学的であることを説明しており，深く研究する必要がある。

真武湯 『傷寒論』

| 方薬組成 | 茯苓9g　芍薬9g　生姜3片　白朮6g　附子9g |

単味の薬理研究

- ❖茯苓⇨294頁
- ❖芍薬⇨9頁
- ❖生姜⇨19頁
- ❖白朮⇨328頁
- ❖附子⇨351頁

適応症

- 太陽病を発汗させ，汗が出ても解さず，なお発熱・心下悸・頭眩・筋肉の震えがあり，身体が震えて倒れそうな場合。
- 少陰の傷寒で，腹痛・小便不利・四肢が重く痛む・自ら下痢する場合，水気がある。咳・小便自利・下痢・嘔吐がある場合。

方解

柯韻伯説：「水気があることが真武湯のもとの意味である。小便不利が病根で，腹痛・下痢・四肢が重く痛むのはいずれも水気の疾患で，水気不利による。小便不利は，実は腎の中に陽がないことにより腎の火が働かないため，水流を処理できず，下焦の虚寒になって水を制することができないからである。法はまさに元陽を強め，陰による翳りを消すことであり，滞り濁った水を追い出して水の源をきれいにするためにこの湯薬を作った。」

本方は附子で腎陽を温めて陰湿を消す。輔薬の白朮，茯苓で健脾，滲湿，利水する。佐薬の白芍は養陰利水・平肝止痛，（『神農本草経』の記載にある「止痛・利小便」の作用）を行い，使薬の生姜は辛温で，附子の温陽化気を助け，また茯苓・白朮の温中健脾も助ける。生薬をあわせて用いて温陽化気利水の薬剤となる。

応用

腎陽が衰微し，脾が健運を失ったことによる陰湿を治療する。このほか，食後の下痢・間欠性の下痢・白色粘液を伴う下痢・小便が少ない場合，下肢の痙攣・冷え・感覚障害の場合，腸胃に水飲がある場合を治す。まとめると，弁証が虚寒で水飲がある場合が主である。

症例144

患者：張〇〇，男性，19歳。
現症：患者は慢性腎炎をすでに3年患っており，元気がない。顔と目はむくみ，下肢にもまた浮腫があり，寒がりで腰膝のだるさを覚える。尿蛋白(++)，円柱(++)，舌は淡，苔は白，脈は沈細。
処方：真武湯加減を用いる。
附子片6g，白朮6g，茯苓9g，芍薬9g，黄耆15g，黒大豆30g，沢瀉9g，7剤。
考察：本例は慢性腎炎で，弁証は腎陽衰微・寒水不行である。真武湯去生姜加黄耆で益気扶正し，白朮・茯苓・沢瀉を配合して，益気利水する。黒大豆を加えて，滋腎養陰し，あわせて蛋白を補充する。沢瀉は利水と同時に尿蛋白を下げる作用がある。服薬後浮腫は軽減し，諸証は好転した。

症例145

患者：沈〇〇，男性，41歳。
現症：患者は5歳のときに喘息を発症し，現在亀背・鳩胸があり，チアノーゼ・息切れ・頸静脈と腹壁静脈の怒張がみられ，下肢の陥凹性浮腫・腹部の移動性振蕩濁音があり腹水を示している。舌は紅潤，脈は弱である。西洋医の所見では，両肺に喘鳴とラ音を聴取し，肺動脈弁の第1心音が減弱し，第2心音が亢進しており，肺高血圧が示されている。X線透視では，右心拡大により右心不全となっており，肺

性心と診断される。
処方：温陽利水にならって，真武湯加減を用いる。
　　　茯苓15ｇ，芍薬９ｇ，白朮９ｇ，乾姜３ｇ，附子片６ｇ，党参15ｇ，
　　　黄耆15ｇ，五味子９ｇ，　７剤。
考察：本例は肺性心臓病で，腹水・浮腫があり，心機能不全の症状である。
　　　ゆえに附子片で強心し，循環の改善を促し，乾姜・茯苓・白朮を配
　　　合して健脾利水し，佐薬の白芍で養陰利水し，人参・黄耆を加えて
　　　益気扶正する。五味子は強壮止咳薬で，本例では扶正と止咳の一挙
　　　両得である。
経過：14剤服用後，腹水と浮腫は完全に退いた。

附子湯『傷寒論』

| 方薬組成 | 附子９〜12ｇ　人参６ｇ　茯苓９ｇ　白朮12ｇ　芍薬９ｇ |

単味の薬理研究

❖附子⇨351頁　　❖人参⇨319頁　　❖茯苓⇨294頁　　❖白朮⇨328頁
❖芍薬⇨９頁

適応症

- 少陰病で身体痛・手足の冷え・骨痛・関節痛，脈沈があり，口中和（口の中は正常）で，背部に悪寒がある場合。
- 陽虚で寒湿の邪が内に侵入し，身体の疼痛がある場合。

方解

　少陰病の始まりで背部の悪寒・手足の冷え・脈沈があることで，その人にもともと陽虚があることがわかる。本方は附子を多く用いて，人参を配

合することで，元陽を温め補って，寒邪を去る。白朮・茯苓は健脾利湿する。芍薬は営血を和して血痺を通じさせるので，本方は助陽去湿の薬剤である。

　附子湯の薬物組成を真武湯と比較すると，真武湯では生姜を用いて人参を用いておらず，温散によって水気を追い出す。附子湯では生姜を去って人参を用いており，温補により元陽を強める。さらに附子湯では白朮・附子の量を2倍にして用いており，附子湯の散寒利湿作用は真武湯より強いので，風寒湿痺に対して比較的良い治療効果が得られる。

応用

　本方は風湿による関節痛・全身の疼痛・腰背の冷えと痛み・全身の浮腫・痰飲による眩暈・膈上に水がある・脚気・下痢などにも用いられる。まとめると弁証は虚寒湿飲が主である。

症例146

患者：黄○○，男性，49歳。
現症：患者は風湿による関節炎をすでに7年間患っており，下肢の浮腫・関節の疼痛が激しく，冷えると悪化し，温めると軽減する。関節の屈伸が困難で，背部に常に悪寒がある。舌は淡，苔は白，脈は弦緊である。
処方：弁証は寒痺で，附子湯加減を用いる。
　　　附子9g，党参9g，茯苓12g，白朮12g，芍薬9g，桂枝9g，黄耆15g，7剤。
考察：本例の弁証は寒痺であり，病歴が長いので，附子湯加黄耆を用いて温陽益気により扶正する。人参・黄耆と茯苓・白朮を併用して，益気利尿し，腫れを消すことができる。附子・桂枝を併用して，血脈を温通する。強心作用もあり，心拍出量を増加させ，背部の冷感を改善する。服薬後，痛みは軽減し，浮腫と背部の冷感は好転した。

当帰四逆湯『傷寒論』

方薬組成	当帰9g　桂枝9g　芍薬3g　細辛3g 炙甘草6g　木通6g　大棗10g

単味の薬理研究

- ❖桂枝⇨6頁　❖芍薬⇨9頁　❖大棗⇨21頁　❖細辛⇨105頁
- ❖甘草⇨14頁

❖当帰❖―――

当帰はセリ科の植物トウキ *Angelica sinensis* (oliv.) Diels. の根である。

✣『神農本草経』の記載

「味辛温，主咳逆上気，温瘧，寒熱，癬在皮膚中，婦人漏下絶子，諸悪瘡瘍金創」

- 主咳逆上気：咳嗽で，気の上衝があるのを治すが，後世にはあまり用いない。
- 婦人漏下絶子：不正性器出血と不妊を治す。
- 諸悪瘡瘍金創：癰疽瘡瘍と外傷などの疾病を指す。

✣張仲景の応用の考証

『本経疏証』：「冷えの場合は血分の熱を考慮し，当帰四逆湯の当帰が君薬となる。およそ薬が気分に働く場合，陰気を開くものが多く，薬が血分に働く場合，陽気を開くものは少ない。厥陰病に並んでいる6方のうち，当帰を用いるものは4方あり，いずれも厥を治すことから，当帰は血分の陽気の鬱を開く働きがあることがわかる」

✤後世の医家の応用

『名医別録』:「温中止痛・瘀血内壅を除き,中風による痙攣・汗が出ない・湿痺・邪気にあたった嘔吐・下痢虚冷を治し,五臓を補い,肌肉を生じさせる」

甄権説:「嘔逆・虚労による悪寒・発熱を止め,宿血を破り,女子の崩中を主り,腸胃の冷えを下し,諸不足を補い,下痢と腹痛を止める」

『本草綱目』:「頭痛・心腹の諸痛を治し,腸胃と筋骨皮膚を潤す。癰疽を治し,排膿止痛・和血・補血に働く」

当帰の味は辛,性は温で,活血補血と血脈を通調する作用がある。張仲景は厥陰証で,手足の厥冷,脈細で絶えそうな場合に当帰四逆湯を用いており,これは桂枝湯に当帰・細辛・木通を加え,血脈を通ずるものである。筆者はこれを凍瘡のまだ破れていない場合に用いて有効であった。婦人科・内科・外科で血虚・血燥の証がある場合,いずれも当帰を用いることができる。張仲景の用いた当帰芍薬散や『和剤局方』の四物湯は,いずれも婦人の調経の基本方剤である。外科で炎症の初期には常に当帰に牡丹皮や連翹のような清熱解毒薬を配合する。瘀血による阻滞がある場合は,当帰と下瘀血湯を配合する。気滞の症状がみられる場合は,常に香附子・枳殻などの理気薬を配合する。血虚あるいは気血両虚のときは,当帰補血湯のように当帰と黄耆を配合してもよい。痺証に対しては,蠲痺湯のように当帰に羌活・独活・秦艽など駆風湿薬を配合して用いる。

最近の報告で,当帰は急性虚血性脳卒中に対して顕著な治療効果があった。〔『中医雑誌』1982, (10):42〕

ここで注意すべきことは,当帰は末梢血管を拡張し,血流量を増加させ,血小板凝集抑制と血栓溶解の作用があり,当帰の活血化瘀の働きに対する科学的根拠を提出している。

✤当帰の薬理作用

①子宮に対する作用:以前の報告で,水煎液と水に浸けた液を静脈注射すると,麻酔したイヌとウサギの子宮に対して収縮作用がある。揮発油は切除した子宮に対して直接抑制作用がある。前者は水溶性あるい

はアルコールに溶解する不揮発性成分で，子宮を興奮させ，収縮力を増強させる。後者は高沸点の揮発性成分で，子宮を弛緩させ，子宮の規則的な収縮を減少させる。また，経口投与する動物に子宮に瘻管を作って実験すると，子宮を加圧していないときには当帰は子宮に対して明らかな作用はない。子宮を加圧したときには，不規則な収縮（すなわち不規則に収縮し，収縮力は比較的弱く，収縮波の間隔は短いなど）があり，当帰を用いた後，規則的な収縮（規則性が強まり，リズムが減少し，収縮波の間隔が延長し，収縮力が増加する）がみられることから，当帰の痛経を治す作用に対する薬理学的根拠を提出している。

②**物質代謝と内分泌に対する作用**：マウスを5％の当帰を含む飼料で4週間飼育した後，肝組織の酸素消費量が増加し，肝組織の酸化グルタミン酸やシステインなどの働きが強まるのは，当帰の中に含まれるビタミンB_{12}と関係がある可能性があり，当帰の補血作用とも関係する可能性がある。また急性四塩化炭素中毒性肝炎のマウスに対して，煎剤は肝臓を保護し，肝グリコーゲンの低下を防止する作用がある。

③**血管拡張作用**：当帰は麻酔したイヌの末梢血管に対して明らかな拡張作用があり，臨床上血栓閉塞性血管炎に対して有効であり，あわせて血管炎の患者の末梢循環を改善する。

④**血小板凝集の抑制と血栓溶解作用**：当帰のこれらの薬理作用は，塞栓性疾患に対する治療効果と解釈できる。

⑤**抗不整脈作用**：当帰のアルコール抽出液0.5～1％濃度のものは切除したウサギの心耳に対し，不応期の延長作用があり，当帰のアルコール抽出液はアセチルコリン，あるいは電流で引き起こした人工的な心房細動に対して，治療効果がある。

⑥**抗菌作用**：当帰の煎剤を試験管稀釈法で用いると，1：160でペスト菌・変形菌，1：80で志賀赤痢菌・腸チフス菌・パラチフス菌・コレラ菌，1：120でB群赤痢菌・肺炎双球菌などに対して抑制作用がある。

⑦**消炎鎮痛作用**：当帰の煎剤は酢酸刺激によりマウスが体をねじる反応に対し明らかな抑制（鎮痛）作用があり，酢酸による腹腔内の滲出液を減少させる。

⑧**その他**：当帰の水煎剤はウサギに対して鎮静作用があり，アセチルコ

リンによる回腸平滑筋の痙攣に対し，解痙作用がある。

❖ 木通 ❖─────

木通はウマノスズクサ科の植物モクツウバトウレイ *Aristolochia mandshuriensis* Komar. の枝茎，あるいはアケビ科の植物ハクモクツウ *Akebia trifoliata* (Thunb.) Koidz. の枝茎である。

❖『神農本草経』の記載
「味辛平，主去悪虫，除脾胃寒熱，通利九竅血脈関節，令人不忘」
・通利九竅関節：主に利小便と血脈を通利する作用があり，また湿熱による痺痛にも用いられるので，関節不利を治すことができる。

❖後世の医家の応用
甄権説：「主に五淋を治し，小便を利し，多睡の人を治し，水腫・浮腫を主り，煩熱を除く」
『大明本草』：「小腸を通じ，利水し，積聚血塊を破り，排膿し，癰癤を治し，痛みを止め，出産を促し，女性の閉経・生理不順・感染症・頭痛目眩・乳房の凝りと羸痩・乳汁不通を治す。」
『本草求真』：「効能は，肺に入り熱を下降させ，小便を利し，通淋して腫れを治し，母乳を通じさせる」

木通は清火・利水・血脈を通利させる働きがある。薬理研究によると，利尿・抗菌作用が証明されているので，導赤散・八正散のように尿路感染に用いることができる。木通と丹参・桃仁など活血去瘀薬を配合すると血瘀による経閉を治し，王不留行を配合すると通乳作用がある。

❖木通の薬理作用
①利尿作用：ウサギに飲水量を厳密に制限した状況で，毎日木通のチンキ剤（アルコールを蒸発させて，水を加えて濾過したもの）を体重1 kgあたり0.5 g内服させると，連続5日で非常に顕著な利尿作用が認め

られるが，ミネラルには利尿作用はないので，利尿作用の主要成分はナトリウム塩ではなく，そのほかの有効成分であることを説明している。ウサギに煎剤を内服，あるいは静脈注射すると，利尿作用が出現する。
②抗菌作用：木通のアルコール抽出液は，多種のグラム陽性菌・赤痢菌・チフス菌に対して抑制作用がある。水に浸した液，あるいは煎剤は多種の病原性真菌に対して種々の程度の抑制作用がある。

適応症

- 手足の厥冷，脈細で絶えそうな場合。
- 寒邪が経絡に入り，腰・股・大腿・足が痛む場合。

方解

呂梺村説：「これはまた，血虚に属し四逆になった場合である。血虚なので生姜・附子は津液を奪うので適当ではないので，当帰による補血を主とし，佐薬の芍薬・甘草・大棗で陰を和して生津し，さらに桂枝・細辛・木通で通陽し表を温め，陰陽の気がつながれば四肢末梢は暖まり，厥逆は止まる」

「四逆」と名づけられている方剤に四逆散・四逆湯・当帰四逆湯などがあり，いずれも四逆の名がづけられているが，三者の理法方薬は各々異なる。四逆湯はすべて回陽救逆であり，四逆散は鬱熱を透解するものであり，当帰四逆湯はすべて血脈を養うものであり，臨床では三者を区別して用いる。

応用

間歇性の下痢・五更泄瀉・疝家の腰腹激痛・婦人の血気の痛み・生理不順・少腹部痛・凍瘡・血虚による眩暈・溢飲による頭痛などをいずれも治す。

症例147

患者：李〇〇，女性，37歳。
現症：患者は両手の凍瘡がすでに数十年あり，毎年冬に指・肘が紫を帯びて赤く腫れ，少し疼痛・瘙痒があって，触れると氷のように冷たい。脈は沈細，苔は薄白である。
処方：弁証は寒盛血虚であり，四肢末梢を栄養できないので，養血通脈がよく，当帰四逆湯加減を用いる。

当帰9g，桂枝9g，附子片6g，芍薬9g，甘草6g，木通6g，鶏血藤15g

経過：20剤あまりを服用したら治癒し，翌年は再発しなかった。
考察：凍瘡は寒邪が経絡を阻むことによるもので，手足が冷え，脈沈細となり，厥陰病の当帰四逆湯証である。本方では細辛に変えて附子片と桂枝を併用しており，温陽通脈作用を強めている。また鶏血藤を加えて活血通絡し，用薬が適切だったので，病は治癒した。

症例148

患者：陳〇〇，女性，31歳。
現症：患者は寒がりで顔色が㿠白である。主訴は眩暈で，頭痛が綿々としてあり，温めると痛みが減る。舌は淡，苔は白で，脈は細である。
処方：弁証は厥陰血虚による眩暈で，養血通脈にならい，当帰四逆湯加味を用いる。

当帰9g，桂枝9g，細辛3g，白芍15g，甘草6g，木通6g，大棗14g，川芎9g

経過：14剤連続して服用後治癒し，1年後の追跡調査で再発はない。
考察：本例は眩暈で，寒盛血虚によるものに属し，当帰四逆湯証である。川芎は血虚による眩暈・頭痛を治すので本方ではこれを加え，薬と証があったので効果はすぐにみられた。

症例149

患者：王○○，女性，28歳。
現症：患者は月経が遅れがちで量が少なく，色は暗くない。腰腹に常に冷えと痛みを覚え，温めると軽減する。舌は淡，苔は白で脈は沈細である。
処方：血虚有寒に属し，治療は養血通脈で，当帰四逆湯加減を用いる。
当帰9g，桂枝9g，附子片6g，芍薬9g，細辛3g，甘草6g，木通6g，大棗10g
考察：本例にみられた諸症状は，腎陽不足に血虚を兼ねていることによる。月経後期に色が淡く，腰腹の冷えと痛みがあるのは腎陽虚が衝任の働きに影響しているからで，附子片に桂枝を加えて腎陽を温め補ってその源を治し，当帰四逆湯で養血調経しその流れを整える。
経過：7剤服薬後，次の月経は正常に回復した。

症例150

患者：周○○，男性，39歳。
現症：患者は半年前から四肢末端が痺れ，ときに現れときに消失し，長くしゃがんだり，手をあげて拳を握りしめると悪化する。最近は足底の土踏まずが氷のように冷え，両足底部に圧迫感があり，疼痛や瘙痒がわからず，食欲は不振である。体重は顕著に低下している。脈は弱，苔は白厚。某医院の神経科で検査を受け，多発性神経炎と言われた。
処方：証は手足の厥冷，少陰証に属し，治療は温陽益気・養血通脈で，当帰四逆湯と四逆湯加減を用いる。
当帰15g，桂枝9g，白芍30g，甘草6g，製附子片9g，木通6g，乾姜4.5g，鹿角膠9g（先熔），黄耆15g，党参15g，大棗24g
上方を30余剤服用後，手足の知覚は回復し，冷感は消え，2年後の追跡調査で再発はない。
考察：本例は多発性神経炎に属し，「四肢の痺れと冷え」を主症状とし，

弁証治療で当帰四逆湯と四逆湯加減を用いて，効果がみられた。処方の中で人参・黄耆を入れて温陽益気し，養血通脈の力を非常に強めた。鹿角膠は附子片を助けて腎陽を温補した。また大量の白芍と甘草の配合は，平滑筋の痙攣を緩めることができる。

当帰四逆加呉茱萸生姜湯『傷寒論』

方薬組成	当帰四逆湯加呉茱萸９ｇ　生姜６ｇ

単味の薬理研究

❖当帰四逆湯⇨393頁　　❖生姜⇨19頁

適応症

当帰四逆湯証で，内部に寒邪があり，胸満・腹痛が激しい場合。

方解

呂楪村説：「内部に寒邪があるのに乾姜や附子を使わないのは，血虚の場合陰を奪われ，変証をきたす恐れがあるからで，呉茱萸・生姜で温中散寒し，さらに清酒でこれを調和させ，陰陽が調和すれば手足は自然に温まるのである」

応用

当帰四逆湯証に寒飲があり清水を吐く場合や，慢性胃炎・潰瘍病で寒飲が上逆する場合にも用いることができる。

症例151

患者：楊〇〇，女性，42歳。

現症：患者は7年前，産後に頭頂部の痛みを患い，吐き気があり涎沫を吐く。ときに起こり，ときに止まる。初めて起こったときは西洋薬の鎮痛剤でしばらくは落ち着いたが，徐々に効果が失われた。前医は川芎茶調散などを与えたが無効であった。患者は頭を布で覆い，寒がりで風を嫌がり，四肢は冷たく，いつも布団をかぶって寝ている。元気がなく，言葉も少ない。月経はだらだらと遅れ，量は少なく色は淡で，腰は常にだるく痛む。舌質は淡で，苔は薄白，脈は沈細無力である。

処方：弁証は厥陰病で，肝陽不足・陰寒上逆になっているので，当帰四逆湯と呉茱萸湯加減を用いる。
当帰15g，桂枝9g，白芍24g，細辛3g，党参9g，呉茱萸9g，生姜6g，木通9g，大棗14g，甘草6g，7剤。

経過：服薬後，頭痛は大いに減り，頭巾を取り，寒がりや風を嫌がることもなくなったが，月経は遅れ，量は少なく，色は淡であったので，当帰四逆湯を当帰建中湯に変え，半月間養生したら治癒した。

考察：本例は厥陰の頭痛で，足の厥陰肝経と督脈が頭頂で会合することによる。肝陽不足・陰寒上逆により，清陽が侵されて頭頂痛が起こる。また，吐き気があり涎沫を吐くので，当帰四逆加呉茱萸生姜湯証である。薬と証が合ったので，病はすみやかに治癒した。

18. 烏頭湯類

方剤	薬物組成	加	減	適応証
烏頭湯	製川烏9g 麻黄9g 芍薬9g 黄耆9g 甘草9g			歴節の病で,屈伸できず,疼痛がある。
大烏頭煎	烏頭9g	蜂蜜50ml		寒疝による臍周囲の疼痛があり,発作時冷汗が出て,手足が厥冷し,脈が沈遅の場合。
烏頭赤石脂丸	蜀椒6g 烏頭3g 附子3g 乾姜3g 赤石脂6g			心の痛みが背中に放散し,背中の痛みが心に放散する。

烏頭湯 『金匱要略』

| 方薬組成 | 麻黄9g　芍薬9g　黄耆9g　甘草9g　製川烏9g（蜜煎） |

単味の薬理研究

❖麻黄⇨79頁　　❖芍薬⇨9頁　　❖黄耆⇨38頁　　❖甘草⇨14頁

❖烏頭❖─────

　本品は草烏と川烏の2種類に分けられる。川烏はキンポウゲ科の植物カラトリカブト *Aconitum carmichaeli* Debx. の主な根である。同系統の独立した根を天雄と称する。草烏は華烏頭 *A. chinense* Paxt. を主とする。次品は東北産のエゾトリカブト *A. kusnezoffii* Reich. の主な根である。

✤『神農本草経』の記載

　「辛, 温, 大毒。主中風悪風, 洗洗出汗, 除寒湿痺, 咳逆上気, 破積聚寒熱」
- 中風悪風, 洗洗出汗：外邪が人体に侵入するのは風邪が主だが, 烏頭の去風作用は附子より強い。
- 除寒湿痺：烏頭は去風通痺の作用が比較的強いので, 中医は烏頭を風寒湿痺および歴節の疼痛の治療に常用する。

✤張仲景の応用の考証

　烏頭を主薬とする方剤は約4種類ある。
①烏頭湯：製川烏・麻黄・芍薬・黄耆・甘草。
　証：歴節による疼痛で, 屈伸できない。
②烏頭桂枝湯：烏頭・桂枝・芍薬・甘草・生姜。
　証：腹の中が痛み, 逆冷し, 手の感覚障害がある。
③大烏頭煎：烏頭・蜂蜜。
　証：寒疝により臍の周囲が痛み, 発作時に冷汗が出て, 手足の厥冷がある。

④烏頭赤石脂丸：烏頭・蜀椒・乾姜・附子・赤石脂。

　証：心の痛みが背部に放散し，背部の痛みが心に放散する。

　張仲景が烏頭を応用した方剤に従えば，烏頭の鎮静作用を見いだすことは難しくない。歴節による疼痛・寒疝による疼痛・心腹の冷えと痛み・手足の冷えと痛みに用いることができ，その作用はおおむね『神農本草経』の記載と一致する。

❖ 後世の医家の応用

　『名医別録』：「心腹の冷え・臍間の疼痛・肩甲部痛・体の前後屈ができない・目の疼痛・長く見られない」

　甄権説：「腸腹の絞痛・しこり・歯の疼痛を治し，性機能を高める」

　『本草綱目』：「頭風喉痺，癰腫疔毒を治す」

　烏頭の性味・効能は附子に類似しており，表の風邪を散じ，裏の寒湿を追い出すことができる。伝統的に附子は強心・回陽救逆に多用され，烏頭は風寒湿痺に用いられる。烏頭・附子は生で用いると毒性が比較的強いので，いずれも必ず炮製して薬に用いる。

　われわれは民間の経験方で製川烏で頭痛を治した経験を根拠として，製川烏9g，全蝎3g，地竜3g，珍珠母9gを細かい粉末にしたものを珍珠母頭痛粉と名づけて用い，毎回1.5g，1日3回，頑固な頭痛の治療に用いて一定の治療効果があり，血管収縮性の頭痛に特にすぐれていた。粉末を湯で服用させたが，煎じ薬と同煎した場合には効果が劣っていた。

　消化性潰瘍の疼痛が激烈で，冷えると悪化する場合，製川烏6g，肉桂3g，乳香9g，九香虫9g，高良姜6gを用いると，常に手応えがある。

　適応証

　歴節の病で，屈伸できず，疼痛がある場合。

　方解

　歴節は寒気が勝っている痛痺であり，寒湿が関節にとどまることによって，疼痛があり屈伸できない。本方は麻黄で通陽開痺し，烏頭で駆寒逐湿

し，芍薬・甘草で血痺を開き，経脈を通じ，陰陽が宣通すれば気血も順調に巡る。麻黄は発汗の力が激しく，黄耆を用いて衛を実しながら，その行きすぎを抑える。烏頭は有毒なので，白蜜の甘味によってこれを緩め，寒湿の邪を少し発汗させて出させれば，邪は去ってしかも正気は損傷しない。

応用

本方は浮腫・自汗あるいは盗汗の場合や，脚気で痿弱麻痺のある場合・片側の萎縮・麻痺の場合，癰疽が何日も潰れず，硬くなって疼痛が耐え難い，あるいは破潰後の場合・毒気が凝結し，腐食して回復せず，新しい肉芽がなかなか生じない場合にも用いることができる。

症例152

患者：張〇〇，男性，50歳。
現症：患者はもともと胃潰瘍があり，冷えると悪化する。暑い時期に冷たいものを飲んだために，胃が冷えて激痛を起こし，モルヒネの注射を受けたが効果が少なく，辛熱温胃の薬物を与えた。
処方：製川烏6ｇ，肉桂3ｇ，高良姜6ｇ，烏薬9ｇ
経過：3剤処方したが1剤で治癒した。
考察：『内経』に「寒が内に浸淫した場合，治療は甘熱をもって行い，苦辛で助ける」とある。本例の証は寒が内に浸淫している証に属しており，製川烏を用いて辛熱鎮痛し，肉桂・高良姜を用いて辛熱温胃する。寒が凝れば気が滞るので，烏薬を用いて行気止痛する。処方は精密に組立てられているが，薬は特別なものを使っておらず，効果は打てば響くようであった。

症例153

患者：朱〇〇，男性，65歳。
現症：患者は後頭部痛が長引いており，冷えると発症する。最近は夜寝るときに特に倦怠感があり，脈数で，舌はびらんがあり，紫を帯びている。

処方：製川烏6g，当帰9g，桂枝9g，防風9g，羌活9g，大棗6g，3剤。
経過：服薬後，頭痛は軽減し，3剤続けて処方したら治癒した。
考察：本例の頭痛は風寒によって引き起こされており，桂枝・防風を用いて辛温解表，川烏で温経散寒止痛して，主薬とする。紫舌は瘀血を意味しているので，当帰を配合する。川烏を配合して，温めて乾かさず，当帰は川烏を得ると活血去瘀止痛の力が著しくなる。佐薬の羌活は風寒の頭痛を治す。

症例154

患者：趙〇〇，男性，29歳。
現症：患者は全身の骨が痛み，冷えと痺れを覚え，背筋が強ばってキリキリ痛み，脱力感がある。昨年の8月より某医院で治療しているが効果がなく（中薬百剤と西洋薬のコルチゾンなど），苔は白膩である。
処方：烏頭・附子と葛根湯加減を与える。
　　　製川烏6g，製附子片6g，桂枝9g，麻黄9g，葛根15g，生姜3片，5剤。
経過：服薬後骨痛は著明に減り，諸症状は完全に治った。
考察：「腎は骨を主る」。本例は全身の骨痛があるので，烏頭・附子で鎮痛温腎し，附子・桂枝で温経通絡する。麻黄・桂枝に葛根を配合して，風寒を去り，「痺」証を治す。葛根は背筋の緊張を治すのにすぐれている。

症例155

患者：秦〇〇，男性，53歳。
現症：患者は右膝の関節が伸ばせるが曲げられず，曲げると非常に痛み，温めると改善し，冬期および冷えると疼痛が悪化し，舌苔は白，脈は弦である。
処方：製川烏9g，白芍15g，木瓜9g，五加皮15g，伸筋草15g，秦艽

15g，生地黄60g，7剤。
経過：服薬後，関節はだんだん屈伸できるようになり，疼痛は軽減したので，14剤続けて処方し，持ち帰って服用させた。
考察：『金匱要略』の烏頭湯は歴節による疼痛を治す。本例は寒湿による関節の疼痛であり，製川烏は駆寒逐湿の主薬であり，烏頭湯の法にならって芍薬を配合して，関節の風湿による疼痛を治す。芍薬・木瓜・伸筋草を配合して，平肝舒筋することもできる。『神農本草経』の記載で生地黄は「痺」を治し，大量ではコルチゾン様作用があるが，ステロイドのような副作用はない。

大烏頭煎＊『金匱要略』

方薬組成	烏頭9g　蜂蜜50ml

＊烏頭に水を加えて長く煎じ，さらに蜜を加えて煎じる。
1日1回だけ服用させ，再度服用させてはいけない。

単味の薬理研究

❖烏頭⇒403頁

❖蜂蜜❖————

　本品はミツバチ科のミツバチ *Apios cerana* Fabr. の巣の中に集められた糖類物質。『神農本草経』に記載のある石蜜は蜂蜜のことである。

✤『神農本草経』の記載
　「味甘，性平。主心腹邪気，諸驚癇痓，安五臓諸不足，益気補中，止痛解毒，除衆病，和百薬」
　・心腹邪気：心腹とは，心から大小腹と脇肋までのことをいう。邪気とは，

外から来る六淫の気と内部から起こる七情の気のことで，固有の気ではなく邪気のことである。それに対しては甘平の薬を用いる(陳修園)。
- 諸驚癇痙：諸驚癇痙は，厥陰風木の病である。その場合，養胃和中を行う。いわゆる厥陰不治の場合は，陽明から治す(陳修園)。
- 安五臓諸不足，益気補中：「脾は五臓の本であり，脾が補われれば安定し，五臓もみな安定するので，不足の疾患はない。真気は，天から得て水穀により充実されるものであり，味甘は脾を益し，すなわち益気補中となる」

❖張仲景の応用の考証
『本草綱目』：「張仲景は陽明結燥・大便不通に対し蜜煎導法によって治し，誠に千古の神方である」

❖後世の医家の応用
『名医別録』：「脾気を養い，心煩を除く」
『本草綱目』：「蜂蜜の働きは5つあり，清熱・補中・解毒・潤燥・止痛である。生の場合は涼性で，清熱の働きがあり，熱すると温性になり，補中の働きがある。甘味で調和するので解毒の働きがあり，柔により濡沢で，潤燥の働きがある。緩によって急を去り，心腹筋肉の瘡瘍による痛みを去る。和によって調節するので，百薬を調和させ，甘草と同じ効果がある」
『現代実用中薬』：「滋養性をもつ甘味薬で，味付けに用いることができ，鎮咳と緩下の働きももっており，栄養によって心筋の働きを増強することができる。疼痛を緩和させるので，消化性潰瘍に用いられる」

蜂蜜は滋養性の強壮薬であり，潤燥滑腸することができ，『傷寒論』の蜜煎導法のように，慢性の便秘を治すことができる。肺を潤し，咳を止める働きがあり，肺の乾燥による乾性の咳にも用いることができる。また中焦を補って痛みを止めるので，胃・十二指腸潰瘍を治す。

蜂蜜の薬理作用
①創面に対する作用：創面に対し収斂させ，栄養と癒合の促進作用がある。
②その他の作用：潤滑性の去痰と，軽い瀉下の作用がある。

適応証
寒疝による臍周囲の疼痛があり，発作時冷汗が出て，手足が厥冷し，脈が沈遅の場合。

方解
寒疝の発作時臍周囲の疼痛があり，疼痛が徐々に悪化し，発汗して四肢が冷え，このとき脈象が沈遅であるのは疝痛がすでに相当激烈であることを説明している。ゆえに破積散寒の大烏頭煎を用いる。

烏頭の性は大熱で，頑固な寒冷を治すことができるので，腹痛・四肢の冷え，脈象が沈緊の発作性寒疝の証を治すのによい。蜜煎によって烏頭の毒性を減弱させ，薬の効果を延長させる。処方の後の，「1日1回だけ服用させ，再度服用させてはいけない」の記載から薬性が峻烈であることがわかるので，慎重に用いる。

烏頭赤石脂丸 『金匱要略』

方薬組成	蜀椒6g　烏頭3g　附子3g　乾姜3g　赤石脂6g

単味の薬理研究
❖蜀椒⇒337頁　　❖烏頭⇒403頁　　❖附子⇒351頁　　❖乾姜⇒371頁

❖**赤石脂**❖──

本品（Halloysitum Rubrum）は一種の紅色の水分の多い粘土である。

✣ 『神農本草経』の記載

「味甘平。主黄疸，泄痢，腸癖，膿血，陰蝕，下血，赤白，邪気，癰腫，疽痔，悪瘡，頭瘍，疥掻」

- 泄痢，腸癖，膿血：赤石脂には止渋作用があり，水様下痢・赤痢を治療できる。
- 陰濁，下血，赤白：赤石脂に収渋作用があることを指す。
- 邪気，癰腫，疽痔：破潰によるものである可能性があり，赤石脂の外用で治療できる。

✣ 張仲景の応用の考証

張仲景が赤石脂を用いているのは2処方あり，1つは桃花湯で「膿血下痢便」の証であり，もう1つは，赤石脂禹余粮湯証の「下痢が止まらない」であり，主に赤石脂の重渋で，下焦の血分に入って固脱する性質を用いている。

✣ 後世の医家の応用

『名医別録』：「腹痛・腸癖・赤痢白痢・女子の崩漏・帯下・胎盤遺残」

『本草綱目』：「五色脂（赤石脂）は，渋で重なので，収渋止血固下の働きがある。甘で温なので，益気生肌調中の働きがある。中とは，腸胃・筋肉や腱・驚悸・黄疸のことである。下とは，腸癖・下痢・崩漏や帯下・失精のことである」

鄒潤安の『本経疏証』では「石脂は激しく，燥性があり，水と痰と湿を治療する働きがよい。およそ火・燥・風の治療には向かない！」と述べている。このことが要点である。

赤石脂は止渋作用があり，水様下痢や赤痢の治療にいずれも効果がすぐれている。しかし下痢の初期で裏急後重がある場合には用いることはできない。下痢の初期，熱痢で渋る場合は，白頭翁湯で清熱燥湿するのがよい。もし誤って赤石脂を用いると，門を閉じて邪を中にとどめ，病勢がますます悪化する！　張仲景が少陰病に桃花湯を用いているのは，膿血下痢便の場合である。臨床で，腸粘膜のびらん・損傷があり，鮮紅色の下血や暗色

の膿血便があって長引き，脈細で元気がない場合，膿血便が長引いており，虚寒滑脱に属すので，桃花湯の温渋作用を用いて，その中の赤石脂で固渋止瀉する。ただし乾姜の温裏散寒が必須であり，腸の機能と生体の作用を調節して，下痢を治療できる。

❖赤石脂の薬理作用
①吸着作用：内服すると，リン・水銀・細菌毒素や食物の異常発酵による産物など，消化管内の毒物を吸着することができる。
②腸粘膜保護作用：炎症性腸粘膜に対する保護作用があり，異物の刺激を減少させることと，炎症性滲出物を吸着させることに働く。
③止血作用：内服すると消化管出血に対して止血作用がある。

適応証
心痛が背部に放散し，背中の痛みが心に放散する。

方解
『医宗金鑑』：「心の痛みが背中に放散し，背中の痛みが心に放散するとは，連綿と痛んで止まらず，陰寒の邪が盛んで浸浸として陽光が消えそうであり，薤白白酒で治せる状態ではないので，烏頭赤石脂丸がこれを主る。処方の中で烏頭・附子・乾姜はすべて大辛大熱であり，別のことを考えず，陰邪をすばやく追い払う」。本方は赤石脂を配合してその固渋の性質で烏頭・附子・乾姜・蜀椒による辛酸の行きすぎを抑える。薬から証を推測すると，心の痛みが背中に放散するだけではなく，四肢の厥冷・脈象沈緊もあるはずである。

応用
本方は慢性の白色下痢が長引いて治らず，寒邪を受けて心腹が痛み，陰部の疝痛がある場合をいずれも治し，弁証は寒証が主である。

19. 栝楼薤白湯類

方剤	薬物組成	加	減	適応証
栝楼薤白白酒湯	栝楼実12g 薤白9g 白酒 30〜60ml			胸痺・喘息・咳・唾液・胸背痛・息切れ。
栝楼薤白半夏湯	本方	半夏9g		胸痺があり横になれず，心痛が背部に放散する，あるいは痰飲がある場合。
枳実薤白桂枝湯	本方	枳実9g 厚朴9g 桂枝6g 白酒 30〜60ml		胸痺・心中痞気があり，留気が胸に結して胸満し，脇下の気が逆上して心あるいは背中が痛む場合。

栝楼薤白白酒湯『金匱要略』

方薬組成	栝楼実12g　薤白9g　白酒30～60ml

単味の薬理研究

❖栝楼❖

本品はウリ科のシナカラスウリ *Trichosanthes kirilowii* Maxim. の成熟果実である。

❖張仲景の応用の考証
『薬徴』:「主に胸痺を治し,あわせて痰飲を治す」

❖後世の医家の応用
『名医別録』:「胸痺を主る」
成無已説:「胸中の鬱熱を通じさせる」
『本草綱目』:「上焦の火を降ろす働きがあり,痰気も下降させる」
『本草思辨録』:「栝楼実の長所は痰濁を導いて下降させることにあるので,結胸胸痺はこれがないと治らない」

栝楼は甘寒潤降であるので,気を降ろす働きがあり,咳嗽を治し,潤肺利咽の作用がある。あわせて大腸を潤し,通便し,理気寛胸・散結消腫の働きがある。本品の薬用部分には栝楼仁と栝楼皮の区別があり,栝楼仁と栝楼皮を併用する場合は全栝楼という。栝楼仁は気逆による咳嗽の治療に優れ,旋覆花と併用することができる。栝楼仁は潤腸通便作用がある。栝楼皮は清熱化痰し,咽が痒く痰が黄色い場合に適用される。全栝楼は栝楼皮・栝楼仁の両方の効能がある。

古い書物には栝楼が黄疸を治すと記載されている。ある肝炎の病人で,

GPTが高く，多種の中・西薬を用いたが無効で，その後しばらくしてGPTが正常に下降した。尋ねてみると，全栝楼1個，甘草9gを煎じて服用するという民間療法を用いていた。この方法をほかの人にも用いたら有効であった。

❖栝楼の薬理作用

①心血管系に対する作用：栝楼皮と種子の混合物からなる注射液は，切除したモルモットの心臓において，冠動脈を拡張させ，冠血流量を増加させる働きがあり，栝楼皮だけからなる注射液の作用はさらに顕著である。1 mlの注射液に生薬の栝楼皮が2.5mg，あるいは5mg含まれるとき，冠血流量を55％，あるいは71％増加させる。栝楼皮の注射液は，切除したウサギの心臓でも同様の効果がある。栝楼の注射液は下垂体後葉ホルモンによって引き起こされるラットの急性心筋虚血に対して，明らかな保護作用があり，マウスの常圧・低圧の酸素欠乏に対する耐性を高める。あらかじめ副腎皮質ホルモンをマウスに与えると，低圧の酸素欠乏の状況でマウスの生存率が増加する。栝楼が冠動脈を拡張させる働きは部位によって異なり，栝楼皮＞栝楼子＞栝楼仁＞栝楼子殻である。栝楼皮から分離される類アルカロイドは冠動脈拡張作用があるが，アミノ酸にはない。

②血清コレステロールに対する作用：動物実験によると，栝楼はニホンオオミミウサギの血清コレステロールを低下させる。

③去痰作用：動物実験によると，栝楼皮から分離されるアミノ酸には良好な去痰作用がある。

④瀉下作用：栝楼は致瀉物質を含んでおり，瀉下作用がある。栝楼皮の作用は比較的弱く，栝楼仁は脂肪油を含んでいるので作用が強い。

⑤抗菌作用：1：5～1：1の栝楼の煎剤あるいは抽出液は，試験管内で大腸菌などグラム陰性の腸内細菌に対して抑制作用があり，ブドウ球菌・肺炎双球菌・α溶連菌・インフルエンザ菌・オードアン小芽胞癬菌・星形ノカルジアなどに対し一定の抑制作用がある。

⑥その他の作用：1：5の栝楼の煎剤は，ガラス片法でマウスの腹水癌細胞を殺滅させる。栝楼皮の試験管内での抗癌効果は，栝楼仁に比較

して良好で，60％アルコール抽出液の効果が最も強い。栝楼皮のエーテル抽出液に含まれる類白色非晶体性粉末は試験管内で抗癌作用があり，種の殻と脂肪油にはその作用がない。

❖薤白❖

本品はユリ科のチョウセンノビル *Allium macrostemon* Bunge，あるいはラッキョウ *A. chinense* G. Don. の鱗茎である。

✤『神農本草経』の記載
「味辛，主金瘡，瘡敗」
・金瘡：外傷のことである。
・瘡敗：びらん・潰瘍のことであるが，後世にはあまり用いない。

✤後世の医家の応用
『名医別録』：「温中散結」
李東垣説：「下痢・しぶり腹・下焦の気滞を治す」
『本草綱目』：「少陰病の厥逆による下痢，および胸痹による刺痛を治し，下気散血・安胎に働く」「陽道（陰茎）を助けて温補する」

薤白は辛温で，通陽散結の働きがあり，冠動脈疾患の治療ができる。常に栝楼・枳実・半夏・桂枝などと配合する。張仲景は栝楼薤白白酒湯・栝楼薤白半夏湯・枳実薤白桂枝湯で用いているが，いずれも薤白を主薬としており，胸痹を治療する有効な方剤となっている。治療効果を高めるため，常に丹参など活血薬を併用する。

✤薤白の薬理作用
①血小板機能に対する作用：長梗薤白精油は，各種の凝固剤による血小板凝集（第2相）に対して，強力な抑制作用を有する。血小板の1次凝集に対しては，明らかな解離促進作用を有する。抑制の機序は血小板膜における放出過程のある種の作用とTxA_2合成阻止作用である。

②抗菌作用：薤白の煎剤はコレラ菌・黄色ブドウ球菌に対して抑制作用を有する。30％の水煎液を試験管稀釈法で用いると，1：4で黄色ブドウ球菌・肺炎双球菌に対して抑制作用があり，1：16で八連球菌に対して抑制作用がある。

適応証

胸痺・喘息・咳・唾液・胸背痛・息切れがあり，寸脈が沈遅で関上が緊の場合。

方解

本方は通陽散結・豁痰下気の薬剤である。処方の中で栝楼は寛胸散結・潤下通痺に働き，薤白は滑利通陽・理気止痛に働く。白酒は薬の上行を助け，気機を調節し，陽気を宣通させる。昇降が正常に回復すれば，喘咳痺痛は自ずから治癒する。

応用

本方は噎膈・心痛を治し，弁証は喘息胸痛を主とする。

症例156

患者：○○○，男性，78歳。
現症：患者は冠動脈疾患の病歴が十数年あり，その後脳動脈硬化症を患い，常に心絞痛と期外収縮がある。心電図はⅢ度房室ブロック・接合部性補充収縮。主訴は動悸で，心痛・胸悶・頭痛・手の震えがあり，指は紅い。大便はときに秘結し，ときに1日2回。食欲は不振。口唇は紫，舌は絳紅，苔は白膩，舌の辺縁には瘀点があり，脈は弦で結代がある（脈拍42回/分，不規則な脱落がある）。証は心血瘀滞・寒凝による営熱互阻・脈行不暢であり，活血化瘀にならって，心絡を舒し，心脈を通じさせる。
処方：丹参15ｇ，全栝楼15ｇ，薤白9ｇ，檀香6ｇ，川椒1.5ｇ，赤芍9ｇ，紅花6ｇ，川芎6ｇ，当帰9ｇ，桃仁9ｇ，生地黄15ｇ，14剤。

考察:およそ冠動脈疾患・リウマチ性心臓病・洞不全症候群をきたす病態などで，心痛・動悸・舌紫・脈遅渋，あるいは結代がある場合，寒熱虚実を問わず，血脈の運行障害あるいは瘀血が脈絡を阻害することが病因となっている。このとき血瘀が主な問題であり，治法はまず活血化瘀・舒心通脈で，さらに寒熱虚実の弁証を参考にして配合すれば，心血を暢通させ，心脈を安定させ，心拍のリズムも正常に回復させる。本案では栝楼薤白白酒湯・血府逐瘀湯合丹参飲加減を採用した。14剤連続して服用後，動悸は治り，心痛・胸悶も緩解し，頭痛や手の震えも消失し，脈は弦で有力（脈拍68回/分，脱落なし）になった。心電図はⅠ度房室ブロック・洞性心拍で，明らかに好転した。その後活血化瘀に益気薬を加えて数カ月治療したが，心絞痛は再発がなく，心拍も基本的に正常であった。

症例157

患者:黄○○，男性，47歳。
現症:患者はここ1カ月間動悸があり，たまに期外収縮もある。夜間胸悶・呼吸困難・不眠多夢があり，ときに噯気もある。唇は乾燥し紅く，舌尖紅，苔は薄白，脈は両寸が弱い。
処方:栝楼薤白湯および天王補心丹加味を併用する。
　　全栝楼15ｇ，薤白9ｇ，丹参9ｇ，鬱金9ｇ，降香3ｇ，五味子9ｇ，茯神9ｇ，砂仁1.5ｇ，旋覆花9ｇ（包），5剤。
　　また天王補心丹45ｇを，毎晩9ｇずつ服用させる。
経過:服薬後，顕著に好転し，5剤続けて処方する。
考察:本案は胸陽が閉塞し，心血が欠損しているので，栝楼薤白湯を用いて通陽去結し，丹参・降香および鬱金を配合して血行を暢通させ，茯神・五味子，および天王補心丹で心血欠損による虚煩不眠・動悸多夢などを治す。

症例158

患者：賈○○，男性，53歳。

現症：患者は心絞痛の発作が頻回にあり，疼痛は背部に放散し，冷えると痛みが悪化する。胸悶・喘息・息切れがあり，舌苔は白膩で，脈は沈遅である。心電図では虚血性変化がある。証は寒邪壅盛・胸陽不振に属する。

処方：栝楼薤白白酒湯および四逆湯加減を用いる。

附子片9ｇ，乾姜6ｇ，全栝楼24ｇ，薤白9ｇ，炙甘草6ｇ，川椒1.5ｇ，丹参24ｇ，当帰9ｇ，細辛3ｇ，乳香9ｇ，黄耆15ｇ，党参15ｇ，7剤。

経過：心痛・胸悶は大きく減り，続けて7剤処方した。

考察：本案の心絞痛は寒邪の塞がりがひどく，陽気が巡らず，心血の供給不足になっていることによる。また胸陽が巡らず，肺気の昇降が阻まれているので，喘息・息切れがある。苔白膩・脈沈遅はいずれも寒邪による現象であり，四逆湯により辛温通陽し，栝楼薤白白酒湯の通陽去結に人参・黄耆・丹参・当帰の温陽益気・舒心通脈を加える。服薬後，症状は大きく減り，続けて2カ月治療したが心絞痛の再発作はなく，心電図は正常であった。十八反を考えると附子片と全栝楼は相反する薬物で併用できないことになるが，われわれの臨床経験によると附子片と全栝楼の併用による副作用はみられない。

栝楼薤白半夏湯『金匱要略』

| 方薬組成 | 栝楼実12g　薤白9g　半夏9g　白酒30〜60ml |

単味の薬理研究

- ❖栝楼⇨413頁　　❖薤白⇨415頁　　❖半夏⇨450頁

適応証

胸痺があり横になれず，心痛が背部に放散する，あるいは嘔吐する場合。

方解

尤在涇説：「胸痺があり横になれないのは，肺気が昇って下りないからである。心痛が背部に放散するのは，心気が塞がって巡らないからである。それにより痺はさらにひどくなってしまう。このような場合，痰飲が病因になっているので，胸痺を治療する薬に半夏を加えて痰飲を出す」

応用

冠心病の心絞痛・肋間神経痛・胃脘痛・胸痛・痰濁がひどい場合を治す。

症例159

患者：沈〇〇　女性，41歳。

初診：患者は肺気腫・肺性心臓病の病歴がある。数日前，体が冷えた後，高熱を発し，急いで抗生物質を用いて治療したら熱は下がったが，動悸・喘咳はかえって悪化した。薄い痰が多く，胸悶・息切れがあり，平臥できない。寒がりで，浮腫があり，尿は少ない。口唇は青紫で，舌は胖大，苔は白膩，脈は短で促。心拍は110回/分で，期外収縮が10回/分ある。他院の心電図で，肺性P波・右室肥大・頻発性期外

収縮が認められた。証は心腎陽虚で，肺に痰飲が伏し，気が水を化せず，水気凌心となっている。温化痰飲にならい，心脈を宣暢させ，陽気が高まれば陰邪が自然に散じる。

処方：附子片9ｇ，桂枝6ｇ，全栝楼15ｇ，薤白9ｇ，製半夏9ｇ，川椒1.5ｇ，細辛3ｇ，五味子9ｇ，茯苓9ｇ，白芍9ｇ，生姜3片，7剤。

2診：上方を服用後，動悸・喘咳は改善し，浮腫はすでに退いた。原方に党参，黄耆各12ｇを加え，14剤続けて服用させる。

3診：動悸・喘咳はすでになくなり，浮腫もまた退いている。尿量は正常で，少し胸悶があり，脈拍は80回/分である。期外収縮はなく，心電図検査で肺性P波があるが心房性期外収縮はなく，原方を続けて7剤用いて予後をしっかりさせる。

考察：およそ血脈の運行は陽気の鼓動に依存している。外から寒湿の邪を受けたり，飲食不摂生や，過労により内傷を起こすと，肺・脾・腎の陽気が損傷を受け，健運宣化が失調し，三焦の気化が不利になり，水液を蒸化できず，津液が貯留して痰飲を形成する。陰邪が心陽を上犯し，陽気が陰邪によって抑えられ，濁痰が気化を壅遏し脈絡の宣暢が阻まれる。これにより動悸・不整脈が引き起こされる。本例では附子・桂枝に加えて栝楼薤白半夏湯加味を用いて心陽を温通し，痰濁を除き，心脈を宣暢させる。

枳実薤白桂枝湯 『金匱要略』

方薬組成	枳実9ｇ　厚朴9ｇ　薤白9ｇ　桂枝6ｇ　栝楼実12ｇ

単味の薬理研究

❖ 枳実⇒184頁　　❖ 厚朴⇒53頁　　❖ 薤白⇒415頁　　❖ 桂枝⇒6頁
❖ 栝楼⇒413頁

適応証

胸痺・心中痞気があり，留気が胸に結して胸満し，脇下の気が逆上して心あるいは背中が痛む場合。

方解

王旭高説：「気が逆上して心胸脇が脹るのは，気の滞りで陽気が巡らないだけでなく，陰気もあわせて上逆しているからである。よって枳実・厚朴で陰気を破り，桂枝の辛味に佐薬の薤白・栝楼実で行陽開痺させる」

応用

本方は噎膈・心腹の痛み，脹満を治し，弁証は脇下の気が心に逆上するのが主体である。

症例160

患者：王〇〇，男性，62歳。
現症：患者は冠動脈疾患をすでに5年患っており，ある医院の心電図検査で，「冠動脈疾患による心絞痛・左前下行枝の部分閉塞・後壁梗塞」と診断された。現症は胸悶・動悸・心痛で，痰が多く，息切れし，食欲不振・寒がり・四肢の冷え・酸痛がある。悪寒がひどく，火に近づいたり，布団を掛けても軽減しない。苔は薄白，舌は胖大，脈は弦滑である。弁証は心腎陽虚・寒痰停滞・心脈瘀阻・痺阻経絡に属する。治療は腎を温め陽を強め，寒痰を除き，心脈の流れを順調にし，通痺活絡する。
処方：附子片加枳実薤白桂枝湯と二陳湯加減を用いる。
附子片9ｇ，桂枝6ｇ，厚朴9ｇ，枳実9ｇ，栝楼実15ｇ，薤白9ｇ，半夏9ｇ，陳皮6ｇ，茯苓9ｇ，丹参30ｇ，桑枝30ｇ，甘草6ｇ，14剤。
経過：服薬後，胸悶・動悸・心痛・痰飲はいずれも減少し，四肢の冷えと寒がりはやや減少した。上方を守ったうえで乾姜5ｇ，党参・黄

耆各12ｇを加えて２カ月続けて服用させた。心電図検査で異常はなく，すでに正式に仕事に戻っていた。

考察：『証治滙補』驚悸怔忡説では，「痰飲があって水気が心に乗じている場合，すなわち胸中にゴロゴロ音がして，虚気が流動している。水がすでに上に乗じており，心火がそれを恐がってビクビクと動悸し，人を恐怖の状態にしているので，その脈は弦を帯びている」。本例では附子・桂枝を用いて温腎強陽して心腎陽虚を治し，二陳湯および枳実薤白桂枝湯を併用して痰飲を温化し，心脈を宣暢して，陽気が盛んになれば陰邪は自ずから散じるので，桑枝を加えて通痺活絡する。その後乾姜・附子を加えて甘草との組み合わせで四逆湯として回陽救逆させ，益気薬と配合することで温陽益気させて，最終的に良い効果を得た。

症例161

患者：胡〇〇，女性，48歳。

現症：患者は冠動脈硬化による心臓病で，顔はむくみ蒼白で，息切れして階段が上れない。月経はすでに１カ月停止し，舌は淡で苔は白，脈は弱である。

処方：枳実薤白桂枝湯合二仙湯加味を用いる。
全栝楼９ｇ，薤白９ｇ，製附子片６ｇ，桂枝６ｇ，丹参９ｇ，檀香９ｇ，乳香９ｇ，党参９ｇ，仙茅９ｇ，仙霊脾９ｇ，当帰６ｇ，知母９ｇ，黄柏９ｇ，14剤。

経過：服薬後，ビルの４階まで上っても息切れせず，脈は有力である。

考察：本例は冠動脈疾患に更年期障害を兼ねている。ゆえに栝楼薤白桂枝湯に附子片・丹参・党参を加えて，心陽を温通し，益気散結する。檀香・乳香で心絞痛を治し，二仙湯で更年期障害による内分泌失調を調整した。服薬後，満足できる治療効果を得た。

20. 防已湯類

方剤	薬物組成	加	減	適応証
防已黄耆湯	防已12g 炙甘草6g 白朮9g 黄耆15g			風湿があり，体が重く，発汗・悪風・浮腫・小便不利の場合。弁証が表気不固・外風受邪，水湿が経絡に鬱した証。
防已茯苓湯	本方	茯苓15g 桂枝9g	白朮9g	皮水で脈浮・四肢の浮腫，水気が皮膚の中にあり，四肢がピクピク動く場合。
木防已湯	木防已15g 石膏45g 桂枝6g 人参12g			膈間に支飲あり，喘満し，心下の痞堅があり，煩渇して上逆・喘満・息切れがある場合。
防已椒目葶藶大黄丸	防已3g 椒目3g 葶藶子3g 大黄3g			水飲を治し，多量の腹水で腹満・小便不利・大便秘結する場合。

防已黄耆湯『金匱要略』

| 方薬組成 | 防已12g　炙甘草6g　白朮9g　黄耆15g |

単味の薬理研究

❖甘草⇨14頁　　❖白朮⇨328頁　　❖黄耆⇨38頁

❖防已❖─────

　本品はツヅラフジ科のシマノハカズラ *Stephania tetrandra* S. Moore の根である。別名漢防已，またの名を粉防已という。

✣『神農本草経』の記載

　「味辛平，主風寒温瘧熱気諸癇，除邪，利大・小便」

- 風寒温瘧熱気諸癇：風寒邪を感受するが，発熱のみで悪寒のない瘧疾や発熱に伴う癲癇の症。
- 除邪，利大・小便：『金匱要略』に「除邪利水には防已黄耆湯・防已茯苓湯がある」として，防已の利水作用を説明している。

✣張仲景の応用の考証

　『薬徴』：「防已は主に水を治す」

　『本経疏証』：「防已というものは，水が脾を侵す状態を治すのは間違いない。張仲景は風水や皮水を治しており，いわゆる体が重く，発汗・悪風があり，水気が皮膚の中にあって，四肢がピクピク動く場合で，これらを総合すると，体が重いのは脾の病に属し，四肢は脾が主ることによる」

✣後世の医家の応用

　『名医別録』：「水腫・風腫を治療し，膀胱の熱・傷寒の寒邪・熱邪を去り，

中風による手足の痙攣を治し，腠理を通じさせ，九竅を利し，下痢を止め，癰腫悪結を散じ，諸々の痒み・疥癬・虫刺されを治す」

甄権説：「湿風・顔面麻痺・手足の疼痛を治し，留痰を散じ，肺気の喘息・咳嗽を治す」

張元素説：「中・下焦の湿熱による浮腫・脚気を治し，十二経を巡る」

『医林纂要』：「心を瀉し，骨を強め，脾湿を乾燥させ，もっぱら水を巡らせ排泄を良くし，下焦に到達させる」

『本草求真』：「防已は辛苦大寒で，性質は激しいが害は少なく，よく走り下へ行り，除湿・通竅・利道にすぐれ，下焦血分の湿熱を瀉す働きがあり，風水を治療する重要な薬である。ゆえにおよそ水湿による喘息・咳嗽，熱気による癲癇，温瘧による脚気・水腫・風腫・癰腫・悪瘡，および湿熱が十二経に流入して大・小便が通じない場合に，いずれもこれを調節し治す。もし脚気による腫れ・痛みの場合，湿に対して蒼朮・薏苡仁・木瓜を加える。熱に対しては黄芩・黄柏，風に対しては羌活・萆薢，痰に対しては竹瀝・天南星，疼痛に対しては香附子・木香，血虚には四物湯を加える。便秘には桃仁・紅花，乏尿には牛膝・沢瀉，痛みが上腕に放散する場合には桂枝・威霊仙，痛みが脇へ放散する場合には竜胆草を加える」

防已の味は辛苦，性は寒で，湿熱を瀉し，経絡を通じさせる。尿を利し，関節炎や脚気による水腫を治す。

✤防已の薬理作用

①鎮静作用：マウスに熱板法や尾を電極で刺激する方法を用いると，粉防已の煎剤・抽出液，およびテトランドリン，フェンファングジンA・B・Cはいずれもさまざまな程度の鎮痛作用を有し，テトランドリンの作用が最も強い。フェンファングジンA・Bの最小鎮痛有効量は硫酸モルヒネの10〜20倍以上である。

②抗炎症・抗アレルギー性ショック作用：フェンファングジンA・Bは，ラットのホルマリンによる「関節炎」に対し，種々の程度の消炎作用を有する。前者の作用は比較的強く，この動物モデルでフェンファン

グジンAはコルチゾン様効果があり，ウサギの卵白によるアレルギー性ショックの発生率を低下させるが，モルモットのヒスタミン注射によるショックに対抗する働きはない。防已の抽出液にビタミンを配合して用いると，リウマチ性関節炎・変形性膝関節炎や変形性腰椎炎・神経痛や関節周囲炎・腱鞘炎・結合織炎などを治療でき，特に陳旧性関節挫傷に伴う関節の水腫や疼痛に有効である。

③心血管系に対する作用
- 降圧作用：フェンファングジンA・Bを筋肉注射すると，麻酔したネコの血圧が明らかに下降し，前者の降圧作用は後者より強く，長い。またシクラノリンはネコ・ウサギに対して降圧作用を有し，あわせて耳介の血管を直接拡張する。
- 冠状動脈に対する作用：フェンファングジンAはパパベリン様の冠状動脈拡張作用があり，動物実験で冠血流量を増加させ，心筋の酸素消費量を低下させるとともに心筋の酸素摂取量も低下させる。臨床において，粉防已塩基は冠動脈疾患の心絞痛に用いられる。

④横紋筋の弛緩作用：マウスの腹腔内に体重1 kgあたり25mgのテトランドリンを注射すると，すぐに下肢の筋肉弛緩作用が現れ，その半数有効量（ED_{50}）は体重1 kgあたり17.25mgである。テトランドリンを第四アンモニウム塩で変化させたテトランドリンジメチオジドは，薬理実験で明らかな筋弛緩作用が証明され，テトランドリンより強く，クラーレよりその作用が緩和で安全性も高いので，臨床において筋弛緩剤として用いられる。

⑤平滑筋に対する作用：フェンファングジンAはウサギの腸に対して興奮作用がある。またモルモットの切除した気管支平滑筋に対しては，低濃度で軽度の拡張作用，高濃度で収縮作用がある。

⑥中枢神経系に対する作用：比較的大量のフェンファングジンAは中枢の興奮を引き起こす，加えてストリキニーネの毒性を強め，ペントバルビタールによる催眠時間を短縮させる。

⑦抗腫瘍作用：報道によると，フェンファングジンAの4,000倍希釈液は，癌細胞を殺す働きがある。またフェンファングジンAはKB細胞に対して，明らかな抑制作用がある。最近フェンファングジンAはHela細

胞およびHela-S$_3$細胞に対して明らかな抑制作用があることがわかった。Wermelは10種の異なる癌細胞株で研究を行い，フェンファングジンAはWK$_{256}$に対して抑制作用があることを見いだした。国外ではすでに腫瘍の治療に用いられている。

⑧その他の作用：フェンファングジンAは200倍，および400倍で志賀赤痢菌に対して抑制作用がある。ただし，D群およびB群赤痢菌に対しては無効である。抗アメーバ原虫作用はベルベリンより強く，臨床においてアメーバ赤痢の治療に用いられる。

最近の報告によると，防已の抽出物を用いたマウスの実験で，結核菌，特にストレプトマイシンやINH・PASなどの薬物に耐性を獲得した菌に対して高度の抑制作用がある。フェンファングジンAはラットの実験性珪肺に対して，その線維化作用を完全に抑制する働きを備える。

[附] 木防已

ツヅラフジ科の植物 *Coccilus trilobus*（Thunb.）DC. の根である。『神農本草経』の防已の記載では，粉防已と木防已の区別はなく，漢代の張仲景は『金匱要略』で，木防已湯を支飲喘満に用いた。防已茯苓湯は皮水の病で，四肢がピクピク動く場合に用いた。甄権説では「木防已は男子の四肢関節の中風・風毒による言語障害を治し，気滞・癰腫を散じ，膀胱を治す」。

木防已の作用は粉防已に類似しており，利水去風の働きがある。ただし，粉防已は利水消腫の作用が比較的強く，木防已は去風止痛の作用がすぐれている。ゆえに一般に上部で風邪が強い場合は木防已を多用し，下部で湿邪が主な場合には粉防已（単に防已ともいう）を用いる。

適応証

- 風湿があり，脈浮で体が重く，発汗・悪風がある。
- 頭から発汗し，ほかに表証はないが，腰以下が腫れて陰部に及び，屈伸しにくい。
- 湿痺による麻痺・痺れ。

方解

　本方は風湿が表にある虚証を治療できる。風湿が表にあるので，法は当に発汗によって解すべきであるが，本証は衛陽不固のため表を攻撃できない。処方の中で黄耆を多く用いて補気固表し，防已の去風行水と組み合わせて，益気利水しながら正気を損傷しない。輔薬の白朮で健脾利水し，佐薬の甘草で脾を養い諸薬を調和させる。生姜・大棗は営衛を調和させる。全体で水道を通調させ，表虚の水腫・風湿の証を治すことができる。服薬後に蟻走感があれば，衛陽が回復してそろそろ治るという表れである。

症例162

患者：梁○○，男性，45歳。

現症：患者は顔色が蒼白で，体は虚証で浮腫があり，右大腿の両側に疼痛があり，下肢の関節の疼痛があって重だるい。四肢の麻痺があり活動に不自由があって，皮膚は常に痺れ感がある。味を感じず，口渇はなく，寒がり。舌苔は白膩，脈は濡細。西洋医はリウマチ性関節炎と診断した。

処方：弁証は湿邪が留滞し，気血を閉阻しているので，防已黄耆湯および当帰四逆湯加減を用いる。

　　　黄耆15ｇ，防已９ｇ，蒼朮９ｇ，当帰９ｇ，桂枝９ｇ，黄附子塊12ｇ，木通６ｇ，細辛３ｇ，薏苡仁15ｇ，秦艽９ｇ，14剤。

考察：本案は湿痺で，防已黄耆湯合当帰四逆湯を用いて去湿通絡した。黄耆を多く用いて益気し，防已・蒼朮・薏苡仁を加えて去湿し，組み合わせて用いることで益気利湿の効果を高めた。当帰に桂枝・木通・細辛を配合して活血通絡・養血栄筋する。蒼朮・附子を併用することで裏の湿邪を追い出すことができる。患者は上方を２カ月服用後，病状は顕著に改善し，四肢は活動できるようになり，下肢の疼痛と重だるい感じは軽減した。運動して体を鍛えると，最後には完全に治癒した。

症例163

患者：陳〇〇，女性，41歳。
現症：患者は13年前から骨・関節の酸痛があり，動悸も7年間ある。昨年10月に息切れ・胸悶が起こった。喘鳴はなく，四肢の浮腫がある。脈細，苔は乾いて白厚である。
処方：防已黄耆湯加減を用いる。
　　　黄耆9g，防已9g，桂枝9g，附子片6g，川厚朴9g，枳実9g，3剤。
経過：服薬後，顕著に好転し，続けて3剤処方した。
考察：本案の弁証は風湿による浮腫であり，黄耆と防已を用いて膀胱を治すことにより利水する。附子と桂枝を併用して温経通絡し，あわせて強心作用ももつ。心臓が衰弱し，血行が緩慢となり，血管から滲出した液体が，皮下の結合組織で浮腫を形成していたので，標本同治により顕著な効果がみられた。

防已茯苓湯 『金匱要略』

方薬組成	防已12g　黄耆15g　桂枝9g　茯苓15g　甘草6g

単味の薬理研究

❖防已⇨424頁　　❖黄耆⇨38頁　　❖桂枝⇨6頁　　❖茯苓⇨294頁
❖甘草⇨14頁

適応証

皮水で脈浮・四肢の浮腫があり，按ずると陥凹する。悪風はなく，腹部は太鼓のようで，口渇はなく，水気が皮膚の中にあり，四肢がピクピク動く場合。

方解

脾は四肢を主り、脾の病によって水が四肢の皮膚に貯留するので、皮水の患者は四肢の浮腫がある。腫れると陽気が滞り、邪正相争が起こるので、筋肉は少し震える。本方は黄耆に防已・茯苓を配合し益気利水する。桂枝と茯苓の配合は温陽しながら四肢の水を利する。甘草を配合して健脾し、全体で膀胱を治して利水する。

応用

本方は下痢がなかなか治らない場合にも用いることができる。

症例164

患者：陸〇〇、男性、49歳。
現症：患者はリウマチ様関節炎を患い、小関節の変形・疼痛・手足の陥凹性浮腫があり、舌は淡で、苔は薄白、脈は滑である。
処方：防已茯苓湯に活血薬を加える。
　　　防已9ｇ、黄耆15ｇ、桂枝9ｇ、丹参15ｇ、当帰9ｇ、生地黄90ｇ、蚕砂15ｇ、7剤。
経過：服薬後、浮腫は軽減し、諸症状も好転したので7剤続けて処方した。
考察：本例は湿痺を主としているが、単に防已茯苓湯で益気利水するのみでは、浮腫の変化は大きくない。もし輔薬に丹参・当帰など活血の薬物を用いると、浮腫は顕著に軽減する。蚕砂は痺証を治すが、風・湿のいずれが主体でも用いることができる。『神農本草経』には、生地黄が「痺を除く働きがある」との記載があり、90ｇまで大量に用いてコルチゾン様の作用があるが、ステロイドのような副作用はない。

症例165

患者：陳〇〇、女性、64歳。

現症：患者は四肢の浮腫があり，按ずると陥凹する。食欲不振・脱力があり，多く食べるとすぐ腹が膨満する。舌は淡，脈は浮滑。
処方：防已茯苓湯加減を用いる。
　　　防已9 g，黄耆9 g，桂枝9 g，茯苓9 g，蒼朮9 g，3剤。
考察：本例の弁証は皮水である。本方は黄耆に防已・茯苓を配合して，益気利水し，桂枝・茯苓の配合で温陽利水し，蒼朮で健脾燥湿する。服薬後浮腫はかなり減り，処方を続けて完治した。

木防已湯 『金匱要略』

| 方薬組成 | 木防已15 g　石膏45 g　桂枝6 g　人参12 g |

単味の薬理研究
❖木防已⇒427頁　　❖石膏⇒155頁　　❖桂枝⇒6頁　　❖人参⇒319頁

適応証
　膈間に支飲あり，その人喘満し，心下の痞堅があり，顔色は黒く，苔は白滑あるいは微黄，脈弦滑あるいは沈緊。

方解
　木防已は行水散結，桂枝は通陽降逆，石膏は肺熱を清し，人参は益気除痞に働く。全体で行水散結・通陽降逆・補虚清熱の薬剤で陽気を通じ，水飲を巡らし，逆気が治り，痞堅が散じれば諸症状は自ずから治癒する。

応用
　本方は脚気・浮腫を治し，弁証は浮腫・煩渇痞満が主である。また本方から石膏を去り芒硝9 g，茯苓12 gを加えると，木防已加茯苓芒硝湯とな

り，上方の証で煩渇がなく，心下悸と痞鞕がなかなか解さず，大小便が不利の場合を治す。

症例166

患者：張〇〇，女性，60歳。
現症：患者は全身と顔面の浮腫がすでに1週間続いている。食欲がなく，尿は少ない。息切れして横になれない。大便は3日秘結。脈は細滑数，舌は紅で苔は白。
処方：木防已加茯苓芒硝湯を与える。
　　　木防已18ｇ，茯苓30ｇ，桂枝9ｇ，党参15ｇ，黄耆15ｇ，芒硝9ｇ，3剤。
経過：服薬後，大・小便は通じ，浮腫は完全に消えた。
考察：本例は浮腫・喘満に二便の秘結があり，『金匱要略』の木防已加茯苓芒硝湯証である。茯苓と防已の量を多くし，人参・黄耆を配合して益気利水を行った。

防已椒目葶藶大黄丸 『金匱要略』

方薬組成	防已　椒目　葶藶子（熬）　大黄

＊上4味を各等分の量で細末にして，蜜で梧子の大きさの丸剤にする。

単味の薬理研究

❖防已⇨424頁　　❖葶藶子⇨520頁　　❖大黄⇨173頁

適応証

腹満・口舌の乾燥・小便不利・大便秘結する場合。

> 方解

　本方は逐水浄飲の薬剤で，処方中の防已・椒目で辛宣苦泄し，水を導いて小便から出す。大黄・葶藶子は濁滞を大便から下す。これは前後分消の方法で，腹満が減り水飲が巡れば，脾気が回復し津液が生じる。

> 応用

　膈上の水飲・多量の腹水で実証に属す場合を治す。肝硬変の腹水に用いることができる。

症例167

患者：鄒○○，男性，51歳。

現症：患者は肝臓病を十数年患っており，診断は早期肝硬変による腹水で，腹囲は105cm。尿量は少なく，大便は秘結し3日出ない。球結膜は黄染し，皮膚の黄染は不明瞭，クモ状血管腫はまだない。腹部に移動性の濁音があり，下肢には陥凹性浮腫がある。肝腫大は季肋下2横指で，食欲不振があり，顔は黄色く唇は黒い。脈は弱，苔は白膩である。弁証は瘀熱互結・水湿壅阻・正気虚憊である。治療は益気健脾・清熱泄水・活血化瘀をいずれも重視する。

処方：黄耆15g，党参15g，白朮60g，生大黄9g（後下），防已9g，椒目9g，葶藶子15g，茯苓皮15g，桃仁9g，䗪虫9g，車前子30g（包），14剤。

経過：上方を30剤服薬後，尿量は少しずつ増加し，腹囲は85cmに減少し，腹部の移動性濁音は不明瞭になった。舌の白膩は薄白に減じ，脈は細弦，後に黒大豆・鼈甲を加えてアルブミンを増加させ，A/G比を調整して20剤余り続けて処方したところ，患者は健康を回復し，肝機能および蛋白電気泳動での慢性指標は安定し，退院後1年で再発はない。

考察：本例は肝硬変の腹水で，虚実が互いにみられる。肝硬変の腹水の重症の場合，多くは脾気が虚弱で，黄耆・党参・白朮を多量に用いて，

益気健脾により扶正する。已椒藶黄丸を用いて，気を巡らし，脹満を消し，水飲を追い出して大・小便から出す。下瘀血湯を併用して活血軟堅し，いよいよ完治した。この例における用薬の考え方は，扶正と逐邪を併用し，逐水と化瘀を併用している。もし一面だけを徹底して行ってほかの一面をおろそかにすると，鄒潤安の説のように「虚は実のために治りにくく，実は虚により悪化するので，治せるものも治らなくなってしまう」。

21. 桔梗湯類

桔梗湯『金匱要略』

| 方薬組成 | 桔梗3g　生甘草6g |

単味の薬理研究

❖甘草⇨14頁

❖桔梗❖─────

　本品はキキョウ科の多年生草本植物キキョウ *Platycodon grandiflorum* (Jacq.) A. DC. の根である。

❖『神農本草経』の記載

　「味辛微温，主胸脇痛如刀刺，腹満，腸鳴幽幽，驚恐悸気」
- 胸脇痛如刀刺：胸脇痛は気滞による痰阻の可能性があり，桔梗は宣肺去痰作用があるので，胸脇痛を治療できる。ただし，刀で刺すような痛みが古代のどんな病気を指すのかは研究する必要がある。
- 腹満，腸鳴幽幽：流飲（腸内を流れる痰飲の一種）を指し，症状は腹満・腸鳴・泥状便・動悸・息切れ・涎沫を嘔吐するなど。

　肺と大腸は表裏の関係で，桔梗は宣肺去痰すると同時に腸の中の液体も除去できる。

❖張仲景の応用の考証

　『薬徴』：「桔梗，主に濁唾腫膿を治し，あわせて咽喉痛を治す。……張

仲景曰く，咽痛の場合，甘草湯を与えることができる。治らない場合，桔梗湯を与える。甘草の場合，急迫している毒を緩めるが，濁唾吐膿の場合は甘草の主るところではないので，治らない場合は桔梗を加える。このことからみて，腫痛急迫の場合は桔梗湯を用い，濁唾吐膿が多い場合は排膿湯を用いる」

❖後世の医家の応用
『名医別録』：「咽喉の痛みを治す」
甄権説：「下痢を治し…，積聚痰涎を消し，肺熱・喘息・咳あげを去り…」
『大明本草』：「肺癰瘍に対し養血排膿し，中の瘻孔と咽の腫れ・痛みを治す」
『本草求真』：「桔梗は肺気を開いて昇らせる薬で，引経薬として諸薬を浮上させることができ，苦泄峻下の薬剤を最も高いところまで効かせる働きがある」

桔梗はサポニンを含有する刺激性の去痰薬で，肺気を開いて上昇させるところにすぐれ，解表利咽・去痰止咳の働きがあるので，外感による咳嗽・喉が痒く痰が多い症状に適用される。咳嗽の初期に肺が清宣を失うのに対し，桔梗は昇提化痰の働きがあり，邪を外に出して除く。ただし慢性の咳嗽では，多くは肺の粛降が失われているので，治療法は肺気を清粛させることであり，もし桔梗を用いると，かえってその昇提の性質により肺気を上逆させてしまい，咳嗽が悪化する。このほか，桔梗には排膿治癰作用があり，『金匱要略』の桔梗湯，すなわち桔梗甘草湯は肺癰瘍を治療できる。ただし臨床において肺癰瘍を治療するときは，常に桔梗湯を基礎にして，冬瓜子・桃仁・薏苡仁・鮮芦根・魚腥草などにより清熱解毒・化瘀排膿の作用を強める。下痢の治療では，常に桔梗を配合してその排膿血の作用を用いる。

❖桔梗の薬理作用
①去痰作用：麻酔したイヌに体重1kgあたり1gの桔梗の煎剤を内服させると，気管の粘液分泌量が顕著に増加し，その作用の強さは塩化アンモニウムに類似している。麻酔したネコに対しても類似した効果がある。その去痰作用の主な要因は桔梗サポニンで，少量では胃粘膜を

刺激して軽度の悪心を引き起こし，これによって反射的に気管支分泌を増加させる。大量では反射的に嘔吐中枢を興奮させて嘔吐を引き起こす。

　溶血作用の強弱を比較すると，野生の桔梗は栽培した桔梗より作用が強く，皮を剥がさないものは剥がしたものより強く，2年間成長したものは最も強く，1年のものはその次で，3年のものは作用が最も弱い。

②血糖降下作用：ウサギに桔梗の水，あるいはアルコール抽出液を与えると血糖値が下降し，アロキサンによるウサギの糖尿病に対しては，血糖降下作用がさらに顕著である。肝グリコーゲンの低下作用は用薬後，回復することができる。

③その他の作用：試験管内で，桔梗の煎剤は綿状エピテルモフィトンに対して抑制作用がある。

適応証

- 少陰病で，咽喉が痛む場合を治す。
- 咳・胸満・寒さによる震えがあり，脈数，のどが渇くが飲みたくなく，ときに生臭い濁唾を吐き，長く米の粥のような膿を吐くのは肺膿瘍である。

方解

『名医別録』説：「桔梗は咽喉の痛みを治す」
『大明本草』説：「桔梗は排膿に働く」

　甘草を生で用いると涼性で，泄熱・解毒・鎮痛ができ，桔梗と甘草を配合すると，咽喉を清利できる。王旭高の説によると，「これは咽痛を治す主な処方であり，少陰病の咽痛に限らない」

　もし本方を単独で肺膿瘍の治療に用いると薬力が弱いので，後世では多くは本方を加減して肺膿瘍の治療に用いる。

応用

　『金匱要略』で本方に生姜・大棗を加えた排膿湯を用いており，桔梗9g，甘草6g，生姜3片，大棗8gで肺膿瘍あるいは腸膿瘍を治療し

ている。王旭高説によると、「甘草・桔梗・生姜・大棗は上焦を開いて肺気を上昇させ、営衛を調和し、気を巡らして膿を自然に下す」。

症例168

患者：周〇〇，女性，10歳。
現症：患者は連続3日間高熱が下がらず，体温は40.5℃である。ペニシリンとテトラサイクリンを用いたが解熱せず，咽喉の疼痛があり，喉は赤く，充血し，濾泡を伴う。耳鼻咽喉科の検査で急性咽頭炎と診断され，エリスロマイシンを注射されたが体温は下がらず，桔梗甘草湯加減を用いる。
処方：桔梗9ｇ，生甘草6ｇ，蒲公英15ｇ，板藍根15ｇ，柴胡15ｇ，黄芩9ｇ，山豆根15ｇ，炒穀・麦芽各9ｇ，3剤。
経過：1剤服薬後，体温は38.6℃に下降したが，下痢が起こった。これは苦寒薬による可能性があるので，生姜5片で薬性を矯正した。2日目に2剤服薬後発汗があり，体温は38.6℃から37.6℃に低下し，喉頭の赤く腫れた面積は縮小し，中央部の1箇所のみになった。

3剤服薬後，体温は37.2℃に下降し，咽喉は痛まず，赤みや腫れもすべて消えた。

考察：本例は急性咽頭炎で，桔梗湯と小柴胡湯加減を用いた。その中で山豆根・板藍根は性味が苦寒であり，蒲公英を配合して咽喉の腫脹・疼痛を治す。熱毒が盛んな状態なので，桔梗湯で解毒・利咽・消腫を補佐し，わずか3剤で病は完全に治癒した。

症例169

患者：李〇〇，男性，35歳。
現症：患者は左扁桃腺が腫大し，常に痛む。
処方：これを中医は喉蛾と称し，桔梗湯加味を与える。
　　　金銀花9ｇ，連翹9ｇ，桔梗9ｇ，甘草6ｇ，西青果3ｇ，3剤。
考察：西洋医学の扁桃腺炎を中医は喉蛾と称する。本例は桔梗甘草湯で咽

痛を治療したが，清熱解毒の力不足を懸念して，金銀花・連翹・西青果すなわち訶子の未成熟な果実を加えた。その降火利咽の働きは非常に良いので，咽喉の腫脹・疼痛に用いることができる。

22. 百合湯類

方剤	薬物組成	加	減	適応証
百合地黄湯	百合30g 生地黄30g			熱病後，内熱が残る，あるいは腸の出血の場合。
百合知母湯	本方	知母9g	生地黄30g	熱病後，微熱・イライラのある場合。ただし虚寒には禁用。
百合滑石代赭湯	本方	滑石9g 代赭石15g	生地黄30g	熱病後，下痢があり，小便が渋り少ない場合。
百合鶏子黄湯	本方	鶏子黄1個	生地黄30g	熱病後，陰液消耗の場合。
栝楼牡蛎散	栝楼根・牡蛎熬，等分。4gを1日3回飲用する			熱病後，煩渇が癒えない場合。

百合地黄湯『金匱要略』

| 方薬組成 | 百合30 g　生地黄30 g |

単味の薬理研究

❖地黄⇨495頁

❖百合❖

本品はユリ科の多年生植物巻丹 *Lilium lancifolium* Thunb. 百合 *L. brownii* F. E. Brown var. viridulum Baker，あるいは細葉百合 *L. tenuifolium* Fisch. などの肉質鱗片である。

✣『神農本草経』の記載

「味甘平。主邪気，腹脹，心痛，利大，小便，補中益気」

- 主邪気：鄒潤安の『本経疏証』には，「およそ百合知母湯は発汗により気を消耗し，邪が気分を捕らえて，消渇・熱中になっている場合に使える。およそ百合代赭湯は下法により血を消耗し，邪が血分を捕らえて血脈中に熱がある場合に使える。およそ百合鶏子湯は，吐法により上焦を消耗し，邪が心を犯しており，イライラ・懊憹・不眠がある場合に使える」。このことから百合が邪気を治すのは明らかである。
- 心痛：張仲景は百合知母湯あるいは百合地黄湯で百合病・動悸・不眠などの症状を治している。百合病は現代のノイローゼに相当し，この心痛はノイローゼによる心痛と解釈できる。
- 補中益気：百合は潤肺健脾益気作用がある。

✣後世の医家の応用

『名医別録』：「浮腫や腫脹・痞満・悪寒・発熱・全身の疼痛を除き，母乳が出ない場合や，喉痺を治し，流涙を止める」

甄権説：「心下の急・満・痛を除き，脚気・熱咳を治す」
張元素説：「温肺止嗽」

　百合は潤肺・止咳・止血の要薬で，款冬花と配合すると，『済生方』の百花膏となり，肺熱による慢性の咳嗽あるいは痰に血が混じるのを治す。われわれの作った百合片（百合・白芨・百部・麦門冬・天門冬・絲瓜子）は気管支拡張症の出血の治療に対し，顕著な治療効果がある。近年の薬理研究で，百合の止血作用が証明されており，百合片が気管支拡張症の出血を治療する根拠となっている。このほか，百合には清心安神作用がある。

❖百合の薬理作用
① 止咳作用：百合の煎剤はマウスに対し止咳作用があり，あわせてヒスタミンによる喘息に対抗する働きがある。
② 止血作用：百合粉の製剤，あるいは海綿状の製剤＊を鼻出血，あるいは鼻茸・中・下鼻甲介の部分切除後の止血に用い，100例を観察したが，止血効果は良好であった。

　＊百合粉15ｇに蒸留水を加えて15％の懸濁液を作り，60℃に加温して糊状になるまで撹拌し冷めてから，冷凍庫の中で海綿状になるまで冷凍する。それを石灰の入ったバケツの中に入れるか，またはガーゼに包んで，ゆっくり解凍させる（加熱してはいけない）。

適応証

　百合病を治す。百合病の場合，百脈は肺に集まって，病に至っている。食べたいが食べられず，常に黙々としている。横になりたいがなれず，行動したいができない。飲食がおいしいときもあるが味や臭いがわからないときもあり，寒いようだが悪寒はなく，暑いようだが発熱はない。口は苦く小便は赤く，諸薬で治療できず，服薬すると激しく嘔吐・下痢を起こし，身体は正常のようで，脈は微数である。もしまだ吐法・下法・発汗法を行っておらず，病の初期であればこの処方が主る。

> 方解

魏荔彤説：「百合病は百合を用いているが，おそらく百合の名は百合一味でこの疾患を治すところから名づけられたものであろう」

葉橘泉説：「百合には鎮静作用があり，急性熱病の後期や意識障害・婦人の更年期ノイローゼ・ヒステリーなどに用いることができる」

　本方は百合で心肺を潤養し，安神鎮静作用を有する。さらに生地黄の汁で滋陰復液して血熱を清する。また生地黄には止血作用があり，心肺の滋養とあわせて清熱止血の薬剤となり，陰が回復すれば熱は退き，百脈が調和して，病は自然に治癒する。

> 応用

　本方はノイローゼ・ヒステリー・更年期障害など百合病の症状をもつ場合を治し，弁証で内熱がある場合にいずれも本方を加減する。ある人は百合病が無菌性髄膜炎に属すと認識している。

> 症例170

患者：施○○，女性，31歳。
現症：患者はストレスを受け，精神異常・意識障害になり，あるいは悲しくて泣き，あるいは何もないのに独り言を言う。口が苦く，小便は赤色で，舌質は赤みを帯び，脈はやや数である。
処方：病は百合病に属し，百合地黄湯および甘麦大棗湯加減を用いる。
　　　百合15g，生地黄9g，淮小麦30g，甘草9g，大棗10g，竜骨9g（先煎），牡蛎30g（先煎），5剤。
経過：3剤服薬後，諸症は消失し，半年後の追跡調査で再発はない。
考察：本例は百合病に臓躁を兼ねているので，百合地黄湯合甘麦大棗湯で養心涼血し，竜骨・牡蛎の重鎮の薬を用いて最終的には完全に治癒した。

症例171

患者：戚○○，女性，49歳。

現症：患者は更年期障害で，ここ3カ月間生理不順・イライラして怒りっぽい・起臥不安などがある。口が苦く小便は赤色。脈は細数，苔は薄黄，舌質は紅で辺縁と先端が特に著しい。

処方：百合地黄湯と甘麦大棗湯加味を用いる。

百合30g，生地黄30g，淮小麦30g，甘草9g，大棗14g，5剤。

経過：10剤服薬後，諸症状は完全に消失した。

考察：本例は更年期障害で，症状は百合病に似ており，「食べたいが食べられず，常に鬱々としている。横になりたいがなれず，歩きたいが歩けない。飲食がおいしいときもあるが味や臭いがわからないときもある。寒がっているようにみえるが悪寒はなく，暑がっているようにみえるが発熱はない」。本来は百合地黄湯のみを与えるところを，病勢が比較的重いので，甘麦大棗湯を加えて結局完全に治癒した。われわれの臨床経験によると，薬味を少なく，量を多くした方がよく，百合・地黄・淮小麦各30gが適量である。重要なのはノイローゼ・ヒステリー・更年期障害でなくても，百合病に記述された症候の表現に近似しているとき，百合病の法と方を用いて治療すれば，効果は満足できるものになる。

百合知母湯『金匱要略』

方薬組成	百合30g　知母9g

単味の薬理研究

❖百合⇨441頁　　❖知母⇨158頁

適応証

百合病で発汗後の場合，百合知母湯がこれを主る。

方解

　百合病を誤って発汗させた場合，発汗過多により陰が消耗され，陰虚により熱が鬱しており，攻補することができない。そこに百合と知母を併用することで補肺清胃して滋潤してその陰を養い，加えて湧き水でその熱を清すれば，陽邪が自ずからなくなる。

応用

　本方は熱病後の虚弱あるいは微熱・心煩で，弁証が津液不足による虚熱を伴う場合に，いずれも本方を加減する。

症例172

患者：何〇〇，女性，29歳。

現症：患者は1981年にインフルエンザに罹患し39.5℃の高熱の後，常に頭痛があり，意識障害があり，動きたいが動けず，歩きたいが歩けず，横になりたいが横になれず，苦しくてしょうがない。常に不眠があり，食欲は不振。口が苦く，小便は赤い。脈はやや弦数で，舌尖は紅，苔は薄白で，百合病に属する。

処方：百合知母湯，および地黄湯加味を与える。

　　　百合30ｇ，生地黄15ｇ，知母９ｇ，牡蛎30ｇ，竜骨15ｇ，7剤。

経過：服薬後，やや好転し，原方を14剤続けたところ，熱は去り，津液は回復し，完全に治癒した。１年後に追跡調査したが再発はない。

考察：本案の弁証は，百合病の証に属し，熱病の後，余熱が出尽くさず，心肺の陰を損傷しており，治療は余熱を清除し，心肺を滋養するのがよく，百合知母湯，および地黄湯で補肺清熱してその陰を養い，竜骨・牡蛎の重鎮安神で補う。薬と証が合ったので，病は最終的に治癒した。

百合滑石代赭湯『金匱要略』

方薬組成	百合30ｇ　滑石９ｇ　代赭石15ｇ

単味の薬理研究

❖百合⇨441頁　　❖滑石⇨302頁　　❖代赭石⇨461頁

適応証

百合病で下法後の場合。

方解

百合病で下法後の場合，多くは陰が消耗され，陰虚により火が逆上している。百合と滑石を併用することで尿道へ導き，代赭石の鎮逆で陽気を通じ，湧き水を加えて陰火を瀉せば，陰気は自ずから整う。

応用

本方は熱病後の下痢・小便が渋って少ない場合を治す。

百合鶏子黄湯 『金匱要略』

| 方薬組成 | 百合30g　鶏子黄1個 |

単味の薬理研究
❖百合⇨441頁

適応証
百合病で吐法後の場合。

方解
百合病で吐法を用いた場合，元気を損傷し，陰精が挙上できなくなっているので，鶏子黄で養陰し，湧き水で陰を潤し，百合と協力して肺気を巡らせる。血気が整えば，陰陽は自ずから調和する。

応用
本方は，熱病後に陰を損傷した場合を治す。

栝楼牡蛎散 『金匱要略』

| 方薬組成 | 栝楼根　牡蛎(熬)　等分 |

＊上を細末にして1回4g，1日3回内服する。

単味の薬理研究

❖栝楼根⇨44頁　　❖牡蛎⇨66頁

適応証

百合病で口渇が癒えない場合，栝楼牡蛎散がこれを主る。

方解

百合病で口渇が癒えない場合，多くは熱が盛んで津液が損傷している。『神農本草経』には「栝楼根の味は苦寒で，潮熱，発熱，煩渇，大熱を主る」とあるので，栝楼根を用いて清潤生津・止渇し，牡蛎で虚熱を清し，除煩する。

応用

本方は熱病後に煩渇が癒えない場合を治す。

23. 半夏湯類

方剤	薬物組成	加	減	適応証
小半夏湯	半夏9g 生姜3片			嘔吐があるが口渇がなく，心下に支飲のある場合。
小半夏加茯苓湯	本方	茯苓9g		停飲と口渇・嘔吐・心下痞・心下に支飲があり，眩暈・動悸のある場合。
半夏湯	本方	半夏6g 人参9g 白蜜30ml		胃気上逆による嘔吐・心下の痞鞕の場合。
半夏散及湯	半夏・桂枝・甘草各等分8g			咽喉の腫脹・疼痛・痰涎がゴロゴロして，会話できない場合。
半夏乾姜散	半夏・乾姜等分4g			乾嘔吐逆があり，涎沫を吐く場合。

小半夏湯『金匱要略』

方薬組成	半夏9g　生姜3片

単味の薬理研究

❖生姜⇒19頁

❖半夏❖―――

　本品はサトイモ科のカラスビシャク *Pinellia ternata* (thunb.) Breit. の塊茎を炮製加工したもの。半夏は生で用いると有毒なため、多くは製半夏として用いる。生姜・明礬で炮製したものを姜半夏という。

❖『神農本草経』の記載

　「味辛平，主傷寒寒熱，心下堅，下気，咽喉腫痛，頭眩胸脹，咳逆腸鳴，止汗」
- 傷寒寒熱，心下堅：外感あるいは外邪によって起こる心下の堅いのを指す。心下堅とは心下痞のことで，半夏は和胃消痞作用がある。
- 下気：降逆・止嘔。
- 咽喉腫痛：半夏散及湯のように，少陰病の咽痛を治す。
- 頭眩胸脹：朱丹渓の説によると，「痰がなければ眩は起きない」。また痰湿が胃を犯すので胸部の脹満がみられる。半夏は燥湿化痰和胃作用があるので，眩暈や胸部の脹満を治すことができる。
- 咳逆腸鳴：張仲景は半夏瀉心湯を腸鳴の治療に用い，現代の薬理研究でも半夏は鎮咳作用がある。

❖張仲景の応用の考証

　『薬徴』：「痰飲の嘔吐・心痛逆満・咽の疼痛・咳嗽・動悸・腹中雷鳴に用いる」

❖後世の医家の応用

『名医別録』:「心腹胸膈の痰熱満結を消し,咳嗽・気の上昇・心下が急に痛んで堅く痞える・ときに嘔逆するのを治し,癰腫を消し,堕胎させ,萎黄を治療し,顔の艶を良くする」

甄権説:「痰を消し肺気を下ろし,胃を開き健脾し,嘔吐を止め,胸中の痰満を去る。生で用いると癰腫を除き,腫瘤を除く」

『大明本草』:「嘔吐・下痢・痙攣・腸や腹部の冷え・痰瘧を治す」

張元素説:「寒痰・体の冷え・冷たい飲み物による肺の障害・咳を治し,胸中の痞え・膈上の痰を消し,胸部の冷えを除き,胃気を調和させ,脾湿を乾燥させ,痰飲による頭痛を治し,消腫散結する」。また「半夏は熱痰には黄芩,風痰には天南星,寒痰には乾姜,痰による痞には陳皮・白朮を佐薬として配合する」。

張寿頣説:「半夏の味は辛であり,辛は発散・排泄の働きがあり,涎がたれるほど多い場合,これをすみやかに降ろし,……この特徴は開宣滑降の4文字ですべて表すことができる」

諸家の本草書から半夏の効能は3種類にまとめられる。1つめは鎮咳去痰,2つめは止嘔,3つめは安神すなわち鎮静作用である。

❖半夏の薬理作用

①鎮咳去痰作用:20%の半夏の煎剤をネコの胃に(体重1kgあたり0.6g)入れると,ネコの呼吸を抑制させることができ,その効果はリン酸コデイン(体重1kgあたり1mg)に次ぐものである。

またウサギの胃に熟半夏の煎剤を注入するか,あるいは50%アルコール抽出液および水抽出液を腹腔内に注射すると,いずれもピロカルピンによる唾液分泌を減少させる。

②止吐作用:ジギタリスチンキをハトに静脈注射して引き起こした嘔吐に対して,製半夏丸・製半夏あるいは半夏のエキス剤,姜半夏あるいは白礬半夏の混合液,生半夏の煎剤を体重1kgあたり3g,1日2～3回,連続2日服用させると,いずれも一定の止吐作用がある。アポモルフィンあるいは硫酸銅によるイヌの嘔吐に対して,半夏の煎剤を

胃に入れると一定の止吐作用があり，その有効成分はアルカロイドである。また半夏の中から抽出される植物ステロールをネコに内服させるか，皮下注射すると，少量のアポモルフィンあるいは硫酸銅による嘔吐に対しては抑制作用があるが，大量のアポモルフィンあるいは硫酸銅による嘔吐に対しては無効である。

③眼圧降下作用：20%の半夏の煎剤を体重1kgあたり1ml，ウサギの胃に入れると，8羽のうち半分で，30〜60分後に眼圧が5〜6mmHg低下する。このことは，中医が急性緑内障に対して，半夏を用いる根拠を示している。

④毒性：マウスに各種の製剤の混合液を内服させると，死亡率を指標とした場合，生半夏の毒性が最大で，次が漂半夏，その次が姜半夏と蒸半夏で，白礬製半夏の毒性が最小である。前の4種類をハトに内服させるといずれも嘔吐を引き起こし，モルモットに与えると発声を忘れたり，声が出なくなるが，礬製半夏ではこのような弊害はない。白礬処理すると半夏の毒性が除かれる。半夏の催吐成分は水に溶けないか溶けにくいかで，加熱により破壊される。

適応証

嘔吐があるが口渇がなく，心下に支飲がある場合を治す。

方解

処方の中で半夏は燥湿化痰・和胃降逆し，本方の主薬である。生姜は温胃浄飲・降逆止嘔し，半夏を助けて去痰降逆の力を増強しながらその燥烈な毒性を抑制する。小半夏湯は止嘔の祖方で，昔の賢人はそれを「嘔家の聖薬」と称した。

応用

本方は妊娠中の嘔吐呃逆を治し，弁証は寒性の蓄水で口渇がない場合が最適である。第7〜8胸椎に手掌大の冷えがあって，水飲の証がある場合にもよい。

症例173

患者：劉○○，男性，43歳。
現症：患者は十二指腸球部潰瘍で毎食後必ず嘔吐し，何を食べても必ず吐く。すでに2カ月経過し，入院治療したが無効であった。脈は弦で，舌苔は根部で黄色。
処方：神経性嘔吐であるので，芍薬甘草湯合小半夏湯加味を用いる。
　　　姜半夏15g，生姜3片，生白芍30g，甘草9g，蘇葉15g，旋覆花9g（包煎），3剤。
経過：1剤ですぐ嘔吐が止まり，それだけで完治した。
考察：本例は十二指腸球部潰瘍に属すが，嘔吐が主な問題点なので，急なればその標を治すの原則に従い，われわれは小半夏湯合芍薬甘草湯で神経性嘔吐を治し，有効であった。半夏は止嘔作用があり，芍薬は鎮静作用があり，二者には共同作用がある。また芍薬甘草湯は胃の痙攣性嘔吐を緩解させる。佐薬の蘇葉・旋覆花で下気止嘔させたところ，1剤ですぐに嘔吐は止まった。

小半夏加茯苓湯『金匱要略』

方薬組成	半夏9g　生姜3片　茯苓9g

単味の薬理研究

❖半夏⇒450頁　　❖生姜⇒19頁　　❖茯苓⇒294頁

適応証

停飲と口渇・嘔吐・心下痞・膈の胸苦しさと水があり，眩暈・動悸のある場合。

> 方解

尤在涇説:「先に口渇があり,その後嘔吐する場合,もともとの嘔吐の病ではなく,口渇に対して飲水し,水が多いが下らずかえって上逆するために起こっており,これは飲の病に属する。小半夏は止嘔降逆し,茯苓を加えてその停水を去る」

> 応用

本方は妊娠中に嘔吐が止まらない場合や,長年の嘔吐,脚気で水腫があり嘔吐を伴う場合を治す。

症例174

患者:何○○,女性,28歳。
現症:患者は妊娠4カ月で,悪心・嘔吐・食欲不振があり,食べるのを嫌がる。最近胃が痛み,熱気の上衝を覚える。舌質は紅で少苔,脈は滑数である。西洋医の診断は妊娠悪阻。中医の弁証は肝熱気逆・胎気上逆で,清熱疏肝・和胃止嘔を行う。
処方:小半夏加茯苓湯と橘皮竹筎湯加減を用いる。
　　　半夏9g,茯苓9g,生姜3片,橘皮9g,竹筎9g,黄連3g,呉茱萸1.5g,大棗14g,5剤。
経過:服薬後,悪心・嘔吐は止まり,食欲は増し,完全に治癒した。
考察:本例は妊娠による嘔吐で,小半夏湯加茯苓加橘皮・竹筎で和胃降逆止嘔し,左金丸で肝熱を清する。方薬が証と当てはまったので,病はすみやかに治癒した。

大半夏湯 『金匱要略』

| 方薬組成 | 半夏15g　人参9g　白蜜30ml |

単味の薬理研究

❖半夏⇨450頁　　❖人参⇨319頁　　❖白蜜（蜂蜜）⇨407頁

適応証

胃反による嘔吐の場合，大半夏湯がこれを主る。あるいは嘔吐と心下の痞鞕の場合。

方解

尤在涇説：「胃反による嘔吐は，胃の虚により消化ができず，朝食を夕方に嘔吐する。また胃の脈が下へ行かず，虚によりかえって上逆する。ゆえに半夏で降逆し，人参・白蜜で虚を益し，中焦を安定させる。李東垣の説では，辛薬の生姜の類は嘔吐を治すが，上焦で気が塞がる表実の病を治療できる。胃の虚により穀気が下に行かず，胸中が閉塞して嘔吐する場合は，胃を益して穀気を推し進めるのがよく，大半夏湯の考え方となる」

応用

本方は痰飲の凝結・嘔吐下痢して逆満する場合・噎膈を治す。また『三因方』で，「心気が巡らないと，鬱して涎飲を生じ，集まって散じず，心下が痞鞕し，腸の中でゴロゴロ音がして，食べるとすぐ嘔吐する」場合に用いている。

症例175

患者：楊○○，女性，43歳。
現症：患者は数年来胃脘部が脹満し，最近半年は清水を嘔吐し，眩暈を伴う。吐き尽くすと眩暈は良くなるが，大便は秘結し，2～3日に1回しか出ない。舌は胖大で歯痕があり，脈は弦滑である。ある医院での診断は「慢性胃炎・幽門不完全閉塞」。
処方：大半夏湯および苓桂朮甘湯加減を与える。
製半夏15ｇ，太子参30ｇ，蜂蜜60ｇ，嫩蘇梗15ｇ，茯苓15ｇ，桂枝9ｇ，白朮9ｇ，5剤。
経過：2剤服薬後，嘔吐はすぐに停止し，大便は正常になった。5剤服薬後，病は治癒し，嘔吐は止まり，胃の脹満もなくなった。
考察：本例は慢性胃炎で，弁証は脾陽不振・水飲内停・嘔吐上逆に伴う眩暈である。苓桂朮甘湯加減を用いて痰飲を消除する。また大半夏湯の中の半夏は降逆止嘔に働き，人参は虚を補って胃を養い，白蜜は甘潤の性質で中焦を緩め，嫩蘇梗を加えて理気暢中し，全体で益気生津・降逆止嘔の働きがある。

半夏散及湯『傷寒論』

| 方薬組成 | 半夏（洗）　桂枝（去皮）　甘草（炙）各等分 |

＊上3味を別々に砕いて混合し，毎回2～3ｇを1日3回，白湯で服用する。

単味の薬理研究

❖半夏⇨450頁　　❖桂枝⇨6頁　　❖甘草⇨14頁

適応証

- 少陰病で，咽が痛む場合。
- 咽喉の腫脹・疼痛・痰涎がゴロゴロして会話できない場合。

方解

尤在涇説：「おそらく少陰に邪が客し，咽に鬱して集まり，出ることも入ることもできない。これを寒薬で治療すると邪の集まりはさらに悪化する。辛温薬で治療すれば，鬱がかえって通じる。『内経』の『軽症のときはこれに逆し，重症のときはこれに従う』の意味である」

本証の問題は寒邪が少陰に客し，陽が鬱して化熱しており，それが経にそって上逆して咽痛の病となっている点である。方は半夏・桂枝を用いて辛開温通し鬱熱を宣発し，桂枝・甘草の辛甘で発散して外の寒邪を解し，尤在涇が本方について説くように，「甘辛合用であるが，辛が甘に勝り，その気が温で，客した寒邪の気を解すだけでなく，咽喉に鬱した熱も散じることができる」

応用

『千金方』『外治寿世方』に従ってこの処方を咽喉の疼痛に用いると，顕著な効果がある。陸淵雷先生は，本方を急性咽喉頭炎・扁桃腺および周囲炎などに用いて常に良い効果をあげている。咽痛が陰虚咽燥に属する場合は用いない方がよい。現代の人は咽痛を治すとき，よく寒涼の性質の清熱解毒剤を用いる。ちょっと何かあるとすぐ玄参・板藍根・山豆根あるいは大量の金銀花・連翹・牛蒡子の類を用いたがり，温燥薬は使いたがらない。もちろん咽痛が燥熱あるいは温毒に属する場合は，寒涼の性質の清熱解毒薬を使うべきであるが，もし寒邪外束の場合には辛温でなければ効果がない。もし誤って寒涼薬を与えると，かえってその邪を閉じ込め，必ず悪化することになる。

症例176

患者：向○○，男性，27歳。

現症：患者は最初，風熱邪を感受し，咽が赤く腫れた。ある医院で咽喉頭炎と診断されて抗生物質や清熱解毒の寒涼薬を数十剤服用したが治らず，長引いて慢性咽喉頭炎になった。現在は咽喉の疼痛があるが，赤みや腫れはない。声は低く，倦怠無力感がある。舌は淡，苔は白，脈は弱である。

処方：証は少陰の咽痛に属し，半夏散及湯合桔梗甘草湯を与える。
桂枝9g，半夏12g，甘草6g，桔梗9g，7剤。

経過：服薬後すぐ治癒した。

考察：この例は最初風熱に罹り，十分宣泄されておらず，寒涼薬を与えすぎて寒凝により咽が痛んでいた。半夏散及湯を用いて辛温去寒し，桔梗甘草湯との配合により最終的に完治した。

半夏乾姜散 『金匱要略』

方薬組成	半夏　乾姜　各等分

＊上2味を搗いて散にして，4gを水で煎じて服用する。

単味の薬理研究

❖半夏⇨450頁　　❖乾姜⇨371頁

適応証

乾嘔吐逆があり，涎沫を吐く場合。

方解

嘔吐するが何も出ないのを乾嘔といい，すなわち噦のことである。乾嘔して物が出ず，ただ涎沫を吐くのは胃中の虚寒である。半夏は止嘔，乾姜は温中に働く。これと小半夏湯との違いは，生姜は発散の働きがあり，乾姜は温中であるという点だが，止嘔に関しては同じである。

応用

本方は，冷痰宿飲・胸膈の気満吐逆の場合を治す。

24. 旋覆代赭湯類

旋覆代赭湯『傷寒論』

| 方薬組成 | 旋覆花９ｇ（包）　代赭石24ｇ　生姜３片
大棗８ｇ　半夏９ｇ　人参６ｇ　甘草６ｇ |

単味の薬理研究

❖生姜⇨19頁　　❖大棗⇨21頁　　❖半夏⇨450頁　　❖人参⇨319頁
❖甘草⇨14頁

❖旋覆花❖―――

本品はキク科の植物旋覆花 Inula britannica. Linn. var. chinensis (Rup.) Regel，あるいはオグルマ Inula brinannica Linn. var. japonica (Thunb.) French. の頭状花序である。

✤『神農本草経』の記載

「味鹹温，主結気，脇下満，驚悸，除水，去五臓間寒熱，補中，下気」
・結気，脇下満：実際は気が結して塞がっているのを脇下満と感じている。
・除水：現代の薬理研究によると，本品は少し利水作用がある。

✤後世の医家の応用

『名医別録』：「胸中の痰結・膠や漆のような唾液・胸脇の痰水・膀胱の留飲・風気湿痺を消す」
甄権説：「水腫を主り，腹水を逐し，胃を開き，嘔逆して食べものが下

りないのを止める」
　王好古説：「消堅軟堅し，噯気を治す」

　旋覆花は常用される下気の薬で，降逆止嘔の働きがあり噯気を治す。『傷寒論』の旋覆代赭湯のように，嘔吐・下痢後の心下痞・噯気が除かれないなどの証に用いる。本品はまた降気消痰により咳喘を軽減できるので，哮喘で気が逆上し痰が多い症状に，前胡と配合すると効果が良好である。本品には細かい絨毛が生えており，咽を刺激し痒みが起こるので，布で包んで煎じる。

❖旋覆花の薬理作用
　①平喘・鎮咳作用：旋覆花はフラボンを含有しており，ヒスタミンによって引き起こされるモルモットの気管支痙攣による喘息に対して，明らかな解痙作用がある。ヒスタミンによって引き起こされるモルモットの切除した気管支の痙攣に対抗する作用もあるが，アミノフィリンの作用に比較して緩やかで弱い。マウスの腹腔内に150％の旋覆花の煎剤を0.1ml注射すると，注射後1時間で著明な鎮咳作用が認められるが，去痰効果は不明確である。
　②抗菌作用：平板紙片法や挖溝法試験で1：1の旋覆花の煎剤は，黄色ブドウ球菌・炭疽菌・B群赤痢菌Ⅱa株に対して明らかな抑制作用がある。溶血性連鎖球菌・大腸菌・腸チフス菌・緑膿菌・変形菌・ジフテリア菌など多種の病原菌に対しての抑制作用は比較的弱いか，まったくない。
　③利尿作用：動物実験で比較的弱い利尿作用が認められ，木通・茯苓などの中薬の利尿作用に比べ，いずれも弱い。

❖代赭石❖────

　本品は一種の赤鉄鉱の産物（Fe_2O_3）である。

✥『神農本草経』の記載

「味苦寒，主鬼注，賊風，蠱毒，……腹中毒，邪気，女子赤沃漏下」

- 蠱毒：古い病名で，赤痢・白痢がみられる。
- 女子赤沃漏下：赤白帯下のことで，漏下は不正性器出血が少量持続すること。

✥後世の医家の応用

『名医別録』：「帯下がみられる種々の病気・難産・胎盤遺残・堕胎を主る。血気を養い，五臓の血脈中の熱を除き，血痺・血瘀・大人と子供の驚気が腹に入る場合，およびインポテンスを治す」

『大明本草』：「吐血・鼻出血・腸風痔漏・月経不止・小児の驚癇・疳症・胃気上逆を止め，水様便や膿血便・滑精・血尿・遺尿を止め，外傷部の肉芽を増生させ，安胎健脾し，夜間多尿を治す」

『医学衷中参西録』：「代赭石は生血の働きがあり，涼血を兼ねる。その性質は重墜で，またよく逆気を鎮め，痰逆を降ろし，嘔吐を止め，燥結を通じさせる。生の粉末を服用しても胃を傷害せず，鍛用すると効果がない。徐霊胎によると，『煅してさらに酢で炮制すると，肺を傷害する』」。また，「吐血や鼻出血には降胃を主とするべきであり，降胃の薬物は実は代赭石が最も有効である。むろん吐血や鼻出血にはさまざまな病因があるが，その処方はいずれも代赭石を主として，証に応じて適当な選択を行い，適切な薬物を佐薬として用いれば，治らないことはない」

代赭石は重鎮降逆の要薬であり，かつ清火平肝・涼血止血の効果がある。『傷寒論』の旋覆代赭湯のように胃逆・喘息などの証を治療できる。また『医学衷中参西録』では鎮肝熄風湯（竜骨・牡蛎・亀板・白芍・玄参・天門冬・川楝子・麦芽・青蒿・甘草を配合）を用いて肝火上昇・肝風内動を治しており，いずれも効果がある。

✥代赭石の薬理作用

①鎮静および増血作用：鎮静作用があるので降逆止嘔に働き，あわせて

赤血球とヘモグロビンの新生を促す。
②腸管蠕動亢進作用：腸管に対して興奮作用があり，蠕動運動を亢進させる。その誘導作用によって吐血や鼻出血を止める。

適応証

傷寒を吐下法で治して解した後，心下が痞鞕し，噯気が除かれないなどの場合。

方解

尤在涇説：「傷寒を発汗法あるいは吐下法で治療した後，邪気が解したが心下が痞鞕し，噯気が除かれない場合，胃気が弱くてまだ和しておらず，痰気が動いて上逆する。旋覆花は鹹温で，行水下気する。代赭石の味は苦で質は重く，墜痰降気の働きがある。半夏・生姜は辛温で，人参・大棗・甘草は甘温で，合用すると旋覆代赭湯の胃気を和し，虚逆を止める働きになる」

柯韻伯説：「旋覆花・半夏で湯液を作り，代赭石の末を合わせると，頑痰が胸膈に結している，あるいは痰沫が上に溢れてくる場合に最もよく，虚の場合は人参を加えると非常に効果的である」

応用

本方は噎膈・胃気の上逆による呃逆・下痢に用いることができる。張錫純氏の『医学衷中参西録』では参赭鎮気湯・参赭培気湯・鎮逆湯などよく本方を加減して用いており，虚気上逆による胸膈満悶・喘逆・膈食（食物の通りが悪い）・嘔吐・吐血などの治療を行っている。近年本方を常用して急性胃炎・慢性胃炎・胃下垂・胃拡張・潰瘍病・胃ノイローゼ・慢性気管支炎・神経性嘔吐で胃虚痰濁内阻に属する場合を治療しており，いずれも効果がある。

症例177

患者：劉〇〇，男性，49歳。

現症：患者は慢性胃炎をすでに長年患っている。食欲不振と常に嘔吐があり，現在は脘腹の痞悶脹痛がある。舌は紅で，苔は白厚，脈は弦である。

処方：旋覆代赭湯加味を用いる。

旋覆花9ｇ（包），代赭石24ｇ，姜半夏15ｇ，紫蘇15ｇ（後下），生白芍30ｇ，生姜3片，甘草6ｇ，川黄連1.5ｇ，7剤。

経過：服薬後嘔吐は緩解したが，なお白沫を吐き，舌苔は根部が白厚である。上方から代赭石を去り，伏竜肝15ｇを加えて7剤続けて処方し，治癒した。

考察：本例は慢性胃炎の嘔吐で胃気上逆に属している。旋覆代赭湯合芍薬甘草湯加減を用い，紫蘇を加えて和胃し，川黄連で健胃したところ，服薬後嘔吐は止まり，痞えは消えた。

症例178

患者：薛○○，男性，56歳。

現症：患者は胃潰瘍を患い，常に酸水を伴う噯気があり，吐き気が去るとすっきりし，食後腹脹がある。ここ10日ほどは食事量が減少している。苔は膩，脈は滑である。

処方：旋覆代赭湯合加味烏貝散を用いる。

旋覆花9ｇ（包），代赭石24ｇ，姜半夏9ｇ，枳殻9ｇ，烏薬9ｇ，丁香1.5ｇ，3剤。また烏賊骨30ｇ，大貝母9ｇ，乳香9ｇ，延胡索9ｇを細末にして，毎回3ｇ，毎日3回服用させる。

経過：服薬後疼痛は減り，酸水を伴う噯気はなく，前方に照らして5剤継続して服用させる。

考察：本案は胃潰瘍で，酸水を伴う噯気の症状があり，旋覆代赭湯加減で降逆温胃する。別に加味烏貝散を配合して制酸止痛の作用を加味した。烏賊骨には制酸作用があり，大貝母にはアトロピンに類似した解痙作用と胃酸分泌の抑制作用がある。乳香は外用すると傷口を塞ぐので胃潰瘍にも用いることができる。延胡索は理気止痛に働く。

症例179

患者：沈〇〇，男性，27歳。
現症：患者は胃痛が3年あり，脇痛を伴っている。常に午前中に乾嘔あるいは酸水を吐き，噯気があるが，疼痛はない。常に眩暈，脱力がある。脈は弦で舌は正常である。
処方：証は肝気犯胃に属し，左金丸および旋覆代赭湯加減を用いる。
旋覆花9ｇ（包），代赭石24ｇ，姜半夏9ｇ，太子参9ｇ，呉茱萸2.4ｇ，川黄連1.5ｇ，伏竜肝30ｇ（包），3剤。
経過：服薬後諸症状はいずれも減じ，続く3剤の処方で治癒した。
考察：本例の弁証は肝鬱不舒・気機上逆で，胃失和降により嘔吐・噯気がある。左金丸と旋覆代赭湯加減を用いて疏肝解鬱・降逆止嘔を行った結果，良い効果が得られた。

症例180

患者：陳〇〇，女性，51歳。
現症：患者は喘息をすでに20年患っており，朝に悪化する。胃痛もまた，すでに長期間あり，主訴は胸脘の痞悶で常に清水を嘔吐する。舌は紫暗，苔は微黄，脈は沈細である。
処方：旋覆代赭湯加減を用いる。
旋覆花9ｇ（包），代赭石24ｇ，太子参9ｇ，姜半夏9ｇ，款冬花12ｇ，麻黄6ｇ，大貝母6ｇ，百部6ｇ，7剤。
経過：服薬後咳喘は非常に落ち着いた。胃痛・痞悶・悪心嘔吐はかなり減少し，続けて5剤治療した。
考察：本例の弁証は肺胃の気逆であり，旋覆代赭湯加減を用いる。旋覆代赭湯は降逆下気・和胃消痰の作用があり，臨床で痰飲喘咳を治療できることが，本案から明らかである。旋覆花・代赭石と麻黄・款冬花を配合して，肺気の上逆も治療できる。

症例181

患者：李〇〇，女性，28歳。
現症：患者は慢性咽頭炎で，咽に物が詰まるのを自覚するが，吐こうとしても出ず，飲みこもうとしても下りない。すでに1カ月が経過し，ときに軽減しときに悪化し，胸脘の満悶感・噯気・悪心・食欲不振を伴う。舌苔は白膩で脈は弦。
処方：旋覆代赭湯加減を用いる。
　　　旋覆花9ｇ（包），代赭石24ｇ，党参9ｇ，姜半夏12ｇ，嫩蘇梗15ｇ（後下），生姜3片，炙甘草4.5ｇ，大棗8ｇ，5剤。
経過：服薬後，咽の詰まりは消え，噯気・悪心も好転し，食欲は増加し，苔は正常になった。3剤続けて服用させたら治癒した。
考察：『医宗金鑑』の記載によると，「咽の中の炙った小さな肉とは，いわゆる咽の痰涎のことで，それが吐こうとしても出ず，飲みこもうとしても下りないのは今でいう梅核気のことである」。本案は慢性咽喉頭炎すなわち梅核気に相当し，多くは情緒不安定・肝気鬱結・胃失和降により，痰湿と気が結びついて起こっており，臨床では多くは半夏厚朴湯で治療する。本案では梅核気のほか，胃脘の痞悶・噯気・悪心があるので，旋覆代赭湯加減を用いて，一挙に二病を治療した。

症例182

患者：楊〇〇，女性，48歳。
現症：患者は慢性気管支炎をすでに10年患っており，最近急性発作・咳嗽喘息があり夜も横になれない。黄痰が多く，心下の痞悶があり，悪化すると痰涎を嘔吐する。食欲不振・四肢倦怠・便秘がある。舌は白膩で中央部が黄色，脈は滑数である。
処方：旋覆代赭湯および小陥胸湯加減を用いる。
　　　旋覆花9ｇ（包），代赭石15ｇ，栝楼実15ｇ，製半夏9ｇ，党参9ｇ，茯苓12ｇ，陳皮6ｇ，甘草6ｇ，黄連3ｇ，生姜3片，3剤。

経過：服薬後，大便は順調になり，喘咳は軽減し，夜に横になることができ，嘔吐も止まった。原方を続けて3剤用いたら胸悶は消え，喘咳も安定した。
考察：本例は気管支炎で，咳嗽と嘔吐があり，弁証は痰と熱が胃脘で結合し，肺胃の気が逆上しているので，心下の痞満がある。旋覆代赭湯で降逆止嘔し，小陥胸湯を配合して清熱去痰開結した。薬と証が合ったので，病はすみやかに治癒した。

症例183

患者：沙〇〇，男性，53歳。
現症：患者は長期間胃潰瘍を患っている。タール便が出て，便潜血は（＋＋＋），毎回空腹時に腹痛があり，多く食べると呑酸・噯気がある。また脱力・眩暈がある。大便は常に秘結し，苔の根は白厚で，舌辺に瘀紫がある。
処方：旋覆代赭湯および下瘀血湯加減を用いる。
　　　旋覆花9ｇ，代赭石24ｇ，刺猬皮9ｇ，生大黄6ｇ，䗪虫3ｇ，移山参6ｇ，黄耆15ｇ，鍛瓦楞30ｇ，7剤。
経過：服薬後，タール便は止まり，便潜血も陰性になり，精神状態は好転した。
考察：本例は消化性潰瘍による出血で，胃気上逆による噯気と瘀血の症状がみられるので，旋覆代赭湯と下瘀血湯の加減を用いた。代赭石には降逆と止血の作用があり，生大黄は去瘀止血，佐薬の䗪虫は去瘀に働き，刺猬皮を配合して化瘀止血をはかる。人参・黄耆を加えて摂血し，脱を防ぐ。

25. 橘皮竹筎湯類

橘皮竹筎湯 『傷寒論』

| 方薬組成 | 橘皮9g　竹筎9g　大棗10g　生姜5片　甘草6g　人参3g |

単味の薬理研究

❖大棗⇨21頁　　❖生姜⇨19頁　　❖甘草⇨14頁　　❖人参⇨319頁

❖陳皮（橘皮）❖─────

　本品はミカン科の植物大紅柑（茶枝柑）*Citrus reticulata* Blanco var. chachiensis H. H. Hu, オオベニミカン *Citrus reticulata* Blanco var. deliciosa H. H. Hu, コベニミカン *Citrus reticulata* Blanco var. erythrosa Tanaka, および橘 *Citrus reticulata* Blanco などの外層果皮。『神農本草経』では橘柚あるいは橘皮となっている。

✥ 『神農本草経』の記載
　「味辛温，主胸中痕熱，逆気，利水穀，久服去臭，下気」
　・逆気，下気：陳皮には理気止嘔の作用があり，和胃下気の働きがあり，咳嗽・気の上逆に用いることができる。
　・利水穀：陳皮には健脾作用があり，脾胃の気滞・消化不良などの症状に用いることができるので，水穀を利する。

✥ 後世の医家の応用
　『名医別録』：「気を降ろし，嘔吐・咳を止め……脾が消化できない・気

が胸中に上衝する・嘔吐・下痢を主る」

甄権説：「痰涎を清し，気の上衝による咳嗽を治し，胃を開き，肝脾不和による下痢を主る」

『本草綱目』：「橘皮は苦味により瀉下と乾燥の働きがあり，辛味により散じ，温により和し，百病を治す。まとめると理気燥湿の働きである。補薬と併用すると補い，瀉薬と併用すると瀉し，昇薬と併用すると昇り，降薬と併用すると降ろす」

『本草求真』：「生姜と併用すると止嘔に働く。半夏と併用すると豁痰に働く。杏仁と併用すると気滞による便秘を治す。桃仁と併用すると血瘀による便秘を治す。そのような理気の働きは青皮の類にもあるが，気味は辛温で，脾・肺に入って壅に用いる。青皮はもっぱら肝に入って疏泄するが，脾に入って燥湿したり，肺に入って理気することはない。そのため陳皮は多く服用すると気を損なう。補薬として用いる際には白い部分をつけたままにし，下気消痰の際には白い部分を除いて橘紅とすると発表薬の意味がある。陳皮は広州産の古いものがよい」

陳皮は理気の常用薬で，気逆不順・痰湿の壅滞による咳嗽を治し，二陳湯のように常に半夏・茯苓・甘草と併用する。陳皮・半夏は古いものを用いると燥烈の弊害がない。陳皮には和胃健脾作用があり，例えば六君子湯や平胃散はその例である。

❖陳皮の薬理作用

①平滑筋に対する作用：陳皮に含まれる揮発油は胃腸の平滑筋に対して穏和な刺激作用があり，消化液の分泌を促進し，腸内のガスを排除する。陳皮の煎剤はウサギやマウスの切除した腸管と，麻酔したウサギやイヌの胃と腸の運動を抑制する作用がある。陳皮の揮発油は気道粘膜を刺激してその分泌を増加させ，痰液を希釈して排出を有利にする。

　陳皮の煎剤はマウスの切除した子宮に対し抑制的に働き，麻酔したウサギの子宮に対しては強直性の収縮を起こす。

②抗炎症・抗潰瘍・利胆作用：陳皮に含まれるシス型クマリンは，抗炎症作用を有する。人工的に合成したメチルヘスペリジンは，幽門を結

禁して作ったラットの実験性胃潰瘍に対して，明らかな抗潰瘍作用を有する。ラットの腹腔内にメチルヘスペリジンを注射すると，すみやかに利胆作用が現れる。ビタミンCおよびビタミンKはこの抗潰瘍および利胆作用を増強させる。

③抗菌作用：広陳皮は試験管内でブドウ球菌・カタル球菌・ヘモフィリス菌の成長を抑制する。

④心血管に対する作用：少量の陳皮の煎剤は切除した，あるいはしていないヒキガエルの心臓の収縮力を増強し，拍出量を増加させるが，心拍数に対する影響は大きくなく，大量では心臓を抑制する。切除したウサギの心臓に陳皮の煎剤を流すと，冠状動脈を拡張させることができる。陳皮の煎剤を静脈注射すると，イヌの腎容積を減少させることができ，腎血管を収縮させ，尿量を減少させる。イヌとウサギの動脈圧を上昇させ，その後短時間で下降して回復させる現象がみられ，その作用は副腎皮質ホルモンに類似する。

⑤その他：ヘスペリジンは副腎皮質ホルモンの作用を延長させるとともに，血管の正常な透過性を維持し，脆弱性を減弱し，血液の流れる時間などを短縮できる。

❖竹筎❖

本品はイネ科の植物ハチク *Schizostachyum nigra var. henonis* (Miff.) Stapf. ex Rendle の幹の外層を剝いだ中間層の部分で，冬に採取したものがよい。

❖『名医別録』の記載

「気味は甘・微寒である。嘔啘・温気・寒熱，吐血・崩中を主る」

・嘔啘：竹筎は止嘔作用がある。

❖後世の医家の応用

甄権説：「肺痿・唾血・鼻出血を止め，五痔を治す」

孟詵説：「噎膈」を治す。

『本草綱目』：「傷寒病の過労による再発・小児の熱性痙攣・切迫流産を治す」

『薬品化義』:「もっぱら熱痰を清し,寧心解鬱の良薬である。主に胃熱による噎膈・胃虚による乾嘔・熱証の呃逆と咳・痰熱による悪心・飲酒による嘔吐・胆胃の熱痰による症状である痰涎・酸水を吐く・驚悸・動悸・イライラして落ち着かない・睡眠障害などに奏効する」

『本経逢原』:「もっぱら胃腑の熱を清し,虚煩煩渇・胃虚嘔逆の要薬である。咳逆唾血・産後の虚煩にもほぼ使える」

竹筎の味は甘,性は微寒であり,清熱化痰・止嘔に働く。熱性の咳嗽に適応し,症状は咽の痒みと乾き,黄色で膿性の喀痰,熱証の嘔吐がみられる。一般に痰熱を除く場合は生で用い,止嘔の場合は生姜汁で炒して用いる。

❖竹筎の薬理作用

商品の竹筎粉は,シャーレ上で白色ブドウ球菌・枯草菌・大腸菌および腸チフス菌に対して抑制作用がある。

適応証

- 胸中に痹があり嘔吐する場合。
- 慢性病で体が弱ったり,あるいは吐下法の後,胃虚で熱があり,気が逆上して降りないことによる呃逆あるいは嘔吐。

方解

尤在涇説:「胃虚に熱が乗じて嘔吐を起こしており,橘皮・生姜で和胃散逆し,竹筎で熱を除いて嘔吐を止め,人参・甘草・大棗で虚を益し,中焦を安定させる」

応用

本方は胃中の壅熱呃逆・小児の百日咳・咳逆と口渇・虚煩あるいは中脘に気が塞がって痛む場合を治す。

臨床において,胃気が虚していない場合は人参を去ってもよい。痰が多い場合は茯苓・半夏を加えて和胃化飲し,胃陰虚の場合は麦門冬・石斛を加えて胃陰を養う。

症例184

患者：厳〇〇，男性，32歳。

現症：患者は中脘が脹満し，空腹感がなく少食で，胸痛・背部痛があり，咽にものが詰まったようである。木火に痰を挟み，肺と胃を犯し，中脘の気が滞って巡らないので，治療は泄肝和胃がよい。

処方：薤白9g，全栝楼9g，蘇梗9g，竹筎9g，姜半夏9g，陳皮6g，太子参9g，麦芽6g，5剤。

経過：服薬後，完全に治癒した。

考察：本例は梅核気で，慢性咽喉頭炎に相当し，多くは情緒の不安定により肝気が鬱滞して胃が和降を失い，痰湿と気が結びついて起こる。栝楼薤白半夏湯と橘皮竹筎湯加減を用い，泄肝和胃する。その中で，栝楼・薤白・半夏は胸痛・背部痛を治す。陳皮に竹筎・太子参・麦芽を配合して和胃降逆し，半夏と陳皮で燥湿化痰し，佐薬の蘇梗で理気暢中する。

症例185

患者：梅〇〇，女性，56歳。

現症：患者はすでに5年前から眩暈に嘔吐発作を伴っており，種々の治療を行ったが無効であった。ある医院で耳源性眩暈と診断された。最近発作が頻回になり，発作時には頭暈目眩があり，常に嘔吐し，顔色は青黄色である。脈は弦滑，苔は白膩で根部が黄色い。証は痰濁壅阻による眩暈であるため，温化痰濁がよい。

処方：橘皮竹筎湯および旋覆代赭湯加減を用いる。
陳皮6g，竹筎9g，旋覆花9g，代赭石15g，生姜3片，大棗8g，3剤。

経過：服薬後，眩暈・嘔吐はいずれも止まり，膩苔は徐々に減ったが，食事の量は減少していた。香砂六君子湯に改めて，予後を改善した。1年後の追跡調査で再発はない。

考察：内耳性眩暈に嘔吐を兼ねる場合，土壅木旺に属し，橘皮竹筎湯およ

び旋覆代赭湯で痰濁を温化する。朱丹渓によると，「陽明土気が通じると，厥陰の風木は自ずからおさまる」。本案は，痰阻による肝風上逆の眩暈が治った一例である。

橘皮湯『金匱要略』

| 方薬組成 | 橘皮9g　生姜5片 |

単味の薬理研究

❖橘皮⇨468頁　　❖生姜⇨19頁

適応証

乾嘔があり，手足の厥冷がある場合。

方解

程林説：「乾嘔は気が胸膈の間に逆上しているからで，四肢末梢まで巡らないために手足が厥冷している。橘皮は逆気を降ろし，生姜は嘔吐の聖薬であり，少ない薬剤でこれを和す。ただし乾嘔は反胃ではなく，厥は無陽ではないので薬を飲めば気が巡ってすぐに治る」

応用

本方は消化不良・食欲不振・中脘の気滞による脹満を治療できる。虚寒の肢厥ではないので，手足は少し冷える。

26. 麦門冬湯類

麦門冬湯 『金匱要略』

| 方薬組成 | 麦門冬30g　半夏6g　人参5g　甘草6g　粳米5g　大棗8g |

単味の薬理研究

- ❖半夏⇨450頁　　❖人参⇨319頁　　❖甘草⇨14頁　　❖粳米⇨160頁
- ❖大棗⇨21頁

❖麦門冬❖─────

　本品はユリ科の植物ジャノヒゲ *Ophiopogon japonicus*（Thunb.）Ker.-Gawl. の塊根である。

❖『神農本草経』の記載
「味甘平，主心腹結気，傷中傷飽，胃絡脈絶，羸痩短気」
- 傷中傷飽：胃腸の食滞による通降障害を指す。
- 胃絡脈絶：『素問』平人気象論では「胃の大絡は虚里と名づけられており，膈を貫き肺に絡し，左の乳下に出て，その動きが衣服に響くのは肺の宗気による」。このことから，「胃の大絡」とは心臓の拍動部位であることがわかる。麦門冬が「胃絡脈絶」を治すとは強心復脈の効果を意味する。
- 羸痩短気：補虚を指す。

✤ 張仲景の応用の考証

『本経疏証』:「張仲景が麦門冬を用いているものに5処方あるが, 薯蕷丸は薬味が多いのでその(補虚の)効能以外に用いない。陽中の陰が虚し, 脈道が順調に流れないものには炙甘草湯を用いるべきである。胃火が盛んで, 胃気が消耗されているものには竹葉石膏湯を用いるべきである。その気により火が上逆しているものには, 麦門冬湯を用いるべきである。下焦の実がみられ, 上焦は虚になっているものには温経湯を用いるべきである。下焦の実証であっても, 手掌のほてりや口唇の乾燥がない場合には用いてはいけない」

✤ 後世の医家の応用

『名医別録』:「体が重く, 目が黄色く, 心下の支満があり, 虚労で熱が客し, 口乾煩渇があるのを治療する。嘔吐を止め, 歩行障害を改善する。陰を強め精を益し, 消化を助け胃腸を整える。元気を保ち, 肺気や五臓を安定させ, 人を健康にする」

甄権説:「熱毒を治し, 煩渇を止め, 顔面や四肢の浮腫を主り, 水を下す。肺痿吐膿を治し, 遺精を主る」

『大明本草』:「五労七傷を治し, 魂魄を安定させ, 咳嗽を止め, 肺痿吐膿・流行性熱病による発狂・頭痛を治す」

張元素説:「肺中の伏火を治し, 心気の不足を補い, 血の妄行・経血や乳汁の不足を主る」

麦門冬の益胃の働きは, 葉天士がはじめて見出した。鄒潤安は葉天士を賞賛したうえで, さらに以下のように述べた。「胃がこれを得ると精を上に運んで自らほかの臓腑を養う。それを肺が得ると, 四臓に広がり五腑を循環するので結気が自然に消え, 脈絡は自然に繋がる。飲食を得ると, 肌膚・谷神が盛んになり, 気がこれにつれて充実する。これは神農・黄帝・軒轅・岐伯が前からいい, 張仲景・孫思邈が後から受け継いでいっており, すでにはっきりしている。金元時代以来, これにあたったものは補中により運化を改善すべきとはいわず, 清化泄熱すべきという。およそ5百年間曖昧であったが, 葉天士氏は『空腹があり食べられないのは胃陰の障害

である。太陰の湿土は陽を得てはじめて運化し，陽明の燥土は陰を得ると安定する。胃陰を益する方法は，張仲景が甘薬でこれを整える意味と合っている』ことを明らかにした」

　前人の脾・胃の2つの言葉は実は2つの概念のことである。脾は燥を喜び湿を嫌がるので，用薬上は滋潤薬でなく芳香薬がよい。胃は湿を喜び燥を嫌がるので，香燥薬でなく滋潤薬を用いるのがよい。2つの機能概念は現代の解剖学の概念ではなく，『内経』の「胃は受納を主り，脾は運化を主る」の概念でもなく，実は人体の消化器系の病理学的な2種の違いのことである。脾陽が不足している場合，芳香健運薬を用い，胃陰が不足している場合，胃陰を滋養する薬を用いる。熱性病の消耗過多のときには空腹感があるが食べられないか食欲がなく，天門冬・麦門冬・石斛・沙参などの滋陰薬を用いると食欲がすぐに回復する。慢性消化不良性の疾患では，滋陰薬を加えると胃を害し，芳香健胃薬も体質が過度に消耗している場合には適当でない場合がある。この場合，鶏内金・穀芽・麦芽のような不膩不燥の消化薬が最も適当である。ゆえに麦門冬は甘寒で，主に肺・胃の陰を養う。

❖麦門冬の薬理作用

①血糖に対する作用：正常なウサギに麦門冬の水抽出液を体重1kgあたり12.5g内服あるいは0.5g筋肉注射すると，いずれも血糖値が上昇する。ある報告によると，麦門冬の水とアルコールの抽出物は，体重1kgあたり0.2gでは血糖値を下げる働きがある。アロキサンによる糖尿病のウサギに，体重1kgあたり1日0.5gを連続4日用いると，血糖降下作用があり，ランゲルハンス島細胞は回復し，肝グリコーゲンは対照群に比べて増加している。

②心血管系に対する作用：麦門冬の注射液はマウスの低酸素状況下において，明らかに低酸素に耐える能力を高める。臨床試験で麦門冬の注射液は，冠動脈疾患の心絞痛に対して一定の治療効果があり，心絞痛を緩解する働きがあり，あわせて心電図所見の改善に対し一定の作用がある。報告によると，麦門冬はアスパラギン酸・グルタミン酸・オキザロ酢酸などのアミノ酸を含んでおり，心筋代謝を改善させる働きがある。

③抗菌作用：麦門冬粉は，シャーレで培養した白色ブドウ球菌・枯草菌・大腸菌・腸チフス菌などに対して抗菌作用がある。50％の全草の煎剤は，黄色ブドウ球菌・B群赤痢菌と腸チフス菌に対して抑制作用がある。

適応証

咳逆・気の逆上があり，咽喉の乾燥・口渇がある場合。

方解

喩嘉言説：「これは胃の中の津液が枯燥し，虚火が上炎している証であり，麦門冬湯は治本の良法である。およそ降火の薬は火が逆に上昇し，寒涼の薬は熱が逆に悪化するので，無益であるばかりかかえって悪化する。およそ病のときは胃気があれば生存でき，胃気がなくなれば死亡する。胃気は肺の母気である」

本方は主薬の麦門冬を多く用いて肺胃の陰液を滋養する。人参・粳米・甘草・大棗を配合して補気健脾し，脾が散精できるようにして昇って肺に帰り，肺が栄養されれば肺胃の気陰がともに長じる。半夏は少量で降逆下気し，麦門冬と配合することで補って滞らず，潤して膩にならない。諸薬を同時に用いることで，津液は自ずから回復し，気火は自ずからおさまる。

応用

本方は病後の回復期の発熱・肺痿で咳唾涎沫が止まらない・咽喉の燥熱・虚労の激しい咳嗽・手足の煩熱と，羸痩・吐血・鼻出血・消渇の発熱・咽喉不利・妊娠中の咳逆・小児の突然の咳と喀血・老人の嚥下困難・癲癇の発語障害を治す。

症例186

患者：王〇〇，女性，62歳。
現症：患者は若いときに結核を患い，常に咳嗽が数十年間あり，冷えるとすぐに発症する。現在は乾咳無痰で胸痛がある。舌は紅で光剝，脈は細数。証は陰虚の燥咳に属する。

処方：麦門冬湯および生脈散加味を用いる。
　　　麦門冬30ｇ，半夏6ｇ，北沙参15ｇ，党参9ｇ，五味子6ｇ，全栝楼12ｇ，甘草6ｇ，5剤。
経過：5剤を服用したら安定した。
考察：本例は慢性の咳嗽で肺を損傷した気陰両虚の状態で，あわせて舌光で紅，脈細数から肺胃の陰虚，火気上逆している。ゆえに麦門冬湯および生脈散で肺胃を滋養し，降逆止咳を行った。

症例187

患者：陶○○，女性，30歳。
現症：患者は肺結核を8年患い，昨年また肋膜炎を患った。最近吐血があり，顔色は蒼白で，息切れ・脱力があり，咳と粘稠な痰を吐き，手掌の熱・顔面潮紅・舌紅少苔・脈弱がみられる。
処方：証は陰虚肺痿で麦門冬湯および増液湯加減を用いる。
　　　麦門冬15ｇ，玄参9ｇ，生地黄9ｇ，党参9ｇ，黄耆9ｇ，半夏6ｇ，白芨9ｇ，甘草3ｇ，5剤。
経過：連続5剤服用後，症状は顕著に好転し，続いて5剤処方した。
考察：本例は肺痿の陰虚で咳と粘稠な痰があり，舌紅・脈弱がみられる。麦門冬湯および増液湯で養陰清火生津をはかる。加えて人参・黄耆で肺気を益し扶正し，白芨は潤肺止血し，半夏は降逆止咳する。

症例188

患者：梁○○，男性，29歳。
現症：患者は慢性胃炎をすでに3年患っている。常にムカムカがあり，食欲不振。食べると痛みがあり，口が渇く。舌紅・無苔で脈は細弦である。
処方：弁証は胃陰不足で麦門冬湯加減を用いる。
　　　麦門冬15ｇ，玉竹9ｇ，天花粉15ｇ，太子参9ｇ，北沙参9ｇ，烏梅9ｇ，全栝楼15ｇ，川楝子9ｇ，延胡索9ｇ，5剤。
経過：服薬後，症状はいずれも軽減し，処方を続けて治療した。

考察：本例は慢性胃炎で，弁証は胃陰の虚損に属し，治療は麦門冬湯加減がよく，佐薬の金鈴子散で疏肝和胃・理気止痛を行う。

症例189

患者：張○○，男性，65歳。
現症：患者は連続1週間高熱があり，熱はすでに退いたが，全身の脱力・口の渇きがあり，津液は少なく，空腹感があっても食べられない。舌は紅で脈は細弦である。
処方：太子参9ｇ，天門冬15ｇ，麦門冬9ｇ，鮮石斛12ｇ，枇杷葉9ｇ（去毛），3剤。
経過：全部服薬し終わらないうちに胃の働きが回復し，食欲も回復した。
考察：本例は高熱で傷陰しており胃陰を養う方法を用いる。麦門冬湯加減を使って，輔薬に鮮石斛・天門冬などを加えたところ，高熱傷津の病人に対してすぐれた効果がみられた。

27. 甘麦大棗湯類

甘麦大棗湯『金匱要略』

| 方薬組成 | 甘草9g　小麦30g　大棗10g |

単味の薬理研究

❖甘草⇨14頁　　❖大棗⇨21頁

❖小麦❖―――

本品はイネ科のコムギ *Triticum aestivum* Linn. の種子あるいは粉末である。

✣張仲景の応用の考証

　『金匱要略』の甘麦大棗湯は，小麦に甘草・大棗を配合して，婦人の臓躁・悲しくて涙もろい・意識朦朧などの症状を治す。

✣後世の医家の応用

『名医別録』：「熱を除き，煩渇を止め，小便を利し，肝気を養い，不正性器出血や喀血を止める」

『千金食治』：「心気を養い，心の病に用いるとよい」

『本草綱目』：「古いものを煎じて飲むと，虚汗を止める」

『本草再新』：「養心・益腎・和血・健脾」

本品の味は甘，性は微寒である。養心安神作用を備え，意識障害・煩躁不安の諸症状に適応できる。

適応証

臓躁・悲しくて涙もろい・狂驚・煩躁・憂うつ・意識朦朧・欠伸のある場合。

方解

本方は臓躁を治療する名処方である。臓躁は多くは情緒不安定・肝気鬱結・思慮による心の損傷・過労による脾の損傷・産後の失血・病後の傷陰などにより陰陽失調になり，虚火が妄動し，上って心神を犯すことによる。『内経』には「精が不足する場合，（濃い）味をもってこれを補う」「肝の病で苦しいとき，急いで甘いものを食べてこれを緩める」とある。本方は小麦に大棗を配合して養心潤燥し，甘草に大棗を配合して甘潤により急を緩め，全体で養心寧神緩急の方剤になっている。

応用

本方は一切の心虚肝鬱に属する精神病，例えばヒステリー・癲癇・不眠・煩躁・ノイローゼ・筋肉の震え・痙攣性の咳嗽の患者に応用する。

症例190

患者：楊○○，男性，43歳。
現症：患者は重度のノイローゼで，ときに一晩中眠れない。目は疲れ，元気がなく，はなはだしいときは悩み・怒り・気鬱がある。舌紅，苔は少なく，脈は弦細。
処方：臓躁として論治し，甘麦大棗湯および桂枝加竜骨牡蛎湯加減を用いる。
生甘草9ｇ，淮小麦30ｇ，大棗10ｇ，桂枝9ｇ，白芍9ｇ，五味子9ｇ，竜骨9ｇ，牡蛎30ｇ，7剤。
経過：服薬後，不眠の症状は軽減し，続いて14剤服用後，完全に治癒した。
考察：本例の証は臓躁に属すので，甘麦大棗湯で養心安神する。桂枝加竜骨牡蛎湯は興奮と抑制の併用で，不眠の治療に有効である。甘麦大

棗湯と五味子の併用は安神と鎮静の相乗作用があり,ついに重度のノイローゼと不眠症が治癒した。

症例191

患者:丁〇〇,女性,50歳。
現症:患者は高血圧があり,Ⅱ度の心房細動・左心肥大を伴う。現在は,疲労倦怠・不眠があり,舌は紅で中央部が剝がれ,脈は結代している。
処方:治療は養心寧神・益気養陰の方法で,甘麦大棗湯および生脈散加味を与える。
淮小麦30g,炙甘草9g,大棗14g,丹参15g,党参9g,五味子5g,麦門冬9g,7剤。別に天王補心丹を毎回9g,湯で服用する。
経過:服薬後,心房細動は消失し,元気が出て入眠できるようになった。
考察:本例の弁証は気陰両虚で,血が心を養えないので,常に不眠がある。治療は甘麦大棗湯で養心安神し,生脈散で益気養陰し,丹参の養血寧神を配合して双補的に用い,病状は顕著に好転した。

症例192

患者:戴〇〇,女性,27歳。
現症:患者はイライラ・不眠・口の渇きがあり,舌尖が紅で,脈は細数である。
処方:弁証は重症の心火と臓躁で,梔子豉湯と甘麦大棗湯加味を用いる。
炙甘草9g,淮小麦30g,大棗14g,川黄連1.5g,山梔子6g,豆豉9g,5剤。
経過:3剤服薬後,諸症状はみな軽減し,入眠できるようになった。
考察:本例の弁証は重症の心火と臓躁である。甘麦大棗湯を用いて臓躁を治療し,輔薬の黄連で心火を清し,佐薬の梔子豉湯で虚煩の不眠を治した。薬と証があったので,病はすみやかに治癒した。

28. 桃花湯類

桃花湯 『傷寒論』

| 方薬組成 | 赤石脂24g　乾姜6g　粳米30g |

単味の薬理研究

❖赤石脂⇨409頁　❖乾姜⇨371頁　❖粳米⇨160頁

適応証

- 少陰病で，下痢や膿血便の場合，桃花湯がこれを主る。
- 少陰病の2〜3日から4〜5日で，腹痛・小便不利・下痢が止まらず，膿血便がある場合，桃花湯がこれを主る。

方解

　少陰病で下痢や膿血便がある場合，多くは裏寒により下焦が固摂できず，虚寒により滑脱になっている。桃花湯には温渋作用があり，その中で赤石脂は固渋止瀉に働くが，必ず乾姜の温裏散寒を配合して腸の機能と生体の作用を調節すれば，下痢を治す働きがある。単に固渋薬を用いるのみでは必ずしも有効ではない。

　また白頭翁湯の症状にも下痢があるが，熱性の下痢でしぶり腹がある。桃花湯の証は虚寒で，白頭翁湯の証は湿熱であり，病機がまったく異なる。ゆえに熱痢で渋る場合には桃花湯を用いてはならず，もし誤って桃花湯を用いると，関門を閉じて邪をとどめ，病勢はさらに悪化するので，熱性の下痢に対しては白頭翁湯を用い，早ければ早いほど効果が良い。

応用

本方は下痢の後期・腸チフスによる腸管出血・慢性腸炎・潰瘍病・帯下などで弁証が少陰病の場合をいずれも治療できる。

弁証が脾腎両虚・陰寒内盛，あるいは手足の厥冷・脈沈微の場合には，葛洪の『肘後方』にある赤石脂湯，すなわち赤石脂15ｇ，乾姜６ｇ，附子６ｇのように附子を加えるとよい。

症例193

患者：陸〇〇，男性，20歳。
現症：患者は倦怠感があり，鮮血便が１日２回ある。すでに長年続いており，腹痛はなく，膿様物もない。舌は淡，脈は虚で，証は少陰病の血便に属する。
処方：桃花湯加減を用いる。
　　　赤石脂15ｇ，炮姜６ｇ，炒槐花９ｇ，阿膠９ｇ（先に熔化し後で冲服），地楡９ｇ，生蒲黄９ｇ，茜草根９ｇ，４剤。
経過：服薬後，大便はやや血液を帯び，１日１回に減り，続けて３剤処方した後，治癒した。
考察：本例の弁証は少陰の血便に属し，腹痛や膿様物はないので，湿熱による膿血便ではないと分析し，桃花湯を用いて固渋止血する。乾姜ではなく炮姜を用いたのは，止血効果が良好だからである。われわれは炒槐花の止血作用が生槐花よりすぐれていると認識している。

29. 芎帰膠艾湯類

芎帰膠艾湯 『金匱要略』

| 方薬組成 | 芎藭6g　阿膠6g　甘草6g　艾葉9g　当帰9g
芍薬12g　乾地黄18g |

単味の薬理研究

- ❖阿膠⇨303頁　　❖甘草⇨14頁　　❖当帰⇨393頁　　❖芍薬⇨9頁
- ❖地黄⇨495頁

❖芎藭（川芎）❖

　本品はセリ科の植物芎藭 *Ligusticum chuanxiong* Hort. の根茎で，薬材商品の多くは四川から来るので，またの名を川芎という。近年は上海市郊外にも川芎の栽培品がある。

✣ 『神農本草経』の記載

　「味辛温，主中風入脳頭痛，寒痺，筋攣，緩急，金瘡，婦人血閉，無子」
- ・中風入脳頭痛：風寒による頭痛を外から受けることを指し，血管収縮性頭痛を治すが，血管拡張性の頭痛には無効である。
- ・寒痺，筋攣：すなわち冷痺のことで，寒性の関節痛や痙攣を指す。
- ・金瘡：瘡傷性の疼痛・痙攣を指す。
- ・血閉：月経を整えることを指す。

❖張仲景の応用の考証

『本経疏証』:「芎藭は張仲景が用いることは少なく，侯氏黒散・薯蕷丸・奔豚湯・芎帰膠艾湯・当帰芍薬散・温経湯などの処方があるが，諸々の血薬と併用しており，芎藭の用薬の特徴をうかがい知るには足りない。ただ白朮散で，心下の激痛がある場合に，倍量の芎藭を用いるとの言葉があり，このことから少しうかがえる」。上述の頭痛・寒痺を治すことに関連して，芎藭は止痛が主な働きのようであるが，その作用は広く寒性の経滞血壅の疾患に用いることができる。

張仲景が『金匱要略』で芎藭を使用した方剤は下の表のごとくである。

方剤	薬物	適応証
侯氏黒散	菊花・白朮・細辛・茯苓・牡蛎・桔梗・防風・人参・礬石・黄芩・当帰・乾姜・芎藭・桂枝	風邪を感受し，四肢がだるく，心胸中に悪寒と無力感がある。
薯蕷丸	薯蕷・当帰・桂枝・神曲・乾地黄・豆黄巻・甘草・人参・芎藭・芍薬・白朮・麦門冬・杏仁・柴胡・桔梗・茯苓・阿膠・乾姜・白蘞・防風・大棗	虚労諸気不足・風気百疾
奔豚湯	甘草・芎藭・当帰・半夏・黄芩・生葛根・芍薬・生姜・李根白皮	気上衝胸・腹痛・寒熱往来
芎帰膠艾湯	芎藭・阿膠・甘草・艾葉・当帰・芍薬・乾地黄	妊娠腹痛・子宮出血
当帰芍薬散	当帰・芍薬・茯苓・白朮・沢瀉・芎藭	妊娠腹中拘急痛・安胎
温経湯	呉茱萸・当帰・芎藭・芍薬・人参・桂枝・阿膠・牡丹皮・生姜・甘草・半夏・麦門冬	婦人下血が数十日止まらない。夕方の発熱・少腹裏急・腹満・手掌発熱・口唇乾燥。

❖後世の医家の応用

『名医別録』:「脳中の冷えによる疼痛を除き，頭面部の移動性の風邪を去り，涙が出て，鼻水・涎が多く，酔ったようにふらつき，諸々の寒

冷の気・心腹の堅痛・悪心・突然の腫れと痛み・脇の風邪による疼痛を治し，内部の冷えを温散する」

甄権説：「足腰の軟弱・半身不随・胎盤遺残を治す」

張元素説：「芎藭は，上って頭目を巡らし，下って血海を巡らし，頭の湿気を去り，諸経の頭痛を治す」

李東垣説：「頭痛には必ず川芎を用いる」

朱丹渓説：「芎藭は昇散の働きがあり，下で守ることができない。四物湯で川芎を用いるのは，血中の気を整えることで血が自ずから生じるため，養血できるからではない」

『本草綱目』：「行気開鬱」「血中の気薬として用いる」

　川芎は辛温で，香りにより走竄する。いわゆる芎藭が上って頭目を巡るとは，頭痛・脳の痛みを治すことを指し，確実な効果がある。胸痛を治す効果ははっきりしない。また川芎は仏手散のように川芎に当帰を配合して，胎動不安に用いられる。川芎が下って血海を巡るとは，四物湯の中で川芎が用いられていることを指す。これは血中の気分薬として気血を通達させる働きがあり，婦人の生理不順に用いられる。張仲景が当帰芍薬散を用いるのもこの意味である。

❖川芎の薬理作用
　①鎮静作用：川芎は鎮静作用があり，その煎剤をラットの胃に入れると自発活動を抑制できる。マウスに対してはラットより効果が明確である。それらはペントバルビタールによる睡眠時間を延長させ，人の頭痛を治せることや鎮静作用と関係がある。
　②川芎の総アルカロイドとフェノール部分の心血管系に対する作用：
　　●冠状動脈の拡張作用：麻酔したイヌの静脈に川芎の総アルカロイドあるいはフェノール部分を注入し，投薬前後を比較すると，冠状動脈の流量と血管抵抗に変化がある。結果は川芎の総アルカロイドが体重1kgあたり25〜50mg，フェノール部分が体重1kgあたり57mgのとき，いずれも冠状動脈の血流が増加し，血管抵抗が低下する。
　　●心筋低酸素に対抗する作用：川芎のアルカロイド，あるいはフェノー

ル性物質をウサギに注射すると、いずれも脳の下垂体後葉ホルモンによって引き起こされるT波の増高に対抗し、心筋低酸素に対抗する作用を有する。報道によれば、川芎の総アルカロイドの注射液を点滴で静脈注射すると、心絞痛の治療に有効である（川芎注射液、アルカロイド4mg/ml）。

『名医別録』の川芎は「心腹の堅痛」を治療できるという認識と、現代の臨床における冠動脈疾患の心絞痛の治療の結果とは一致している。

③血小板凝集と血栓形成に対する作用：テトラメチルピラジンは、ADPが引き起こすウサギと正常な人の血小板凝集反応に対して抑制作用がある。またすでに凝集した血小板に対してはすみやかに溶解させる。電子顕微鏡を用いた観察によって、テトラメチルピラジンは大脳の血栓形成に対して抑制作用がある。投薬群の血栓の長さと重量は対照群に比較して明らかに減少している。

報道によるとテトラメチルピラジンの注射液は、脳の血管閉塞性疾患に対して顕著な治療効果がある。古方の小続命湯は外因による中風を治療し、川芎は小続命湯の主薬である。現代の薬理や臨床と古代の説とが完全に一致している。

④平滑筋に対する作用
- 子宮に対する作用：川芎の10％水抽出液は、妊娠したウサギの切除した子宮に対して、少量でその張力を増加させ、収縮力を増強させ、ついに攣縮を起こさせる。大量ではかえって麻痺させて収縮を停止させる。
- 腸管に対する作用：川芎の抽出液は切除したウサギとモルモットの小腸に対して抑制作用があり、大量では小腸の収縮は完全に停止する。川芎の中に含まれるフェルラ酸とリグスチリードが平滑筋に対して抗痙攣作用を有する。

⑤抗菌作用：体外の実験で、川芎は大腸菌・ソンネ赤痢菌・変形菌・緑膿菌・腸チフス菌・パラチフス菌・コレラ菌などに対し抑制作用がある。川芎の水抽出液（1：3）は、試験管内でいくつかの皮膚真菌に対しても抑制作用がある。

❖ 艾（艾葉）❖

本品はキク科の植物ヨモギ Artemisia argyi Levl. et vant. の葉である。

❖ 『名医別録』の記載

「艾葉味苦微温・主灸百病・下部䘌瘡・婦人漏血。…」
- 下部䘌瘡：人体下部・陰部の瘡を指す。
- 婦人漏血：子宮の機能性出血を指す。

❖ 後世の医家の応用

『新修本草』：「鼻出血・下血・膿血下痢便を主り，水で煮るか丸・散剤にして用いる」

甄権説：「性器出血・腸や痔の出血を止め，外傷を修復し，腹痛を止め，安胎に働く。苦酒で煎じると，癬を治す効果が非常に良い。すりつぶして汁を飲ませると，心腹の一切の冷気を治す」

『大明本草』：「帯下を治し，霍乱転筋・下痢後の悪寒発熱を止める」

『本草綱目』：「温中逐冷除湿」

『本経逢原』：「艾葉を服用すると一切の寒湿を逐し，粛殺の気を転じて融和する。生で用いると性が温で，炒熟して用いると性が大熱になる。灸で用いると諸経を通じさせ，百病を治す。もともと虚証で冷え性の場合や婦人の湿鬱帯下・崩漏の場合，艾葉と当帰・附子などの薬でこれを治す。艾附丸は調経し，子宮を温め，あわせて心腹の諸病を主る。膠艾湯は虚証の下痢および妊婦や産後の下血を治す」

『本草求真』：「艾葉は沈寒痼冷を治す働きがあり，およそ一切の寒湿による鼻出血・性器出血・腹痛・冷えによる下痢・霍乱転筋・胎動による腰痛・気鬱による生理不順や子宮の虚冷の場合，服用させるとすぐ効果がある。もし陽気が今にも絶えそうなとき，灸をすればすぐ陽気を回復できる。ゆえに古方では，阿膠と併用して虚証の下痢や産前産後の下血に用いた。香附子とともに丸剤にすれば，調経し子宮を温め，あわせて心腹の諸痛を除く。白礬とともに粉末にすれば，瘡疥を治す。また熱した艾を布に包んで当てると，寒湿による脚気と老人の臍腹の

冷えを治す。絹の袋に入れて風瘙癮疹（蕁麻疹）に擦って用いるのはいずれも辛温による発散の意味である。もし寒湿ではない症状に用いれば，壮烈なもので治療するので誤治となる。気虚血熱の場合は禁忌であると記載されている」

艾葉は温性の止血薬で，虚寒性の出血に最も有効である。経脈を温め，気血を理し，寒湿を逐し，冷痛を止める，婦人科の要薬である。

❖艾葉の薬理作用
①平喘作用：艾葉油はモルモットの平滑筋を弛緩させる作用があり，アセチルコリン・塩化バリウムとヒスタミンによる気管収縮現象に対抗する働きがあり，これは気管平滑筋に対する薬物の直接作用の可能性がある。艾葉油はモルモットに対してアセチルコリンやヒスタミンを噴霧して引き起こされる喘息に対して，経口・筋肉注射，あるいは噴霧を問わず，いずれも平喘作用がある。艾葉油はモルモットのアクロレインやクエン酸によって引き起こされる咳嗽を抑制する働きがあり，咳嗽の頻度を減少させる。

②抗菌作用：艾葉の水煎剤は体外の実験で，黄色ブドウ球菌・α溶連菌・β溶連菌・肺炎双球菌・コレラ菌・ジフテリア菌・ソンネ赤痢菌・腸チフス・パラチフス菌に対していずれもさまざまな程度の抑制作用を有し，多種の皮膚真菌に対しても一定の抑制作用を有する。

③止血作用：艾葉を水で浸した液をウサギに与えると，血液の凝固を促進する働きがあり，マウスの腹腔内あるいは静脈に注射すると，毛細血管の透過性を低下させる働きがある。

適応証
婦人に崩漏・帯下がある場合，流産の後，下血が続いて止まらない場合，妊娠して下血する場合，妊娠にて腹部が痛む胞阻の場合に，膠艾湯これを主る。

> 方解

尤在涇説:「婦人の月経がだらだら続いたり,産前産後に出血が止まらないのは,いずれも衝任脈が虚していて陰気を守ることができないので,膠艾湯を用いて補って固める」

衝任脈が虚していると胞宮を温陽できないので,艾葉を用いて子宮を温め,安胎調経する。「虚すればすなわちこれを補う」ことから,阿膠を用い,当帰・地黄・芍薬・川芎で補助して補血調経止血し,芍薬・甘草を配合して緩急止痛することができる。あわせて用いれば,衝任脈が充実し,胞宮が栄養され,諸症状は自然に除かれる。

> 応用

本方は吐血・下血・血性下痢・血尿・外傷による失血を治すことができる。弁証は虚寒性の出血で,痛みが少腹にあるときに用いる。

症例194

患者:呉〇〇,女性,27歳。
現症:患者は顔色が㿠白。月経が45日目に始まり,腹痛を伴い,10日だらだらと続いても終わらず,量は多くない。寒がりで,舌は淡,苔は白膩で,脈は弱い。
処方:これは衝任不調であり,膠艾湯加味を用いて補って固める。
　　　川芎3g,阿膠9g,当帰9g,艾葉9g,熟地黄9g,肉桂3g,側柏葉9g,白芍12g,5剤。
経過:服薬後,諸症状は改善し,月経は正常になった。
考察:本例は生理不順で,虚寒による腹痛があり,弁証は衝任不調により経血がだらだら続いて出尽くさない。方は芎帰膠艾湯加減を用いた。当帰・熟地黄・白芍・阿膠で補血養血し,輔薬に肉桂で温経,艾葉・側柏葉で止血,川芎で活血行気をはかった。あわせて用いたところ,衝任脈は充実し,胞宮は栄養され,諸症状は自然に除かれた。

30. 当帰芍薬散類

当帰芍薬散 『金匱要略』

| 方薬組成 | 当帰9g　芍薬30g　茯苓12g　白朮12g　沢瀉15g　川芎9g |

単味の薬理研究

- ❖当帰⇒393頁
- ❖芍薬⇒9頁
- ❖茯苓⇒294頁
- ❖白朮⇒328頁
- ❖沢瀉⇒505頁
- ❖川芎⇒485頁

適応証

婦人が懐妊し，腹中の絞痛がある場合，当帰芍薬散がこれを主る。

方解

趙以徳説：「これは脾土に木邪が客したことにより，穀気が挙がらず，湿気が下に流れ，陰血と戦って痛む。ゆえに芍薬を他薬の数倍多くして，肝木を瀉す」

尤在涇説：「『説文』によると絞痛とは腹中が強ばることであり，血が不足しているが水はかえって浸淫している。血の不足と水浸により胎児は栄養を失い，かえって有害になっている！　また腹中の絞痛もあるのではないか？　川芎・当帰・芍薬は血の虚を益し，茯苓・白朮・沢瀉は水の気を除く」

応用

本方は婦人の妊娠時の腹痛や，肝脾不和の証で小便不利・踵の浮腫の場

合に用いるほか，婦人の月経痛・血虚・眩暈・水腫・下痢・崩漏などの証にも用いる。現代の臨床報告によると，胎児の骨盤位に対して，位置異常の修正に常用される。

症例195

患者：夏〇〇，女性，32歳。
現症：患者は月経痛が数年あり，月経時に少腹が痛んで耐えがたく，ひどいと倒れることもある。食欲不振・顔面浮腫・足と踝のむくみがある。舌は淡，苔は薄白，脈は緩である。
処方：養血調肝・健脾利湿に倣って当帰芍薬散加味を与える。
当帰9ｇ，芍薬15ｇ，茯苓9ｇ，白朮9ｇ，沢瀉15ｇ，川芎6ｇ，香附子9ｇ，甘草5ｇ，7剤。
経過：服薬後，月経痛は止まった。
考察：本例は月経痛・浮腫などがあり，弁証は気滞血瘀・脾虚湿勝である。当帰芍薬散を用いて，養血調肝・健脾利湿をはかる。処方中の当帰・白芍と川芎で養血調肝する。白朮・茯苓と沢瀉を配合して，健脾利湿する。われわれは香附子に芍薬・甘草を配合して月経痛を治療しており，芍薬を加える量を多くして平滑筋を弛緩させると，痙攣性疼痛に対して有効である。

症例196

患者：童〇〇，女性，34歳。
現症：患者は8年間，肥満・疲労感・悪心があり，月経は量が少なく，色が黒く，数カ月ごとにある。腹部膨満・白色帯下があり，常に左腹部が痛み，しこりを触れ，手の痺れ・寒がり・舌下の瘀斑・脈弱を認める。証は月経不順，腹部の癥塊に脾虚湿勝を兼ねる。
処方：桂枝茯苓丸・当帰芍薬散加減を用いる。
桂枝9ｇ，桃仁9ｇ，川芎6ｇ，当帰9ｇ，茯苓9ｇ，赤芍9ｇ，白朮9ｇ，沢瀉6ｇ，7剤。

経過：服薬後，腹痛は軽減し，月経の量は増加し，白色帯下は減少した。続いて21剤服用後，腹部の腫瘤は消失し，諸症状は好転した。

研究

　当帰芍薬散は貧血の治療効果が最も良いことが，後藤氏の微生物鑑定法で証明されている。本方の各構成生薬とその混合製剤にはいずれも葉酸・複合葉酸・ニコチン酸とビタミンHが含まれており，その中で当帰・川芎・芍薬の中に含まれる量が最も多い。これらの成分と方剤は，抗貧血の効果と密接な関係がある。

　別の報告によると，当帰芍薬散で83例の機能性子宮出血を治療したところ有効率は91.6％で，月経延長に対する治療効果が最も顕著であった。この治療後に微小循環障害は明らかに改善され，患者の赤血球表面の負電荷密度は高まり，血漿の粘稠度と浸透圧は低下し，これにより凝集した赤血球の解離が促進された。赤血球内の粘稠度は低下し，変形能は強まり，毛細血管中の血漿の変形運動が速まるなど，微細な血流にとって有利で，血液と組織液の物質交換にも有利である。機能性子宮出血患者の治療で，赤血球容積・全血粘稠度の治療前と比較した平均値の差が関係している。治療前に増高していた気滞血瘀型では治療後に下降し，治療前に低下していた気血両虚型では治療後に上昇して結果として正常に向かった。

　臨床観察によると，本方は生薬を散剤で用いるのがよく，煎剤の治療効果は良くない。器質性病変による子宮出血には無効である。寒証あるいは熱証のある症例では，それらがない症例に比べて治療効果が著しく低い。
〔『中医雑誌』1983, 24(6):25〕

31. 腎気丸類

腎気丸 『金匱要略』

| 方薬組成 | 乾地黄240g　山茱萸120g　薯蕷120g　沢瀉90g
茯苓90g　牡丹皮90g　桂枝30g　附子30g |

単味の薬理研究

❖沢瀉⇨505頁　　❖茯苓⇨294頁　　❖牡丹皮⇨206頁　　❖桂枝⇨6頁
❖附子⇨351頁

❖地黄❖

本品は，ゴマノハグサ科のカイケイジオウ *Rehmannia glutinosa*（Gaertn.）f. hueichingensis（Chao et Schih）Hsiao の根である。

✢ 『神農本草経』の記載

「味甘寒。主折跌絶筋，傷中，逐血痺，填骨髄，長肌肉。作湯，除寒熱積聚，除痺，生者尤良」

・主折跌絶筋：補修回復作用がある。
・逐血痺：血痺は気血の虚弱と不通による痺証で，痺れと四肢の疼痛・脈微渋・尺脈小緊の症状がみられる。
・除痺：風寒湿邪が肢体経絡に侵襲して肢体の疼痛・痺れ・屈伸障害の病証を起こしたものを除く働きがある。

❖ 張仲景の応用の考証
　『本経疏証』:「百合地黄湯・防已地黄湯の2方について，1方は薬が緩和で地黄を少し煎じ，もう1方は薬が激しく，地黄を長く煎じる。生の場合は俊敏で，熟の場合は薬力が厚い。ゆえに防已地黄湯では，地黄の用い方は補にある。百合地黄湯では地黄の用い方は宣にあり，この意味を知らなければいけない」

❖ 後世の医家の応用
　『名医別録』:「男子の五労七傷・女子傷中・妊娠出血を主り，瘀血・血尿を破り，大小腸を利し，胃中の宿食を去り，……五臓の内傷不足を補い，血脈を通じ，気力（体力・精神力）を益し，耳目を利す」
　『大明本草』:「驚悸過労・心肺の損傷・吐血・鼻出血・婦人の大出血による失神を治す」
　張元素説:「涼血し，血を生じ，腎水真陰を補う」

　以上『神農本草経』から元素までの地黄は，乾地黄のことである。李時珍の説では，「『神農本草経』で乾地黄という場合，陰干し・日干し・火で干したものなので，生の場合さらに良いといっている。『名医別録』で生地黄という場合，新鮮なものであり，その性は大寒である。熟地黄は後世の人が蒸して晒したものである」。ゆえに熟地黄の性味は生地黄と異なる。生地黄は甘寒，熟地黄は甘微苦微温である。
　熟地黄の応用は以下のごとくである。
　張元素説:「熟地黄は血気を補い，腎水を潤し，真陰を益し，臍腹の急痛・病後の脛骨・股関節の酸痛を去る」
　『本草従新』:「腎水を潤し，骨髄を滋養し，血脈を利し，真陰を補益し，聡耳明目し，髪や髭を黒くする」

　歴代の名医でよく地黄を用いた人に張景岳ほどの人はなく，「張熟地」の名称がある。景岳は左帰丸・右帰丸を作り，いずれも地黄が補腎の主薬となっている。景岳の左帰丸・右帰丸の由来は銭仲陽の六味丸を加減したもので，銭氏六味丸は張仲景の腎気丸から附子・肉桂を減じてできてい

る。それで地黄が養血の要薬であることがわかる。『傷寒論』の炙甘草湯のような益気養血・滋陰復脈の方剤では，乾地黄は30ｇまで用いており，主に地黄の養血滋陰作用を用いている。また四物湯の中では地黄の養血作用を用い，川芎・当帰・芍薬を配合して養血調経の薬剤を作っているが，実は四物湯は『金匱要略』の芎帰膠艾湯加減から来ている。地黄は生地黄・鮮地黄・熟地黄の違いがあるが，生地黄と鮮地黄には清熱涼血作用があり，清熱涼血の効果は鮮地黄が最も良い。生地黄には清熱作用があるが，これと石膏・知母・黄芩・黄連とは異なる。生地黄は主に陰虚および血分の熱を去るが，石膏・知母・黄芩・黄連は主に実熱を去るので二者を混同してはいけない。例えば，『温病条辨』の増液湯は，本品に玄参・麦門冬を配合して内熱煩渇を治す。『備急千金要方』の犀角地黄湯は，生地黄に犀角・芍薬・牡丹皮を配合して，熱が血分に入った症状を治す。熟地黄の性は温で，補血滋陰を主とし，六味地黄丸・左帰丸・右帰丸などでは熟地黄を用い，四物湯もまた熟地黄であり，その用い方はすべて補血滋陰である。

臨床では地黄を養血薬として用いるほか，『神農本草経』にもとづいて地黄を痺証の治療に用いている。地黄を養血薬として用いる場合，少量の9～15ｇで足りる。地黄を痺証の治療に用いる場合，生地黄を大量に30～90ｇ用いると，リウマチ性・非リウマチ性の関節炎にいずれも有効である。臨床実践において大量に生地黄を用いると，コルチゾンに類似したステロイド様作用があるが，ステロイドのような副作用はない。

❖地黄の現代薬理作用

①**血糖降下作用**：カイケイジオウから抽出された有効成分（R-BP-F）を体重１kgあたり100m*l*腹腔内注射すると，アロキサンによるマウスの実験的糖尿病に対して血糖降下作用がある。

②**止血作用**：動物実験による証明で，本品のアルコール抽出物は無色の針状結晶で，ウサギの血液凝固を促進する作用がある。

③**循環系統に対する作用**：地黄のアルコール抽出液は，中等度の濃度で切除したカエルの心臓に対して強心作用があり，高濃度で抑制作用がある。地黄の抽出液をウサギとイヌに静脈注射すると，血圧を上昇させ，あわせて利尿作用もある。ただし，カイケイジオウの抽出液を麻

酔したイヌとウサギに注射すると，血圧を下降させ，切除したカエルの心臓に対して抑制作用がある。
④保肝作用：マウスの四塩化炭素による中毒性肝炎モデルに対して，煎剤は肝臓を保護し，肝グリコーゲンの減少を防止する作用がある。
⑤抑菌作用：本品の水抽出液は in vitro で，毛瘡白癬菌・石膏様小芽胞癬菌・羊毛状小芽胞癬菌など真菌に対して一定の抑制作用がある。

❖山茱萸❖────

本品は，ミズキ科の植物サンシュユ Cornus officinalis Sieb. et Zucc. の種子を除去した果肉である。

❖『神農本草経』の記載
「味酸平，主心下邪気寒熱，温中，逐寒湿痺，去三虫」
・心下邪気寒熱：心下不舒を指す。
・逐寒湿痺：リウマチ性関節炎を指す。

❖後世の医家の応用
『名医別録』：「……強陰益精，五臓を安んじ，九竅を通じ，頻尿を治す」
張元素説：「肝を温める」
『医学衷中参西録』：「山茱萸の味は酸・辛温で，大いに元気を収斂する働きがあり，精神を奮い起こし，滑脱を固渋する」

山茱萸は肝腎を補益し，強陰益精する働きがあり，六味丸や『扶寿精方』の草還丹などには山茱萸があり，本品には斂汗と固脱の作用がある。張錫純はよく山茱萸と党参・竜骨・牡蛎を配合して，来復湯のようにして用い，大汗欲脱の証を治療してすこぶる効果があった。

温中については，調査によると呉茱萸には温中作用があるが，山茱萸には温中作用はなく，これは古人が誤って呉茱萸に山茱萸の項を並べて記載した疑いがある。

❖山茱萸の薬理作用

①抗菌作用：本品の煎剤は試験管内で志賀赤痢菌・黄色ブドウ球菌の成長を抑制する。水抽出液（1：3）は紫色毛癬菌・渦状毛癬菌・シェーンライン黄癬菌などの皮膚真菌に対して抑制作用がある。

②腸管痙攣拮抗作用：本品はヒスタミン・塩化バリウム・アセチルコリンにより引き起こされる腸管痙攣に対して拮抗作用がある。

③白血球増加作用：化学療法や放射線治療による白血球減少に対し，増加させる作用がある。

④降圧利尿作用：本品の抽出液は，麻酔したイヌに対して降圧利尿作用がある。

❖山薬（薯蕷）❖

本品は，多年生蔓性植物のヤマノイモ科のナガイモ *Dioscorea opposita* Thunb. の塊根である。

❖『神農本草経』の記載

「味甘温，主傷中，補虚羸，除寒熱邪気，補中益気，長肌肉，久服耳目聡明」
- 主傷中，補虚羸：傷中は脾気虚弱のことで，本品は健脾補虚薬である。
- 寒熱邪気：虚弱による悪寒発熱の可能性がある。

❖張仲景の応用の考証

『本経疏証』：「張仲景の書の中で薯蕷は2方に用いられており，1つは薯蕷丸でもう1つが腎気丸である。薯蕷丸は肺脾の薬剤であり，腎気丸は肺腎の薬剤である。腎気丸は腎の気を強め，もともと精をとどめて邪を瀉す。薯蕷丸は脾の気を強め，もともと水穀精微を散じ，肺に帰す。ここから薯蕷丸は脾気丸，腎気丸は地黄丸と呼んでもかまわない」

❖後世の医家の応用

『名医別録』：「頭部顔面の游風・風頭（頭風）・眩暈を主り，気を降ろし，

腰痛を止め，虚労羸痩を治し，五臓を満たし，煩熱を除き，陰を強める」
甄権説：「五労七傷を補い，冷風を去り，腰痛を止め，心神を鎮める。心気の不足を補い，人が虚羸を患ったときに加えて用いる」
『大明本草』：「五臓を助け，筋骨を強め，意志を強め，精神を安定させ，遺精・健忘を主る」

　山薬の味は甘，性は平で，潤さず乾かさず，滋養性の補益薬に属し，健脾補気作用があり，慢性消耗性疾病に用いる。例えば六味地黄丸の中で，地黄は補腎，山薬は健脾，山茱萸は益肝に用いる。このほか消渇病の治療に用いると有効で，多くは大量の水で煎じて茶の代わりに飲む。また生地黄・沢瀉・白朮・五味子・麦門冬・黄耆など養陰補気薬とともに用いて糖尿病を治療する。

適応証

- 虚労による腰痛・少腹の拘急・小便不利。
- 腎陽不足で，腰膝の冷えによる疼痛・下半身に常に冷感を感じる・小便失禁・夜間多尿や遺精がある場合。
- 腎陽虚証で，痰飲による喘咳・水腫・消渇・慢性下痢などの症状がある場合。

方解

柯韻伯説：「命門の火は陰中の陽である。水はもともと静であり，川の流れが止まらないのは気の動きと火の作用による。少火（優しい火）は気を生じる。もし命門の火が衰えると，少火は消える。脾胃の陽を温めたいとき，必ず先に命門の火を温める。これが腎気丸が滋陰剤に肉桂・附子を入れている意味で，腎水の中に命門の火を補うのにこれ以上すぐれた方法はない。命門に火があれば腎に活気がある！　ゆえに温腎といわず腎気といい，気が腎の主である。腎が気を得れば，土は自ずから生じる。なおかつ形が不足している場合，気によって温めれば脾胃の虚寒による病の場合には治る。すなわち虚火がその部位に帰らず，失血亡陽の場合，納気を強めることが本治になる」

本方は温補腎陽と滋補腎陰の薬を併用しており,『景岳全書』説では,「よく陽を補う場合，必ず陰中に陽を求め，陽は陰の助けを得ればどんどん生じる。よく陰を補う場合，必ず陽中に陰を求め，陰は陽を得て昇り，泉が涸れることはない」。腎気丸は補腎の祖方と称することができる。

応用

　腎気丸は『金匱要略』にはじめてみられ，その用い方は虚労の腰痛・少腹の拘急・小便不利・痰飲による息切れで少し飲がある状態や，膀胱の気化異常による小便不利などの証の治療である。後世では常に熟地黄を乾地黄，桂枝を肉桂に替えて附桂八味丸として，腎陽不足の治療の常用方として用いる。腎陽不足で，化水できず上泛して痰飲となったり，あるいは津液を蒸化できず消渇を引き起こしたり，腎陽不足から脾陽不足を引き起こして水穀を運化できず，浮腫や慢性の下痢を引き起こしたりした場合，いずれも治療することができる。まとめると，本方の運用は寒がり・小便不利・足腰がだるく痛む・舌淡で胖大・尺脈微が弁証の要点である。

　近年，臨床では糖尿病・高アルドステロン症・甲状腺機能低下症・ノイローゼ・慢性腎炎・尿崩症・肺気腫・慢性気管支炎・喘息で腎陽不足に属する場合，いずれも加減して治療することができる。

症例197

患者：劉〇〇，女性，43歳。
初診：喘息の持続的発作・多汗・胸苦しさがあり，脈は右寸が弱く，苔は黒い。
処方：熟地黄9g，山薬15g，栝楼皮9g，五味子6g，麻黄6g，枳実9g，3剤。別に移山参1.5g，蛤蚧1.5g，分2で服用。
2診：胸苦しさはやや減り，痰も喀出しやすくなり，食欲は少し増えた。寒がりで，黒色の苔は減り，口は渇かない。
処方：熟地黄9g，山薬15g，山茱萸6g，沢瀉6g，茯苓6g，牡丹皮6g，附子片6g，桂枝6g，麻黄6g，枳実6g，栝楼皮9g，7剤。

経過：服薬後，喘息は落ち着いた。

考察：中医が喘息を治療する場合，はっきりした原則がある。すなわち発作時は治標(肺)，非発作時は治本(腎)であり，過去にはその原則に照らして弁証していた。しかし標証の発作が激烈で治標薬が無効のとき，止咳薬に培補薬を併用すれば標本同治となり，比較的良い効果をおさめることができ，本案はその一例である。参蛤散あるいは金匱腎気丸加減で固本培元し，麻黄・枳実・栝楼皮を配合して宣肺・平喘・寛胸したところ，服薬後に著明な治療効果が得られた。中医は「十八反」で，「附子片は栝楼皮に反する」というが，われわれの臨床経験を根拠にすれば，不良な反応はない。

症例198

患者：顧○○，男性，60歳。

現症：患者は寒がりで四肢が冷え，喘息をすでに十数年患っている。夏期にやや悪化し，発作時は咳喘があり，白色泡沫状の痰が多い。舌は淡で胖大，両尺脈は弱い。

処方：弁証は腎陽不足による哮喘に属し，金匱腎気丸を9月から服用し，発作時のためにあらかじめ砒礬丸を与えておいた。
金匱腎気丸500g，毎回9g，毎日2回，連続1カ月服用する。
発作時は砒礬丸毎回6g，約6～7個，連続10日間ですぐ停薬する。

経過：患者が言うには，今年の発作は比較的軽く，砒礬丸を1週間服用後，良くなった。

考察：『景岳全書』の説によると，「腎は気の根である」。本例の弁証は腎陽虚の哮喘で，金匱腎気丸を服用して腎陽を温補し，9月から服用させて発作を予防・軽減させた。寒喘に属するので砒礬丸が有効であった。

症例199

患者：容○○，男性，43歳。

現症：患者はシーハン症候群で，皮膚は蒼白，髭と毛髪は薄く，睫毛と眉毛は脱落して少ない。息切れ・脱力・四肢の冷え・腰と膝がだるく痛む。脈遅で弱，舌胖大，潤で歯痕がある。
処方：腎陽を温補するために，金匱腎気丸加減を用いる。
附子片9ｇ，桂枝9ｇ，地黄9ｇ，山薬15ｇ，山茱萸9ｇ，牡丹皮6ｇ，沢瀉9ｇ，茯苓9ｇ，黄耆9ｇ，党参9ｇ，7剤。
考察：本例はシーハン症候群すなわち下垂体・副腎機能低下症である。附子は下垂体副腎機能低下に対して改善作用があり，また中医の弁証で腎陽不足があるので金匱腎気丸で腎陽を温補し，人参・黄耆で益気扶正した。服薬開始後，寒気や四肢の冷えは改善し，30剤あまり服用した後には患者の髭は増え，髪も徐々に多くなり，ほかの症状も好転した。

症例200

患者：楊○○，男性，45歳。
現症：患者は糖尿病をすでに5年患っており，2回入院してインスリン治療を受けたが停薬するとすぐ再発していた。多食・多飲・多尿があり，体は痩せ，眩暈・脱力・耳鳴りを伴い，腰や膝がだるく痛む。口が渇き，舌紅，脈細数である。
処方：六味地黄丸加味を与える。
生地黄9ｇ，熟地黄9ｇ，淮山薬15ｇ，沢瀉9ｇ，粉丹皮9ｇ，天花粉30ｇ，凉粉草15ｇ，7剤。
経過：服薬後血糖は著明に低下し，続けて7剤処方した。
考察：糖尿病は中医の消渇証に属し，本例の弁証は腎陰不足・気陰両虚であるので六味地黄丸と黄耆・天花粉の加減を用いた。処方中の凉粉草は唇形科の植物 *Mesona chinensis* Bentham で，初期の検討で血糖降下作用が認められた。

研究

六味地黄丸は神経と血液系統に対して一定の影響があり，実験により本

方は動物の神経系と性腺の機能を改善し，赤血球の糖代謝を正常に回復させることが証明された。〔『中医内科雑誌』1964, (4):310〕

　六味地黄丸は正常なマウスの体重を増加させ，遊泳時間を延長させて体力を増強させることができるほか，N-ニトロソアミノ酸エチルによるマウスの前癌状態誘発率を低下させ，化学物質で発癌させた動物の脾臓において，リンパ小節の発生する部分の増殖を活発にさせる。これにより腫瘍を移植した初期には単核球・マクロファージ系の喰食活性を増強させ，担癌動物の血清アルブミン/グロブリン比を高め，生存期間を延長させる。このことから本方は主に生体の抗癌能力を調節して扶正去邪作用を果たすことが推測できる。〔『新医学雑誌』1977, (7):41〕

　最近の in vitro の細胞免疫法─リンパ細胞転化試験と活性化斑試験による実験研究を通じて，初歩的な証明であるが，六味地黄丸・参附湯などはいずれも細胞性免疫反応に対して，種々の程度の促進作用を有することが明らかになってきた。

32. 沢瀉湯類

沢瀉湯 『金匱要略』

| 方薬組成 | 沢瀉15g　白朮6g |

単味の薬理研究

❖白朮⇨328頁

❖沢瀉❖────

本品は，オモダカ科のサジオモダカ Alisma orientale (Sam.) Juzep. の塊茎。

✜『神農本草経』の記載
「味甘寒，主風寒湿痺，乳難，消水，養五臟，益気力，肥健」
・風寒湿痺：すなわちリウマチ性関節炎である。
・乳難：通乳すなわち乳腺の分泌を促す。
・消水：すなわち利水のことで，利水薬の多くは通乳の働きがある。

✜張仲景の応用の考証
『本経疏証』：「水飲の病，重症の腹水腫脹だけでなく軽症の場合にも上に喘咳・動悸・眩暈・口渇・嘔吐があり，下に腸鳴・下痢・小便不利がある」このことは，病因が水に属する場合，消水の方法で治療することができるが，水飲によらない病の場合，その病因を解せば病は治る。鄒氏はまた，「『傷寒論』『金匱要略』に沢瀉を用いているのは6方あり，その中で猪苓・茯苓と併用しているのは五苓散・猪苓湯で，

茯苓と併用しているのは腎気丸・茯苓沢瀉湯で，いずれも併用していないのは牡蛎沢瀉散・沢瀉湯の2方である。2方が主るのは1方は腰以下に水気がある場合，もう1方は心下に支飲があって眩暈で苦しむ場合である」。本品の利水作用は非常にはっきりしている。

❖後世の医家の応用

『名医別録』：「……消渇，淋瀝（排尿痛・頻尿・排尿困難）を治し，膀胱・三焦の停水を逐す」

『本草綱目』：「湿熱を除き，痰飲を巡らし，嘔吐・下痢・疝痛・脚気を止める」

銭仲陽は『金匱要略』の金匱腎気丸から附子・肉桂を去って六味地黄丸を作ったが，これは腎陰を滋補する主要な方剤である。補の中に瀉があり，瀉を補に含めた，通補開合の剤である。その中で沢瀉は泄腎利湿作用があり，熟地黄などの滋補腎陰薬を配合したとき，補っても滞らない。後世の本草書は沢瀉が陰分の不足を補うと考えている。李東垣もまた沢瀉に利水補陰の作用があると説いていて，六味地黄丸が消渇・淋瀝などの証を治療することに沢瀉が関係している可能性がある。

現代の薬理研究によると，本品は血糖値を下げる。古代の「消渇」は，糖尿病に相当する。本品は糖尿病に用いられるばかりでなく，血中の脂質も低下させ，血中コレステロールの増加を抑制して，抗脂肪肝作用を有するので，この処方は高脂血症の治療と粥状動脈硬化の治療に希望がもてる薬物である。

沢瀉は比較的理想的な利尿薬で，腎経の火を排泄できるばかりか膀胱の熱も瀉すことができる。『金匱要略』の沢瀉湯は本品に白朮を配合したもので，心下の支飲に用いることができる。もう1つの処方は，沢瀉・白朮を丸剤にしたもので，茯苓を引経薬として湿熱の腫脹を治療することができる。中医のいわゆる湿熱は，油に小麦粉を入れたときのように，湿と熱が互いに混じりあったもので，単純な利湿では効果が少なく，必ず清熱利湿する。沢瀉は瀉熱しながら利湿の働きもあり，湿熱を分別して治療する薬で，薏苡仁・茯苓・白朮などを配合すれば，作用はさらに顕著である。

✤沢瀉の現代薬理作用
　①利尿作用：硝酸ナトリウムを健康人とウサギの皮下に注射すると，尿素とコレステロールが血管内に滞留する現象がみられる。沢瀉は，上述の血管内滞留現象を軽減させる効果があり，健康人の尿量を増加させ，尿素と塩化ナトリウムの排泄を有利にする。
　②脂質代謝に対する作用：沢瀉の水とベンゼンによる抽出液は，抗脂肪肝作用があり，血中のコレステロールを軽度低下させる。実験によるウサギの動脈の粥状硬化を緩和させる傾向がある。
　臨床ではすでに沢瀉片が高脂血症を改善させることに肯定的な結果が出ている。かつ冠動脈の血流量を増加させるので，高脂血症の患者で心絞痛のある人に対して適当である。
　③血糖降下作用：実験性の高血糖のウサギに本品の抽出液を注射すると，軽度の血糖降下作用がある。
　④抗菌作用：本品の抽出物は黄色ブドウ球菌・結核菌に対して抑制作用がある。

適応証

　心下に支飲があり，頭に何かかぶさったようで眩暈がある場合，沢瀉湯がこれを主る。

方解

尤在涇説：「水飲の邪が清陽の位置に上乗して，冒眩を起こす。冒とは昏冒して意識がはっきりせず，頭に何かかぶさったようであることで，眩とは目が回って目の前が暗くなることである」

　このことから沢瀉湯は心下に飲が停滞し，清陽が上れず濁陰が上逆して眩暈を起こしているのを治す方剤である。処方の中で沢瀉は滲湿利水し，その標を治す。白朮は補脾利水し，その本を治す。標本あわせて考えて，補瀉を同時に行い，飲を消し痰を除くと冒眩は自ずから止む。

応用

　本方は冒眩症および内耳眩暈症（メニエール病）を治すのに有効である。

症例201

患者：何〇〇，女性，42歳。

現症：患者はもともと内耳性の眩暈症があり，最近3日間，眩暈発作があった。見るものは回転し，頭に何かかぶさったようで嘔吐痰涎を伴い，食欲不振・胸悶がある。舌は胖大，苔は白膩で滑，脈は沈弦である。

処方：弁証は沢瀉湯の冒眩症で，沢瀉湯加味を与える。
沢瀉24ｇ，白朮12ｇ，五味子9ｇ，半夏12ｇ，茯苓9ｇ，生姜3片，5剤。

経過：服薬後眩暈はすでに止み，半年後の追跡調査で再発はない。

考察：本例は内耳性の眩暈で，苔白膩で滑，脈沈弦は心下（胃を指す）に支飲があるために，陽気が抑えられ，陰邪が上を冒し，冒眩となっている。したがって沢瀉湯と小半夏加茯苓湯を用い，飲が去れば胃は調和し，眩暈はなくなる。処方中の五味子は耳源性眩暈に有効な薬物である。現代の薬理研究によると，五味子は中枢神経系に対し顕著な興奮作用があり，あわせて代謝を促進し，視覚・聴覚などの感覚器の感受性を高める働きがある。

症例202

患者：韓某〇〇，女性，41歳。

現症：患者は耳源性眩暈が月に2回あり，発作時は座っても立っても落ち着かず，周囲の家具が回旋し，激しいときは嘔吐がある。もともと気管支炎があり白色の痰が多く，食欲不振・下痢がある。苔は白膩で潤，脈は弦滑である。

処方：沢瀉湯・苓桂朮甘湯・二陳湯加味を与える。
沢瀉24ｇ，茯苓12ｇ，桂枝9ｇ，白朮9ｇ，半夏9ｇ，陳皮6ｇ，五味子9ｇ，甘草3ｇ

経過：上方を7剤服用後，眩暈は大いに減り，再び7剤与えたところ諸症状はいずれもなくなった。

考察：本案の証は痰湿中阻に属し，清陽不昇・濁陰不降・頭目眩暈・座立不穩・悪心嘔吐・食欲不振があり，治療は蠲飲化痰がよい。本方は実は沢瀉湯・苓桂朮甘湯・二陳湯合五味子である。沢瀉・茯苓で化湿行水し，苓桂朮甘湯で痰飲を温化し，半夏の配合で燥湿化痰し，陳皮で理気去痰し，諸薬の相互作用で痰飲は変化し，水湿は自然に消えるので，痰飲による眩暈に効かないわけがない。

33. 黄土湯類

黄土湯 『金匱要略』

| 方薬組成 | 甘草9g　乾地黄9g　白朮9g　附子9g
阿膠9g　黄芩9g　灶心黄土60g |

単味の薬理研究

- ❖甘草⇨14頁　　❖地黄⇨495頁　　❖白朮⇨328頁　　❖附子⇨351頁
- ❖阿膠⇨303頁　　❖黄芩⇨235頁

❖灶心黄土（伏竜肝）*❖────

本品は長く柴草を燃やした竈の底の中心部の焦げた黄土であり，灶心黄土と称し，別名を伏竜肝という。

> *伏竜肝は都会には多くないので，灶心土がない場合は，赤石脂で代用することができる。『神農本草経』によると，「赤石脂は泄痢・腸癖・膿血便・びらん・下血・赤痢白痢を主る」。

✤張仲景の応用の考証

伏竜肝は温中摂血作用があり，張仲景は下血と先便後血の証に対し，附子・阿膠・乾地黄と合わせて『金匱要略』の黄土湯のように用いた。

✤後世の医家の応用

『名医別録』：「婦人の崩中・吐血を治し，咳と喀血を止め，酢で調整すると癰腫毒気を除く」

『本草蒙筌』:「流行性疫病を除き,安胎に働く。細かく砕いて水で服用する」
『本草綱目』:「心痛狂癲を治す。妊娠中の胎児を保護し,諸々の瘡瘍を治す」
『本草備要』:「中焦を整え,止血し,去湿消腫に働く」

　伏竜肝の味は辛,性は温で,温中摂血の効能があり,虚寒性の大便下血・吐血・鼻出血・婦人の崩漏などの症状に適用する。また和胃止嘔作用があり,脾胃の虚寒による気逆反胃と妊娠悪阻にも適用する。そのほか温中渋腸止瀉の効能があり,脾虚で慢性の下痢が長く止まらないものに用いられる。

適応証

- 下血・先便後血,これは遠血であり,黄土湯がこれを主る。
- 下血・手足の煩熱があって不眠の場合。

方解

　先便後血を遠血と称し,遠血の多くは脾陽不足に属する。中気の虚寒により摂血できないので,黄土湯で治療し,温脾摂血する。処方中の灶心黄土すなわち伏竜肝は温中収斂止血し,白朮・附子を配合して温中去寒健脾し,脾を統血させる。輔薬の地黄・阿膠で養陰止血する。黄芩1味を反佐として加え,苦寒薬が温燥を制約してその行きすぎを防ぐ。甘草は薬を調和し,中焦を整える。

応用

　本方は吐血・鼻出血・性器出血が止まらず,臓毒痔疾膿血が止まらない場合,腹痛・下痢や内傷が重症で下血・厥冷・発汗がある場合を治す。現在は広く慢性消化管出血や機能性子宮出血で,脾陽不足に属する場合に用いられる。

症例203

患者:楊○○,男性,51歳。

現症：患者は胃潰瘍をすでに長年患っており，前日黒色便があって，潜血反応（+++）であった。顔色は蒼白で，眩暈がある。胃はもともと虚寒で，温めたり按ずるのを喜ぶ。四肢は冷えて力がない。舌淡，苔白，脈弱。

処方：黄土湯加減を与える。

白朮9g，製附子片9g，阿膠9g（先熔，後で冲服），黄耆15g，赤石脂30g，炮姜6g，党参9g，甘草6g，7剤。

経過：服薬後，便潜血は陰性になり，精神状態も改善した。日常生活と飲食に注意させ，再発を予防した。

考察：本例は胃潰瘍の出血で，証は脾不統血に属し，白朮・附子を用いて温脾摂血する。灶心黄土は現在あまりないので，赤石脂で代用できる。『神農本草経』によると，「赤石脂は泄痢・腸澼・膿血便・びらん・下血・赤痢白痢を主る」。『傷寒論』によると，「桃花湯は少陰病で，下痢や膿血便のある場合を治す」。本例では人参・黄耆を加え，扶正固気し，摂血して脱を防いだので効果は迅速であった。

症例204

患者：戴○○，男性，65歳。

現症：患者は高血圧症（210/110mmHg）で，常に痔瘡の出血があり，出血は鮮紅色でいったん噴き出すと止まりにくい。患者の四肢は冷え，力がなく，顔色は萎黄。舌淡苔白，脈弦である。

処方：証は腸風による下血で，黄土湯加減を用いる。

伏竜肝60g，生小薊30g，炒槐花15g，黄芩9g，製附子片9g，白朮9g，黄耆15g，生地黄9g，阿膠9g，鈎藤9g（後下），7剤。

経過：服薬後，出血は止まり，血圧は下降した（180/100mmHg）。

考察：本例の弁証は腸風による下血で，処方は黄土湯加減を用いる。その中の伏竜肝・生小薊・炒槐花・生地黄で止血し，附子片・黄耆・白朮の併用で温陽益気健脾し，地黄・阿膠で補血養陰したところ，服薬後に血便は止まり，精神状態も良くなった。

34. 薏苡附子敗醬散類

薏苡附子敗醬散 『金匱要略』

方薬組成	薏苡仁8g　附子2g　敗醬4g

単味の薬理研究

❖薏苡仁⇨90頁　　❖附子⇨351頁

❖敗醬❖────

本品はオミナエシ科の多年生草本植物オミナエシ *Patrinia scabiosaefolia* Fisch. ex Link., およびオトコエシ *Patrinia villosa* (Thunb.) Juss. の全草である。

✤ 『神農本草経』の記載

「味苦平，主暴熱火瘡，赤気，疥瘙，疽痔，馬鞍熱気」
- 暴熱火瘡，赤気：急性に皮膚が発赤する瘡瘍を指す。
- 疥瘙：疥瘡による瘙痒に属す。
- 疽痔：癰疽痔瘡。
- 馬鞍熱気：古人は乗馬による馬の毛・汗・熱の気によって伝染する一種の伝染病を考えた。

✤後世の医家の応用

『名医別録』：「癰腫，浮腫を除く」

甄権説：「毒風頑痺を治し，長年の凝血を破り，膿を水に変化させる働きがある。産後の諸病による腹痛を治す」

『本草綱目』：「敗醤……よく排膿破血するので，張仲景は癰を治療し，古方で婦人科には皆これを用いた」

敗醤は清熱解毒・排膿消腫の働きがあり，腸癰瘍を治す重要な薬である。『金匱要略』の薏苡附子敗醤散のように，腸癰瘍を治すとともに，実は広く肺癰瘍の治療にも応用できる。

❖ 敗醤の薬理作用
① 抗菌作用：オミナエシは黄色ブドウ球菌・B群赤痢菌・D群赤痢菌・腸チフス菌・緑膿菌・大腸菌に対していずれも抑制作用があり，あわせて抗ウイルス作用もある。
② 肝臓に対する作用：オミナエシは肝細胞の増生を促進し，肝細胞の変性を防止する。その結果，門脈循環を改善し，肝細胞の再生を加速し，逸脱酵素・ZTT・TTTを低下させる。

適応証

腸癰瘍で内部に膿がすでに完成し，皮膚の甲錯・腹部の皮膚のつっぱりがあり，按ずると軟で腫れており，脈数で悪寒がある場合。

方解

処方中の薏苡仁は湿を利し，腫毒を消し，主薬である。敗醤は排膿破血し，輔薬である。附子の辛熱で少し補佐し，鬱滞した気を巡らす。あわせて用いて，排膿消腫の働きがある。

応用

本方は全身の瘡疥・皮膚の不仁で，痛み痒みがない場合を治し，鵞掌風もまた治す。

症例205

患者：顧〇〇，男性，52歳。

現症：患者は胸水がすでに1年前からあり，ある医院に入院して，胸部外科で開胸手術をするように勧められたが，家族が納得しなかった。診察すると患者は顔色が晄白で，疲労倦怠・寒がり・微熱（37.8℃）があり，舌紅・少苔・脈弦細である。

処方：薏苡附子敗醬散と葶藶大棗瀉肺湯加減を与える。
党参9g，黄耆15g，附子片6g，薏苡仁15g，敗醬30g，魚腥草30g，鴨跖草30g，葶藶子15g，桃仁9g，冬瓜子15g，大棗14g，7剤。

経過：服薬後，精神状態は良く，微熱は退き，続いて7剤を処方した後，桃仁・冬瓜子を去って14剤処方したところ完全に治癒し（胸水培養で細菌なし），13年後の追跡調査で再発はない。

考察：本例は正虚邪実なので，党参・黄耆に附子片を配合して温陽益気し，扶正する。敗醬草に桃仁と冬瓜子を配合して破血し，膿を変化させ，瘀を消す。輔薬の魚腥草・鴨跖草で清熱解毒する。佐薬の葶藶大棗瀉肺湯で肺を瀉し，邪を逐う。本方は扶正と逐邪を同時に行い，標治と本治をあわせて行って，満足できる治療効果が得られた。

35. 烏梅丸類

烏梅丸 『傷寒論』

方薬組成	烏梅480g　細辛180g　乾姜300g　黄連500g　当帰120g 附子180g　蜀椒120g　桂枝180g　人参180g　黄柏180g

＊上記の比率で丸剤を作るか，原方の比率から加減して，水で煎じて服用してもよい。

単味の薬理研究

- ❖細辛⇨105頁　　❖乾姜⇨371頁　　❖黄連⇨269頁　　❖当帰⇨393頁
- ❖附子⇨351頁　　❖蜀椒⇨337頁　　❖桂枝⇨ 6頁　　❖人参⇨319頁
- ❖黄柏⇨150頁

❖烏梅❖─────

本品はバラ科の木本植物ウメ *Prunus mume* (Sieb.) Sieb. et Zucc. の未成熟果実である。

❖『神農本草経』の記載

「気味酸，温，平，渋。主下気，除熱，煩満，安神，止肢体痛，偏枯不仁，死肌，去青黒痣，蝕悪肉」

- 主下気，除熱，煩満，安神：『本草経疏』では「経に曰く，熱による気の損傷があり，邪が胸中に客している。気が上逆して煩満し，心が不安になっている。烏梅の味は酸で浮熱を収斂し，気を吸って元に帰する働きがあるので，下気を主り，熱と煩満を除いて安心させる」
- 蝕悪肉：皮膚の潰瘍とケロイドに対して烏梅炭を外用する。

❖後世の医家の応用
　『名医別録』：「下痢を止め，唾液を増やして，口乾を治す」
　『本草拾遺』：「口渇を止め……嘔吐を止め，寒性と熱性の下痢を除く」
　『本草綱目』：「斂肺渋腸して，慢性の咳嗽・下痢・反胃・噎膈・蛔虫による厥冷や嘔吐下痢を治す」
　『現代実用中薬』：「清涼性の解熱薬で，駆虫・殺菌・鎮咳・去痰の働きがあり，蛔虫症の嘔吐・腹痛，および細菌性の腸炎・煩熱口渇・嘔吐下痢を治す」

　烏梅の味は酸渋で，性は温であり，斂肺止咳・殺虫作用がある。急・慢性熱病に用いられ，口渇・乾咳を止め，結核病の発熱盗汗・慢性腸炎・下痢，および蛔虫による厥冷などに用いられる。

❖烏梅の薬理作用
　①抗菌作用：アルコールまたは熱水で抽出した液は，試験管の中で黄色ブドウ球菌・ジフテリア菌・腸チフス菌・パラチフス菌・枯草菌・B群赤痢菌・大腸菌・緑膿菌・変形菌・人型結核菌に対して抑制作用がある。毛瘡白癬菌・綿状表皮癬菌・石膏様小芽胞癬菌に対しても抑制作用がある。
　②腸管運動抑制作用：烏梅の煎剤は切除したウサギの腸に対して抑制作用がある。
　③抗アレルギー作用：烏梅はモルモットの蛋白アレルギーやヒスタミンショックに対し，対抗作用がある。

　適応証

　蛔虫で厥冷する場合，その人は蛔虫を吐く。今患者が落ち着いていても後でまたイライラするときは臓寒であり，蛔虫が昇って膈に入るためにイライラするのである。しばらく安静にしていると症状がなくなるが，食べると吐き，またイライラする場合，蛔虫が食事の匂いにより出てきて，患者がそれを吐く。蛔虫による厥冷の場合，烏梅丸がこれを主り，また慢性の下痢も主る。

方解

柯韻伯説：「蛔虫は酸によって静まり，辛によって伏し，苦によって下る」

本方は蛔虫による厥冷（蚘厥）を治し，烏梅・蜀椒・黄連の3味はそれぞれ極酸・極辛・極苦の主薬である。蛔厥の証は上熱下寒・寒熱錯雑であり，細辛・桂枝・乾姜・附子を用いて，川椒の辛開で補助して臓寒を治療する。黄柏を用いて黄連で補助して苦降泄熱する。党参・当帰で気血を補い，正気の虚のことも考えておく。本方は安蛔の働きだけでなく，安胃にも働く。

応用

本方は安蛔を主としており，使用するときは大黄を用いて虫体の瀉下を助ける。本方は胆道蛔虫にもまた有効で，駆虫薬の苦楝根皮や使君子などを加えると，駆虫力がさらに強まる。また本方は寒熱錯雑で正気虚の慢性下痢（慢性痢疾）・慢性腸炎・過敏性腸炎・慢性特異性潰瘍性大腸炎・崩漏・慢性の反胃嘔吐に対しても一定の治療効果がある。

症例206

患者：史〇〇，女性，29歳。

現症：患者は潰瘍性大腸炎をすでに2年間患い，常に腹痛がある。大便は泥状で日に3〜4回，ときに出血する。体は痩せ衰え，顔色は蒼白で，四肢は冷たい。脈沈細。

処方：証は脾虚の慢性下痢に属し，烏梅丸にならって立方する。
烏梅9g，訶子6g，乾姜5g，炮附子塊9g，黄連3g，黄柏9g，党参15g，当帰9g，鉄莧菜15g，5剤。

経過：3剤服薬後，下痢は止まり，諸症状はみな除かれた。

考察：本例は慢性の下痢なので，烏梅・訶子で固渋止瀉し，附子と乾姜で脾を温め，陽を助ける。党参・当帰で気血を補益し，諸薬の共同作用で脾胃の吸収の機能を調整する。黄連・黄柏で清熱解毒し，鉄莧菜は止血と止痢の作用がある。わずかに3剤の薬で，慢性の下痢は完全に治癒した。

症例207

患者：張〇〇，女性，13歳。
現症：患者は顔色が萎黄で，常に腹痛発作を反復し，その痛みは臍の周囲であることが多い。空腹感があり，常に悪心がある。口唇粘膜に小さな点状の白斑があり，舌尖と両側に赤い小さな点刺がある。脈は細弱。西医は蛔虫病と診断した。
処方：烏梅丸と大黄を併用した。
烏梅丸120ｇ，毎回９ｇ，１日２回服用する。別に大黄粉4.5ｇを頓服する。７剤。
経過：服薬後，蛔虫を20条余り下した。上方を続けて服用し，治癒した。

研究

実験研究の結果，烏梅丸には蛔虫を直接死滅させる働きはないが，蛔虫を麻酔する働きがあり，蛔虫の活動を抑制する働きがある。ただし胆道造影の前に烏梅丸の湯剤を服用させると，造影剤はすみやかにOddi筋を通過して十二指腸に流出することから，烏梅丸は明らかなOddi筋の弛緩拡張作用があることがわかり，これによって蛔虫を胆道から十二指腸に出して，胆道蛔虫症を治すことができる。〔『福建中医薬』1960, (6):29〕

烏梅湯を服用すると，胆嚢造影と超音波検査で烏梅に胆嚢を収縮させる作用が証明され，烏梅の量が多いと作用はさらに顕著である。単味の烏梅より復方の方が強く，復方の共同作用を説明している。〔『中成薬研究』1983, (9):19〕

36. 葶藶大棗瀉肺湯類

葶藶大棗瀉肺湯『金匱要略』

| 方薬組成 | 葶藶子9g　大棗14g |

単味の薬理研究

❖大棗⇨21頁

❖葶藶子❖──────

　本品はアブラナ科の草本植物クジラグサ（南葶藶子）*Descurrainia sophia* (linn.) Webb.と，ヒメグンバイナズナ（北葶藶子）*Lepidium apetalum* Willd.の成熟種子である。

✥『神農本草経』の記載
　「味辛寒，主癥瘕積聚結気，飲食寒熱，破堅逐邪，通利水道」
　・癥瘕積聚結気，破堅逐邪：腹腔内の肝脾腫あるいは腹水を指し，逐邪は利水作用とも考えられる。
　・通利水道：すなわち利水作用。

✥後世の医家の応用
　『名医別録』：「膀胱の水・伏してとどまっている熱気・皮膚の間の邪水が昇って出ることによる顔面と目の浮腫を下す」
　甄権説：「肺壅による気の上昇と咳嗽を治し，喘息を止め，胸中の痰飲を除く」

『**本草求真**』:「葶藶は辛苦で大寒,性は激しく芒硝や大黄に劣らない。肺中の水気や胸悶を大いに瀉し,下って膀胱を巡る。ゆえにおよそ積聚癥結・伏留熱気・水腫痰壅・嗽喘・経閉・便塞の重症にこれを用いると調節できる」

葶藶子は瀉肺行水の働きがあり,膈上の水,例えば胸膜間の水・胸膜炎などに対し水を巡らせ,脹満を消す作用にすぐれる。胸悶を改善し,咳喘を軽減する。『金匱要略』の葶藶大棗瀉肺湯のように,痰飲・喘咳があって横になれず,全身や顔面の浮腫があるのを治す。

❖葶藶子の薬理作用
 ①強心作用:葶藶子のアルコール抽出物はジギタリス様作用があり,カエルの心臓に対し,収縮期に停止させる。ウサギ・ネコの心臓や,ネコの心肺装置・心電図による研究で,いずれも心収縮力の増強・心拍数の低下・伝導速度の減少に働き,衰弱した心臓の心拍出量を増加させ,静脈圧を低下させる。臨床報告によると,北葶藶子末は肺性心に心不全を併発しているのを治療できる。一般薬物による対症療法で感染を抑制すれば,浮腫は消退し,尿量は増加し,心不全は軽減する。
 ②利尿作用
 ③毒性:ハトの静脈に注射すると,生薬の最小致死量はヒメグンバイナズナで体重1kgあたり4.36g,クジラグサで体重1kgあたり2.125gである。

適応証

支飲あるいは肺癰で,痰飲が胸膈に鬱積して,肺が実し気が閉じて,喘咳して横になれない場合。

方解

本方は痰水壅肺を治療する薬剤で,処方中の葶藶子は瀉肺平喘の主薬である。大棗は中焦を緩め,健脾し,葶藶子の激しさを抑制し,正気の損傷を防ぐ佐薬である。痰水が去れば喘咳・浮腫は自ずから治まる。

|応用|

小児の浮腫・膈上の水飲で，弁証が喘鳴胸満を主とするものをいずれも治す。

|症例208|

患者：王〇〇，男性，48歳。
現症：患者は咳喘がすでに3年間あり，秋冬に発作が比較的激しい。最近の発作では咳喘・胸悶があり，アヒルの声のような呼吸音がする。痰は多いが咳は出ず，横になりにくい。食事・睡眠に影響がある。苔は白膩，脈は滑数である。西洋医は慢性気管支炎の急性発作と診断した。
処方：治療は宣肺豁痰定喘がよく，葶藶大棗瀉肺湯・射干麻黄湯加減を用いる。
葶藶子9g，射干9g，麻黄9g，款冬花9g，五味子6g，枳実6g，川厚朴9g，大棗24g，7剤。
経過：服薬後，喘息は落ち着き，痰も減り，横になれるようになった。続いて5剤処方し，治癒した。
考察：本例は痰飲による喘鳴で，胸悶があり，葶藶大棗瀉肺湯の肺実証である。また肺気が通じず痰飲が阻塞しているのでアヒルのような呼吸音になっている。射干麻黄湯で喘咳とアヒルの声を治療し，枳実・厚朴の組み合わせで胸悶を解し，方と証が合ったので病は完全に治癒した。

|討論|

『金匱要略』説：「肺癰瘍で喘があり，横になれないのは葶藶大棗瀉肺湯がこれを主る」
喩嘉言説：「これは肺癰瘍に対する重要な処方である。肺に膿瘍が生じており，その肺を瀉さなければ，ほかにどんな方法があるのか？ しかしながら長引いて膿瘍がすでに完成している場合，瀉法は無益で，長引い

て肺気がすでに低下しており,瀉法により損傷してしまう。ただ血が滞って膿がまだ完成していないときには,まさに急いで瀉肺の方法をとらないと,その人の表証が裏に入ってしまう。勢いに従って調節していけば効果を得ることができる」

本方は肺膿瘍が未完成の実証に適用し,千金葦茎湯のような清熱解毒排膿の薬剤を配合し,治療効果を増強する。膿がすでに完成している場合には適当でない。

37. 厚朴生姜半夏甘草人参湯類

厚朴生姜半夏甘草人参湯 『傷寒論』

| 方薬組成 | 厚朴24g　生姜6片　半夏9g　炙甘草6g　人参3g |

単味の薬理研究

- ❖厚朴⇒53頁　❖生姜⇒19頁　❖半夏⇒450頁　❖甘草⇒14頁
- ❖人参⇒319頁

適応証

- 発汗後，腹部の脹満がある。
- 胸痞・腹満・嘔吐・気の上逆があり，食欲がない場合。

方解

尤在涇説：「発汗後，表邪が解しても腹部が脹満する場合，発汗過多により陽が損傷し，気が塞がって巡らない。これにはいたずらに補ってはならず，虚を補うと気がますます塞がってしまう。また攻めても駄目で，攻めると陽気がますます損傷する。ゆえに人参・甘草・生姜で陽気を助け，厚朴・半夏で滞った気を巡らせ，補泄をあわせて行う方法である」

応用

本方は霍乱・赤痢が止まった後，腹部脹満して飲食できず，あるいはふだん噯気・呑酸・心下の堅満があるのをいずれも治す。弁証は胃の虚証で脹満・嘔吐があるものを主とする。

症例209

患者：黄〇〇，男性，49歳。

現症：患者は昨年の２月から，ものが詰まったような咽の狭窄感がある。激しいときは胸痛があり，頸部の脊椎に軽度の退行変性がある。咽部は充血している。苔は白で，根部は厚く湿潤し，脈は弦細。

処方：厚朴生姜半夏人参湯加減を用いる。

川厚朴９ｇ，姜半夏９ｇ，栝楼皮９ｇ，嫩蘇梗９ｇ，竹筎９ｇ，陳皮６ｇ，玄参９ｇ，馬勃３ｇ，党参９ｇ，甘草６ｇ，５剤。

経過：服薬後，咽の通る感じを覚え，諸症状は軽減し，続いて３剤処方した。

考察：本例は梅核気で，中脘の気滞により巡らず，咽の詰まりがあるので，厚朴生姜半夏甘草人参湯加減を用いた。咽喉部の充血があるので玄参・馬勃などで利咽し，嫩蘇梗で理気暢中する。川厚朴と栝楼皮を配合して胸満・脹痛を治し，薬と証が合ったので，病はすみやかに改善した。

38. 茵蔯蒿湯類

茵蔯蒿湯 『傷寒論』

| 方薬組成 | 茵蔯蒿30ｇ　山梔子15ｇ　大黄9ｇ |

単味の薬理研究

❖梔子⇨142頁　　❖大黄⇨173頁

❖茵蔯❖――――

本品はキク科の植物カワラヨモギ *Artemisia capillaris* Thunb. の根を去った幼苗である。

✣『神農本草経』の記載

「主風湿寒熱邪気，熱結黄疸」

・主風湿寒熱邪気：風湿とは，ここでは風湿病の意味ではなく，外感邪気による悪寒発熱のことである。現代薬理研究で，茵蔯には解熱作用が認められる。

・熱結黄疸：熱結による黄疸を指し，おそらく張仲景のいう瘀熱による黄疸を指す。

✣張仲景の応用の考証

張仲景が黄疸を治療する場合，いずれも茵蔯を用いるわけではなく，必ず熱が中心か，湿が中心かを鑑別する必要がある。熱が中心で，黄疸がある場合，あるいは頭に少し汗が出て小便が利して黄疸がある場合，

梔子柏皮湯を用いることができる。湿が中心で，小便不利と口渇があって飲みたい場合，瘀熱が裏にあるので茵蔯蒿湯を用いることができる。表証による黄疸の場合，張仲景は麻黄連翹赤小豆湯で解表と利尿によって病邪を排出する。『金匱要略』の中で張仲景は茵蔯五苓散を用いているが，これは五苓散を加えて茵蔯の利尿作用を強めていて，黄疸を小便から排泄するものである。以上の処方を張仲景は陽黄の証に用いており，陰黄の場合は茵蔯四逆湯を用いる。

❖後世の医家の応用

『名医別録』：「全身の黄疸・小便不利を治し，頭の熱を除き，瘀瘕を去る」
『大明本草』：「流行性の熱病による発狂・頭痛眩暈・風邪による目の痛み・マラリアを治す」
『本草拾遺』：「関節を通じさせ，滞った熱を去り，傷寒に用いる」

いずれも茵蔯は利尿泄熱にほかならないことをを説明している。

呉又可は茵蔯蒿湯が黄疸を治療するのは，主薬が大黄で，その次が山梔子で，その次が茵蔯であると認識している。われわれもその意見と同じで，黄疸は湿熱であると認識しており，湿熱の多くは炎症である。もし大黄を主薬として用いないと，茵蔯を用いても症状を軽減できるだけで，病を除くことはできない。必ず大黄を用いて清熱消炎し，山梔子で補佐し，その次に茵蔯で利尿退黄する。治証は治病より重要で，われわれは茵蔯を多くは黄疸治療の補助として用いている。

❖茵蔯の薬理作用

①胆汁分泌の促進作用：本品の成分である6, 7-Dimethoxy coumarin・クロロゲン・カフェー酸はいずれも動物の胆汁分泌を促進し，胆汁中の胆汁酸とビリルビンの排出量を増加させる。四塩化炭素による肝損傷を起こしたラットに対して，胆汁分泌を増加させる作用がある。含まれているヒドロキシベンジルは利胆作用がある。
②解熱作用：本品の煎剤は，人工的に発熱させたウサギに内服させると，明らかな解熱作用がある。ただし，この解熱作用は比較的弱い。

③抗ウイルス作用：茵蔯の煎剤はインフルエンザウイルスに対して抑制作用があり，力価は１：490である。茵蔯のアルコール抽出液の力価は１：2800～１：16000である。臨床上，インフルエンザウイルスの抑制に顕著な効果がある。

④抗菌作用：茵蔯の煎剤（１：100）は，ヒト型およびウシ型結核菌に対して抑制作用があり，茵蔯蒿の揮発油は，黄色ブドウ球菌・赤痢菌・溶連菌などの成長を抑制する。またカピリンは皮膚のいくつかの病原性真菌の成長を抑制する。

⑤その他：茵蔯に含まれる6, 7-Dimethoxy coumarinは，開花の季節のものが最も多い。報告によると，6, 7-Dimethoxy coumarinは平喘および止咳の作用がある。

適応証

- 傷寒７～８日，体が蜜柑色で小便不利・腹部の脹満がある場合。
- ただし頭汗があり，首以下はなく，小便不利・口渇があり飲みたい場合，瘀熱が裏にあるためで，全身必ず発黄する。
- 谷疸の病・悪寒発熱・食欲不振・食後すぐの眩暈・心胸の不安感があり，黄疸が長引く。

方解

およそ黄疸型肝炎の初期には，すべて湿熱が本であり，二者の中では熱が本で湿が標である。治療は清熱を主として利湿を次にする。清熱には消炎解毒作用があり，利湿には通利小便の働きがあり，黄疸の排除を促す作用がある。利湿は清熱を助ける働きであり，本を治す作用ではない。明代の呉又可は茵蔯蒿湯を論じたが，大黄を黄疸治療の主薬として茵蔯蒿湯の分量を改変し，大黄15ｇ，山梔子６ｇ，茵蔯３ｇとして用いた。また，「大黄を去れば，山梔子・茵蔯を用いても本を忘れて標を治すことになり，効果が少ない。あるいは茵蔯・五苓を用いれば，退黄できないばかりか小便もまた不利になる」。呉又可のこの説は，臨床経験から確かめられたものである。われわれもこの意見と同じであり，大黄を茵蔯蒿湯の主薬として，多くて24～30ｇまで用いる。黄疸型肝炎はウイルスが本で肝炎が標であ

る。治療はウイルスの解決が本であり，黄疸の治療は標である。黄疸の治療はまた肝炎の治療が本である。茵蔯蒿湯の中で大黄は肝炎ウイルスの本に対する主薬である。もし茵蔯蒿を主薬にすると，利小便による退黄が本であることになる。もし利小便が本であるならば肝炎ウイルスの治療は標になり，本末転倒になってしまう。薬理学の報告によると，大黄は肝炎ウイルスの治療に有効な薬物で活血去瘀作用もあり，これは茵蔯の及ばないところで，臨床でも証明されている。

応用

本方は急性黄疸伝染性肝炎・慢性肝疾患・胆嚢炎・胆嚢結石症・レプトスピラによる黄疸で湿熱に属する場合，および肝硬変に黄疸を伴う場合，いずれも本方を加減して応用できる。

症例210

患者：盛〇〇，男性，37歳。

現症：患者は急性黄疸型肝炎で，GPTは1000単位，胸悶・食欲不振・腹部脹満があり，尿が赤く少ない。右季肋部の不快感があり，苔は白く，脈は弦細である。

処方：茵蔯蒿湯加味を与える。

生大黄9g，山梔子9g，茵蔯蒿15g，沢瀉9g，大腹皮9g，蒼朮9g，全栝楼15g，田基黄15g，対座草30g，7剤。

考察：本案は湿重型の黄疸で，標本あわせて治療するため，茵蔯蒿湯加味を与えた。大黄に田基黄・全栝楼を配合して肝炎ウイルスを抑制し，これが治本である。茵蔯蒿に対座草・大腹皮・沢瀉を配合して利水により黄疸を退かせ，これが治標となる。

経過：服薬後GPTは500単位に下降し，病状は顕著に好転して，続く7剤で完全に治った。

症例211

患者：康〇〇，男性，32歳。
現症：患者は1週間前に突然中脘の脹満・不快感があり，発熱は38.5℃に及んだ。4日間西洋薬を服用して熱は退いたが，眼球結膜と皮膚に黄疸が出現した。ある医院の検査でGPTは300単位，黄疸指数80単位で，西洋医の診断は黄疸型肝炎であり，現在入院治療している。食欲不振・嘔気があり，尿の色は濃い茶色で，大便は3日出ていない。舌紅,苔黄,脈弦数である。証は湿熱とも重症の黄疸に属する。
処方：茵蔯蒿湯・梔子柏皮湯加味を与える。
生大黄18g，山梔子15g，田基黄15g，黄柏9g，木通9g，川黄連6g，茵蔯蒿30g，鮮茅根30g，7剤。
経過：1剤服薬後，大便はすぐに通じ，小便も出るようになった。1週間治療後，全身の黄疸は減り，胸悶・煩躁・悪心も改善した。GPT70単位，黄疸指数40単位。大黄を減らし，健脾利湿の薬物を加え，続けて14剤服用した後，黄疸は完全に退き，黄疸指数は10単位，GPTは30単位になった。食欲も増加して，入院3週間後に退院した。
考察：本案は急性黄疸型肝炎で，湿熱とも重い型に属し，大黄・黄柏・川黄連・山梔子の清熱解毒を多く用いた。田基黄は姜春華先生が肝炎に常用する主薬で，清熱解毒利湿作用がある。以上の5味の薬物が肝炎治療の本である。利胆薬物に大黄・山梔子・茵蔯などを用い，利水に茵蔯・木通・鮮茅根を用いて，大黄で通便した。黄疸を二便から排出させた。

症例212

患者：魯〇〇，男性，38歳。
現症：患者は急性黄疸型肝炎で，眼球結膜は黄染し，目の毛細血管も少し赤い。昨日鼻出血・脇痛があり，舌紅・脈弦で，GPTは150単位である。
処方：茵蔯蒿湯および四逆散加味を与える。
大黄9g，牡丹皮9g，赤芍9g，柴胡9g，大青葉9g，枳殻9g，

茅花9ｇ，山梔子9ｇ，茵蔯蒿30ｇ，茅根30ｇ，甘草6ｇ， 7剤．
経過：服薬後，黄疸は退き，鼻出血も止まり，GPTは80単位に低下した．続けて7剤処方したところ治癒し，1年後の追跡調査で再発はない．
考察：本案は熱が中心の黄疸型肝炎に脇痛を兼ねているので，茵蔯蒿湯および四逆散加味を与える．大黄に柴胡・大青葉を配合して肝炎ウイルスを抑制し，GPTを低下させ，治本とする．本案は血熱が重く，牡丹皮に赤芍・大青葉・山梔子を配合して清熱涼血する．茅花と山梔子の配合は止血作用を有し鼻出血を治療し，鮮茅根と茵蔯蒿の配合は利湿退黄で，治標となる．標本あわせて治療し，方薬が証に適応しており，治らないことがあるだろうか．

症例213

患者：何〇〇，女性，50歳．
現症：患者は39℃の高熱があり，急性胆嚢炎の発作で，突然上腹部痛があって按ずるのを嫌がる．眼球結膜の黄染・口苦・咽乾・黄水の嘔吐，ときに悪寒・腹部脹満があって大便は3日出ていない．舌紅，苔は根部が黄色で，脈は弦数．
処方：これは湿熱が蘊結しており，茵蔯蒿湯および大柴胡湯加減を用いる．
生大黄9ｇ，柴胡9ｇ，黄芩9ｇ，生山梔子9ｇ，茵蔯30ｇ，金銭草30ｇ，虎杖9ｇ，枳実9ｇ，半夏9ｇ，生姜3片，大棗8ｇ
経過：5剤で症状は軽快した．
考察：本例は湿熱内蘊により肝が疏泄を失い，胆が通降を失い，鬱して化火することによる．ゆえに疏肝と利胆を合わせ，清熱解毒・通裏攻下を治則として，茵蔯蒿湯合大柴胡湯加減を用いて病機に適合させたので，効果は迅速であった．

症例214

患者：方〇〇，女性，55歳．
現症：患者は胆嚢結石症で，顔と目が黄色・食欲不振・消痩・右季肋部の

疼痛があり両肩甲に放散する。舌根に黄膩苔があり，脈は弦急である。胆道排石湯に従って，茵蔯蒿湯加味を与える。
処方：生大黄9g，山梔子9g，柴胡9g，虎杖9g，鬱金15g，茵蔯蒿30g，大葉金銭草30g，7剤。
経過：服薬後，黄疸は退き，ほかの症状も顕著に好転した。
考察：胆囊結石により引き起こされた黄疸で，閉塞性黄疸に属す。胆道排石湯に従って，利胆・理気・疏肝・排石泄熱して治す。天津医薬雑誌の報告によると，茵蔯蒿湯は構成生薬を全部使用するのが必須で，そうすれば利胆排石作用がある。

症例215

患者：梁○○，男性，41歳。
現症：患者はすでに4年，慢性肝炎を患っている。顔色はくすんだ黄色で，1分間のビリルビン代謝は0.27，総ビリルビンは1.9である。寒がりで四肢が冷え，腹が脹り，便は泥状で，味がわからない。舌は胖大で苔は黄膩，脈は弱い。脾虚寒湿があり，茵蔯四逆湯加減を用いる。
処方：大黄6g，茵蔯15g，山梔子6g，附子9g，乾姜4.5g，大腹皮9g，茯苓9g，甘草6g，7剤。
経過：服薬後，黄疸は減退し，寒がりは好転した。続く7剤で予後を改善した。
考察：本例は陰黄で，脾虚により寒湿が運化できず，胆汁が肌肉に外襲して起こる。また陽虚の症状が明らかなので，茵蔯四逆湯の温陽健脾利湿を用いて治療し，満足できる治療効果を得た。

症例216

患者：王○○，女性，49歳。
現症：1975年11月27日初診。患者は肝臓病を14年患っている。1961年に肝腫大を発見され，A/G比の逆転があった。ただしGPTは正常で，肝生検では遷延性肝炎と診断された。1972～1975年にGPTは5回

上昇し，平均400単位以上になり，蛋白電気泳動でγグロブリンは27.5％。10月27日から腹脹が始まり，11月24日に腹水が出現した。倦怠感があり，顔色が暗く，眼球結膜が黄染し，体が痩せている。腹水は中等度で，少し腫れがある。口唇は紅，苔は黄色。食欲は不振である。1週間，50％ブドウ糖・グルクロノラクトンを与えたが，腹水と食欲は改善しない。11月25日の肝機能はsGPT324単位，ZnTT35.5単位，A／G比逆転，γグロブリン35，AKP13.5，γGTP15.7，AFP（－），超音波検査で肝は剣状突起下2.5cm，脇下1.5cm，内部は緻密さが低下し，小結節状である。脾腫（－），腹水は平均1cm。治療は化瘀軟堅・益気利水。

処方：製大黄9g，桃仁9g，䗪虫3g，鈴虫10匹，対座草30g，田基黄30g，炮山甲6g，鼈甲15g，黄耆15g，黒大豆60g，7剤。

2診：12月4日。腹水は消退し，脚の腫れは退き，食欲不振・下肢の脱力・黄疸がある。

処方：利水による黄疸の治療を強め，上方に茵蔯・鬱金各30g，延胡索9gを加える。14剤処方。

3診：12月18日。腹水は消失し，食欲と精神状態は良好で，肝はまだ痛み，鼻出血があり，前日まで3日発熱があった。活血化瘀軟堅・利水益気滋陰によって治療する。

処方：製大黄9g，桃仁9g，䗪虫3g，生山梔子9g，茵蔯30g，田基黄30g，対座草30g，茅根30g，黄耆9g，炮山甲6g，黒大豆60g，11剤。

4診：1976年1月1日。晩に剣状突起下の疼痛があり，肝の痛みは激しくない。大便は薄く1日に2～3回。1月6日の肝機能検査はsGPT65単位，ZnTT36単位，A／G＝3.3／4.9。

処方：鎮痛作用を強めるため，上方に延胡索9gを加える。14剤処方。

5診：1月22日。寒さのため関節痛があり，肝の疼痛・動悸・悪夢が多い。1月21日はsGPT40単位以下，ZnTT26単位。

処方：鎮痛安神作用を強めるため，上方に川芎6g，茯神9gを加える。14剤処方。

経過：上方を加減し8カ月治療した後，腹水は消失し，顔色の暗いのも消

退，眼球結膜の黄染も完全に退いた。sGPTは324単位から正常にまで下降し，ZnTTは36単位から11単位になり，γグロブリンは35％から21％になった。

考察：本案は黒疸で，現代医学の診断で肝硬変による腹水である。本案の治療過程において，活血化瘀利水と扶正益気養陰薬を併用し，攻補を併用する。下瘀血湯および茵蔯蒿湯加減を用いる。下瘀血湯（制大黄・桃仁・䗪虫）はわれわれが肝硬変による腹水を治療する基本方であり，臨床効果が比較的良い。炮山甲・黒大豆にはアルブミンを増加させる働きがあり，A/G比を調整し，炮山甲にはγグロブリンを低下させる働きもある。茵蔯蒿湯は全体で利胆作用があり，また茵蔯に鈴虫・対座草・茅根・黒大豆などを加えて利水作用を強め，腹水と黄疸を消し，大黄と田基黄などの配合はGPTを下降させる働きがある。人参・黄耆で益気し，玄参・鼈甲で養陰し，生体の免疫機能を高める。諸薬を合用することで，黄疸は退き腹水は消え，患者は健康を回復した。

研究

最近の報告によると，茵蔯蒿湯の中で用いられている生大黄は，製大黄より利胆作用が強く，効果の現れる時間もすみやかである。大黄を煎じるときは後から入れると，長く煎じるより利胆作用が強い。大黄の用量が多いと，少ない場合に比べて胆汁の流量が多い。実験による証明で，山梔子は単味で利胆作用があるが，山梔子は大黄の利胆作用を減弱させることもある。茵蔯と大黄は共同して利胆作用がある。三者を比較すると茵蔯蒿の利胆作用が最も強い。〔『中医雑誌』1982, (7):72〕

胆嚢の収縮についていえば，茵蔯には明らかな利胆作用があるが，胆嚢を収縮させることはできない。山梔子は軽度収縮させ，大黄もまったく収縮させない。茵蔯と山梔子を配合すると山梔子の作用が現れ，さらに大黄を加えると胆嚢は強力に収縮する。このことから茵蔯蒿湯は必ず全部を使用すると，最も効果がすぐれていることが証明される。〔『天津医薬雑誌』1960, (1):4〕

四塩化炭素によるラットの急性肝損傷を用いた実験で，茵蔯蒿湯および

各構成生薬は，肝損傷の予防と治療の作用が観察された。実験の結果，薬物治療群は，対照群と比較して肝細胞の腫脹・バルーン様変化・脂肪変性と壊死をいずれも種々の程度軽減した。肝細胞内に蓄積されたグリコーゲンとRNAの含有量は回復し正常に近くなり，血清GPTは顕著に下降した。このことは，茵蔯蒿湯の退黄作用と肝炎治療について，形態と機能の面からの基礎データを提供している。〔『山西医薬雑誌』1975, (3):79〕

39. 炙甘草湯類

炙甘草湯『傷寒論』

方薬組成	炙甘草12g　人参6g　乾地黄30g　桂枝10g　阿膠6g 麦門冬10g　麻子仁20g　生姜3片　大棗20g

単味の薬理研究

- ❖甘草⇨14頁　❖人参⇨319頁　❖地黄⇨495頁　❖桂枝⇨6頁
- ❖阿膠⇨303頁　❖麦門冬⇨474頁　❖麻子仁⇨203頁　❖生姜⇨19頁
- ❖大棗⇨21頁

適応証

- 生活に支障はないが，脈が結代し，動悸があり，ビクビクする場合。
- 虚労不足で，発汗・胸悶・脈の結代・動悸がある場合（行動には特に支障がなくても，100日を超えないうちに急変して，11日以内に死亡することもある）。
- 肺膿瘍で涎唾が多く，胸部の違和感がある場合。

方解

柯韻伯説：「張仲景は脈が弱い場合，芍薬を用いて滋陰し，陽虚の場合には桂枝を用いて通陽し，重い場合には人参を加えて脈を強くする。これまで脈弱に地黄・麦門冬を用いなかったのは，傷寒論の方法が扶陽を重視しているためか，それとも陰を補う方法がないためか。これは心の虚による脈の結代で，生地黄を君薬，麦門冬を臣薬として用いて真陰を強

く補っており，これによって滋陰の道が開けたのである。地黄・麦門冬の味は甘で気は寒なので，動かす性質の薬ではない。必ず人参・桂枝で通脈させ，生姜・大棗で営衛を調和させ，阿膠で補血，麻子仁で潤腸，甘草ですぐに下るのを緩め，清酒ですばやく上行させるようにする。そうすると内外が調和して動悸は安定し，脈は回復できるのではないか？」

本方は主に，津涸燥煩の証に用いられる。麦門冬で煩熱を治療し，潤肺止嗽する。肺熱による口渇・胸中の煩熱に用いられる。人参あるいは党参を用いて益気生津し，生地黄で清熱養陰，阿膠で補血養陰する。本方は全体では清潤調補するが，桂枝1味で経脈を流動させ，麻子仁1味は油性の緩下薬で腸胃を滋潤し，これにより栄養が改善すると諸症状は自ずから治る。

応用

およそ肺膿瘍の虚労失血・ウイルス性心筋炎・冠動脈疾患・リウマチ性心臓病で動悸・息切れ・脈の結代があり，弁証が気血両虚に属する場合，いずれも本方を加減して応用できる。

症例217

患者：銭○○，男性，52歳，科学研究者。
現症：患者は先に眩暈と不眠，続いて動悸がときどきあり，病はすでに3年経過している。夏になると動悸は悪化し，口乾・発汗・五心煩熱・顔の赤みとほてりがある。舌質紅，無苔で，脈は細，結代で数である。西洋医の検査では洞性頻脈が頻発する。
処方：生脈散と炙甘草湯加減を用いる。
党参15g，麦門冬12g，五味子9g，炙甘草12g，桂枝9g　丹参15g，生地黄15g，麻子仁9g，阿膠9g（熔化，沖服），生姜3片，大棗20g，黄酒30g（入れて煎じる），水煎して服用，7剤。
考察：本例は考えすぎで心脾を損傷し，気虚により生血できず，気血両虚になり，神志不安と心拍異常を起こしている。治療は益気滋陰・養血寧心する。生脈散と炙甘草湯加減を用いて，服薬後脈の結代は改善し，14剤続けたところ，心電図が正常になった。

40. 黄連阿膠湯類

黄連阿膠湯『傷寒論』

| 方薬組成 | 黄連6g　黄芩6g　芍薬6g　鶏子黄2個
阿膠9g（熔化・沖服） |

単味の薬理研究

❖黄連⇨269頁　❖黄芩⇨235頁　❖芍薬⇨9頁　❖阿膠⇨303頁

適応証

傷寒の少陰病で，邪が熱に変化し，心陽が亢盛し，陰血が消耗し，心神不寧・煩躁不眠の場合。

方解

柯韻伯説：「これは少陰の瀉心湯である。……病が少陰にあり，心中煩があって横になれない場合，……黄芩・黄連を用いて心火を直接清し，阿膠を用いて腎陰を補い，鶏子黄は黄芩・黄連を助けて心を瀉し，心血を補う。芍薬は阿膠を助けて腎陰を補い，陰気を収斂させる。心腎が交わると水は昇り火は降りる。これは扶陰瀉陽の方法を変えた滋陰和陽の方剤である」

応用

本方は雑病の心腎不交による不眠症・陰虚内熱・心下痞・虚煩不眠・咽燥口乾・喀血の場合を治す。

症例218

患者：陳○○，女性，37歳。

現症：患者は過労と心労から不眠になり，一晩中眠れないこともある。最近めまい・頭痛を覚え，両側頭部が著しい。耳鳴り・目眩があり，足腰がだるくて力が入らない。小便が頻回で夜間尿が4～5回ある。舌は絳紅・少苔で，脈弦細である。

処方：証は心腎不交に属し，治療は滋腎降火・交通心腎がよく，黄連阿膠湯・交泰丸と二至丸の加減を用いる。

黄連6g，黄芩6g，白芍9g，阿膠9g(熔化・沖服)，肉桂3g，生地黄9g，女貞子9g，旱蓮草9g，竜骨9g(先煎)，牡蛎30g(先煎)，3剤。

経過：服薬後，夜間尿は減り，眠れるようになったが，耳鳴り・腰のだるさ・目眩があり，3剤続けて服用後，安眠できるようになり，諸症状は大いに改善した。続いて2剤服用した後，治癒したので再診していない。

考察：本例は過労と心労が過ぎて，心火が亢盛となり，火旺により傷陰し，心火が降りることができず，腎水が昇ることもできない。証は心腎不交に属し，水火の失調があるので交泰丸を用いて心腎を交通させ，黄連阿膠湯と二至丸で腎陰を滋養し，心火を瀉すことにより，心腎が交会し水火が互いに交わって，不眠が改善した。

41. 酸棗仁湯類

酸棗仁湯 『金匱要略』

| 方薬組成 | 酸棗仁18g　甘草3g　知母6g　茯苓6g　川芎3g |

単味の薬理研究

❖甘草⇨14頁　　❖知母⇨158頁　　❖茯苓⇨294頁　　❖川芎⇨485頁

❖酸棗仁❖──

　本品はクロウメモドキ科のサネブトナツメ Zizyphus jujuba Mill. var. spinosus Bunge の成熟した種子である。

✣ 『神農本草経』の記載
　「味酸平，主心腹寒熱，邪結気聚，四肢酸疼，湿痺」
- 心腹寒熱，邪結気聚：腹中に悪寒発熱がある，あるいはある種の原因による腹部の気の集まりと理解できる。
- 四肢酸疼，湿痺：1つの病の可能性がある。湿痺は関節の重い痛みを指す。鄒潤安の説では，「『神農本草経』にある酸棗の主治は，酸棗の働きのことで，酸棗仁の働きではない」。この説は正しい。

✣張仲景の応用の考証
　張仲景は酸棗仁湯を用いて虚煩による不眠・驚きやすい・夢が多い，などを治療しており，酸棗仁が主薬で，川芎・知母・甘草・茯苓を配合している。

✣後世の医家の応用
　『名医別録』：「イライラして眠れない・虚による発汗・煩渇を治し，中焦を補い，肝気を益する」

　酸棗仁は補肝寧神作用があるので，虚煩による不眠に用いることができ，安神のための良薬である。このほか斂汗作用があり，虚証の多汗にも用いることができる。

✣酸棗仁の薬理作用
　①鎮静作用：酸棗仁の煎剤を用いて，ラットに内服，あるいは腹腔内注射すると，鎮静・催眠作用が認められる。酸棗仁はバルビタール類の薬物による作用と同様に，単独で用いるとカフェインによる興奮状態に対抗する。生酸棗仁と炒酸棗仁の鎮静作用に区別はないが，生酸棗仁の作用は比較的弱く，長く炒すると失効する。鎮静作用には油性部分が関係するという考え方と，水溶性部分が関係するという考え方がある。
　②鎮痛・抗痙攣作用：熱板法による証明で，酸棗仁の煎剤を体重1kgあたり5gマウスの腹腔内に注射すると，鎮静作用があり，ストリキニーネによる痙攣作用に対抗する。
　③熱傷に対する作用：酸棗仁は単味で用いるか，あるいは五味子と併用すると，いずれも熱傷を起こしたマウスの生存率・生存期間を延長し，熱傷による局所の水腫を軽減する。

　適応証
　　虚労によるイライラ・不眠は酸棗仁湯がこれを主る。

　方解
　　酸棗仁には鎮静作用があり，イライラして眠れないのを治す主薬である。甘草・知母を配合して清熱降火し，茯苓で安神，川芎を少し加えて知母が頭部の熱を清するのを助け，安眠の効果を発揮する。

|応用|

本方は慢性肝疾患でイライラして眠れないものを治す。

症例219

患者：徐○○，女性，31歳。
現症：患者は午後に37.7℃の微熱があって，すでに2カ月を経ている。眩暈・脱力・不眠がある。舌はやや紅，脈は弱である。
処方：酸棗仁湯加減を用いる。
　　　青蒿15g，白薇15g，知母9g，茯神9g，酸棗仁15g，炙甘草3g，7剤。
経過：服薬後，微熱は除かれ不眠の症状も改善したが，脱力感はまだある。上方に党参9g，黄耆9gを加えて，7剤続けて処方したところ，患者は好転し，再診していない。
考察：本案の弁証は虚熱によるイライラ・不眠であり，青蒿・白薇に知母を配合して虚熱を退かせ，酸棗仁と茯神で安神鎮静させた。熱が退くと精神状態も安定した。

42. 枳実白朮湯類

枳実白朮湯 『金匱要略』

方薬組成	枳実15g　白朮6g

単味の薬理研究

❖枳実⇨184頁　　❖白朮⇨328頁

適応証

心下が堅く，皿のような大きさで，辺縁を触れる。水飲によって起こる場合，枳朮湯がこれを主る。

方解

『医宗金鑑』：「心下は胃の上脘なり。上脘が皿のように堅くなり，辺縁を触れ，ときに大きく，ときに小さいのは，水気によるもので，有形の食滞ではない。枳実を用いて結気を破り，白朮で水湿を除き，温めて3回服用すると，腹部は柔らかくなり，硬結は消えるのである！」

応用

本方は慢性胃炎・胃拡張で水飲のある場合に用いる。

症例220

患者：張〇〇，女性，32歳。

現症：患者は慢性胃拡張を患っており，飲食後，中脘の脹痛があり，按ずると胃部が膨満している。痰が多く，食欲不振。苔は白膩，脈は弦滑である。

処方：証は痰飲による積聚で，湿が中焦を阻んでおり，治療は去痰蠲飲・理気暢中がよく，枳朮湯と二陳湯の加減にならう。

枳実12ｇ，白朮６ｇ，半夏６ｇ，陳皮６ｇ，茯苓９ｇ，藿香・蘇梗各12ｇ，５剤。

考察：本例は慢性胃拡張で，水飲によるものであり，枳実白朮湯で水飲を消し，二陳湯を配合して理気去痰し，茯苓・白朮で健脾利湿し，藿香・蘇梗を加えて理気暢中する。服薬後，腹部の脹りは減り，食欲は増加し，続けて５剤処方したところ完全に治癒した。

43. 鼈甲煎丸類

鼈甲煎丸 『金匱要略』

方薬組成	鼈甲9g　柴胡4.5g　芍薬4g　厚朴2.5g　半夏0.8g 蜂窩3g　鼠婦2.5g　乾姜2.5g　桂枝2.5g　牡丹皮4g 人参0.8g　赤硝9g　烏扇2.5g　葶藶子0.8g　瞿麦1.5g 䗪虫4g　蜣螂4.5g　黄芩2.5g　大黄2.5g　石葦2.5g 紫葳2.5g　阿膠2.5g　桃仁1.5g

＊上薬を梧桐子大の丸剤にして，毎回7丸1日3回服用する。

単味の薬理研究

- ❖柴胡⇒238頁　❖芍薬⇒9頁　❖厚朴⇒53頁　❖半夏⇒450頁
- ❖乾姜⇒371頁　❖桂枝⇒6頁　❖牡丹皮⇒206頁　❖人参⇒319頁
- ❖烏扇(射干)⇒114頁　❖葶藶子⇒520頁　❖䗪虫⇒213頁
- ❖黄芩⇒235頁　❖大黄⇒173頁　❖阿膠⇒303頁　❖桃仁⇒200頁

❖**鼈甲**❖————

本品は脊椎動物スッポン *Amyda sinensis* (Weigmann) の背甲である。

✤ 『神農本草経』の記載

「味鹹平，主心腹癥瘕堅積，寒熱，去痞息肉，陰蝕，痔，悪肉」

- 心腹癥瘕堅積，寒熱：腹中に痞塊・悪寒発熱があるか，あるいはマラリアによる肝脾の腫大を指す。『金匱要略』の鼈甲煎丸のように，軟堅散結の働きでマラリアによる癥瘕を治す。
- 去痞息肉：痞とは心腹の癥瘕を指す。息肉（ポリープ）は肛門に生じ，

大小不同で常に鮮血や粘液が便とともに排出され，痛みはない。この息肉と「痔・悪肉」はおそらく同義である。
- 陰蝕：外陰部潰瘍の症状で，膿血便が滴り，疼痛や瘙痒があり，腫脹と下墜感がある。多くは赤色や白色の帯下・小便淋漓などがある。

❖ 後世の医家の応用

『大明本草』：「癥結悪血を破り，堕胎させ，瘡腫並びに打撲による瘀血・マラリア・腸膿瘍を消す」

『本草綱目』：「頑固なマラリア・肝脾腫を伴うマラリアを治す」

『本草求真』：「およそ厥陰血分の積熱があり，労嗽骨蒸・往来寒熱・温瘧のマラリア・腰腹脇堅・血瘕痔核・月経困難・癰瘍瘡腫・癲癇・発疹などの症状がある場合に用いる」

鼈甲は鹹寒で，伝統的に養陰薬として使われており，『温病条辨』の青蒿鼈甲湯のように陰虚発熱に用いられる。また軟堅散結することもでき，『金匱要略』の鼈甲煎丸のように，慢性化したマラリアや，マラリアによる肝脾腫大・胸脇の疼痛も治す。われわれは肝炎と早期肝硬変で陰虚内熱の場合の治療に，常に生地黄・玄参などを配合して用いている。

❖ 露蜂房（蜂窩）❖

本品はスズメバチ科のキホシアシナガバチ *Polistes mandarinus* Saussure あるいは同属近縁昆虫の巣である。

❖『神農本草経』の記載

「味苦平，主驚癇瘛瘲，寒熱邪気，癲疾，腸痔」
- 驚癇瘛瘲：驚風による痙攣を指す。
- 癲疾：精神錯乱の一種の疾病を指す。
- 腸痔：『諸病源候論』に，「肛門の辺縁が腫れて，しこりを伴う疼痛があり，悪寒発熱して出血する場合，腸痔である」とあり，肛門周囲膿瘍に相当する。

✤後世の医家の応用
『名医別録』:「鹹,有毒。蜂毒・毒腫を治療する」
『大明本草』:「歯の痛み・膿血下痢便・乳腺炎を治す。蜂刺され・悪瘡には煎じた液で洗う」
『証治准縄』:「蜂房膏」は瘰癧を治す。
『本草綱目』:「露蜂房は,陽明の薬である。外科・歯科およびほかの病に用いる場合,その毒をもって毒を攻め,殺虫の働きもある!」

歴代の本草書の記載はいずれも露蜂房が有毒であるとしているが,臨床報告からみて露蜂房は外用できるだけでなく,内服することもできる。本品は去風鎮痙・解毒療瘡・散腫止痛の働きを有し,陽を興奮させ痹を通じさせる働きがある。

✤露蜂房の薬理作用
①凝血促進作用:露蜂房のアルコール・エーテル・アセトン抽出物は血液凝固を促進させる作用があり,特にアセトン抽出物が最も強力である。
②心臓の運動の増強作用:そのアセトン抽出物は,心臓の運動を増強させ,利尿と一時的な降圧作用を有する。

❖鼠婦❖————

本品は節肢動物ダンゴムシ科のダンゴムシ *Porcellis scaber* Latreille の乾燥した虫体である。

✤『神農本草経』の記載
「味酸温,主気癃,不得小便,婦人月閉,血瘕,癇痓,寒熱,利水道」
・気癃,不得小便:気癃は淋証の1つである。脾腎の虚と膀胱の熱によるもので,排尿困難と疼痛・少腹の脹満が明らかである。
・婦人月閉,血瘕:血瘀積滞により,経絡が塞がれ,婦人が無月経などになる。

❖張仲景の応用の考証

張仲景はマラリア，癥瘕を鼈甲煎丸で治しており，本品を用いた。

『本経疏証』：「鼠婦は利水に働き，白魚もまた利水の働きがあり，いずれも気血交阻がみられる。ただし白魚が主るのは寒湿が気を阻み，それが血に及んでいるのに対し，鼠婦は気が血を阻むことにより，湿熱が生じているのを主るので，違いがある」

❖後世の本草書および医家の応用

『大明本草』：「有毒で，小便を通じ，堕胎させる働きがある」

『本草綱目』：「慢性のマラリアによる悪寒発熱・風邪と虫による歯の疼痛・小児の開口困難・痙攣・鵞口瘡・痘瘡による𪘂を治し，射工の毒・蜘蛛の毒を解し，ゲジゲジが耳に入ったのを治す」

本品は瘀血を破り，癥瘕を消し，通経・利水の働きがある。臨床では常に下瘀血湯と併用し，閉経・癥瘕を治す。車前子・沢瀉と併用すると，小便不利や水腫を治す。鼈甲・地鼈虫など軟堅散結薬と併用すると，マラリアによる痞塊を治療できる。

❖瞿麦❖———

本品はタデ科のミチヤナギ *Dianthus superbus* Linn., *Dianthus chinensis* Linn. の花のついた全草。

❖『神農本草経』の記載

「瞿麦味苦，寒。主関格諸癃結，小便不通，出刺，決癰腫，明目去瞖，破胎堕子，下閉血」

・関格諸癃結：大便不通を名づけて「内関」，小便不通を名づけて「外関」，大小便不通を名づけて「関格」という。諸癃結は，各種の原因による尿貯留を指す。

・破胎堕子，下閉血：本品は破瘀通経の作用がある。

✤後世の医家の応用
　『名医別録』：「腎気を養い，膀胱の邪を追い出す」
　甑権説：「五淋を主る」
　『大明本草』：「月経不通に対し血塊を破り，排膿させる」
　『本草図経』：「小腸を利すことが最も重要である」
　『現代実用中薬』：「利尿剤であり，水腫や淋病を治し，血尿・排尿痛・排尿困難・熱感などに適応し，血尿に対し特に有効である。また通経薬であり，子宮収縮促進剤なので，妊婦に大量に用いると流産の弊害がある」

瞿麦は清熱・通淋・止血の働きがある。消炎利尿の働きにより，急性尿路疾患・結膜炎・咽頭炎・疔腫を治す。

✤瞿麦の薬理作用
　①利尿作用：瞿麦穂の煎剤を体重1kgあたり2g胃に注入すると，塩水によって貯留させたウサギの6時間以内の尿量を156.6％に増加させ，塩化物の排出を268.2％に増加させる。瞿麦の煎剤は麻酔したイヌの尿量を1〜2.5倍に増加させ，麻酔していないイヌの尿量を5〜8倍に増加させる。
　②抗菌作用：黄色ブドウ球菌・大腸菌・腸チフス菌・B群赤痢菌・緑膿菌に対していずれも抑制作用がある。
　③心血管に対する作用：瞿麦は切除したカエルの心臓，ウサギの心臓に対して，非常に強い抑制作用がある。瞿麦穂の煎剤は麻酔したイヌに対して降圧作用があり，これは心臓の抑制によって引き起こされている可能性がある。
　④腸管に対する作用：瞿麦の煎剤は腸管に対して顕著な興奮作用があり，実験による観察で，切除したウサギの腸の緊張度が上昇する。麻酔したイヌの腸管および腸の瘻孔の蠕動が増加するが，張力には大きな影響はない。

❖蜣螂❖

　本品はカメムシ科のカメムシ *Catharsius molossus* Linn. で，俗称は推車虫あるいは鉄甲将軍である。

❖『神農本草経』の記載
「味鹹寒，主小児驚癇，瘈瘲，腹脹寒熱，大人癲疾狂易」
・小児驚癇：小児の驚風である。
・大人癲疾狂易：『難経』に，「陽が過剰になると狂，陰が過剰になると癲」とある。したがって癲は陰に属し，多くは虚に偏り，患者は静かであることが多い。狂は陽に属し，多くは実に偏り，患者は躁で，動きが多い。癲病が長引くと，痰が鬱して火に変化し，狂証が出現するので，癲が狂より治りにくいことを説明している。

❖張仲景の応用の考証
『長沙薬解』：「蜣螂はよく癥瘕を破り，燥結を開く働きがある。『金匱』は鱉甲煎丸でこれを用いて，瘧病が長引いて癥瘕を作ったのを治し，破癥により開結する。

❖後世の医家の応用
『名医別録』：「有毒で，手足の端の冷え・四肢のむくみ・奔豚を主る」
『薬性論』：「小児の疳の虫を治す」
『大明本草』：「堕胎させる働きがあり，痓痋（発汗障害により，夏期に発熱が持続する病）を治す。乾姜とともに悪瘡に塗る。鏃を取り出す」
『本草求原』：「小児の積滞を治し，土で包んで焼いて食べる」

　本品は破瘀・通便・定驚・攻毒の作用がある。薬理学の報告によると，蜣螂は有毒なので，多くは外用される。内服は散剤で1〜2g，煎剤に入れる場合は少し多めでもよい。

✤蟾酥の薬理作用

『日本薬学雑誌』の報告によると，蟾酥の中の蟾酥毒素は約1％で，この毒素は水・アルコール・クロロホルムに溶けるが，エーテルには溶けず，100℃に加熱して30分経過しても破壊されない。

①毒性：マウスに注射すると不安・不快の表情をして，30分後には痙攣発作を起こして死亡する。
②血圧と呼吸に対する作用：ウサギに静脈注射すると，血圧が一時下降した後上昇し，呼吸が深くなり，呼吸数が増加する。
③心臓と血管に対する作用：切除したカエルの心臓に対して抑制作用があり，カエルの後足の血管に注入すると一時的な血管拡張作用がみられる。
④平滑筋収縮抑制作用：ウサギの腸管と子宮に対し，抑制作用がある。
⑤麻痺作用：カエルの神経筋肉標本に対し，麻痺作用がある。

❖石葦❖

本品はウラボシ科のヒトツバ *Pyrrosia lingua* (Thunb.) Farwell, *Pyrrosia petiolosa* (Christ) Ching, *Pyrrosia sheareri* (Bak.) Ching の全草である。

✤『神農本草経』の記載

「味苦平，主労熱邪気，五癃閉不通，利小便水道」

- 五癃閉不通：五淋と解釈できる。『外台秘要』には五淋とは石淋・気淋・膏淋・労淋・熱淋とあり，五淋はいずれも小便不通がある。
- 利小便水道：すなわち利水のことである。

✤後世の医家の応用

『名医別録』：「イライラを止め，気を降ろし，膀胱の脹満を通じ，五労を補い，五臓を安んじ，悪風を去り，精気を益する」
『大明本草』：「排尿痛や遺尿を治す」
『本草圖経』：「炒した粉末を冷酒で服用すると，背中の瘡を治す」
『本草綱目』：「崩漏・刃物による外傷を主り，肺気を清する」

『本草求真』:「もっぱら清肺行水の働きがあり,およそ水道が巡らず,水の上源(肺)が失調した場合にこれを用いて治療すると,肺気を粛降させ,水を通じさせる。また淋病を除いて毒を去る」

石葦は利水・止血の働きがあり,淋病(排尿困難を来す尿路疾患)の排尿痛に用いられ,特に血淋(血尿を来す尿路疾患)に用いるとよい。近年は本品を慢性気管支炎の治療にも用いており,効果がある。

❖石葦の薬理作用

①鎮咳・去痰作用:二酸化硫黄によって引き起こしたマウスの咳嗽に石葦の抽出物を内服させると,明らかな鎮咳作用がみられるが,コデインには及ばない。マウスを用いたフェノールレッド法による試験で,石葦に含まれるイソマンギフェンを体重1kgあたり0.4g腹腔内注射するか,3.1g胃に注入すると,いずれも去痰作用がある。臨床経験による証明で,イソマンギフェン(内服0.48g,20日で1クール)は比較的良い鎮咳去痰の働きがある。

②抗菌作用:石葦の抽出物はインフルエンザ桿菌に対して弱い抑制作用があるが,生体の免疫力を高め,網内系を活発にさせ,局所の細胞の貪食能力を高めることと関係がある。

③白血球増加作用:本品は化学療法や放射線治療による白血球減少に対し,それを増加させる働きがある。

❖紫葳❖

本品はノウゼンカズラ科のノウゼンカズラ Campsis grandiflora (Thunb.) Loisel. の花である。

❖『神農本草経』の記載

「味酸微寒,主婦人産乳余疾,崩中,癥瘕,血閉,寒熱羸痩」
- 婦人産乳余疾:『本草正義』には「『神農本草経』にある『もっぱら婦人産乳余疾を主る』とは,まさに乳児を初産して,陰血がすでに虚し,

陽のみが偏旺したとき，紫葳の酸あるいは微寒がよく，直接血分に入り，薬の力を借りて，すでに消耗した元陰を保護し，浮遊している陽の炎を収摂させる」という記述がある。
- 崩中：月経でない時期に，突然大量の性器出血があるのを崩中という。
- 癥瘕，血閉：血熱が強すぎて，炙って瘀を成すと，月経閉塞になる。
- 寒熱羸痩：血虚内熱による消痩を指す。

❖後世の医家の応用

『薬性論』：「熱証の風邪・風邪による癲癇・大小便不利・腸の中のしこりを主り，産後の不定期な出血・淋瀝を止める」

『滇南本草』：「皮膚の瘙痒を去り，消風解熱する」

『本草綱目』：「凌霄花および根，……手足の厥陰経の薬であり，血中の伏火を去る働きがあるので，母乳や崩漏に関する諸々の疾患および血熱生風の証を主る」

『本草経疏』：「破血消瘀の特徴があるので，婦人の血気が虚した場合でも一概には使わず，特に出産前には使わない方がよい」

本品は行血破瘀および涼血去風の作用があり，瘀血阻滞・無月経・慢性のマラリア・風疹による瘙痒および皮膚の湿癬に用いることができる。

適応証

マラリアが長く治らず，脇下が痞え，硬い塊ができて瘧母を形成したり，各種の癥瘕積聚の症状に用いる。

方解

『内経』：「堅の場合はこれを削り，積の場合はこれを巡らす」

本方は鼈甲で癥瘕と悪寒発熱を主に治し，大黄・芍薬・䗪虫・桃仁・赤硝・牡丹皮・鼠婦・紫葳で血結を攻逐する輔薬とし，以上は邪が血分に結するのを主る。厚朴・半夏・石葦・葶藶子・瞿麦・烏扇・蜂窩・蜣螂は気を降ろし，小便を利する佐薬で，邪が気分に結するのを主る。黄芩・乾姜は寒熱を調節し，柴胡と桂枝は営衛を通じさせ，阿膠と人参は気血を調和

し，烏扇すなわち射干は腹中の結気邪熱を散じる。赤硝は赤山で産するが，鼠婦と併用すると無月経・血瘕寒熱を治療できる。石葦もまた寒熱の邪気を治療でき，水道を利する。この処方は小柴胡湯・桂枝湯および大承気湯の合方から枳実・甘草・大棗を去り，鼈甲の活血・化瘀・軟堅薬を加えて入れ，全体で気血同治・寒熱併用・昇降結合・攻補兼施の特徴がある。

応用

本方は瘧母の治療のほか，熱病後の脾腫も治療できる。肝臓病による脾腫には効果が少なく，住血吸虫病の末期肝硬変による脾腫にははっきりした効果がない。

症例221

患者：彭○○，男性，41歳。
現症：患者は慢性肝疾患をすでに4年患っており，現在肝脾の腫大があって，肝は肋下に1横指半，脾臓は肋下に半横指触れる。両脇の脹痛・食欲不振・大便泥状。口唇・咽・舌尖がいずれも赤く，苔は白，脈は細弦である。
処方：健脾疏肝・活血理気にならい，四逆散加味と鼈甲煎丸を併用する。
　　　柴胡9g，延胡索9g，白芍9g，枳殻9g，甘草6g，丹参9g，牡丹皮6g，連翹9g，神麹6g，5剤。別に鼈甲煎丸6gを2回に分けて服用する。
経過：服薬後，顕著な改善があり，続けて5剤処方する。その後，鼈甲煎丸のみにして約1カ月服用させる。西洋医の内科的検査で，肝脾腫は著明に縮小した。
考察：本例は肝脾腫大があり，これは慢性肝臓病による。はじめ四逆散加味で健脾疏肝・活血理気する。さらに鼈甲煎丸で癥瘕積聚の症状を攻め，治療効果が顕著であった。

症例222

患者：楊〇〇，女性，43歳。
現症：患者は三日熱マラリアの発作がすでに数カ月続いており，左の脇下に硬い脾腫を認め，瘧母がすでに形成されている。舌には瘀斑があり，脈は細弦である。まず先に瘧を止め，続けて鼈甲煎丸を与え，標本あわせて治療する。
処方：太子参9g，柴胡9g，黄芩9g，常山9g，草果3g，3剤。
経過：服薬後，マラリア発作は止まり，毎日朝晩，鼈甲煎丸6gを服用させたところ，3週間後に脾腫は顕著に縮小した。
考察：本例は三日熱マラリアの発作で寒熱往来があり，小柴胡湯の半分に常山・草果を加えて瘧を止め，これを治本とした。マラリア発作が止まった後，鼈甲煎丸で化瘀攻堅し，瘧母癥瘕を治し，これを治標とした。先本後標により病が治らないことはない。

44. 大黄甘遂湯類

大黄甘遂湯『金匱要略』

| 方薬組成 | 大黄9g　甘遂6g　阿膠6g |

単味の薬理研究

❖大黄⇨173頁　　❖阿膠⇨303頁

❖甘遂❖―――

本品はトウダイグサ科のトウダイグサ *Euphorbia kansui* Liou の根である。

✣『神農本草経』の記載

「甘遂味苦寒，主大腹疝瘕，腹満，面目浮腫，留飲宿食，破癥堅積聚，利水穀道」

・大腹疝瘕，腹満：腹水の症状。
・面目浮腫：膈より上の水飲の症状。
・利水穀道：二便を通利させる。

✣張仲景の応用の考証

『薬徴』：「利水を主り，あわせて痙攣痛・咳・イライラ・息切れ・排尿困難・心下の脹満を治す」

✣後世の医家の応用

『名医別録』：「五水を下し，膀胱にとどまる熱を散じ，皮膚の浮腫・腹

部の痞えや熱による腫満を散じる」
　甄権説：「十二種の水疾を瀉し，痰水を去る」
　『本草綱目』：「腎経と隧道の水湿を瀉す」。また「腎は水を主る。凝集すると痰飲になり，溢れると腫脹する。甘遂は腎経の湿気を瀉し，本治法であるが，過量に服用させてはならず，病にあてはまったら中止してよい」

　甘遂は峻下通水薬であり，腹水を逐するためには，生甘遂の粉3分（0.9g）を腹部に塗ると，すぐに利水作用が現れる。煨甘遂は生甘遂に比較して作用が緩和なので，毎回0.9～1.5gを丸散剤に入れる。甘遂は体格が頑丈な陽実水腫の証に適応し，大戟・芫花と併用して十棗湯として用いる。

❖甘遂の薬理作用
① 瀉下作用：動物実験によると，そのアルコール抽出液は顕著な瀉下作用があり，腸粘膜を強烈に刺激し，炎症による充血と蠕動の増加を引き起こし，激しい瀉下を起こす。その毒性は強く，嘔吐・腹痛・呼吸困難・血圧下降などを引き起こす。
② 甘遂と甘草の配合による薬理作用：甘草の用量が甘遂と同じか，より少ないとき，相反する作用はなく，甘遂の副作用を除くことができる可能性がある。ただし，甘草の用量が甘遂より多いと相反する作用が起こり，甘草が多いほど，その毒性も強くなる。

適応証
　婦人の少腹が敦（古代の器）のように脹満し，排尿がやや難だが口渇はない。産後の場合は水と血が血室に結している。

方解
　尤在涇説：「周礼の注では，『盤は小皿を入れ，敦は食事を入れるための古代の器である』。少腹が敦のように満しているとは，少腹が高く盛り上がって，敦のようになっていることである。排尿困難は，病が血だけに

あるのではないことを表している。口渇がないことは，上焦の気分の熱がないことを表している。産後にこのようになるので，水と血が結合して，病が下焦に属している。ゆえに大黄で血を下し，甘遂で水を逐し，阿膠を加えて汚濁を去り，あわせて養血する」

[応用]

本方は血臌腹水（肝硬変による腹水）の重症例にも用いることができる。

あとがき

　本書は1994年に中国中医薬出版社より刊行された『経方応用と研究』を翻訳したものである。著者の姜春華氏は巻末の経歴にもあるとおり，現代の中医学を代表する老中医の一人であり，多くの実績を残している。ただ著者は本書が出版された当時，すでに亡くなっており，翻訳のうえでの疑問点を質すことができなかった。そこで，誤植などの明らかな誤りの修正と，読みやすくするための表現の統一を訳者が行った以外は，原文の記載内容をそのまま翻訳してある。

　本書の初版は1994年であり，単味薬薬理研究などで示されている文献は主に80年代までのものであるため，当然その後の研究成果は含まれていない。また薬理作用や症例などの記載に，現在は用いられていない分類法や細菌・検査の名称などが含まれている。これらもなるべく当時のままの表現とした。上記の点を考慮しても，われわれは本書の価値は十分にあると考えるが，読者諸兄姉が本書を活用する際には留意していただきたい。

　訳者らは，われわれが日頃最もよく用いている『傷寒論』『金匱要略』の方剤をより深くかつ多面的に理解するには，生薬の効能や使い方の歴史的変遷をふまえたうえで，方剤の中での各生薬の役割と方剤の適応証を理解し，実際の症例における薬物の加減や応用のやり方を老中医の医案から学ぶことが最も重要であると実感している。われわれ日本人にとって，これらすべての文献を短期間に学ぶことは容易ではなく，かといって表面的な理解にもとづく，いわゆる病名漢方的な使い方では，特に厳密に組み立てられている経方の方剤においては，けっして十分な治療効果を上げることはできない。本書はこれらについて従来の方剤書とは異なる方法で系統的に述べており，明日の臨床からすぐに役立つ内容が凝縮されている。本書を活用して経方の方剤と生薬に対する理解をいっそう深め，臨床の場でその治療効果をさらに高めていただければ，訳者一同の喜びこれに過ぎるものはない。

なお，いうまでもなく『傷寒論』『金匱要略』の方剤はその著された年代から考えて，『神農本草経』『名医別録』の時代までの本草学の知識や臨床経験にもとづいて組み立てられているはずである。したがって，われわれはその後の時代の書物に出てくる考え方や現代の薬理学的知見を，経方の方剤の組成理論にあてはめて考えるべきではないと考えている。著者がさまざまな古典や現代の文献を引用しながら，「方解」でその内容をこじつけて説明していないことも，同様の考えからであると思われる。

　本書の翻訳出版作業中，2004年3月に監訳者の藤原了信が急逝した。本書の翻訳出版を心待ちにしていただけに非常に残念である。

　また翻訳にあたっては，栃本天海堂の小松晋平専務と神戸中医学研究会の林賢濱先生に大変お世話になった。この場をお借りして心から御礼を申し上げたい。

2004年7月
藤原　道明

方剤索引

あ

- 茵蔯蒿湯 ………… 526
- 茵蔯五苓散 ………… 299
- 烏頭赤石脂丸 ………… 409
- 烏頭湯 ………… 403
- 烏梅丸 ………… 516
- 越婢加朮湯 ………… 99
- 越婢加半夏湯 ………… 99
- 越婢湯 ………… 98
- 黄耆桂枝五物湯 …… 41
- 黄耆建中湯 ………… 61
- 黄芩加半夏生姜湯 … 239
- 黄芩湯 ………… 235
- 黄土湯 ………… 510
- 黄連阿膠湯 ………… 538
- 黄連湯 ………… 278

か

- 葛根加半夏湯 ………… 138
- 葛根芩連湯 ………… 139
- 葛根湯 ………… 134
- 栝楼薤白白酒湯 …… 413
- 栝楼薤白半夏湯 …… 419
- 栝楼桂枝湯 ………… 44
- 栝楼牡蛎散 ………… 448
- 乾姜黄連黄芩人参湯 ………… 273, 277
- 乾姜附子湯 ……… 383, 387
- 甘姜苓朮湯 ……… 338, 342
- 甘草乾姜湯 ………… 340
- 甘草瀉心湯 ………… 275
- 甘草附子湯 ………… 347
- 甘草麻黄湯 ………… 100
- 甘麦大棗湯 ………… 480
- 桔梗湯 ………… 435
- 枳実薤白桂枝湯 …… 420
- 枳実梔子湯 ………… 147
- 枳実白朮湯 ………… 543
- 橘皮竹筎湯 ………… 468
- 橘皮湯 ………… 473
- 芎帰膠艾湯 ………… 485
- 桂枝加黄耆湯 ………… 37
- 桂枝加黄芩湯(陽旦湯) 43
- 桂枝加葛根湯 ………… 46
- 桂枝加桂湯 ………… 32
- 桂枝加厚朴杏子湯 … 53
- 桂枝加芍薬生姜人参新加湯 ………… 52
- 桂枝加芍薬大黄湯 … 34
- 桂枝加芍薬湯 ………… 33
- 桂枝加附子湯 ………… 36
- 桂枝加竜骨牡蛎湯 … 72
- 桂枝甘草湯 ………… 63
- 桂枝甘草竜骨牡蛎湯 70
- 桂枝去桂加茯苓白朮湯 ………… 50
- 桂枝去芍薬加蜀漆竜骨牡蛎救逆湯 ………… 64
- 桂枝去芍薬加附子湯 49
- 桂枝去芍薬湯 ………… 48
- 桂枝芍薬知母湯 …… 73
- 桂枝湯 ………… 6
- 桂枝茯苓丸 ………… 315
- 桂枝附子湯 ………… 344
- 下瘀血湯 ………… 213
- 厚朴三物湯 ………… 197
- 厚朴七物湯 ………… 198
- 厚朴生姜半夏甘草人参湯 ………… 524
- 厚朴麻黄湯 ………… 113
- 呉茱萸湯 ………… 334
- 五苓散 ………… 294

さ

- 柴胡加芒硝湯 ………… 251
- 柴胡加竜骨牡蛎湯 … 252
- 柴胡桂枝乾姜湯 …… 258
- 柴胡桂枝湯 ………… 255
- 酸棗仁湯 ………… 540
- 三妙丸 ………… 88
- 三拗湯 ………… 84
- 四逆加人参湯 ………… 378
- 四逆散 ………… 263
- 四逆湯 ………… 351
- 梔子乾姜湯 ………… 149
- 梔子甘草豉湯 ………… 147
- 梔子厚朴枳実湯 …… 148
- 梔子豉湯 ………… 142
- 梔子生姜豉湯 ………… 147
- 梔子大黄湯 ………… 148
- 梔子柏皮湯 ………… 150
- 炙甘草湯 ………… 536
- 芍薬甘草湯 ………… 27
- 芍薬甘草附子湯 …… 31
- 小陥胸湯 ………… 285

生姜瀉心湯………… 274	通脈四逆加猪胆汁湯 377	茯苓甘草湯………… 308
小建中湯…………… 58	通脈四逆湯………… 376	茯苓桂枝甘草大棗湯 309
小柴胡湯…………… 242	抵当湯……………… 225	茯苓桂枝白朮甘草湯 310
小承気湯…………… 193	葶藶大棗瀉肺湯…… 520	茯苓四逆湯………… 380
小青竜加石膏湯…… 110	桃核承気湯………… 200	附子瀉心湯………… 284
小青竜湯…………… 104	桃花湯……………… 483	附子湯……………… 391
小半夏加茯苓湯…… 453	当帰四逆加呉茱萸生姜湯	鼈甲煎丸…………… 545
小半夏湯…………… 450	……………… 400	防已黄耆湯………… 424
腎気丸……………… 495	当帰四逆湯………… 393	防已椒目大黄丸…… 432
真武湯……………… 389	当帰芍薬散………… 492	防已茯苓湯………… 429
旋覆代赭湯………… 460		

な

二妙丸……………… 88	

た

大烏頭煎…………… 407	
大黄黄連瀉心湯…… 280	
大黄甘草湯………… 199	
大黄甘遂湯………… 556	
大黄䗪虫丸………… 222	
大黄附子湯………… 231	
大黄牡丹皮湯……… 206	
大建中湯…………… 337	
大柴胡湯…………… 260	
大承気湯…………… 173	
大青竜湯…………… 96	
大半夏湯…………… 455	
沢瀉湯……………… 505	
竹葉石膏湯………… 168	
中白散……………… 386	
調胃承気湯………… 195	
猪苓湯……………… 300	

は

白頭翁湯…………… 287
白通加人尿猪胆汁湯 385
白通湯……………… 382
麦門冬湯…………… 474
半夏乾姜散………… 458
半夏散及湯………… 456
半夏瀉心湯………… 269
百合滑石代赭湯…… 446
百合鶏子黄湯……… 447
百合地黄湯………… 441
百合知母湯………… 445
白朮附子湯………… 345
白虎加桂枝湯……… 167
白虎加人参湯……… 164
白虎湯……………… 155

ま

麻黄加朮湯………… 86
麻黄杏仁甘草石膏湯 93
麻黄杏仁薏苡甘草湯 90
麻黄升麻湯………… 125
麻黄湯……………… 79
麻黄附子甘草湯…… 103
麻黄附子細辛湯…… 102
麻黄連翹赤小豆湯… 120
麻子仁丸…………… 203
木防已湯…………… 431

や

射干麻黄湯………… 114
薏苡附子敗醬散…… 513

ら

理中湯……………… 319

生薬索引

あ

阿膠	303
茵蔯	526
烏頭	403
烏梅	516
黄耆	38
黄芩	235
黄柏	150
黄連	269

か

艾(艾葉)	489
開金鎖	94
薤白	415
葛根	134
滑石	302
火麻仁	203
栝楼	413
栝楼根(天花粉)	44
乾姜	371
乾漆	223
甘草	14
甘遂	556
款冬花	117
桔梗	435
枳実	184
橘皮	468
芎藭	485
蜣螂	550
玉竹	128
苦杏仁	55
瞿麦	548
桂枝	6
粳米	160
厚朴	53
呉茱萸	334
五味子	107

さ

柴胡	238
細辛	105
山茱萸	498
酸棗仁	540
山薬(薯蕷)	499
紫葳	552
地黄	495
紫菀	116
梔子	142
地鱉虫	213
赤石脂	409
芍薬	9
朮	86
生姜	19
常山	67
小麦	480
升麻	126
蜀漆	69
蜀椒	337
䗪虫	213
人中白	380, 385
秦皮	288
水蛭	225
蠐螬	222
石葦	551
赤小豆	122
石膏	155
川芎	485
旋覆花	460
葱白	382
鼠婦	547

た

大黄	173
代赭石	461
大棗	21
飴糖	58
沢瀉	505
竹筎	470
竹葉	168
知母	158
猪苓	300
陳皮	468
葶藶子	520
天花粉	44
天門冬	130
冬瓜子	208
当帰	393
豆豉	144
党参	326
桃仁	200
灶心黄土(伏竜肝)	510

な

人参	319

563

は

敗醬	513
白頭翁	287
麦門冬	474
半夏	450
百合	441
白朮	328
茯苓	294
附子	351
鼈甲	545
防已	424
炮姜	372
芒硝	183
虻虫	227
防風	73
蜂蜜	407
牡丹皮	206
牡蛎	66

ま

麻黄	79
麻黄根	83
麻子仁	203
木通	396
木防已	427

や

射干	114
薏苡仁	90

ら

竜骨	65
連翹	120
露蜂房(蜂窩)	546

用語索引

あ

噯気	272, 331, 463, 524
呃逆	28, 187, 463, 471
アメーバ赤痢	291

い

胃炎	285
胃潰瘍	192, 218, 405, 464, 467, 512
胃拡張	339, 463, 543
胃火上衝	199
胃下垂	374, 463
胃脘痛	263, 341, 419
息切れ	75, 93, 373, 416, 537
胃気上逆	463, 464
胃気不和	272
胃虚	471
──挟寒	340
胃痙攣	28
意識障害	247, 443, 445
胃十二指腸球部穿孔	217
胃十二指腸穿孔	262
痿証	348
遺精	70, 253, 500
胃腸機能衰弱	274
胃腸神経症	33
胃腸の痙攣	339
溢飲	97, 110
胃痛	24, 263, 339, 341, 465
噎膈	416, 421, 455, 463
遺尿	72, 340
胃熱	194, 199
胃ノイローゼ	463
胃の冷え	376
胃反	455
イライラ	541
陰黄	374
陰寒積聚	231
陰虚内熱	538
陰茎の冷え	72
咽燥口乾	538
咽喉	
──の乾燥	477
──頸炎	458
──の腫脹	457
──の腫痛	195
──不利	477

陰湿…………… 390
陰盛格陽…… 376, 384
咽痛…… 131, 437, 458
咽頭腫脹………… 146

う

ウイルス性心筋炎
　………… 191, 537

え

SLE……………… 365
益気養陰………… 52
疫毒痢…………… 290
壊疽性口内炎…… 276
噦………………… 459
遠血……………… 511
涎沫を吐く……… 340,
　　　　　　344, 458

お

黄汗……………… 41
嘔逆……………… 279
黄疸… 59, 98, 100, 123,
　146, 152, 195, 202,
　228, 261, 281, 529
　――型肝炎… 152, 374,
　　　　　　528, 530
　――病………… 299
嘔吐…… 28, 138, 167,
　198, 239, 272, 277,
　280, 309, 313, 331,
　335, 338, 340, 373,
　376, 387, 452, 464,
　471, 524
往来寒熱……… 246,
　　　　　258, 261
悪寒…… 31, 36, 49,

　96, 102, 137, 284,
　344, 383
　――高熱………… 75
瘀血…… 201, 209, 214,
　　224, 228, 316
　――内結………… 202
悪心…… 75, 169,
　　　　　274, 331
温瘧……………… 167
温病……………… 238

か

外感風寒表虚証…… 24
外感風湿証……… 92
咳逆…… 110, 477
　――上気……… 170
蛔厥……………… 263
蛔虫…… 339, 517, 519
咳喘…… 57, 58, 84, 522
咳嗽……… 51, 83, 103,
　111, 113, 119, 286,
　311, 373
潰瘍性大腸炎……… 276,
　　　　　　370, 518
潰瘍病………… 215, 218,
　　　　400, 463, 484
角膜白濁………… 224
霍乱……… 279, 524
火傷……………… 70
鵞掌風…………… 514
下垂体・副腎機能低下症
　………………… 503
肩関節周囲炎…… 347
脚気………… 189, 348,
　　　　　　405, 431
喀血……………… 539
滑精……………… 342

下半身の腫れ…… 342
過敏性腸炎……… 518
乾噯食臭………… 274
肝胃火旺………… 282
寒飲………… 119, 330,
　　　　　372, 400
肝鬱熱厥………… 263
肝炎…… 215, 217, 529
乾嘔…… 239, 272, 276,
　335, 458, 465, 473
寒格……………… 277
寒気……………… 330
肝経の頭痛……… 336
寒厥……………… 384
間歇性の下痢…… 397
眼瞼びらん……… 224
肝硬変… 215, 217, 225,
　263, 265, 296, 300,
　307, 316, 379, 433,
　529, 558
寒湿………… 88, 404
　――滞下……… 232
　――による脚気… 348
寒症……………… 71
冠心病…………… 419
眼睛赤痛………… 161
関節炎…………… 392
関節痛…… 32, 75, 83,
　89, 103, 167, 347,
　391, 406
寒疝……………… 256
寒喘……………… 84
寒痰……………… 421
冠動脈疾患…… 255,
　313, 364, 416, 421,
　422, 537
寒熱往来………… 247

寒熱錯雑……… 131, 518
肝脾不和………………… 492
寒痺………………………… 392
脘腹が脹満……………… 331
感冒… 49, 53, 83, 248
顔面浮腫………………… 281

き

気陰両虚………………… 170
気陰両傷………………… 170
期外収縮………417, 419
起臥不安…… 145, 148
気管支炎………… 83, 94,
　　　　　　111, 137, 286
気管支喘息…… 94, 110
寄生虫…………………… 228
機能性子宮出血……… 494
気の逆上………………… 477
気の上逆………………… 524
肌膚の甲錯… 224, 229
気分の実熱…………… 161
瘧…………………………… 249
瘧疾…70, 161, 201, 247,
　　　　253, 256, 258, 261
癥病………… 23, 36, 49
癥母……………………… 553
急性胃炎…… 281, 463
急性胃腸炎…………… 273
急性咽頭炎…………… 438
急性黄疸型肝炎…529, 530
急性細菌性下痢…… 291
急性腎炎………… 89, 99
急性膵炎…… 192, 262
急性胆囊炎…………… 531
急性腸炎…… 139, 297
急性腸閉塞…………… 189
急性腹膜炎…………… 217

急・慢性胃炎……… 336
脇下の疼痛…………… 231
胸脘痞悶……………… 285
狂驚…………………… 481
胸脇
　──苦満……… 246
　──支満……… 310
　──痞満……… 259
　──満………… 258
狭心痛……… 254, 313
胸水…………………… 515
狂躁………… 70, 146
胸中満………………… 296
胸痛…………………… 419
胸背痛………………… 416
胸痞…………………… 524
胸痺………… 330, 416,
　　　　　　419, 421
驚風…………………… 331
胸腹の脹満………… 194
胸満…48, 57, 247, 252
　──気逆……… 114
胸悶…… 57, 261, 522
虚寒…………………… 390
　──湿飲……… 392
　──性の下痢… 374
　──性の出血… 491
　──の下痢…… 333
　──不足……… 62
虚証の出血………… 340
虚脱…………………… 373
虚熱……… 445, 542
虚煩……… 145, 170
　──不眠……… 538
虚羸…………………… 169
虚労…59, 224, 247, 258,
　　　477, 500, 536, 541

噤口痢………………… 277
筋肉痛…………………… 75

く

口が苦い……………… 254

け

痙………………………… 46
頸部の痺れ・痛み… 137
痙攣………… 52, 161,
　　　　　　187, 189, 378
下血…… 146, 490, 511
下焦の蓄熱…………… 305
厥…………… 372, 387
厥陰病… 131, 335, 401
血瘀…………………… 316
血管性頭痛…………… 29
厥悸…………………… 308
厥逆………… 340, 386
月経
　──困難… 202, 228
　──時の腹痛…… 316
　──周期……… 316
　──前緊張症… 266
　──前後の発熱
　　　　……… 256, 258
　──前疼痛…… 202
　──痛………… 493
　──の遅れ…… 219,
　　　　　　220, 399
　──不順……… 214,
　　　　　　247, 493
　──閉止……… 229
血性下痢……………… 146
血尿…… 146, 305, 306
血痺…………………… 42
血便…………………… 484

厥冷………… 253, 517
下痢… 23, 33, 35, 44,
　　　49, 52, 60, 70, 131,
　　　137, 139, 194, 197,
　　　201, 232, 237, 263,
　　　272, 274, 276, 279,
　　　290, 305, 330, 331,
　　　332, 335, 370, 373,
　　　376, 383, 384, 387,
　　　430, 463, 483
眩暈…… 72, 296, 311,
　　　313, 397, 398, 453
健忘…… 72, 228, 229

こ

高アルドステロン症 501
喉蛾…………………… 438
口渇……75, 169, 258,
　　　　448, 453, 477
拘急反張………… 187
口噤………………… 187
口苦……… 237, 246
高血圧症……… 47, 254,
　　　　282, 311, 512
口臭………………… 195
甲状腺機能亢進症 254
甲状腺機能低下症 501
哮喘… 83, 101, 103, 104,
　　　113, 119, 187, 502
　　──咳逆 ……… 101
口舌の乾燥 ……… 432
口舌びらん 195, 281
後頭部痛……… 405
口内炎…… 163, 367
高熱… 247, 438, 479
　　──傷津 ……… 479
　　──を伴う発疹… 161

更年期障害………… 422,
　　　　443, 444
項背強ばり………… 47
口鼻の出血………… 195
拘攣急迫…………… 27
拘攣痛……… 32, 35
黒色便…… 193, 201
五更泄瀉…………… 397
五心煩熱…………… 195
臌脹………………… 307
骨蒸癆熱…………… 170
骨痛………………… 406
こむら返り… 27, 28, 388
コレラ……… 377, 387
昏迷………………… 146

さ

臍下の動悸………… 296
細菌性下痢……30, 140,
　　　　202, 277
坐骨神経痛… 215, 219
産後
　　──の虚弱 ……… 25
　　──の頭痛 ……… 401
　　──の腹痛 ……… 60
三焦の積熱………… 281
産褥熱……………… 247
三陽の合病… 169, 256

し

シーハン症候群…… 503
支飲…… 431, 507, 521
耳下腺炎…………… 146
自汗……… 23, 41, 49,
　　　52, 70, 405
四逆………………… 263

耳源性眩暈………… 312,
　　　　472, 508
歯齦
　　──の腫脹 ……… 195
　　──の腫痛 ……… 161
　　──の出血 ……… 163
四肢
　　──が重く痛む… 389
　　──厥逆………… 131,
　　　　373, 378
　　──の痙攣性の疼痛 344
　　──の厥冷… 384, 388
　　──の煩熱 ……… 247
　　──の冷え ……… 49
　　──の麻痺… 42, 428
痔疾………………… 511
子腫………………… 51
痔瘡の出血………… 512
失禁………………… 342
失血過多…………… 378
湿疹……… 92, 125
湿熱………………… 528
　　──鬱表… 123, 125
実熱……… 195, 210
湿痺……… 427, 430
紫斑………………… 247
痺れ…… 36, 137, 427
ジフテリア………… 94
しぶり腹…… 263, 290
習慣性便秘………… 205
重症筋無力症……… 137
十二指腸球部潰瘍
　　　　　…… 62, 453
出産前後の下痢…… 276
腫毒………………… 101
傷陰………………… 378
少陰証……………… 32

少陰病……… 102, 263, 305, 335, 372, 376, 383, 386, 391, 437, 457, 483
消化性潰瘍…60, 62, 467
消渇………… 161, 165, 170, 195, 503
消化不良…52, 276, 473
傷寒……27, 31, 33, 59, 69, 96, 109, 123, 152, 164, 169, 228, 246, 255, 278, 308
衝気上逆…………… 309
上気道感染…… 94, 97
上吐下瀉…………… 280
小児
　——喘息………… 94
　——の疳積……… 224
　——の蓄熱……… 146
　——の慢性痙攣… 387
　——麻痺………… 139
衝任不調…………… 491
上熱下寒…… 131, 278
少腹
　——弦急………… 72
　——脹満………… 201
　——の拘急……… 500
　——部痛………… 397
小便失禁…………… 500
小便不利……41, 49, 51, 98, 100, 123, 152, 252, 258, 263, 296, 299, 305, 380, 389, 432, 500
少陽証……………… 254
少陽病……………… 246
少陽・陽明の合病 252

小陽・陽明の2経の併病 ……………………… 260
暑気あたり… 165, 296
食あたり………… 194, 198, 331
食滞………………… 284
食欲不振……… 48, 51, 279, 331, 473
暑熱傷津…………… 165
痔漏………………… 205
津液不足…… 46, 445
腎炎………………… 296
心下
　——に動悸……… 63
　——の痛み……… 197
　——の動悸…… 64, 309, 342
　——痞…… 279, 284, 380, 453, 538
　——痞鞕……164, 260, 272, 274, 276, 332, 455, 463
　——痞塞………… 387
　——満痛………… 51
心火………………… 482
　——亢盛………… 281
真寒仮熱………… 384
心気虚……………… 63
心胸中の大寒痛… 338
心虚肝鬱…………… 481
心筋梗塞…… 255, 378
神経性嘔吐…… 30, 463
神経性頭痛………… 336
心原性ショック…… 374
心絞痛……… 418, 419
人事不省…………… 146
滲出性胸膜炎……… 286

心腎不交…………… 538
心腎陽虚…… 364, 420
心臓神経症………… 254
心臓病……………… 311
身体痛………… 33, 123
身体疼痛… 36, 41, 52, 83, 92, 96, 346, 391
心中懊憹…………… 145
心中結痛…………… 145
腎著………………… 342
心痛………………… 416
　——が背部に放散 ………… 411, 419
心煩………… 148, 152, 258, 277, 279
心腹の痛み………… 421
心腹の冷え………… 388
心不全… 314, 364, 378
心房細動…………… 482
蕁麻疹……… 125, 137
腎陽不足…………… 500

す

水飲………… 310, 333, 390, 452, 522
水気………………… 389
　——亡陽………… 308
水腫…… 296, 297, 305
髄膜炎……………… 137
水様下痢……… 43, 44, 280, 372, 376
水様の帯下………… 71
水様鼻汁…………… 51
頭暈………………… 344
頭眩………………… 75
頭痛… 33, 47, 101, 103, 167, 187, 202, 336,

397, 398, 401, 406

せ

精神異常…………… 443
精神病… 253, 261, 481
生理痛…………… 29
生理不順…… 52, 201,
　　　　　263, 397, 491
咳………… 119, 263,
　　　　　389, 416, 437
積水…………… 51
赤痢………… 28, 189,
　　　　　194, 198, 524
喘………………… 139
疝気……………… 339
喘咳… 57, 92, 93, 98,
　　103, 110, 123, 521
譫言………… 246, 252,
　　　　　　258, 261
全身の骨痛………… 406
全身の酸痛………… 28
喘息…… 97, 112, 119,
　　161, 162, 189, 190,
　　191, 286, 390, 416,
　　465, 501, 502
疝痛……………… 36
前庭部胃炎………… 215
喘鳴………… 111, 522

そ

燥咳…………… 477
瘡疥…………… 514
臓躁…… 443, 481, 482
燥熱内結………… 195
僧帽弁狭窄症……… 361
瘡瘍…………… 195
　──湿毒………… 123

早漏……………… 72
促脈……………… 48
足冷……………… 32

た

太陰……………… 33
　──病………… 330
体温調節機能低下　369
大渇……………… 167
帯下………… 70, 333,
　　　　　　484, 490
大実痛……………… 34
胎盤遺残………… 202
大便溏…………… 251
大便秘結… 197, 203, 432
大便不通………… 284
太陽温病………… 93
太陽中暍………… 164
太陽中風………… 96
太陽と少陽の合病… 237
太陽と陽明の合病
　　　　　　138, 167
太陽病…… 23, 33, 36,
　　43, 46, 48, 57, 83,
　　136, 139, 296, 332
太陽表虚証………… 47
多汗……………… 72
脱肛……………… 205
脱水……………… 378
脱毛……………… 72
脱陽……………… 387
多発性神経炎……… 399
多夢……………… 170
痰………… 285, 331
痰飲… 89, 103, 310, 388,
　　392, 420, 455, 521
痰涎…………… 457

胆咳…………… 239
痰濁…………… 419
胆道蛔虫症……… 261
胆道系の急性感染　262
丹毒…… 153, 161, 202
　──癰腫………… 281
痰熱………… 84, 286
胆嚢炎… 248, 263, 529
胆嚢結石症… 262, 279,
　　　　　　529, 531

ち

蓄血………… 203, 228
　──証………… 202
蓄水…………… 452
中消…………… 196
中焦の虚寒……… 331
中暑大渇………… 161
虫垂炎……… 210, 211
中風……………… 43
　──傷寒………… 23
癥瘕…… 35, 224, 228
　──積聚……… 553
腸管出血………… 484
長期不眠………… 70
腸燥による便秘…… 205
腸チフス…… 139, 484
潮熱…………… 251
腸熱…………… 238
腸膿瘍………… 210
腸の癒着………… 339
癥病…………… 315
脹満…… 276, 421, 473
腸鳴…………… 272
腸癰……… 209, 211
調和営衛……… 34, 52

つ

通因通用.................. 35
痛痺...................... 202
痛風...................... 348

て

手足が逆冷............. 335
手足の厥逆............. 376
手足の厥冷......372, 380,
　　　　　　397, 399, 473
手足の冷え...... 36, 391
停飲...................... 453
できもの................. 99
癲癇................. 99, 253,
　　　　　　256, 261, 481
天然痘.................. 137

と

盗汗............ 23, 41, 52,
　　　　　　70, 72, 170
動悸... 60, 70, 72, 253,
　　　　254, 263, 310, 344,
　　　　380, 417, 453, 536
頭項強痛............... 137
統合失調症... 202, 253
頭項部の強痛......... 83
洞性頻脈............... 537
凍瘡........... 24, 397, 398
頭頂部の痛み... 137, 401
頭頂部の頭痛......... 336
疼痛......... 27, 101, 457
糖尿病......... 165, 196,
　　　　　　501, 503
頭部外傷後遺症
　　　　.............. 202, 215
洞不全症候群......... 417

動脈硬化...... 254, 416
吐涎...................... 296
吐血...... 131, 152, 170,
　　　　　281, 341, 363, 511
呑酸...51, 72, 274, 524

な

内耳眩暈症............. 507
内耳性眩暈... 472, 508
内熱...................... 254

に

乳癖...................... 259
乳房の脹り............. 263
尿意急迫............... 305
尿赤熱痛............... 146
尿貯留.................. 297
尿毒症.................. 220
尿崩症.................. 501
尿路感染............... 146
妊娠悪阻...... 336, 454
妊娠時の腹痛......... 492
妊娠中の嘔吐......... 452
妊娠による嘔吐...... 454
妊娠浮腫............... 342

ね

熱厥...... 187, 253, 263
熱結傍流............... 186
熱性下痢...... 170, 239
熱喘...................... 286
熱痞...................... 285
熱痺...................... 167
熱病後の虚弱......... 445
熱病後の下痢......... 446
熱病後の脾腫......... 554
熱痢...... 238, 239, 290

の

ノイローゼ......... 64, 71,
　　　　　　443, 481, 501
脳下垂体の体温調節機能
　　低下.................. 370
膿血便............ 139, 202,
　　　　238, 260, 263,
　　　　273, 291, 483
脳梗塞.................. 202
脳出血.................. 254
脳卒中後遺症... 42, 220

は

肺痿............ 477, 478
肺胃の気逆............. 465
肺炎............... 94, 161
梅核気... 466, 472, 525
肺気腫............ 97, 110,
　　　　　　119, 501
敗血症.................. 281
肺性心臓病............. 391
排尿機能低下......... 297
排尿痛.................. 305
肺膿瘍... 92, 437, 536
排便困難............... 204
肺癰...................... 521
吐き気......... 272, 330,
　　　　　　335, 372, 401
白色帯下...72, 333, 494
発汗............... 63, 427
発狂............ 161, 189,
　　　　　　195, 229
白血球減少症......... 374
発熱......... 93, 96, 98,
　　　　102, 123, 137, 152,
　　　　167, 198, 231, 260

歯の疼痛・・・・・・・・・・・ 195
腹以下が冷え，重い 342
煩・・・ 60, 149, 260, 296
反胃・・・・・・・・・・・・・・・ 518
煩渇・・・・・・ 161, 164, 297
煩驚・・・・・・・・・・・・・・・ 252
煩躁・・・70, 96, 167, 195,
　　　335, 340, 386, 481
煩熱・・・・・・・・・・・・・・・ 145
半表半裏・・・・・・・・・・・ 246

ひ

痺・・・・・・・・・・・・・・・・・・ 83
脾胃虚寒・・・・・・・ 48, 331
脾胃虚弱・・・・・・・・・・・・ 52
冷え・・・・・・・・・・・・・・・ 102
　――による頭痛・・・ 344
　――による腹痛・・・ 373
脾腫・・・・・・・・・・・・・・・ 247
鼻出血・・・・・・・ 59, 146,
　　　152, 170, 202,
　　　281, 282, 511
痺証・・・75, 89, 345, 346
皮水・・・・・・・・・・・・・・・ 429
ヒステリー・・・・・・443, 481
脾燥・・・・・・・・・・・・・・・ 205
微熱・・・・・・・・・・・・・・・ 542
皮膚瘙痒・・・・・・・・・・・ 123
　――症・・・・・・・・・・・ 25
脾約・・・・・・・・・・・・・・・ 204
百合病・・・ 442, 443, 445
百日咳・・・・・・・・ 83, 94,
　　　　　　119, 471
表寒裏熱・・・・・・・・・・・・ 97
表虚証・・・・・・・・・・・・・・ 24
病後の回復期の発熱 477
表裏同病・・・・・・・・・・・ 198

貧血・・・・・・・・・・・・・・・ 494
頻尿・・・・・・・・・・・・・・・ 340

ふ

風寒感冒・・・・・・・・・・・・ 47
風寒湿痺・・・・・・・・ 83, 392
風寒表実証・・・・・・・・・・ 83
風湿・・・・・・ 346, 347, 427
　――証・・・・・・・・・・・ 344
　――相搏・・・・・・・・・ 344
風水・・・・・・・・・・・・・・・・ 98
風痺・・・・・・・・・・・ 42, 101
腹腔内胎児死亡
　　　　　　・・・・・ 202, 315
腹水・・・・・・ 36, 49, 300,
　　　379, 391, 433, 558
腹中雷鳴・・・・・・・・・ 272,
　　　　　　274, 276
腹脹・・・・・・・・・ 57, 260
腹痛・・・・・・・24, 27, 32, 44,
　　　60, 194, 256,
　　　263, 279, 330,
　　　339, 384, 389
　――硬結・・・ 228, 229
副鼻腔炎・・・・・・・・・・・・ 94
腹部手術後の胃腸の脹満
　　　　　　・・・・・・・・・・ 189
腹部腫瘤・・・・・・・・・・・ 273
腹部脹満・・・・・・ 194, 203
腹部の癥塊・・・・・・・・・ 493
腹部の脹痛・・・・・・・・・ 273
腹膜炎・・・・・・・・・・・・・ 210
腹満・・・・・・・・ 123, 148,
　　　197, 198, 224,
　　　260, 432, 524
浮腫・・・・・・・ 36, 37, 49,
　　　51, 83, 89, 92, 97,

　　　100, 123, 124, 296,
　　　299, 344, 346, 348,
　　　361, 381, 391, 405,
　　　428, 429, 431, 432,
　　　493, 522
婦人の不明熱・・・・・・・ 256
舞踏病・・・・・・・・・・・・・ 253
不眠・・・・・・ 71, 145, 161,
　　　187, 254, 481, 538,
　　　539, 541, 542

へ

偏頭痛・・・・・・・・・・・・・・ 29
扁桃腺炎・・・・・・・・・・・ 438
便秘・・・・・・ 57, 186, 194,
　　　198, 205, 210, 231,
　　　260, 261
　――性の頭痛・・・・・・ 188
弁膜症・・・・・・・・・・・・・ 254

ほ

冒眩・・・・・・・・・・・・・・・ 507
亡陽・・・・・・・・・・・ 70, 373
　――驚狂・・・・・・・・・・ 69
崩漏・・・・・・・・・・ 490, 518
歩行困難・・・・・・・・・・・・ 27
母体内胎児死亡・・・・・・ 35
発疹・・・・・・・・・・・・・・・ 195
奔豚・・・・・・・・・・・・・・・ 309
　――病・・・・・・・・・・・・ 33

ま

麻疹・・・・・・・・・・・・ 52, 83,
　　　　　　97, 137, 170
　――の変証・・・・・・・ 374
麻痺・・・・・・・・・・ 101, 427
マラリア・・・・・・ 553, 555

慢性胃炎……… 62, 311, 400, 456, 463, 464, 478, 543
慢性胃拡張………… 544
慢性咽喉頭炎 ………… 458, 472
慢性咽頭炎………… 466
慢性潰瘍性大腸炎… 370
慢性肝炎…… 215, 220, 262, 264, 316, 532
慢性肝疾患… 147, 299, 316, 529, 542, 554
慢性気管支炎…110, 286, 463, 466, 501
慢性下痢……… 72, 263, 276, 371, 518
慢性消化管出血…… 511
慢性消化不良……… 62
慢性腎炎……… 42, 297, 306, 390, 501
慢性腎不全………… 220
慢性胆嚢炎………… 261
慢性腸炎…… 484, 518
慢性の咳嗽………… 478
慢性の寒喘………… 373
慢性の痙攣性疾患… 377
慢性病……………… 62

み
脈の結代………… 537

む
無菌性髄膜炎……… 443
無月経……………… 202
夢精………… 59, 70

め
メニエール病… 336, 507

も
目眩………………… 72
目赤………………… 146
――歯痛………… 202

や
夜間多尿…………… 500

ゆ
疣…………………… 92
憂うつ……………… 481
幽門狭窄…………… 313

よ
癰…………………… 368
陽黄………………… 152
陽虚……… 52, 285, 344, 391
――失禁………… 70
――多汗………… 42
――の水腫……… 381
癰疽………………… 405
――膿毒………… 258
腰痛………… 83, 500
陽明………………… 164
――「蓄血証」… 202
――の剛痙……… 187
――病…… 161, 195, 251, 305, 335
――腑実証……… 186
――腑証………… 193
抑うつ……… 253, 261

り
リウマチ性関節炎… 89, 345, 428
リウマチ性心臓病… 314, 361, 363, 417, 537
リウマチ様関節炎… 75, 76, 430
裏寒外熱…… 372, 376
裏急後重…… 194, 197, 238, 291
裏実熱証…………… 198
裏水………………… 100
裏熱…97, 114, 139, 161
裏熱証……………… 43
留飲………………… 138
流感………………… 137
流行性Ｂ型脳炎 … 161
流行性出血熱… 161, 202
両脇の脹痛………… 254
リンパ節腫脹……… 247

る
羸痩…72, 75, 224, 229

れ
冷風哮喘…………… 83
歴節………………… 404
レプトスピラ……… 529

ろ
漏肩風……………… 346
老人の嚥下困難…… 477
老人の感冒………… 103
肋間神経痛……… 263, 265, 419

【著者略歴】

姜　春華（1908～1992）

　姜先生は江蘇省南通県の中医の家庭に生まれ，幼い頃，父の青雲公医師に師事した。20歳のとき上海で開業し，その後，上海の著名な中医である陸淵雷先生の指導を受けた。臨床実践を重ねながら系統的に『黄帝内経』『傷寒論』『金匱要略』『温病学』などの中医経典を勉強し，同時に西洋医学の教育を受けた。当時瘟疫が流行したが，姜先生は貧しい患者を多く救ったことにより，高く賞賛された。

　上海医科大学中山医院の中医学教授として，中医学の臨床と西学中（中国医学を学んだ西洋医師）の教育に50年余り携わった。理論的にも臨床的にもレベルが高かった。

　姜先生は中医学・西洋医学の両方に精通していたが，中国伝統理論を重視したうえで西洋医学の長所を吸収することを提唱し，特に「弁証論治は中医学の真髄」であり，「弁証と弁病の結合が必要」であると強調していた。

　臨床においては，肝臓病・腎臓病・心血管病・呼吸器系統の疾患の豊富な治療経験をもっている。また腎の本質と活血化瘀についての研究ですぐれた業績を上げており，『腎本質研究』と『活血化瘀研究』の二書を主編している。主な著書に，『中医治療法則概論』『傷寒論識義』『中医病理学』などがある。あわせて全国の医薬雑誌に，三百余編の論文を発表している。衛生部から金賞を受賞。国家科学委員会中医専門部会員・中国中西医結合研究会顧問・上海市中医学会名誉理事長を務めた。　　　　　　（劉　桂平）

【訳者略歴】

藤原　了信
1935年　愛知県生まれ。
1959年　名古屋大学医学部卒業。
2004年　死去。生前は，本山クリニック藤原内科名誉院長・中部漢方臨床研究会代表。

藤原　道明
1965年　愛知県生まれ。
1989年　藤田保健衛生大学医学部卒業。
2001年　学校法人後藤学園非常勤講師。
現　職　本山クリニック藤原内科院長。
　　　　学校法人藤田保健衛生大学客員助手。

劉　桂平
1959年　中国天津市生まれ。
1978年　天津中医学院中医系入学。
1983年　天津中医学院中医系卒業，天津市西青区中医医院内科医師。
1987年　天津中医学院大学院修士課程修了。天津中医学院内科講師。
1993年　来日。名古屋市立大学薬学部客員研究員。
著　書　『針灸学』［基礎篇］（共著）（東洋学術出版社）
　　　　『脾虚証の現代研究』（共著）（天津科技翻訳公司出版社）

【著作権についてのお断り】
　著者の姜春華氏は1992年に亡くなっており，第二著者の戴克敏氏も所在不明です。手を尽くしましたが，それぞれの親族の方の所在も不明で，著作権上の問題が残ったままの出版となりました。小社では，本書は現代の日本の医療関係者にとって必要不可欠な優れた本であると判断し，出版に踏み切ったものです。著作権者の所在がわかり次第，すみやかに出版契約を交わします。

名医の経方応用──傷寒金匱方の解説と症例

2004年12月7日　第1版　第1刷発行

- ■編　著　姜　春華・戴　克敏
- ■監　訳　藤原　了信
- ■訳　者　藤原　道明・劉　桂平
- ■発行者　山本　勝曠
- ■発行所　東洋学術出版社

(本社・営業)　〒272-0822　市川市宮久保3-1-5
電話047(371)8337　FAX 047(371)8447
Eメール　hanbai@chuui.co.jp
(編集部)　〒272-0021　市川市八幡2-11-5-403
電話047(335)6780　FAX 047(300)0565
Eメール　henshu@chuui.co.jp
(ホームページ) http://www.chuui.co.jp　http://www.chuui.com

印刷・製本──モリモト印刷株式会社

2004　Printed in Japan©　　　　ISBN4-924954-81-0 C3047

わかる・使える 漢方方剤学 [時方篇]	小金井信宏著　B5判並製　352頁　定価 4,410円 今までにない面白さで読ませる方剤学の決定版。知らず知らずのうちに広大な中医学の世界へと入りこむ。原典のほか、歴代の多様な用法、関連する理論・手法を紹介。「漢方製剤の使い方」から「生薬の処方」まで、段階的に理解できるような工夫がされている。中医学の教材としても臨床の実用書としても使える1冊。
わかる・使える 漢方方剤学 [経方篇1]	小金井信宏著　B5判並製　340頁　定価 4,410円 シリーズ第2作は『傷寒・金匱』の広大な「経方」の世界を紹介する。各方剤をさまざまな用薬法の集合体と捉え、図解・表解・比較方式でわかりやすく解説。歴代のさまざまな解釈を紹介するとともに、テーマ毎に多くの症例・針処方も提示し、より具体的な理解をサポート。臨床の実用書として、また、仲景学説（『傷寒論』『金匱要略』）の教材として、学習意欲をかき立てる内容となっている。
中医対薬 施今墨の二味配合法	呂景山著　江崎宣久・鈴木元子・福田裕子訳 A5判並製　402頁　定価 4,410円 中医処方学の核心は二味の配合にある。名老中医・施今墨が編み上げた法則を弟子の呂景山が完成。二味を組み合わせることによって、「薬力を強める」「副作用を抑える」「長所を高める」「特殊な効能を生み出す」などの新しい効果が生じる。約290対の「対薬」の組成、単味の効能、配合効果、適応症、常用量、臨床応用を記載。現代中医学の古典的名著。
症例から学ぶ 中医婦人科 ──名医・朱小南の経験	朱小南著　柴﨑瑛子訳 A5判並製　312頁　定価 3,990円 20世紀前半に上海で活躍した中医婦人科の筆頭にあげられる名医・朱小南の経験を医論と医案に分けて整理。ここに示された80余に及ぶ豊富な医案を通じて、朱小南の臨床応変に弁証論治する発想とそのプロセスを知ることができ、今日の婦人科診療に役立てることができる。
定性・定位から学ぶ 中医症例集	叢法滋著　相場美紀子訳　B5判並製　120頁　定価 2,940円 中国では、名医や先輩たちの無数の医案・症例を読んで臨床力をつけていく。本書は、日本で初めての中医症例集。豊富な臨床経験と日本での教育体験をもつ著者が、日本の初学者のために編み出した画期的な弁証学習書である。「定性・定位」の視点から弁証を学ぶシンプルな方法論を提唱。これにより弁証論治の基本を習熟することができる。
漢方方剤 ハンドブック	菅沼伸・菅沼栄著　B5判並製　312頁　定価 4,200円 日本の漢方エキス製剤と日本で市販されている中国の中成薬計136点の方剤を中心に、各方剤の構成と適応する病理機序・適応症状の相互関係を図解で示し、臨床応用のヒントを提示する。「証にもとづく漢方方剤の運用」に明確な指針を与える書である。同著者の『いかに弁証論治するか』（疾患別漢方エキス製剤の運用）の姉妹篇。

[中医臨床小説]
老中医の診察室

柯雪帆著　石川鶴矢子訳　Ａ５判並製　328頁　定価3,150円

小説という形をとったカルテであり、医案集である。著者が若きころ金寿山老中医について臨床を学んだ実体験をもとに描いた中医臨床現場の記録。全40篇の短編小説であるが、1篇ごとに難病患者が登場、中医師と病とのドラマチックな闘いが現出される。

中医伝統流派の系譜

黄煌著　柴﨑瑛子訳　Ａ５判並製　344頁　定価3,780円

中国医学史に現れた16の流派（日本古方派・後世方派を含む）を、発生過程から臨床的特徴まで詳細に解説する。中医学の実質はけっして単一の整然とした医学ではない。むしろ数多くの流派が絡み合った混沌の医学といえる。その歴史から、我々は多くの臨床に役立つヒントを引き出す。中医学・漢方との付き合い方を教えてくれる新鮮な本である。

[原文] 傷寒雑病論

Ｂ６判上製　三訂版　440頁　定価3,675円

原文宋版『傷寒論』『金匱要略』の合冊本。明・趙開美刊刻の『仲景全書』（内閣文庫本）を底本とする。1字下げ条文を復活、旧漢字を使用して原典に最も忠実な活字版テキストとして高い評価を受ける。

中国傷寒論解説

劉渡舟（北京中医学院教授）著
勝田正泰・川島繁男・菅沼伸・兵頭明訳
Ａ５判並製　264頁　定価3,570円

中国『傷寒論』研究の第一人者による名解説。逐条解説でなく、『傷寒論』の精神を深く把握しながら、条文の意味を理解させる。著者と先人の見事な治験例も収載。

金匱要略解説

何任（浙江中医学院教授）著　勝田正泰監訳
内山恵子・勝田正泰・庄司良文・菅沼伸・兵頭明・吉田美保訳
Ａ５判並製　680頁　定価5,880円

『中国傷寒論解説』（劉渡舟著・小社刊）とともに、名著の誉れ高い解説書。中国医学原典の恰好の学習書。原文―訓読―語釈―解説―索引の構成。著者の治験例を付す。

●現代語訳
宋本傷寒論

劉渡舟・姜元安・生島忍編著　Ａ５判並製　834頁　定価9,030円

原文と和訓の上下2段組。「現代語訳中医古典シリーズ」の1つ。宋本傷寒論の全条文に[原文・和訓・注釈・現代語訳・解説]を付した総合的な傷寒論解説。明の趙開美本を底本とする。著者は、日本の傷寒論研究に絶大な影響を与えた『中国傷寒論解説』（小社刊）の著者。中国の最も代表的な傷寒論研究者。

フリーダイヤルFAX　0120-727-060
東洋学術出版社
電　話：(047)371-8337
Ｅメール：hanbai@chuui.co.jp

新しいイメージの中医学学習雑誌

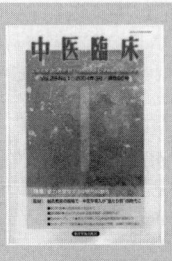

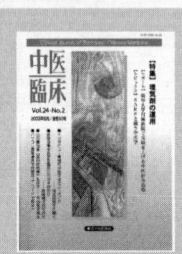

[季刊] 中医臨床

- ●定価 1,650 円（税込）（送料別 210 円）
- ●年間 6,600 円（税込・年 4 回）（送料共）
- ●3 年予約 18,000 円（送料・税共）

短期間に自力で臨床ができることが目標

できるだけ短期間に中医学をマスターしていただき，自力で臨床ができる力をつけていただくことを第一の目標に編集を進めています。中医学を分断的でなく系統的に学べることを念頭に置きながら，疾患・症状の病態本質を見分け，処方・配穴・手技を的確に運用できる能力を身につけることをめざしています。

漢方エキス製剤の中医学的運用

毎号疾患・症状・方剤別の興味深い特集を掲載。疾患の病因病機の分析に重点を置き，症状のどのような変化にも対応できる能力を培います。「病名漢方」でなく，「弁証漢方」に重点を置きながら，エキス製剤の運用効果の向上をめざしています。

中医学を初歩からマスターできる雑誌

読者と双方向性のコミュニケーション

「症例相談」や「症例討論」「質問」のコーナーを設け，読者と双方向のコミュニケーションを強め，臨床力向上をめざしています。「弁証論治トレーニング」では，出題された症例に多くの読者が回答を寄せ，それにコメンテーターが親切に解説を加えています。活気のあるコーナーです。

バラエティーに富んだ誌面

中医学の基礎理論や用語解説など初級者向けのやさしい記事から，高度な難病治療の文献まで，漢方と針灸の両分野を中心に，講演・インタビュー・取材記事・解説記事・症例検討・理論検討・翻訳文献・研究動向・食養・コラム・書籍紹介・ニュース……など多彩な内容。

ご注文はフリーダイヤルFAXで
0120-727-060

東洋学術出版社
〒272-0822 千葉県市川市宮久保 3-1-5

電話：(047) 371-8337
Eメール：hanbai@chuui.co.jp
http://www.chuui.co.jp
http://www.chuui.com